药 理 学

YAO LI XUE

（第 2 版）

主　　编　季　晖
副 主 编　龚国清　陈　真
编　　委　龚晓健　皋　聪　胡　梅
　　　　　孙继红　樊一桥

东 南 大 学 出 版 社
南京

图书在版编目(CIP)数据

药理学 / 季晖主编. — 2 版. — 南京:东南大学
出版社,2019.2
ISBN 978 - 7 - 5641 - 7332 - 6

Ⅰ. 药… Ⅱ. 季… Ⅲ. 药理学-医学院校-教
材 Ⅳ. ①R96

中国版本图书馆 CIP 数据核字(2017)第 172020 号

本书课件请扫码下载

东南大学出版社出版发行
(南京四牌楼 2 号 邮编 210096)
出版人:江建中

江苏省新华书店经销 南京工大印务有限公司
开本:787mm×1092mm 1/16 印张:22 字数:522 千字
2019 年 2 月第 2 版 2019 年 2 月第 6 次印刷
ISBN 978 - 7 - 5641 - 7332 - 6
印数:38001～43000 册 定价:45.00 元

(凡因印装质量问题,请直接向出版社读者服务部调换。电话:025—83791830)

前　言

　　药理学是药学专业一门重要的专业课程和主干课程,也是药学科学各专业学生的一门必修课程。药理学研究药物与机体的相互作用及其规律,揭示药物治疗疾病的原理,是药物治疗学的基础,也是联系医学与药学的桥梁和纽带。药理学不仅可指导临床合理和安全用药,而且还是新药研发的理论基础。

　　本书是2007年初版的《药理学》的第二版。全书共分46章:第1~4章为药理学总论,第5~11章为传出神经系统药理,第12~19章为中枢神经系统药理,第20~24章为心血管系统药理,第25~30章为泌尿、血液、呼吸、消化等内脏系统药理,第31~34章为内分泌系统药理,第35~46章为化学治疗药及免疫药理。与第一版相比较,第二版具有以下特点:① 重点介绍每章临床常用药物的分类,代表性药物的药理作用、作用机制、体内过程、临床应用、不良反应和禁忌证,同类其他药物则与代表药物相比较,归纳其异同点和特点;② 根据函授教学的特点,每章的开头均有学习提要,用简明扼要的语言概括和提炼该章的重点和核心内容,每章的结尾均附有复习思考题,便于学生自学和复习;③ 删繁就简,由第一版的48章精简合并为46章;④ 在第一版的基础上增加了临床常用的新药品种及其应用等方面的知识,删除了临床很少使用的药物;⑤ 增加了配套的电子版PPT,提纲挈领、图文并茂,可大大提高学习效率。

　　考虑到成教学生参加国家执业药师资格考试以及实际工作的需要,本书特别注重实用性,尽量体现理论联系临床实际的原则。本书不仅可作为药学专业学生的教材,也可供广大药学及医护工作者参考。

　　限于编者自身的水平和能力,教材中还会有错误和不足之处,恳切地希望使用该教材的师生予以斧正,以便再版时补充修改。

季　晖

2017年6月

目 录

第一章 绪 言

【内容提要】 药理学是研究药物与机体(包括病原体)之间相互作用的规律及其原理的一门科学,是药学与医学之间的桥梁和纽带,在指导临床合理用药与新药的研制开发中起着重要的作用。根据研究阶段和研究对象的不同,药理学分为临床前药理学和临床药理学。药理学研究内容主要包括药物效应动力学和药物代谢动力学。

一、药理学的内容和任务

药物(drug)是指能用以预防、治疗和诊断疾病的物质或其制剂,药物能够影响机体细胞的生理、生化或病理过程。药理学(pharmacology)是研究药物与机体(包括病原体)之间相互作用的规律及其原理的一门科学,是药学与医学之间的桥梁和纽带,在指导临床合理用药与新药的研制开发中起着重要的作用。

根据研究阶段和研究对象的不同,药理学分为临床前药理学和临床药理学。临床前药理学又称动物药理学或比较药理学,其研究对象为动物。由于安全、法律和道德的原因,实验只能先在动物体上进行,根据动物的实验资料再外推到人。即一般情况下新药的研究必须先动物后人体。由于种属差异,药物的最终评价依赖于临床药理学,包括健康志愿者试验的Ⅰ期临床、药效和毒理作用观察的Ⅱ期临床及扩大试验的Ⅲ期临床。药物临床评价最基本的要求是安全和有效,即使是已上市的新药、老药或同类别药物也需要进行再评价。

药理学的研究内容主要包括药物效应动力学(pharmacodynamics)和药物代谢动力学(pharmacokinetics)。前者又简称为药效学,主要研究在药物影响下机体发生的生理生化变化及其机制,阐明药物防治疾病的原理。后者简称为药动学,主要研究机体对药物处置的动态变化,包括药物在机体内的吸收、分布、生物转化和排泄过程,特别是血药浓度随时间变化的规律。

药理学研究的主要对象是机体,属于生命科学范畴,与主要研究药物本身的药学学科,如药物化学、药剂学、制药学、生药学、药物分析等有明显的区别。药理学以生理学、生物化学、细胞和分子生物学、免疫学、微生物学及病理学等学科知识为基础,其研究任务是要阐明药物作用机制、改善药物质量、提高药物疗效、防治不良反应、开发新药和发现药物新用途,并为探索细胞生理生化及病理生理过程提供实验依据。

二、药理学的发展简史

祖国医药学是一个伟大的宝库,早在公元一世纪前后,我国最早的一部药物学著作《神农本草经》系统地总结了我国古代劳动人民所积累的药物知识,收载了365种药物,其中大部分药物至今仍然应用,例如大黄导泻、麻黄止喘、海藻治瘿、常山截疟等。明朝李时珍的《本草纲目》(1578年)在药物发展史上作出了巨大贡献,是我国传统医学的经典著作,全书共52卷,约190万字,收载药物1892种,插图1160帧,药方11000余条,是现今研究中药的必读书籍,在国际上有七种文字译本流传。

欧洲文艺复兴之后,西方思维开始摆脱宗教束缚,认为事各有因,只要客观观察都可以认识。英国解剖学家 W.Harvey(1578—1657 年)发现了血液循环,开创了实验药理学新纪元。意大利生理学家 F.Fontana(1720—1805 年)通过动物实验对千余种药物进行了毒性测试,得出了天然药物都有其活性成分,选择作用于机体某个部位而引起典型反应的客观结论。该结论被后来德国化学家 F.W. Serturner(1783—1841 年)首先从罂粟中分离提纯吗啡所证实。

18 世纪后英国工业革命开始,不仅促进了工业生产,也带动了自然科学的发展。其中有机化学的发展为药理学提供了物质基础,从植物药中不断提纯其活性成分,得到纯度较高的药物,如奎宁、士的宁、可卡因、阿托品、毛果芸香碱等。而后,化学合成药物开始起步,如德国微生物学家 P.Ehrlich 从近千种有机砷化合物中筛选出治疗梅毒的新砷凡钠明(商品名914),开创了化学治疗的新纪元。药理学作为独立的学科应从德国的 R.Buchheim(1820—1879 年)算起,他建立了第一个药理实验室,写出第一本药理学教科书,也是世界上第一位药理学教授。其学生 O.Schmiedeberg(1838—1921 年)继续发展了实验药理学,开始研究药物的作用部位,被称为器官药理学。

受体的思想虽首先由英国生理学家 J.N.Langley(1852—1925 年)提出,但由 Ehrlich 提出受体的概念。而后受体理论不断完善,成为推动药理学发展的巨大动力,也成了分子药理学研究的中心内容。20 世纪 20 年代开始,特别是近三四十年期间,更由于分子生物学、生物化学、细胞生物学、免疫学的发展及各种新技术在药理学中的应用,分子药理学腾飞而起,成为现代药理学的主流。

三、药理学的研究方法

药理学是一门实验性的学科,其研究方法不外乎下述几种:

1. 实验药理学方法:包括整体动物实验和离体实验。前者采用正常动物或病理模型动物,在整体水平上观察药物的作用,后者则在离体器官、细胞、分子甚至基因水平上对药物进行研究。一般来说,离体实验较快速经济,适用于初筛;整体动物实验结果更准确,初筛有活性的药物必须在整体动物体上进一步验证。

2. 临床药理学方法:以健康志愿者或患者为研究对象,对临床用药的选择和给药方案的调整起重要作用。药理研究是新药开发和研究中不可缺少的关键步骤。

四、新药开发与研究

新药开发是一个非常严格、复杂而又有序的过程,各药虽不尽相同,药理研究却是必不可少的关键部分。新药研究过程大致可分为临床前研究、临床研究和上市后药物监测(post-marketing surveillance)三个阶段。

临床前研究主要包括药学、药理毒理学和药物代谢动力学两部分内容,前者包括药物制备工艺路线、理化性质、稳定性及质量控制标准等,后者包括以符合《实验动物管理条例》的实验动物为研究对象的主要药效学、药物代谢动力学及安全性评价。临床前研究是新药从实验研究过渡到临床应用的必需阶段,但由于人和动物对药物的反应性存在着明显的种属差异,目前检测手段亦存在局限性,药物不良反应难以或无法在动物实验中准确观察,加之临床有效的药物虽都具有相应的药理效应,但具有肯定药理效应的药物却不一定都是临床有效的药物。因此,最终仍必须依靠以人为研究对象的临床药理研究才能对药物的有效性和安全性作出准确的评价。

新药的临床研究一般分为四期。Ⅰ期临床试验是在20～30例正常成年志愿者身上进行的药理学及人体安全性试验,是新药人体试验的起始阶段。Ⅱ期临床试验是以新药预期应用的患病人群样本为对象,初步评价治疗作用的阶段。试验原则为随机双盲对照,观察病例不少于100例,主要是对新药的有效性及安全性作出初步评价,并推荐临床给药剂量。Ⅲ期临床试验是新药批准上市前、试生产期间扩大的多中心临床试验,目的是对新药的有效性、安全性进行社会性考察,观察例数一般不应少于300例。新药通过临床试验后,方能被批准生产、上市。Ⅳ期临床试验为应用研究阶段,是上市后在社会人群大范围内继续进行的新药安全性和有效性评价,是在广泛长期使用的条件下考察疗效和不良反应,该期对最终确定新药的临床价值有重要意义。

复习思考题

1. 药理学的研究内容主要是什么?
2. 近代药理学有哪些新进展?
3. 药理学的研究方法包括哪些?
4. 新药研究过程大致分为哪几个阶段?

（季　晖　龚晓健）

第二章　药物效应动力学

【内容提要】　本章主要介绍药效学的基本理论和基本概念,包括药物的基本作用和药物作用的两重性,量效关系,药物的量反应和质反应,半数有效量,半数致死量及受体。着重介绍药物的治疗作用和不良反应的分类和特点,药物的效能和效应强度的区别,治疗指数和安全范围等有关安全性的重要参数,受体的类型和特征,激动药和拮抗药的特点和分类,药物的作用机制。

药物效应动力学(pharmacodynamics)简称药效学,是研究药物对机体的作用及作用机理的科学。药效学重点讨论药物的生化、生理效应及其机理,以及药物剂量与效应之间的关系,不仅是药理学的理论基础,还是临床合理用药的依据。

第一节　药物的基本作用

一、药物作用与药理效应

药物作用(drug action)是指药物与机体细胞间通过分子相互作用所引起的初始作用。药理效应(pharmacological effect)则是药物作用引起机体生理生化的继发性改变,是机体反应的具体表现。如去甲肾上腺素引起的血管收缩、血压上升,前者是去甲肾上腺素的药物作用,后者为其产生的药理效应。因此,药理效应实际上是机体器官原有功能水平的改变而产生的,药物作用是动因,效应是结果,通常效应和作用相互通用。

药理效应有两种基本类型,即兴奋和抑制。功能的提高称为兴奋(excitation),例如咖啡因对大脑皮质的兴奋作用;功能的降低称为抑制(inhibition),如阿司匹林退热、地西泮的镇静催眠作用。过度兴奋转入衰竭(failure),是另外一种性质的抑制。

药理效应的选择性(selectivity)和专一性是药物引起机体产生效应的范围。药物进入机体后对某些组织和器官产生明显作用,而对其他组织和器官作用很弱或几无作用。药物作用的选择性主要来自于化学结构的特异性,但药物的选择性一般是相对的,与剂量有关,如小剂量地西泮有抗焦虑作用,增大剂量有镇静催眠作用。药物选择性有重要意义,是药物分类基础,选择性高的药物可针对性治疗某种疾病,药理活性较强,副作用少;选择性低的药物对疾病治疗的针对性不强,药理活性较弱,副作用较多,但应用范围较广,如广谱抗生素。

二、药物的治疗作用

药物作用具有两重性。药物一方面可以改变机体的生理生化过程或病理过程,有利于疾病的治愈,称为治疗作用(therapeutic effect);另一方面也可以引起机体生理生化过程紊乱,甚至器官组织的结构改变等危害机体的不良反应(adverse reaction)。

根据药物作用所达到的治疗效果可分为：

1. 对因治疗(etiological treatment) 用药目的在于消除原发致病因子,彻底治愈疾病,或称为治本。例如抗生素杀灭体内病原微生物。

2. 对症治疗(symptomatic treatment) 用药目的在于改善疾病的症状,或称为治标。对症治疗未能根除病因,但在治疗诊断未明或病因未明暂时无法根治的疾病时却是必不可少的。在某些重危急症如休克、惊厥、心力衰竭、高热、剧痛时,对症治疗可能比对因治疗更为迫切。所以在实际工作中,这两种治疗相辅相成,不可偏废。

三、药物的不良反应

凡不符合用药目的并给病人带来不适或痛苦的反应统称为不良反应。多数不良反应是药物固有效应的延伸,在一般情况下是可以预知的,但不一定是可以避免的。少数较严重的不良反应是较难恢复的,称为药源性疾病(drug induced disease),例如庆大霉素引起神经性耳聋,肼屈嗪引起红斑性狼疮等。药物的不良反应可分为：

1. 副作用(side effect) 是指药物在治疗剂量时出现的与治疗目的无关的不适反应。副作用是由于药物的药理效应选择性低、作用较广而引起,一般较轻微,且多数是可以恢复的功能变化。例如阿托品用于解除胃肠痉挛时,将会引起口干、心悸、便秘等副作用。有时副作用和治疗效应之间是可相互转变的。例如阿托品用于解除胃肠痉挛时引起腺体分泌减少而致口干是其副作用,而当用于全身麻醉前给药时,其减少呼吸道分泌的作用则可防止分泌物阻塞呼吸道及吸入性肺炎的发生,就成为治疗效应。药物的副作用是本身固有的,在常用治疗剂量下发生,一般不太严重,可以预知但是难以避免。

2. 毒性反应(toxic effect) 是指在剂量过大或蓄积过多时发生的危害性反应,一般比较严重,但是可以预知,也是可以避免的不良反应。毒性反应可因剂量过大而立即发生,称为急性毒性(acute toxicity);也可因长期蓄积后逐渐产生,称为慢性毒性(chronic toxicity)。急性毒性多损害循环、呼吸及神经系统功能;慢性毒性多损害肝、肾、骨髓、内分泌等功能。致癌(carcinogenesis)、致畸胎(teratogenesis)、致突变(mutagenesis)三致反应也属于慢性毒性范畴。企图增加剂量或延长疗程达到治疗目的是有限度的,过量用药是十分危险的。

3. 后遗效应(residual effect) 是指停药后血药浓度已降至阈浓度以下时残存的药理效应。有时后遗效应非常短暂,例如服用长效巴比妥类催眠药后,次晨仍有"宿醉"现象。有时后遗效应也可能较持久,例如长期应用肾上腺皮质激素,由于其对垂体前叶的负反馈作用引起肾上腺皮质萎缩,一旦停药后,肾上腺皮质功能低下,数月内难以恢复。

4. 停药反应(withdrawal reaction) 是指突然停药后原有疾病的加剧,又称为反跳反应(rebound reaction),例如长期服用可乐定降压药,停药次日血压可剧烈回升。对于这类药物在使用时如需停药,应该逐步递减剂量,以免发生停药反应。

5. 变态反应(allergic reaction) 指机体受药物刺激后发生的不正常的免疫反应,可引起生理功能障碍或组织损伤。药物作为半抗原与机体蛋白结合为全抗原后,经过10天左右敏感化过程,从而引起免疫反应,也称为过敏反应(hypersensitive reaction)。常见于过敏体质的病人,临床表现各药不同,也因人而异。反应性质与药物原有效应无关,用药理拮抗药解救无效。反应严重程度差异很大,也与剂量无关,从轻微的皮疹、发热至造血系统抑制,肝肾功能损害、休克等。可能只有一种症状,也可能多种症状同时出现。停药后反应逐渐消失,再用时可能再发。致敏物质可能是药物本身或其代谢产物,也可能是药物中的杂质。临床用药前应做皮肤过敏试验,阳性反应者禁用该类药物。

6. 特异质反应(idiosyncrasy) 少数特异质病人对某些药物反应特别敏感,反应性质也可能与常人不同,但与药物固有药理作用基本一致,反应严重程度与剂量成比例,药理拮抗药救治可能有效。这种反应不是免疫反应,故不需要预先敏化过程。现在认为这是一类遗传异常所致的反应,是一种遗传性生化缺陷,例如对骨骼肌松弛药琥珀胆碱的特异质反应是由于先天性血浆胆碱酯酶缺乏,对琥珀胆碱水解破坏减少,病人可能引起肌松作用延长,甚至出现严重窒息。红细胞葡萄糖-6-磷酸脱氢酶缺乏引起还原型谷胱甘肽缺乏患者,服用具有氧化作用的药物如磺胺药、伯氨喹啉时,可能引起溶血反应。

第二节　药物的量效关系

药物效应与剂量在一定范围内成比例,称为剂量-效应关系(dose-effect relationship),简称量效关系。由于药理效应与血药浓度的关系较为密切,故在药理学研究中更常用浓度-效应关系(concentration-effect relationship)。

将药物效应作为纵坐标、药物浓度作为横坐标作图得直方双曲线(rectangular hyperbola)。如将药物浓度改用对数值作图则呈典型的对称 S 形曲线,即量效曲线(图 2-1)。药理效应有的呈连续增减的量变,称为量反应(graded response),例如血压的升降、心率的快慢、尿量的增减等,可用具体数量或最大反应的百分率表示。有些药理效应只能用全或无,阳性或阴性表示,称为质反应(all-or-none response 或 quantal response),如死亡与生存、抽搐与不抽搐等,必须用多个动物或多个实验标本以阳性率表示。

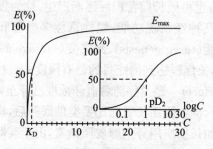

图 2-1　药物作用的量效关系曲线

从药物作用的量效关系曲线上可以看出下列几个特点:

(1)将剂量由小到大逐渐增加,直到效应开始出现,此时的剂量称为阈剂量(threshold dose)或最小有效量(minimal effective dose)。如果反应指标是死亡则此时的剂量称为最小致死量(minimum lethal dose)。

(2)半数有效量是指引起 50% 阳性反应(质反应)或 50% 最大效应(量反应)的浓度或剂量,分别用半数有效浓度(EC_{50})及半数有效剂量(ED_{50})表示。如果效应指标为中毒或死亡则可改用半数中毒浓度(TC_{50})、半数中毒剂量(TD_{50})或半数致死浓度(LC_{50})、半数致死剂量

（LD_{50}）表示。

（3）继续增加剂量或浓度而效应量不再继续上升时，在量反应中称为最大效应（maximal effect，E_{max}），也称效能（efficacy），反映药物的内在活性。在质反应中阳性反应率达100％，再增加药量也不过如此。阿片类镇痛药与阿司匹林类解热镇痛药的重要区别之一就是前者效能较高，能解除剧痛；而后者的效能较低，只能用于中度疼痛。

药物效价强度（potency）是指能引起等效反应（一般采用50％效应量）的相对浓度或剂量，反映药物与受体的亲和力，其值越小则强度越大。药物的最大效能与效价强度含义完全不同，二者并不平行。例如利尿药以每日排钠量为效应指标进行比较，氢氯噻嗪的效价强度大于呋塞米，而后者的最大效能大于前者（图2-2）。药物的最大效能值有较大实际意义，不区分最大效能与效价强度只讲某药较另药强若干倍是易被误解的。量效曲线中段斜率较陡的提示药效较激烈，相反斜率较平坦的提示药效较温和。但在质反应曲线中，斜率较陡的曲线还提示实验个体差异较小。

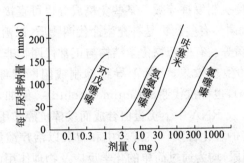

图2-2 各种利尿药的效价强度及效能的比较

LD_{50}/ED_{50}比值称为治疗指数（therapeutic index），是药物的安全性指标。治疗指数为4的药物相对较治疗指数为2的药物安全。由于LD与ED两条量效曲线的首尾可能重叠，即ED_{95}可能大于LD_5，就是说在没能获得充分疗效的剂量时可能已有少数病人中毒，因此不能认为治疗指数为4的药物都是安全的。还由于该指标所指的药物效应及毒性反应性质不明确，这一安全指标并不可靠。较好的药物安全性指标是$ED_{95}\sim LD_5$之间的距离，称为安全范围（margin of safety），其值越大越安全。

第三节 药物的作用机制

药物效应多种多样，是不同药物分子与机体不同靶细胞间相互作用的结果。药物作用的性质首先取决于药物的化学结构，包括基本骨架、活性基团、侧链长短及立体构型等因素。这些构效关系（structure-activity relationship）是药物化学研究的主要问题，但它有助于加强医生对药物作用的理解。药理效应是机体细胞、分子原有功能的改变，因此药物作用机制（mechanism of action）也应从细胞功能、分子水平等方面去探索。

1. 作用于受体 大多数药物通过作用于受体发挥作用，详见"第四节 药物与受体"。

2. 作用于细胞膜离子通道 细胞膜上无机离子通道控制Na^+、Ca^{2+}、K^+、Cl^-等离子跨膜转运，药物可直接对其作用而影响细胞功能。

3. **影响酶的活性**　酶是细胞生命活动的重要物质,也是药物作用的主要靶标。酶的品种很多,在体内分布极广。不少药物能抑制酶的活性,如新斯的明竞争性抑制胆碱酯酶,奥美拉唑不可逆抑制胃黏膜 $H^+ - K^+$ ATP 酶(抑制胃酸分泌)。尿激酶激活血浆溶纤酶原,苯巴比妥诱导肝微粒体酶,解磷定能使被有机磷酸酯类抑制的胆碱酯酶复活,而有些药物本身就是酶,如胃蛋白酶。

4. **影响生理物质运转**　很多无机离子、代谢物、神经递质、激素在体内主动转运需载体参与,干扰这一环节可产生明显药理效应。例如噻嗪类利尿药抑制肾小管的 $Na^+ - K^+$、Na^+-H^+ 交换而发挥排钠利尿作用。

5. **影响核酸代谢**　核酸(DNA 及 RNA)是控制蛋白质合成及细胞分裂的生命物质。许多抗癌药是通过干扰癌细胞 DNA 或 RNA 的复制、转录过程而发挥疗效的。许多抗生素(包括氟喹诺酮类)也是通过影响细菌的核酸代谢而发挥抑菌或杀菌效应。

6. **影响免疫机制**　除免疫血清及疫苗外,免疫增强药(如左旋咪唑)及免疫抑制药(如环孢霉素)通过影响机体免疫机制发挥疗效。某些免疫成分也可直接入药。

7. **参与或干扰细胞代谢**　有些药物是补充生命代谢物质,以治疗相应的缺乏症的,如铁盐补血、胰岛素治疗糖尿病等。有些药物化学结构与正常代谢物非常相似,掺入代谢过程却往往不能引起正常代谢的生理效果,实际上导致抑制或阻断代谢的后果,称为伪品掺入(counterfeit incorporation),也称抗代谢药(antimetabolite)。例如 5-氟尿嘧啶结构与尿嘧啶相似,掺入癌细胞 DNA 及 RNA 中干扰蛋白合成而发挥抗癌作用。

8. **改变细胞周围环境的理化性质**　抗酸药中和胃酸以治疗溃疡病,静脉注射甘露醇在肾小管内提高渗透压而利尿,均为通过简单的化学反应及物理作用而产生的药理效应。

9. **非特异性作用**　一些药物并无特异性作用机制,如消毒防腐药对蛋白质的变性作用,因此只能用于体外杀菌或防腐,不能内用。一些麻醉催眠药(包括乙醇)对于细胞膜脂质的扰乱,因此对各种细胞均有抑制作用,只是中枢神经系统较为敏感而已。还有一些药物的作用在于改变细胞膜兴奋性,而不影响其静息电位。膜稳定药(membrane stabilizer)阻止动作电位的产生与传导,如局部麻醉药,某些抗心律失常药等。

第四节　药物与受体

受体(receptor)是机体在进化过程中形成的,存在于细胞膜上、胞浆内或细胞核上的大分子蛋白质,能识别周围环境中某种微量化学物质,首先与之结合,并通过中介的信息转导与放大系统,触发随后的生理反应或药理效应。能与受体特异性结合的物质称为配体(ligand),也称第一信使。生物体内存在的配体,如激素、神经递质、生物活性物质等称为内源性配体(endogenous ligand),而药物则为外源性配体。

受体理论是在分子水平上阐明生命现象的生理和病理过程,解释药物的药理作用、作用机制、药物分子结构与效应之间关系的一种基本理论,受体及其药物的研究近年来进展迅速。有些受体已被分离纯化,弄清了分子结构,并重组成功;不少受体已被克隆出基因,发展了许多选择性较好的受体激动剂和拮抗剂,有些药物已被用于临床治疗中;对受体激动后信息转导的分子过程也有了深入了解,从而使受体理论成为公认的药效学基本理论。

一、受体学说

1. 占领学说　20 世纪 20 年代,Clark 研究了离体组织细胞对一些物质的反应,分析了这些具有生物活性物质的量-效曲线,提出药物与受体之间存在"亲和力(affinity)",并于 1933 年提出了"受体占领学说(receptor occupation theory)":药物必须占领受体才能发挥作用,药物效应与药物和受体的结合量呈正比。

2. 内在活性学说　20 世纪 40 年代以后合成了大量化合物,Ariens 研究了许多种类的同系物和类似物,发现同一类化合物或药物发生的最大效应可以不同,这是 Clark 的受体占领学说不能解释的现象。于是,1954 年他提出药物"内在活性(intrinsic activity)"的概念,对 Clark 的受体占领学说进行修改:药物必须占领受体才能发挥作用,药物效应取决于药物-受体之间的亲和力和药物的内在活性。

3. 备用受体学说　Stenphenson 通过乙酰胆碱和组胺在离体豚鼠回肠上的实验,发现结果与 Clark-Ariens 的受体占领学说不符,于 1956 年提出了药物"效能(efficacy)"概念。从效能概念引申出"备用受体学说(spare receptor theory)":药物产生最大效应不需要占领全部受体,药物效应相同,被占领的受体可以不同,药物效应与药物的效能有关。

4. 速率学说　1961 年,Paton 根据一些实验结果提出了药物作用的"速率学说(rate theory)":药物的作用主要取决于药物与受体结合的速率,以及结合后药物的解离,而与药物占领的受体量无关,药物效应的产生是由于药物分子与受体碰撞产生一定量的刺激,并传递到效应器的结果。速率学说有一定的实验依据,并能解释一些现象,但不能解释药物与受体多种类型的相互作用。

二、受体特征

1. 饱和性(saturality)　由于受体的数目是有限的,它能结合配体的量也是有限的,因此受体具有饱和性。在放射配体受体结合测定的饱和实验中,当放射配体达到某一浓度时,最大结合值不再随配体浓度的增加而加大。饱和性在药物的作用上反映为最大效应。

2. 特异性(specificity)　受体对它的配体具有高度识别能力,产生结合时对配体的化学结构和立体结构具有很高的特异性。即一种受体只能与其特定的配体相结合,产生特定的生理效应。

3. 可逆性(reversibility)　受体与配体的结合多数为离子键、氢键或分子间的引力,因此是可逆的。受体与配体所形成的复合物可以解离,也可被另一种特异性配体所置换。从复合物中解离出的配体不被破坏,仍为原来的形式。

4. 高亲和力(high affinity)　受体与配体之间具有很高的亲和力,配体的表观解离常数 K_D 值一般在 $10^{-12} \sim 10^{-9}\,mol \cdot L^{-1}$ 水平之间。

5. 高灵敏性(high sensitivity)　受体能识别周围环境中微量的配体,只要很低浓度的配体就能与受体结合而产生显著的效应。如 $5 \times 10^{-19}\,mol \cdot L^{-1}$ 的乙酰胆碱就能对蛙心产生明显的抑制作用。

6. 多样性(variability)　同一受体可广泛分布于不同的组织,而产生不同的效应,受体多样性是受体亚型分类的基础。受体受生理、病理和药理多种因素的调节,处于动态变化之中。

三、受体类型

根据受体蛋白结构、信息转导过程、效应性质、受体位置等特点,大致可分为下列 4 类:

1. 配体门控的离子通道受体 N-胆碱受体、兴奋性氨基酸受体、γ-氨基丁酸(GABA)受体及甘氨酸受体等属于这类受体。此类受体存在于快反应细胞膜上,均由数个亚基组成。每个亚基的一部分共同组成离子通道,当受体与激动剂结合后,导致离子通道开放,促进细胞内、外离子跨膜流动,产生细胞膜去极化或超极化,引起兴奋或抑制效应。

2. 与鸟苷酸结合调节蛋白(G 蛋白)相偶联的受体 这是一个最庞大的受体家族,肾上腺素、多巴胺、5-羟色胺、M-胆碱等受体都属于这类受体。这类受体在结构上都有细胞外、跨膜和细胞内 3 个结构域(domain),受体的 N 端肽链在膜外侧,C 端肽链在膜内侧,需通过第二信使(second messenger)分子才能始动级联反应(cascade reaction),产生生物效应。这类受体最主要的特点是,在受体与激动剂结合后,只有经过 G 蛋白的转导,才能将信号传递至效应器,代表了一大类很重要的细胞信息的跨膜转导机制。

3. 具有酪氨酸激酶活性的受体 这类受体也由 3 个结构域组成,细胞外有一段与配体结合的结构域,中段为穿透细胞膜的跨膜结构域及胞内结构域,胞内结构域有酪氨酸激酶活性。当其激动剂与细胞膜外的识别部位结合后,其细胞内的激酶被激活,首先在特定的部位发生自身磷酸化,然后再将磷酸根转移到其效应器上,使效应器蛋白的酪氨酸残基磷酸化,激活胞内蛋白激酶,增加 DNA 及 RNA 的复制转录,加速蛋白质合成,从而产生细胞生长、分化等效应。胰岛素、胰岛素样生长因子、表皮生长因子、成纤维细胞生长因子、血小板源的生长因子及某些淋巴因子的受体属于此类。

4. 细胞内受体 甾体激素包括肾上腺皮质激素、雌激素、孕激素,乃至广义地包含甲状腺素在内。它们都是非极性分子,因此可以自由透过细胞膜的脂质双分子层,从而直接与细胞内的受体发生反应,传递信息。甾体激素受体触发的细胞效应很慢,需若干小时。

四、作用于受体药物的分类

1. 激动剂(agonist)

凡能激活受体的配体称为激动剂,此类药物对相应受体有较强的亲和力,也有较强的内在活性。

(1) 完全激动剂(full agonist):内在活性系数 $\alpha=1$,为完全激动剂,能与受体结合并且激动受体而产生药理效应。

(2) 部分激动剂(partial agonist):虽与受体有较强的亲和力,但内在活性不强,内在活性系数 $\alpha<1$,因而与受体结合后产生的效应可能不强。部分激动药与激动药同时存在时,当其浓度尚未达到 E_{max} 时,其效应与激动药协同,超过此限时则因与激动药竞争 R 而呈拮抗关系,此时激动药必须增大浓度方可达到其最大效应。可见部分激动药具有激动药与拮抗药双重特性(图 2-3C、D)。

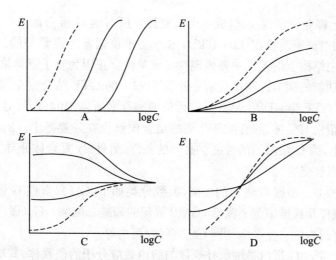

图 2-3 竞争性拮抗药(**A图**)、非竞争性拮抗药(**B图**)及部分激动药(**D图**)对激动药(虚线)量效曲线的影响及激动药(**C图**)对部分激动药(虚线)量效曲线的影响

2. 拮抗剂(antagonist)

凡能阻断受体活性的配体称为拮抗剂。这类药物与受体有较强的亲和力而无内在活性(α＝0),并能够拮抗激动剂的作用;就受体而言,又称为阻断药(blocker)。

(1)竞争性拮抗剂(competitive antagonist)能与激动药互相竞争与受体结合,这种结合是可逆的。其效应取决于浓度的高低,当拮抗剂浓度增大时,可使激动剂量效曲线平行右移,最大效应不变(图 2-3A)。

(2)非竞争性拮抗剂(noncompetitive antagonist)与相应受体结合非常牢固,分解很慢或是不可逆转,使能与配体结合的受体数目减少。另一类非竞争性拮抗药可阻断受体后某一中介反应环节而使受体-效应器功能容量减少。二者共同特点是使激动剂量效曲线非平行右移,最大效应降低(图 2-3B)。

3. 反向激动剂(inverse agonist)

药物与受体结合后引起与激动剂相反的效应。

第五节 受体与效应器相互作用

受体仅是细胞的一个微小组成部分,虽然具有极其灵敏的识别能力,能与周围的微量配体结合,但其能引起广泛而复杂的效应,主要有赖于胞内灵敏的信号转导系统。最早由 Sutherland 发现的第二信使是 cAMP,后来 Gilman 在 G 蛋白研究中作出了巨大贡献,揭示了受体与效应器相互作用的规律,使受体理论趋于完善。

一、G 蛋白

1. G 蛋白的基本结构与特性 与跨膜信息传递有关的 G 蛋白(G-protein)都是膜蛋白。由于介导的受体及效应器是多种多样的,目前已经发现存在许多种 G 蛋白。但是它们无论是结构还是功能上都有许多共性,组成一个大家族。所有的 G 蛋白都由 3 个不同的亚单位组成。α 亚单位相对分子质量在 39～46kD。β、γ 亚单位通常组成紧密的二聚体,共同发挥作用。不同 G 蛋白结构上的差别主要表现在 α 亚单位。正因为有了亚单位的多样化才能实现 G 蛋白对多种功能的调节。亚单位有一个高亲和力的 GTP 结合位点,具有内在的 GTP 酶活性,可以水解 GTP 为 GDP。另外还有可被细胞毒素所修饰的位点,对其起到抑制或兴奋作用。此外 G 蛋白与受体、腺苷酸环化酶的结合位点也在 α 亚基上。βγ 亚基可以介导 α 亚基结合到质膜上,为 G 蛋白的活性提供必要的条件,另外 βγ 复合体介导 G 蛋白与受体结合以及 GDP 和 GTP 交换。

2. G 蛋白的种类　根据 G 蛋白的功能,大致分类如下:G_s(兴奋性 G 蛋白),G_i(抑制性 G 蛋白),G_T(在视杆及视锥细胞上激活 cGMP 依赖的磷酸二酯酶),G_p(激活磷脂酶 C),G_o、G_K(刺激钾通道开放),G_{Ca}(介导内质网 Ca^{2+} 释放)蛋白等。

3. G 蛋白的功能　G 蛋白是细胞外受体与胞内效应分子的偶联体,其功能有:

(1) 调节腺苷酸环化酶(AC)的活性,通过 cAMP 实现信号转导。

(2) 介导肌醇磷脂的降解,生成 1,4,5 -三磷酸肌醇(IP3)和二酰基甘油(DG)。IP3 和 DG 是两种重要的第二信使,介导多种受体的信号转导。

(3) 调节离子通道,影响 Ca^{2+} 和 K^+ 等离子的跨膜流动。

二、第二信使

受体在识别相应配体并与之结合后需要胞内第二信使(second messenger)将获得的信息增强、分化、整合并传递给效应器才能发挥特定的生理功能或药理效应。现已确定的第二信使主要有:

1. 环磷腺苷(cAMP)　cAMP 是 ATP 经 AC 作用的产物。β 受体、D_1 受体、H_2 受体等激动药通过 Gs 作用使 AC 活化,ATP 水解而使细胞内 cAMP 增加。α 受体、D_2 受体、M-乙酰胆碱受体、阿片受体等激动药通过 Gi 作用抑制 AC,使细胞内 cAMP 减少。cAMP 被磷酸二酯酶(phosphodiesterase, PDE)水解为 5′-AMP 后灭活。cAMP 能激活蛋白激酶 A(PKA)而使胞内许多蛋白酶磷酸化(ATP 提供磷酸基)而活化,例如磷酸化酶、脂酶、糖原合成酶等活化而产生能量。钙通道磷酸化后被激活,钙离子内流而使神经、心肌、平滑肌等兴奋。

2. 环磷鸟苷(cGMP)　cGMP 是 GTP 经鸟苷酸环化酶(GC)作用的产物,也受 PDE 灭活。cGMP 作用与 cAMP 相反,使心脏抑制、血管舒张、肠腺分泌等。cGMP 可以独立作用而不受 cAMP 制约。cGMP 可激活蛋白激酶 G(PKG)而引起各种效应。

3. 肌醇磷脂(phosphatidylinositol)　二酰基甘油(DG)在细胞膜上在 Ca^{2+} 协同下激活蛋白激酶 C(PKC),使许多靶蛋白磷酸化而产生效应,如腺体分泌、血小板聚集、中性粒细胞活化及细胞生长、代谢、分化等效应。三磷酸肌醇(IP3)能促进细胞内钙池释放 Ca^{2+},通过钙调蛋白及蛋白激酶 C 激发多种细胞功能,具有重要的生理意义。

4. 钙离子　细胞内 Ca^{2+} 浓度仅为 1 $\mu mol/L$ 以下,不及胞外的 0.1%,但对细胞功能如各种肌肉收缩,腺体分泌,白细胞及血小板活化及胞内多种酶的激活具有重要的调节作用。胞外 Ca^{2+} 可以通过钙离子通道进入细胞质,也可以从细胞内肌浆网等钙池释放,两种途径互相促进,以增加调控效率。很多药物通过对细胞内 Ca^{2+} 影响而发挥其药理效应,故对细胞内 Ca^{2+} 的调控及作用机制的研究近年来受到极大的重视。

三、第三信使

第三信使指负责细胞核内外信息传递的物质,包括生长因子、转化因子等,它们传导蛋白以及某些癌基因产物,参与基因调控、细胞增殖和分化以及肿瘤的形成等。

四、受体的调节

受体虽是遗传获得的固有蛋白,但并不是固定不变的,而是经常代谢转换处于动态平衡状态,其数量、亲和力及效应力经常受到各种生理及药理因素的影响。

受体的调节是维持机体内环境稳定的一个重要因素,其调节方式有脱敏和增敏两种类型。受体脱敏(receptor desensitization)是指在长期使用一种激动药后,组织或细胞对激动药的敏感性和反应性下降的现象。如仅对一种类型的受体激动药的反应性下降,而对其他类型受体激动药的反应性不变,则称之为激动药特异性脱敏(agonist-specific desensitization);若组织或细胞对一种类型激动药脱敏,对其他类型受体激动药也不敏感,则称为激动药非特异性脱敏(agonist-nonspecific desensitization)。前者可能与受体磷酸化或受体内移有关;后者则可能是由于所有受影响的受体有一个共同的反馈调节机制,也可能受到调节的是它们信号转导通路上的某个共同环节。

受体增敏(receptor hypersensitization)是与受体脱敏相反的一种现象,可因受体激动药水平降低或长期应用拮抗药而造成。如长期应用 β 受体拮抗药普萘洛尔时,突然停药可致"反跳"现象,这是由于 β 受体的敏感性增高所致。

若受体脱敏和增敏只涉及受体密度的变化,则分别称之为下调(down-regulation)和上调(up-regulation)。

复习思考题

1. 药物有哪些基本作用?

2. 何谓药物的选择性和两重性?

3. 药物的副作用、毒性反应、后遗效应有何不同?

4. 何谓半数有效量、半数致死量、治疗指数?

5. 药物的效能与效价强度有何区别?

6. 药物通过哪些机制发挥作用?

7. 什么是受体? 受体具有哪些特征?

8. 竞争性拮抗剂与非竞争性拮抗剂各有何特点?

9. 何谓第二信使? 主要的第二信使有哪些?

10. 何谓受体脱敏和受体增敏?

（龚晓健）

第三章 药物代谢动力学

【内容提要】 本章介绍了药物的跨膜转运,药物的吸收、分布、代谢、排泄过程及其影响因素。大多数药物通过简单扩散的方式转运。首过效应是影响口服药物血药浓度的主要因素。影响药物分布的因素包括药物的理化特性、血浆蛋白结合力、局部器官的血流量、生理屏障等。影响药物代谢的因素包括肝药酶、药酶诱导剂和药酶抑制剂等,药酶诱导剂可加速自身及其他药物的代谢而使药效减弱,药酶抑制剂可减慢药物的代谢而使药效及不良反应都增加。肾脏是药物排泄的重要器官,改变尿液的 pH 可影响药物的排泄速度,此原理可用于药物中毒的急救或增强药效。有些经胆汁排泄的药物在肠腔内又可被重吸收,形成肝肠循环,可使药物作用时间延长。还介绍了生物利用度、表观分布容积、半衰期、一级动力学消除等药动学基本概念和重要参数。

药物代谢动力学(pharmacokinetics,简称药代动力学、药动学或药物动力学)是定量研究药物在生物体内吸收、分布、代谢、排泄(简称 ADME)等体内过程规律的一门学科,即研究药物在体内转运及代谢变化过程和药物浓度随时间变化的规律。药代动力学是药理学的一个重要组成部分,其基本过程见图(图 3-1)。

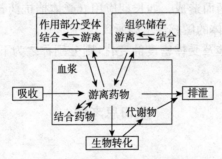

图 3-1 药物体内过程示意图

第一节 药物的体内过程

一、生物膜

生物膜主要由脂质、蛋白和多糖组成,其基本骨架是脂质双分子层,蛋白质镶嵌在其中。蛋白质的功能主要是作为物质转运的载体(通道)、受体或酶,参与物质转运或信息传递。此外,在膜中还有一些孔道,小分子化合物如水、尿素等可通过。生物膜的脂质特性,使得一些药物可溶于脂膜中,借助于浓度差,从生物膜的一侧转运至另一侧。不同种属动物,甚至同一动物不同组织的生物膜组成往往是不同的,这可能是构成组织具有各自转运特性的物质基础。

二、药物的跨膜转运

药物的转运是指药物在体内通过各种生物膜的运动过程,亦称药物的跨膜转运。根据药物的理化性质及细胞膜的不同,药物跨膜转运大致可分为两种方式:

1. 被动转运(passive transport)　即药物从浓度高的一侧向浓度低的一侧扩散渗透。其特点是顺浓度差转运、不消耗能量、不需载体、无饱和现象和竞争性抑制作用,但受药物分子大小、脂溶性、极性等因素的影响。当细胞膜两侧药物浓度达到平衡状态时就停止转运。

(1) 简单扩散(simple diffusion):简单扩散是被动转运的一种重要形式,大多数药物遵循简单扩散的物理机制,以未解离形式进行转运。简单扩散也称脂溶扩散(lipid diffusion),脂溶性药物可以溶于脂质而通过生物膜。扩散速度除取决于膜的性质、面积及膜两侧的浓度梯度外,还与药物的性质有关。相对分子质量小的(200Da 以下)、脂溶性大的(油水分布系数大)、极性小的(不易离子化的)药物较易通过。药物多是弱酸性或弱碱性有机化合物,其离子化程度由其 pKa 及其所在溶液的 pH 而定。这是影响药物跨膜被动转运,吸收分布排泄的一个可变因素。

极性高的药物(碱性药物如季铵盐,酸性药物如青霉素)在解离状态下不容易穿透由脂质双分子层组成的细胞膜。多数弱酸性和弱碱性药物在生理 pH 范围内,解离度变化很大,细胞膜两侧 pH 的微小差异,使药物在膜两侧的解离度大不相同,从而影响药物跨膜转运(吸收、分布、排泄等),这可用 Handerson-Hasselbalch 公式说明之,式中 Ka 是解离常数,pKa 是其负对数值。

弱酸性药物

$$HA \rightleftharpoons H^+ + A^-$$

$$Ka = \frac{[H^+][A^-]}{[HA]}$$

$$pKa = pH - \log\frac{[A^-]}{[HA]}$$

$$pH - pKa = \log\frac{[A^-]}{[HA]}$$

$$10^{pH-pKa} = \frac{[A^-]}{[HA]}\left(即\frac{[解离型]}{[非解离型]}\right)$$

当 pH=Ka 时,[HA]=[A⁻]

弱碱性药物

$$BH^+ \rightleftharpoons H^+ + B$$

$$Ka = \frac{[H^+][B]}{[BH^+]}$$

$$pKa = pH - \log\frac{[B]}{[BH^+]}$$

$$pKa - pH = \log\frac{[BH^+]}{[B]}$$

$$10^{pKa-pH} = \frac{[BH^+]}{[B]}\left(即\frac{[解离型]}{[非解离型]}\right)$$

当 pH=Ka 时,[B]=[BH⁺]

由此可见,pKa 即是弱酸性或弱碱性药物溶液在 50% 解离时的 pH。各药有其固定的 pKa。当 pH 与 pKa 的差异以数学值增减时,解离型药物与非解离型药物的浓度差异比值却相应地以指数值变化。pH 与 pKa 微小的差异可显著改变药物的解离度,从而影响药物在体内的转运。

弱酸性药物在 pH 低的环境中解离度小,跨膜转运容易,在酸性胃液中即可被吸收,在酸化的原尿液中也易被肾小管再吸收。弱碱性药物则相反,在碱性肠液中易被吸收,在碱化的原尿液中易被再吸收。

一个 pKa=3.4 的弱酸性药物,在 pH=1.4 的胃液中解离约 1%,而在 pH=7.4 的血浆中则解离约 99.99％。非解离型药物可以自由扩散通过胃黏膜细胞,自胃内向血浆转移(吸收),当理论上达到平衡时,则血浆浓度应为胃内浓度的 10000 倍,即几乎全部被吸收。如用抗酸药碳酸氢钠将胃内的 pH 提高至碱性,则该药几乎全部解离,此时在胃中吸收很少。

弱碱性药物则与上述情况相反,在酸性胃液中解离多,吸收少;而在碱性肠液中不易解离,吸收较多。强酸、弱碱及极性强的季铵盐均不易穿透细胞膜。pKa 大于 7.5 的弱酸性药物在胃肠道内基本上都是非解离型的。相反,pKa 小于 5 的弱碱性药物在胃肠道内基本上都是解离型的。这些药物的吸收是不受胃肠道 pH 影响的。

(2) 滤过:滤过是指有外力促进的扩散,如肾小球的滤过就有血压(静水压力)的促进,使药物或代谢物由肾小球向肾小管转运。

2. 主动转运(active transport) 即逆浓度(或电位)梯度转运。其特点是逆浓度差转运、消耗能量、需要载体、有饱和现象和竞争性抑制作用。细胞膜为转运载体,对药物有特异的选择性。如果两个类似的药物由相同的载体转运时,则此二药相互间存在着竞争性抑制关系。药物主动转运主要在神经元、肾小管及肝细胞中进行,使药物在体内分布不均匀并影响其消除速度,而与吸收关系较小。例如近曲小管主动分泌青霉素,这一过程受丙磺舒的竞争抑制。

3. 易化扩散(facilitated diffusion) 靠载体顺浓度梯度跨膜转运方式,如葡萄糖进入红细胞、维生素 B12 胃肠道吸收和甲氨蝶呤进入白细胞均通过易化扩散方式转运。

三、药物的吸收

药物的吸收(absorption)是指药物自给药部位经过细胞组成的屏障膜进入血液循环的过程,除了血管内给药外,其他给药途径都存在吸收过程。大多数药物以简单扩散的方式吸收。

(一) 消化道给药

口服给药(per os, p.o.) 是最常用的给药途径。虽然弱酸性药物可在胃中吸收,但大部分仍在肠中吸收,这是由于肠道吸收表面积大,pH 接近中性,肠的蠕动快、血流量大及药物在肠内溶解较好等原因所促成,所以小肠是主要吸收部位。药物在胃肠吸收的途径主要是经过毛细血管,首先进入肝门静脉。有些药物首次通过肝脏时就发生转化,使进入体循环的量减少,这种作用称作首过效应或首过消除(first pass effect or first pass elimination)。多数药物虽然口服方便有效,但其缺点是吸收较慢,欠完全,不适用于在胃肠破坏的、对胃刺激大的、首过效应强的药物,也不适用于昏迷及婴儿等不能口服的病人。

舌下给药(sublingual) 溶解后可通过口腔黏膜吸收。唾液 pH 约为 6,舌下或面颊内侧血管丰富,药物吸收迅速,通常在给药后 2 分钟开始显现药效。舌下给药可避免胃肠道酶、pH 以及肝脏对药物的首过效应。例如,硝酸甘油舌下含服可迅速缓解心绞痛。

直肠给药(per rectum) 主要通过痔上、痔中和痔下静脉进入血液循环。由于痔上静脉经过肝脏后才能到达血液循环,所以直肠给药仍然存在首过效应的可能性。直肠的吸收面积不大,但血流较为丰富,药物容易吸收,但吸收不规则,剂量难以控制。

（二）注射给药

肌肉注射（intramuscular，i.m.）　药物也可全部吸收，一般较口服起效快。吸收速率与药物的水溶性和注射部位的局部血流有关。药物先沿结缔组织扩散，再经毛细血管和淋巴内皮细胞进入血液循环。毛细血管具有小孔道，常以扩散及滤过两种方式转运，通过速率远比其他生物膜快。肌肉注射油剂比水溶液吸收慢，因它不能与细胞外液充分混合，沿结缔组织扩散也较慢。但有些药物肌肉注射后吸收缓慢而不完全。例如，肌肉注射可的松混悬剂，因其逐渐释放出药物，致使其起效比口服慢。

皮下注射（subcutaneous，s.c.）　药物吸收均匀而较缓慢，吸收率还可根据需要而适当改变。例如，不溶性鱼精蛋白胰岛素混悬剂的吸收比可溶性胰岛素慢；在注射药液中加入血管收缩剂可延缓吸收；有的激素类药物以小片植入皮下，吸收可持续数周以上。

静脉注射（intravenous，i.v.）　使药物直接进入体循环，不存在吸收过程。

动脉注射（intra-arterial，i.a.）　可将药物输送至该动脉分布部位发挥局部疗效以减少全身反应。例如将溶纤药直接用导管注入冠状动脉以治疗心肌梗死。

（三）呼吸道给药

肺泡表面积大，与血液仅隔肺泡上皮及毛细血管内皮，而且血流量大，药物只要能达到肺泡，吸收极其迅速，气体及挥发性药物（如全身麻醉药）可直接进入肺泡。有些药物可通过雾化吸收，气雾剂（aerosol）可将药液雾化为直径 5 μm 左右的微粒，到达肺泡而迅速吸收。2~5 μm 直径以下的微粒可重被呼出，10 μm 直径的微粒可在小支气管沉积。如用异丙肾上腺素雾化吸入治疗支气管哮喘。较大雾粒的喷雾剂（nebula）只能用于鼻咽部的局部治疗，如抗菌、消炎、祛痰、通鼻塞等。呼吸道给药的优点是吸收快，可避免首过效应，缺点是药物的剂量难以控制，有些药物对肺上皮可产生刺激。

（四）经皮给药

指药物通过皮肤吸收到达局部或全身发挥作用。经皮吸收主要的屏障是皮肤角质层，一般认为，脂溶性高的药物，由于可以与角质层中脂质相溶，屏障作用小较易通过，而相对分子质量大、极性或水溶性的化合物难以通过。经皮给药的特点是吸收缓慢且不规则，剂量难以控制。

四、药物的分布

药物的分布（distribution）　指药物自血液循环继续通过各种细胞隔膜进入细胞间液及细胞内液的过程。药物在体内的分布多数是不均匀的，且处于动态平衡状态中，即随药物的吸收与排泄不断变化着。影响药物在体内分布的因素很多，主要有：

1. 药物的理化特性　例如分子大小、脂溶性、极性、pKa、与组织的亲和力及稳定性等。季铵盐类药物难穿透血脑屏障，一般不具有中枢作用等。

2. 药物与血浆蛋白结合　药物进入血液循环后首先与血浆蛋白结合（plasma protein binding），主要与白蛋白结合。药物与血浆蛋白的结合是可逆的，处于动态平衡状态，是药物在体内的一种暂时储存形式。药物与蛋白结合后(结合型药物)药理活性暂时消失,结合物分子变大,不能通过毛细血管壁,暂时"储存"于血液中。在吸收过程中游离药物穿透毛细血管壁进入血液后与血浆蛋白结合,反应平衡向右移,有利于吸收。在消除过程中,血浆中游离药物被除去,反应平衡向左移,有利于消除。药物与血浆蛋白结合特异性较低,而血浆蛋白结合点有限,两个药物可能竞争与同一个蛋白结合而发生置换现象。如某药结合率为99%,当被另一药物置换而降至1%时,则游离型药物浓度在理论上将增加100%,可能导致中毒。但一般药物在被置换过程中,游离型药物会加速被消除,血浆中游离型药物浓度难以持续增高。药物也可能与内源性代谢物竞争与血浆蛋白结合,例如磺胺药置换胆红素与血浆蛋白结合,在新生儿可能导致致死性核黄疸症。血浆蛋白过少(如肝硬化)或变质(如尿毒症)时药物血浆蛋白结合率下降,也容易发生毒性反应。

3. 局部器官的血流量　血流量大的器官,如脑的血流量约 70 ml/(min·100 g 组织),所以静脉注射硫喷妥钠后首先大量进入脑组织发挥麻醉作用。脂肪组织血流量仅 1 ml/(min·100 g 组织),但体内脂肪组织比脑组织多 10 倍以上,摄取硫喷妥钠的能力也大,所以硫喷妥钠又逐渐自脑向脂肪转移,以致病人迅速清醒,这种现象称为药物在体内的再分布(redistribution)。脂肪组织是脂溶性药物的巨大储库。

4. 组织亲和力　某些药物对特殊组织有较高的亲和力,即药物在体内的选择性分布。选择性分布除决定于生物膜转运特性外,与细胞的结合往往是药物对某些细胞成分具有特殊亲和力的结果。这种结合常使药物在组织中的浓度高于血浆游离药物浓度,也就是药物在组织的定域。大多数药物在组织内定域是可逆的,组织和血浆中的浓度比较恒定。组织定域的主要功能,通常只是一种储存。例如,碘在甲状腺的浓度比在血浆及其他组织的浓度约高一万倍;氯喹在肝中蓄积,浓度约比血浆高 700 倍;四环素与钙形成络合物储存于骨及齿中;硫喷妥钠在给药后 3 小时内,有 30% 分布至脂肪组织。

5. 生理屏障　血脑屏障(blood brain barrier,BBB)在组织学上是由血-脑、血-脑脊液及脑脊液-脑三种屏障组成。与其他组织不同的是脑毛细血管内皮细胞紧密联结,缺乏孔道和胞饮转运,基底膜外还有一层星状细胞包围,穿透性相对较低,使许多药物被排除在中枢神经之外。新生儿血脑屏障发育未全,吗啡可以进入脑组织引起呼吸中枢抑制或麻痹。磺胺嘧啶比其他磺胺药易穿透血脑屏障,故可用于治疗化脓性脑膜炎。多巴胺不易穿透血脑屏障,可利用其前体左旋多巴能进入脑组织的特性在局部转化为多巴胺而发挥治疗帕金森氏症的疗效。

胎盘屏障(placental barrier)是胎盘绒毛与子宫血窦间的屏障,由于母亲与胎儿间交换营养成分与代谢废物的需要,其通透性与一般毛细血管无显著差别,只是达到胎盘的母体血流量少,进入胎儿循环慢一些。某些药物到达胎儿体内,有引起胎儿中毒及畸形的危险。

6. 体液 pH 与药物的解离度　在生理情况下细胞内液 pH 较低,约为 7.0,细胞外液 pH 约为 7.4。弱酸性药物在细胞外液解离多,不易进入细胞内;弱碱性药物则相反,容易进入细胞;且在细胞内解离多,不易透出,故细胞内浓度略高。增加血液 pH 可使弱酸性药物向细胞外液转移,使弱碱性药物向细胞内分布增多。弱酸性药物苯巴比妥中毒时,给予碳酸氢钠使血及尿碱化,脑细胞中药物减少,血浆中药量增多,并促使药物自尿排泄,是重要救治措施之一。

五、药物的生物转化

药物的起效取决于药物的吸收与分布,作用的终止则取决于药物的消除。药物的消除方式主要靠体内的生物转化(biotransformation)及最后的排泄。药物在体内的生物转化可分为两个步骤。第一步包括氧化、还原或水解过程,产物多数是灭活的代谢物,也有一些药物变为活性或毒性代谢物,因此不能简单地把药物在体内的生物转化叫做解毒作用(表3-1)。第二步为结合过程,如与葡萄糖醛酸、甘氨酸、硫酸等结合,大多数药物结合后极性加大,有利于排出体外。

药物生物转化要靠酶的催化,主要是肝脏微粒体混合功能酶系统。微粒体是内质网碎片在超速离心时形成的小泡,内有多种酶,加上匀浆可溶部分的辅酶Ⅱ(NADPH)形成一个氧化还原酶系统。这个酶系统的生理意义在于促进某些生理代谢物,如甾体激素的灭活与排泄。此酶系专一性低、能对许多脂溶性高的药物发挥生物转化作用,常简称为肝药酶。其中主要的氧化酶是细胞色素P450,与一氧化碳结合后吸收光谱主峰在450 nm,故又称之为细胞色素P450酶(cytochrome P450,CYP450)。

表3-1　经代谢后生成活性或毒性代谢产物的药物

无或低活性药物	有活性药物	活性代谢产物	毒性代谢产物
	海洛因	→吗啡	
	普萘洛尔	→4-羟普萘洛尔	
	非那西丁	→醋氨酚	
	丙咪嗪	→去甲丙咪嗪	
	阿米替林	→去甲阿米替林	
	安定	→去甲安定	→羟基衍生物
		→去甲羟安定	
	硝酸异山梨酯	→单硝酸异山梨酯	
可的松	→氢化可的松		
泼尼松	→泼尼松龙		
环磷酰胺	→醛磷酰胺		
水合氯醛	→三氯乙醇		
可待因	→吗啡		
酚苄明	→乙撑亚胺型酚苄明		
	磺胺类,异烟肼		→乙酰化衍生物
	氟烷		→三氟醋酸

肝药酶的作用专一性很低,活性有限,达到极限后则数种药物间会发生竞争性抑制现象。此酶系统的个体差异很大,除先天遗传性的差异外,生理因素如年龄、营养状态、激素功能、应激反应及疾病都能影响肝药酶的活性。参与药物生物转化的酶还有许多存在于细胞内(如线粒体内的单胺氧化酶)及细胞外(如血浆中的胆碱酯酶)。受这些酶生物转化的药物虽然较少,但对药物作用的影响同样是重要的。

药物在体内的灭活和消除,决定药物作用的强度与持续性。新生儿和早产儿肝脏功能发育不全,使用经肝灭活的药物时应特别慎重,肝硬化病人同此。某些药物在人和动物体内生物转化过程不同,可利用此差异作为选择性杀虫药或杀鼠药,如马拉硫磷及敌鼠钠对人的毒性小,使用比较安全。

肝药酶易受一些药物的诱导而活性增强,使肝药酶活性增加的药物称之为药酶诱导剂,如苯巴比妥、苯妥英钠、利福平、卡马西平等。它们可以加速自身及其他药物的代谢而使药效减弱。这种作用可以解释连续使用这些药物产生的耐受性、交叉耐受性及停药敏化等现象。苯巴比妥是经典的肝药酶诱导剂,同时应用苯巴比妥与双香豆素,可使后者的抗凝血作用减弱,突然停用苯巴比妥,又会使患者对双香豆素敏化。另有一些药物可抑制肝药酶活性,这些药物称之为药酶抑制剂,如氯霉素、异烟肼、别嘌呤醇、酮康唑、西咪替丁等。例如氯霉素抑制苯妥英钠在肝中的生物转化,合用时可使后者血浓度升高,引起毒性反应。

六、药物的排泄

药物在体内最后的过程是排泄(excretion),即药物的原形或其代谢产物通过排泄器官排至体外的过程,主要通过肾脏和胆汁排泄。

1. 肾排泄 肾是最重要的排泄器官。肾小管毛细血管膜的通透性较大,除了与血浆蛋白结合的药物外,游离的药物及其代谢物都能通过肾小球过滤进入肾小管。随着原尿中的水分在肾小管内逐渐被再吸收,药物在原尿内的浓度也逐渐增加,直至远远高于血浆浓度,因此导致药物在肾小管内通过简单扩散被再吸收进入血液循环。那些极性高、水溶性大、不易透入肾小管细胞的药物能顺利通过肾小管而排泄。脂溶性大的药物在肾小管内易被再吸收,排泄就慢。

在近曲小管分泌的药物一般排泄较快,肾小管存在主动转运弱酸性与弱碱性两个转运系统,前者如青霉素、丙磺舒等,后者如苯丙胺、奎宁等,分别由两种载体主动转运。因为转运能力有限,同类药物相互间有竞争性抑制作用。例如丙磺舒抑制青霉素排泄,可延长并增强其药效。

尿液 pH 在 4.5～7.5 间,弱酸性药物在碱性尿中解离多,再吸收少,排泄快;在酸性尿液中解离少,再吸收多,排泄慢。反之弱碱性药物在酸性尿中再吸收少,排泄快;在碱性尿中再吸收多,排泄慢。根据这一规律,可以用改变尿液 pH 的方法改变药物的排泄速度,或用于解毒急救,或用于增强药效。增加尿量也可以加速某些在肾小管不易被再吸收的药物自肾排泄。因为增加尿量即降低了肾小管腔药物浓度,并加快尿液流速,缩短通过时间,使再吸收效率降低,临床上以静脉输液和呋塞米作强迫利尿,用于某些主要自肾排泄药物急性中毒的解救。

药物自肾排泄的速度各不相同,多数药物排泄较快,需要定时反复给药以维持有效的血药浓度。少数药物如洋地黄毒苷及重金属盐排泄很慢,应注意用量及疗程,以免发生蓄积中毒。肾功能不全时应禁用或慎用主要经肾排泄的药物。

2. 胆汁排泄 某些药物经肝生物转化成为极性高的水溶性代谢物后自胆汁排泄进入十二指肠,再经粪便排出体外。这些药物自胆汁排泄不仅百分比很大,且胆道内浓度也很高。从胆汁排泄多的抗菌药物如利福平、四环素、红霉素等有利于肝胆系统感染的治疗。自胆汁排进十二指肠的部分药物可在肠中被再吸收,形成肝肠循环(hepato-enteral circulation),并使药物作用时间明显延长。

3. 其他排泄途径 药物自乳汁排泄属于被动扩散转运。由于乳汁偏酸性,碱性药物如吗啡、奎宁等较易进入乳腺管内,达到比血浆高数倍的浓度。药物自乳汁分泌可能影响哺乳婴儿,例如母亲服用丙硫氧嘧啶将会抑制哺乳婴儿的甲状腺功能。

肺是气体或挥发性药物的排泄器官。

胃内呈强酸性,pKa 大于 5 的碱性药物在胃中几乎全部解离,不仅不吸收,还会自血浆向胃中转运,因此吗啡(pKa=8)中毒时,不管是内服或注射,都应反复洗胃以清除残留胃中及向胃转运的吗啡。药物可进入唾液,某些药物在唾液中的浓度与血浆中药物浓度相当,故可通过检测唾液中药物浓度进行临床监测。

第二节 时效关系及时量关系

在研究药代动力学的规律时,时间是一个重要因素。药物在体内的浓度随时间而变化,表现为药效的显现与消逝过程。临床上常用曲线来表达时间与药效的关系,即时效关系(time-effect relationship)。实验研究中还必须了解血浆浓度随时间变化的过程(图 3-2),即时量关系(time-concentration relationship)。

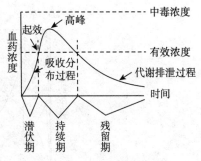

图 3-2 时量(效)关系曲线

潜伏期(latent period)是指用药后到开始发生疗效的一段时间,主要反映药物的吸收及分布过程,静脉注射时一般没有潜伏期。高峰时间(peak time)是指药物在体内达到最大浓度并显现最大效应的时间,此时吸收速度与消除速度相等。持续期(persistent period)是指药物维持最小有效浓度或维持基本疗效的时间,其长短取决于药物吸收及消除速度。某些药物虽然已降至最小有效浓度以下,但尚未自体内完全消除,这段时间叫残留期(residual period)。在此期内血药浓度虽不高,体内储存量却不一定少,因此在反复用药时易致蓄积中毒(cumulative intoxication)。

时量曲线的升段反映药物吸收及分布的快慢,吸收快的升段坡度陡,吸收慢的升段坡度平坦。时量曲线的高度反映药物吸收量,同一药物剂量大时,峰值较高,反之较低。时量曲线的降段反映药物消除的快慢,消除快的下降较快,反之较平坦。药物在体内的吸收与消除是同时开始进行的,时量曲线实际上是吸收、分布与消除之间相互消长的反映。

第三节 药代动力学基本参数及其概念

1. 曲线下面积(area under the curve,AUC) 血药浓度(g/L)-时间(h)曲线(简称时-量曲线)下面积常用 AUC 来表示,反映在服用某一剂量后一定时间内吸收入血的药物相对量。如果某药在某一时间内吸收完全,则其剂量与 AUC 成比例。如果服用同一剂量的两种不同剂型后得出的 AUC 不同,则表示两者吸收率不同,即生物当量(bioequivalent)不同。

2. 生物利用度(bioavailability)　生物利用度是指药物经过肝脏首关消除过程后能被吸收进入体循环的相对量和速度,是评价药物制剂优劣的重要参数。常用 F 表示:$F=\dfrac{A}{D}\times 100\%$,$D$ 为服药剂量,A 为进入体循环的药量。绝对口服生物利用度 $F=\dfrac{口服等量药物后\ AUC}{静注定量药物后\ AUC}\times 100\%$。由于药物剂型不同,口服吸收率不同,故可以某一制剂为标准,与试药比较,称为相对生物利用度:$F=\dfrac{试药\ AUC}{标准药\ AUC}\times 100\%$。

3. 血峰浓度(C_{max})　血峰浓度是指给药后能达到的最高血药浓度。其浓度除与剂量及吸收百分率有关外,吸收快的 C_{max} 高,吸收慢的 C_{max} 低,这就是生物利用度的速度因素。首次给药后的 C_{max} 与连续多次给药后的 C_{max} 不同。后者即血药稳态浓度(steady state concentration,C_{ss}),它与给药间隔时间和单位时间内给药量有关。如果每隔一个血浆半衰期给药一次的话,则连续给药的 C_{max} 为首次(或单次)给药 C_{max} 的两倍(图 3-3)。

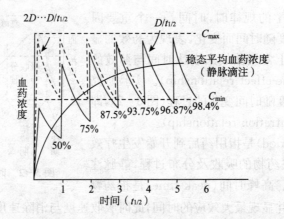

图 3-3　多次静脉注射(剂量 $2D\cdots D,D$,时间间隔 $t_{1/2}$)或静脉滴注后的时-量曲线

吸收量能影响血药稳态浓度的高低;吸收速度能影响血药峰值浓度(peak concentration,C_{max})和峰值时间(peak time,T_{max}),吸收快的药物制剂 C_{max} 值大而 T_{max} 值小,作用强而迅速;吸收慢的同一药物的另一制剂则 C_{max} 值小而 T_{max} 值大,作用温和、缓慢。

4. 表观分布容积(apparent volume of distribution)　表观分布容积是指药物吸收达到平衡或稳态时,按照血药浓度(C)推算体内药物总量(A)在理论上应占有的体液容积。

$$V_d(L)=\frac{A(mg)}{C(mg/L)}=\frac{FD(\%\cdot mg)}{C(mg/L)}$$

表观分布容积并不是机体中真正的容积数值,只是一种比例因素。V_d 大小反映药物的分布程度或与组织结合程度。某些物质静注后仍局限于血管内,其分布容积与血浆容积相近。某些碱性药物在细胞内液浓度较高,另一些药物集中分布于某种组织,则其分布容积常大于总体液容积。可见 V_d 大的药其血药浓度低,V_d 小的药其血药浓度高。利用这一数值可以用血浆浓度算出体内药物总量,或者利用这一数值算出要求达到某一血浆有效浓度所需的药物剂量。

5. 半衰期(half-life time, $t_{1/2}$)　一般是指血浆 $t_{1/2}$,即血浆药物浓度下降一半所需的时间。绝大多数药物按一级动力学规律消除,因此其 $t_{1/2}$ 有固定的数值,不因血浆浓度高低而改变。某些药物在体内变为活性代谢物,后者的 $t_{1/2}$ 值可能与其母体不同。半衰期是临床上确定给药间隔长短的重要参数。

6. 清除率(clearance, CL)　对于整体动物,药物清除率是指每单位时间内多少体液中药物被清除,以 L/h 或 L/(kg·h)为单位表示。清除率分为器官清除率和总清除率,总清除率为各器官清除率的和。每个药物都有其不受血药浓度影响的正常 CL 数值。

药物的消除速率常数(elimination rate constant)表示某单位时间内药物被消除的百分速率数,与 CL 及 V_d 的关系是

$$k(\text{h}^{-1}) = CL/V_d$$

第四节　药物消除动力学

药物在体内吸收、分布、代谢及排泄是一个随时间而变化的动力学过程。在药代动力学中最常用到的是药物消除过程中血药浓度的衰减规律。这可用最简单的数学公式表示:

$$\frac{dC}{dt} = -kC^n$$

C 表示血药浓度,t 指时间,k 为消除速率常数,当 $n=1$ 时取一级动力学过程,$n=0$ 时即零级动力学过程。

一、一级动力学消除

绝大多数药物的消除过程是按一级动力学规律进行的,具有以下特点:

(1) 药物消除速率与血中药物浓度成正比,即恒比消除,血药浓度高,单位时间内消除的药量多,当血药浓度降低后,药物消除速率也按比例下降。描述一级动力学的方程式是:

$$\frac{dC}{dt} = -kC$$
$$C_t = C_0 e^{-kt}$$
$$\ln C_t = \ln C_0 - kt \quad (\ln C = 2.303 \log C)$$
$$\log C_t = \log C_0 - kt/2.303$$
$$t = \log \frac{C_0}{C_t} \times \frac{2.303}{k}$$

当 $C_t = \frac{1}{2}C_0$ 时,t 即半衰期($t_{1/2}$):

$$t_{1/2} = \log 2 \times \frac{2.303}{k} = \frac{0.693}{k} \quad (\log 2 = 0.301)$$

式中 k 为消除速率常数,每一药物有其特定的 k 值,其单位是 h^{-1}。k 值大小反映药物瞬时消除的分数速率,而不是单位时间内消除的实际分量。

(2) 时量关系用普通坐标表示为曲线,纵坐标改为对数则为直线,后者斜率为 $-\frac{k}{2.303}$。

（3）药物 $t_{1/2}$ 恒定，不因血药浓度高低而变化，也不受给药途径影响，一次用药约经 5 个 $t_{1/2}$ 体内药量消除 96% 以上，恒速（定时定量）给药时，经 5 个 $t_{1/2}$ 后血药浓度达到稳态浓度（C_{ss}）（图 3-3 及表 3-2）。

（4）当多次用药时，增加剂量能相应增加血药浓度，并使时量曲线下面积（AUC）按比例增加，但不能缩短达到 C_{ss} 的时间，也不能按比例地延长药物消除完毕的时间。因此不要企图通过增加剂量来加快达到全效时间或延长药物效应。

表 3-2　药物 $t_{1/2}$ 与其在体内蓄积量及排泄量的关系

$t_{\frac{1}{2}}$ 数	药物排泄量	累加排泄（或蓄积）量
1	$100\% \times \frac{1}{2} = 50\%$	50%
2	$100\% \times (\frac{1}{2})^2 = 25\%$	75%
3	$100\% \times (\frac{1}{2})^3 = 12.5\%$	87.5%
4	$100\% \times (\frac{1}{2})^4 = 6.25\%$	93.8%
5	$100\% \times (\frac{1}{2})^5 = 3.13\%$	96.9%
6	$100\% \times (\frac{1}{2})^6 = 1.56\%$	98.4%
7	$100\% \times (\frac{1}{2})^7 = 0.78\%$	99.2%

二、零级动力学消除

零级动力学消除具有以下特点：

（1）血浆药物按恒定消除速度（单位时间消除的药量）进行消除，与血药浓度无关，即恒量消除。多数情况下是药物剂量过大，超过机体最大消除能力所致，此时体内药物以最大消除速率衰减，即恒量消除。描述零级动力学的方程式是：

$$\frac{dC}{dt} = -kC^0 = -k$$

$$C_t = -kt + C_0$$

$$t = \frac{C_0 - C_t}{k}$$

$$t_{1/2} = \frac{C_0 - \frac{1}{2}C_0}{k} = \frac{0.5C_0}{k}$$

式中 $-k$ 是时量曲线斜率。

（2）时量曲线用普通坐标时为直线，其斜率为 $-k$。

（3）药物血浆 $t_{1/2}$ 不是一个恒定数值，它随药物血浆浓度高低而变化。当血药浓度降至最大消除能力以下时,则转变为一级动力学消除。

（4）多次用药时增加剂量可以超比例地升高血药浓度,理论上没有 C_{ss},消除时间大大延长,易致蓄积中毒。

三、连续多次给药的药物血浆浓度变化

按一级动力学消除的药物连续给药时,具有如下特点:

（1）恒速静脉滴注药物溶液时,药物血浆浓度没有波动地逐渐上升,约经 5 个 $t_{1/2}$ 达到相对稳定(图 3-3),此后继续滴注并不能明显升高血药浓度,因为此时滴注速度与消除速度达到平衡,故称为稳定状态。此时体内药量(A_{ss})为血浆稳态浓度(C_{ss})与表观分布容积的乘积。血浆稳态浓度(C_{ss})与静脉滴注速度(R)及药物血浆半衰期($t_{1/2}$)成正比,与表观分布容积(V_d)成反比。

（2）分次注射给药,即每隔一定时间静脉注射一定剂量的药物时,也必须经过 5 个半衰期才能达到稳定状态,但血药浓度有波动,其峰值(C_{max})与谷值(C_{min})之比与给药间隔(T)有关。

（3）不论恒速静滴还是分次注射,在到达 C_{ss} 后,如中途改变给药速度,则需再经过 5 个 $t_{1/2}$ 才能达到新的 C_{ss}。

（4）负荷剂量(loading dose,D_L)是指首剂增大的剂量,能使血药浓度迅速达到 C_{ss},即立即使体内药物达到稳态浓度所需的剂量。

如为静脉滴注,则第一个半衰期内静滴药量的 1.44 倍即为负荷剂量,静注后立即达到稳态浓度。当定时定量多次给药时,即每隔一个血浆 $t_{1/2}$ 给药一次,采用首次剂量加倍法,可使血浆浓度迅速达到 C_{ss}(图 3-3)。

按零级动力学消除的药物在连续给药时,其 C_{ss} 随剂量增加而超比例地增高,到达 C_{ss} 时间也无限延长,易致蓄积中毒。停药后的消除时间也相应地延长,血药浓度越高,则消除时间越长。

多数药物需要长期维持比较恒定的有效血药浓度,除了少数半衰期特短或特长的药物外,一般采用每隔一个半衰期给予半个有效剂量,反复给药是比较安全而有效的。

复习思考题

1. 跨膜转运的方式有哪几种?影响转运的因素有哪些?

2. 药物在体内的分布受哪些因素的影响?

3. 药物与血浆蛋白结合有何特点和意义?

4. 什么是肝药酶?肝药酶有哪些特点?

5. 药物可通过哪些途径排出体外?

6. 影响药物经肾排泄的因素有哪些?

7. 生物利用度、表观分布容积、半衰期的基本概念和意义。

8. 药物一级动力学消除和零级动力学消除的主要区别是什么?

（龚晓健）

第四章　影响药物作用的因素及合理用药

【内容提要】　药物在体内产生的效应常常存在明显的个体差异,这是由于药物在体内的作用受到诸多因素的影响。本章主要介绍影响药物作用的因素,其一是药物方面的因素,包括药物剂型、给药途径和药物间的相互作用;其二是机体方面的因素,包括年龄、性别、病理状态、心理状态和机体反应性变化。

药物产生的效应常常存在明显的个体差异,即相同剂量药物在不同个体产生的效应不同,有些病人可出现明显的疗效,而另一些病人则可能出现毒性反应,这种因人而异的药物反应称为个体差异,这是由于药物作用受到机体内外诸多因素的影响,如药物的剂量、给药途径、剂型、病理状态等。这些影响因素可归结为两方面,其一是药物方面的因素,其二是机体方面的因素。

第一节　药物方面的因素

一、药物剂型

同一药物可有不同剂型适用于不同给药途径。不同给药途径药物的起效快慢不同,一般规律是静脉注射＞吸入＞肌肉注射＞皮下注射＞口服＞贴皮。不同药剂所含的药量虽然相等,即药剂当量(pharmaceutical equivalence)相同,药效强度不尽相等。因此需要用生物等效性(bioequivalence,又称生物当量)来比较,生物等效性指两个药剂当量相同的药物,有效成分所达到的生物利用度无显著差别。不同药物剂型,其中药物剂量不同,应用时亦应注意区分选择。如硝酸甘油静脉注射 $5\sim10\ \mu g$,舌下含服 $0.2\sim0.4$ mg,口服 $2.5\sim5$ mg,经皮给药 10 mg,剂量相差很大。近年来临床用药增加了许多新剂型,如缓释制剂(slow release preparation)利用无药理活性的基质或包衣阻止药物迅速溶出以达到比较稳定而持久的疗效。口服缓释片剂或胶囊每日一次可维持有效血药浓度一天。肠外给药除一般油溶长效注射剂外还有控释制剂(controlled release preparation)可以控制药物按零级动力学恒速释放,恒速吸收。例如硝酸甘油贴皮剂每日贴一次,匹鲁卡品眼片置结膜囊内每周一次,子宫内避孕剂每年放置一次。不仅保证长期疗效,也大大方便了病人。

二、药物相互作用

药物在体内发生的相互影响称为药物相互作用(drug interaction)。临床上联合应用两种或两种以上药物的目的在于取得较好的疗效,减少单味药物的用量,减轻不良反应。不恰当的联合用药又会由于药物相互作用而使预期的疗效降低或出现意外的毒性反应。

联合用药后如使药物原有的效应增强,称为协同作用(synergism),相反如使药物原有的效应减弱,称为拮抗作用(antagonism)。

1. 药动学的相互作用

(1)影响药物吸收的相互作用:空腹服药吸收较快,饭后服药吸收较平稳。促进胃排空的药如甲氧氯普胺能加速药物吸收,抑制胃排空药如各种具有抗 M 胆碱作用的药物能延缓药物吸收。地高辛与考来烯胺同时服用,部分地高辛可被考来烯胺络合,妨碍其吸收,而在胃中易被破坏的左旋多巴减慢胃排空反而使吸收减少。食物对药物吸收总的来说影响不大,因此基本上没有特异性禁忌。药物间相互作用影响吸收却不少见,如四环素与 Fe^{2+}、Ca^{2+} 等因形成络合物而互相影响吸收。

(2)影响药物分布和转运的相互作用:血浆蛋白结合率高、分布容积小、安全范围窄及消除半衰期较长的药物,易受其他药物置换与血浆蛋白结合而致作用增强,如香豆素类抗凝药及口服降血糖药易受阿司匹林等解热镇痛药置换,使游离型药物增加而分别产生出血及低血糖反应。

(3)影响药物生物转化的相互作用:肝药酶诱导药如苯巴比妥、利福平、苯妥英钠及香烟、酒等能增加在肝转化药物的消除而使药效减弱。肝药酶抑制药如异烟肼、氯霉素、西咪替丁等能减慢经肝转化药物的消除而使药效增强。

(4)影响药物肾排泄的相互作用:肾脏是药物排泄的重要器官,药物由肾小球滤过或肾小管分泌排泄而进入肾小管,进入肾小管的部分药物可在肾小管被再吸收,其余则被排泄出体外。肾小管分泌药物是一主动转运过程,需有载体参与,若两个分泌机理相同的药物同时应用时,可发生竞争性抑制作用。例如,丙磺舒可抑制青霉素的肾小管分泌,提高其血药浓度,延长并增强其药效。丙磺舒竞争抑制对氨基水杨酸自肾小管分泌,故可增加其毒性。

进入肾小管的部分药物可在肾小管被再吸收,这是被动转运过程,主要取决于药物在尿中的解离度。利用离子障原理,碱化尿液可加速酸性药物自肾排泄,减慢碱性药物自肾排泄。反之,酸化尿液可加速碱性药物排泄,减慢酸性药物排泄。如碱化血液可使弱酸性药物苯巴比妥重吸收减少,排泄增加。

2. 影响药效学的相互作用

(1)生理性拮抗或协同:服用镇静催眠药后饮酒或喝浓茶或咖啡会加重或减轻中枢抑制作用,影响疗效。抗凝血药华法林和抗血小板药阿司匹林合用可能导致出血反应。

(2)受体水平的拮抗与协同:许多抗组胺药、吩噻嗪类、三环类抗抑郁药都有抗 M 胆碱作用,如与阿托品合用可能引起精神错乱、记忆紊乱等不良反应,β-受体阻断药与肾上腺素合用可能导致高血压危象等,都是非常危险的反应。

(3)干扰神经递质的转运:三环类抗抑郁药抑制儿茶酚胺再摄取,可增加肾上腺素及其拟似药如酪胺等的升压反应,而抑制可乐定及甲基多巴的中枢降压作用。

第二节 机体方面的因素

一、年龄

小儿的用药剂量有很多计算方法,无非是根据儿童年龄、体重、体表面积,将成年人剂量按比例折算,即使是用监测血浆浓度的方法调整剂量,也只是把小儿看成小型的成人,即小儿与成年人只有量的差别,而没有充分考虑小儿的生理特点。小儿体液的比例与成人不同,水盐转换率也较成人快,对那些影响代谢的药物特别敏感。小儿处于生长发育时期,应该特别强调长期应用激素制剂对体质的影响和中枢抑制性药物对智力的影响。新生儿特别是早产儿,肝功能尚未发育完善,对那些在肝脏生物转化的药物也特别敏感。例如早产儿及新生儿对氯霉素生物转化缓慢,如按体重折算剂量则易中毒(灰婴综合征)。婴儿血脑屏障发育未尽完善,新生儿至两岁的儿童对吗啡特别敏感,易致呼吸中枢抑制。新生儿肾功能不完善,对某些药物如巴比妥、氨苄青霉素排泄缓慢,血浆 $t_{1/2}$ 较成人为长。可见小儿用药除按体重或体表面积计算外,对某些药物还必须充分考虑小儿的生理特点。老人内脏功能衰退,代偿适应能力较差,对药物耐受性一般也较差。

二、性别

在药物敏感性方面的性别差异并不显著,在实验动物观察到的性别差异不一定符合于临床。但女性病人在月经、怀孕、分娩、哺乳等时期,用药应予注意。例如月经期应避免使用峻泻或抗凝药物,以免月经增多,出血不止。孕期要注意避免使用药物,特别是易致畸胎及流产的药物。女性病人应用雄激素或同化激素较易发生第二性征改变。

三、病理状态

1. 遗传因素引起的病态　在影响个体差异诸因素中,遗传因素是起决定性作用的,例如双香豆素 $t_{1/2}$ 的个体差异可达 10 倍之多,但在同卵孪生子之间,若无遗传差异,也就不存在这种个体差异。遗传因素引起的病态可分为:

(1) 药物代谢酶异常:许多药物经肝乙酰化而灭活,但肝使药物乙酰化的速度在人群中有明显差异,一般分为快乙酰化(快速失活)和慢乙酰化(缓慢失活)两型。在不同地区和种族间差异很大,美国的白人和黑人约 50% 是慢乙酰化型,黄种人约 10%～20% 是慢乙酰化型,爱斯基摩人仅 5% 是慢乙酰化型。

快乙酰化者口服一次剂量的异烟肼后,血浆药物浓度仅 1 $\mu g/ml$,血浆 $t_{1/2}$ 为 45～100 分钟;而慢乙酰化者血药浓度达 4～5 $\mu g/ml$,$t_{1/2}$ 可达 2～4.5 小时,所以慢乙酰化者长期服用异烟肼约有 23% 患多发性外周神经炎,快乙酰化者则发生率较低。

骨骼肌松弛药琥珀胆碱在血液中迅速被假胆碱酯酶灭活,作用短暂(仅 2～3 分钟),遗传性假胆碱酯酶缺陷的病人,使用同样剂量琥珀胆碱后呼吸停止时间可长达数小时,且易致死亡。

(2) 与药物代谢无关的酶异常:葡萄糖-6-磷酸脱氢酶(G-6-PD)缺陷是人类最常见

的遗传缺陷。患者进食蚕豆或服用治疗量的伯氨喹、奎宁、乙酰水杨酸、对乙酰氨基酚、磺胺药等易致变性血红蛋白血症或溶血性贫血。

2. 病人本身的病理状态　肝功能严重不良时,经肝解毒的药物的作用将被加强并延长,如甲糖宁,而在肝活化的药物的作用则被减弱,如可的松、泼尼松等。肾功能不良时药物排泄减慢,$t_{1/2}$延长,例如庆大霉素在肾功能正常的病人 $t_{1/2}$ 约 2.3 小时,当内源性肌酐清除率降至 8 ml/分钟时,则 $t_{1/2}$ 延长至 24 小时,此时必须延长给药间隔,否则易致蓄积中毒。神经功能抑制时,能耐受较大剂量兴奋药;兴奋时能耐受抑制药。例如巴比妥中毒昏迷时,虽用大量中枢兴奋药也不易引起惊厥,而惊厥时却需用较大剂量的苯巴比妥。此外,还应注意病人有无潜在性疾病,否则用药后可能出现正常人不会出现的反应。例如氯丙嗪诱发癫痫,利血平激活溃疡病等。在抗菌治疗时,任何减弱机体抵抗力的因素都会降低疗效,如白细胞缺乏、未引流的脓疡、糖尿病等,对此必须同时予以相应治疗。

四、心理因素

患者的精神状态与药物疗效关系密切,安慰剂(placebo)是不具药理活性的剂型(如含乳糖或淀粉的片剂或含盐水的注射剂),对于头痛、心绞痛、手术后痛、感冒咳嗽、神经官能症等能获得 30%～50% 的疗效就是通过心理因素取得的。安慰剂对心理因素控制的自主神经系统功能影响较大,如血压、心率、胃分泌、呕吐、性功能等。对于情绪不佳的病人尤应多加注意,氯丙嗪、利血平及一些中枢抑制性药物在抑郁病人可能引发悲观厌世倾向,用药时应慎重。

五、反复用药对机体的影响

在连续用药一段时间后机体对药物的反应可能发生改变:

1. 耐受性(tolerance)　机体在连续多次应用某些药物后反应性逐渐降低,需加大剂量才能显效,称为耐受性。耐受性在停药后可消失,再次连续用药又可发生。这种后天性耐受性产生的机制有多种:诱导药酶而加速了药物的灭活和消除;受体的向下调节而减弱了药物反应;机体调节机制发生了适应性变化等。多数药物连续用药时是逐渐产生耐受性的,但也有少数药物在连续用药数次后很快就产生耐受,称为快速耐受性(tachyphylaxis)。例如麻黄碱在静脉注射 3～4 次后升压反应逐渐消失,临床用药 2～3 天后对支气管哮喘就不再有效。这是由于其作用机制在于促进神经末梢释放儿茶酚胺,当释放耗竭时即不再有作用。化学结构类似的几种药物之间,或作用机制相同的几种药物之间,有时有交叉耐受性(cross tolerance),即机体对某药产生耐受性后,对另一药的敏感性也降低。少数结构完全不同的药物之间,如乙醇和巴比妥,也能产生交叉耐受。临床用药时要尽量防止耐受性的产生。

2. 药物依赖性(drug dependence)　某些作用于中枢神经系统的药物,连续应用后可使机体对药物产生生理上或是心理上或兼而有之的依赖和需求,称为依赖性。典型的例子是阿片类、可卡因等麻醉药品以及某些精神药品。

(1) 生理依赖性(physical dependence)又称生理依赖性,是由于反复用药所造成的一种适应状态,中断用药后可产生一种强烈的躯体方面的损害,即戒断综合征(abstinent syndrome),表现为精神和躯体出现一系列特有的症状,使人非常痛苦,甚至有生命危险。

(2) 精神依赖性(psychic dependence)又称心理依赖性,它使人产生一种要周期性或连续性地用药欲望,产生强迫性用药行为,以获得满足或避免不适感。产生精神依赖性在断药时一般不出现身体戒断症状。药物依赖性是药物滥用(drug abuse)的重要原因,对于可能产生依赖性的药物必须控制和慎用,以免造成药物滥用及相关的社会问题。

3. 耐药性(resistance) 长期应用化疗药物后病原体及肿瘤细胞等对药物的敏感性降低甚至消失,称为耐药性。由一种药物诱发,而同时对其他多种结构和作用机制完全不同的药物产生交叉耐药,导致一些联合化疗方案的失败称为多药耐药(multi drug resistance, MDR)。耐药性的产生可能是病原体接触药物后未被杀灭,反而导致基因突变,或者在胞质体内产生抗药因子(R 因子),由此成为耐药菌株,且能传给子代。耐药菌株感染是临床上一个棘手的问题。因此,应用抗菌药时必须选择抗菌谱合适的药物,使用足够的剂量和必要的疗程,以求彻底消灭病原菌,防止耐药性的发生和传播。

第三节 合理用药原则

药理学为充分发挥疗效、合理用药提供了理论基础,但怎样才算合理用药,并无绝对统一的方案,必须在严密的科学原则基础上,根据具体情况作出具体处理。以下介绍几个必须考虑的原则:

1. 明确诊断 根据疾病性质和病史衡量得失决定是否需要用药。在确定主诉病因的同时,还要了解其他并存的疾病。例如老年哮喘病人就要了解有无高血压,否则选用肾上腺素治疗可能发生危险。所以选药不仅要针对适应证,还要排除禁忌证。

2. 选药要有明确的指征 要根据药物的药理特点,即药效学及药动学规律,针对病人的具体情况,选用药效可靠、方便安全、价廉易得的药物制剂。要充分认识滥用药物的危险性,反对应用疗效不确切的药物。

3. 排除干扰 要掌握影响药物疗效的一切因素,排除各种可能的干扰,包括易受忽视的药物间相互作用,以达到药物的预期疗效。

4. 祛邪扶正并举 药物是外因,要通过机体内因发挥作用。在采用对因治疗的同时,还要注意发挥病人内在的抗病能力,给予必要的支持治疗。除了药物治疗以外,要重视护理工作,还要考虑外科手术等综合治疗措施,以达到彻底治愈的目的。

5. 对病人始终负责 严密观察病情变化及药物反应,及时调整剂量或改换治疗药物。要认真分析每一病例的成功及失败的关键性因素,总结经验教训,不断提高医疗质量,使用药技术更趋合理化。

复习思考题

1. 何谓协同作用和拮抗作用? 举例说明。
2. 反复用药对机体可产生哪些影响?
3. 耐药性和耐受性有何区别?
4. 举例说明什么是药物之间的置换现象。

(龚晓健)

第五章　传出神经系统药理概论

【内容提要】　传出神经按所释放递质的不同主要分为胆碱能神经和去甲肾上腺素能神经两大类，分别以乙酰胆碱和去甲肾上腺素为递质。能与乙酰胆碱结合的受体称为胆碱受体，又分为 M 胆碱受体和 N 胆碱受体；能与去甲肾上腺素结合的受体称为肾上腺素受体，又分为 α 肾上腺素受体和 β 肾上腺素受体。作用于传出神经系统的药物，主要有拟胆碱药、抗胆碱药、拟肾上腺素药和抗肾上腺素药。

第一节　传出神经系统的解剖生理

神经系统(nervous system)分为中枢神经系统(central nervous system)与外周神经系统(peripheral nervous system)两大部分，后者又分为传出神经系统与传入神经系统。其中传出神经系统包括自主神经系统(autonomic nervous system，又称植物神经系统)和运动神经系统(motor nervous system)。自主神经主要支配心脏、平滑肌和腺体等效应器，根据其功能的不同，又分为交感神经系统(sympathetic nervous system)与副交感神经系统(parasympathetic nervous system)两大类。它们从中枢发出后，进入神经节更换神经元，再到达效应器，所以又有节前纤维与节后纤维之分。运动神经支配骨骼肌，自中枢发出后不更换神经元，直接到达所支配的骨骼肌，形成运动终板，因此无节前和节后纤维之分(图 5-1)。

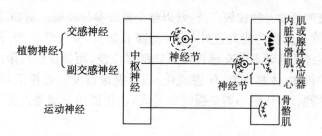

▲去甲肾上腺素　＊乙酰胆碱

实线表示胆碱能神经　虚线表示去甲肾上腺素能神经

图 5-1　传出神经分类模式图

自主神经系统的功能在于调节心脏、平滑肌和腺体(消化腺、汗腺、部分内分泌腺)的活动(表 5-1)。除少数器官外，一般组织器官都接受交感和副交感神经的双重支配，且作用往往具有拮抗的性质。例如，作用于心脏的迷走神经具有抑制作用，而交感神经具有兴奋作用；对于小肠平滑肌，迷走神经具有增强其运动的作用，而交感神经却具有抑制作用。这种拮抗性使神经系统能够从正反两个方面调节内脏的活动，这是神经系统对内脏活动调节的特点。在一般情况下，交感神经中枢的活动和副交感神经中枢的活动是对立的，也就是说当交感神经系统活动相对较强时，副交感神经系统活动就处于相对减退的地位。但在某些情况下,也可出现交感和副交感神经系统活动都增强或都减退,然而两者间必有一个占优势。在某些外周效应器上,交感和副交感神经的作用是一致的,例如唾液腺的交感神经和副交感神经支配都有促进分泌的作用。但两者的作用也有差别,前者促进分泌黏稠的唾液,后者促进分泌稀薄的唾液。

表 5-1 自主神经系统功能

器官	交感神经系统作用	副交感神经系统作用
循环器官	心率加快,心收缩力增强,冠状血管血流量增多,内脏与皮肤血管收缩,贮血库(肝)收缩,骨骼肌血管舒张	心率减慢,心收缩力减弱,冠状血管血流量减少
呼吸器官	支气管舒张	支气管收缩,黏膜分泌增多
消化器官	分泌黏稠的唾液,抑制胃肠运动,促进括约肌收缩,抑制胆囊收缩	分泌稀薄的唾液,促进胃液和胰液的分泌,促进胃肠运动,促进括约肌舒张及胆囊收缩
泌尿、生殖器官	肾血管收缩,膀胱逼尿肌舒张,括约肌收缩,外生殖器官血管收缩,子宫收缩(有孕子宫)或松弛(无孕子宫)	膀胱逼尿肌收缩,括约肌舒张,外生殖器官血管舒张
眼	瞳孔辐射肌收缩,瞳孔扩大	瞳孔括约肌舒张,瞳孔缩小
皮肤	竖毛肌收缩,汗腺分泌	
代谢	促进糖原分解及肾上腺素分泌	促进胰岛素分泌

交感神经系统的活动一般比较广泛,常以整个系统参与反应。例如,当交感神经系统发生反射性兴奋时,除心血管功能亢进外,还伴有瞳孔散大、支气管扩张、胃肠活动抑制等反应。副交感神经系统的活动不如交感神经系统那样广泛,而是比较局限的。其整个系统的活动主要在于保护机体、休整恢复、促进消化、积蓄能量以及加强排泄和生殖功能等方面。例如,心脏活动的抑制,瞳孔缩小避免强光的进入,消化道功能增强以促进营养物质吸收和能量补给等。

第二节 传出神经系统的传递

一、传出神经突触的超微结构

神经元之间的衔接处或神经元与效应细胞之间的接头(neuroeffector junction)都称为突触(synapse)。突触中神经末梢与效应器细胞或次一级神经元间并不直接相连,而有一定的间隙,称突触间隙。传出神经末梢邻近间隙的细胞膜称为突触前膜,效应器或次一级神经元邻近间隙的细胞膜称为突触后膜。突触由突触前膜、突触间隙和突触后膜所组成。在运动神经与骨骼肌的接头(运动终板),这个间隙约为 15~20 nm,终板的突触后膜有许多皱褶,其中聚集着胆碱酯酶,在神经末梢靠近突触前膜处,聚集着许多直径为 20~50 nm 的囊泡(vesicle)，囊泡内含大量递质乙酰胆碱。节后交感神经末梢分成许多细微的神经纤维，分布于平滑肌细胞之间。这些细微神经纤维都有稀疏串珠状的膨胀部分，称为膨体(varicosity)。膨体中含有线粒体和囊泡等亚细胞结构，一个膨体内含有 1000 个左右囊泡，囊泡有大、小两种，内含有高浓度的去甲肾上腺素。线粒体内则有合成递质的酶类(图 5 -2)。神经末梢囊泡内的递质，通过突触前膜的裂孔将递质释放到突触间隙，递质与突触后膜上的受体结合，产生效应，完成神经冲动的传递。

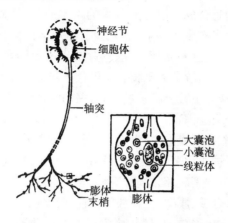

图 5 - 2　去甲肾上腺素能神经元模式图

二、传出神经按递质的分类

神经信息的传递在神经元内是脉冲传导的电现象，在突触部位则信息由电脉冲传导转化为化学传递(chemical transmission)。化学传递的核心是神经递质(transmitter)，即通过递质的作用完成神经冲动在突触部位的换能过程。

根据所释放递质的不同，可将传出神经分为两大类。当神经兴奋时，其末梢释放乙酰胆碱(Ach)的就称为胆碱能神经(cholinergic nerve)，凡末梢释放去甲肾上腺素(NA)的称为去甲肾上腺素能神经(noradrenergic nerve)。

1. 胆碱能神经包括以下几个方面：

(1) 全部交感神经与副交感神经的节前纤维。

(2) 副交感神经的节后纤维。

(3) 极少数交感神经的节后纤维(如支配汗腺的分泌神经与少数骨骼肌的血管舒张神经)。

(4) 运动神经。

此外，肾上腺髓质在胚胎发生上及功能上都与交感神经节相同。受交感神经节前纤维支配，此神经亦属胆碱能神经，兴奋时末梢释放乙酰胆碱，促使肾上腺髓质释放肾上腺素和少量去甲肾上腺素。

2. 去甲肾上腺素能神经包括绝大多数交感神经节后纤维(图 5 - 1)。

除上述两种经典的传出神经外，近年来研究表明肾脏存在多巴胺能神经(dopa-minergic nerve)，在肠内存在嘌呤能神经(purinergic nerve)，在结肠存在肽能神经(peptidergic nerve)等。

三、递质的合成、贮存、释放与消除

（一）去甲肾上腺素的生物合成、贮存、释放与灭活

去甲肾上腺素的生物合成在去甲肾上腺素能神经细胞体内和轴突中开始进行，但细胞体和轴突中含去甲肾上腺素量较少，合成主要在神经末梢膨体进行，末梢内的含量约为细胞体内的3～300倍。酪氨酸是合成去甲肾上腺素的基本原料，从血液进入神经元，经酪氨酸羟化酶催化形成多巴，再经多巴脱羧酶形成多巴胺，然后多巴胺进入囊泡中，经多巴胺β-羟化酶转化为去甲肾上腺素。在这一系列合成过程中，以酪氨酸羟化酶最为重要，其活性低，反应速度慢，底物要求专一。当游离多巴胺和去甲肾上腺素过多时，对该酶活性具有反馈性抑制作用；反之，当多巴胺和去甲肾上腺素过少时，酶的活性增强，从而维持组织中去甲肾上腺素浓度的恒定，因此是个限速因素。

合成的去甲肾上腺素贮存于囊泡中，囊泡不但具有将神经末梢90%去甲肾上腺素浓集于其中的作用，而且尚有保护去甲肾上腺素的作用，因为线粒体膜的单胺氧化酶（MAO）可随时将胞质液中的去甲肾上腺素破坏，递质贮存在囊泡内可使大量去甲肾上腺素免遭破坏。此外，囊泡尚有转运、摄取、合成、膜融合、释放等功能。

去甲肾上腺素从神经末梢释放的机制，认为当神经冲动到达末梢时，产生除极化，此时细胞膜的通透性发生改变，钙离子内流，促使靠近突触前膜的一些囊泡的囊泡膜与突触前膜融合，然后形成裂孔，通过裂孔将囊泡内去甲肾上腺素、ATP、嗜铬颗粒蛋白和多巴胺β-羟化酶等一齐排出至突触间隙，这种排出方式称为胞裂外排（exocytosis）。

释放后的去甲肾上腺素主要靠突触前膜将其摄取入神经末梢内，从而使作用消失，这种摄取称为摄取1（uptake1）。因是神经组织对去甲肾上腺素的摄取，故也称神经摄取（neuronal uptake）。摄取1是一种主动的转运机制，也称胺泵（amine pump），能逆浓度梯度而摄取内、外源性去甲肾上腺素。其摄取量为释放量的75%～95%，摄取入神经末梢的去甲肾上腺素尚可进一步被摄取入囊泡储存起来以供下次的释放。部分未进入囊泡的去甲肾上腺素则被线粒体中的MAO破坏。非神经组织也能摄取去甲肾上腺素，如心肌、平滑肌等组织的摄取，称为摄取2（uptake 2，extra-neuronal uptake）。此种摄取之后，即被细胞内的儿茶酚氧位甲基转移酶（COMT）和MAO所破坏。因此摄取1可称为摄取—贮存型，摄取2可称为摄取—代谢型。此外，尚有小部分去甲肾上腺素释放后从突触间隙扩散到血液中，最后被肝脏、肾脏等处的COMT和MAO所破坏（图5-3）。

（二）乙酰胆碱的生物合成、贮存、释放与灭活

乙酰胆碱主要在胆碱能神经末梢形成。与乙酰胆碱生物合成有关的酶和辅酶有胆碱乙酰化酶（choline acetylase）和乙酰辅酶A（acetyl coenzyme A）。在细胞体内形成的胆碱乙酰化酶沿轴突到达末梢。在线粒体内形成的乙酰辅酶A不能透过线粒体膜，必须与草酰乙酸缩合成枸橼酸后才能透过线粒体膜，线粒体膜外的枸橼酸又再裂解为乙酰辅酶A，与末梢内的胆碱乙酰化酶催化胆碱迅速合成乙酰胆碱。乙酰胆碱形成后以高浓度贮存于囊泡内，部分则吸附在囊泡的泡膜上。当神经冲动到达末梢时，引起Ca^{2+}内流，维持蛋白收缩，促使某

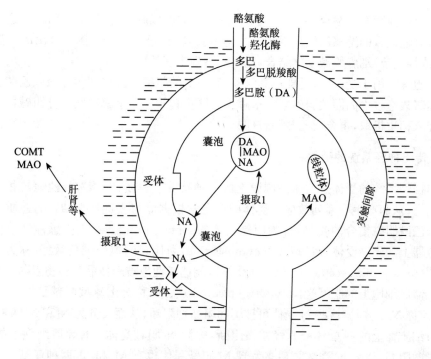

图 5-3　去甲肾上腺素能神经化学传递及药物作用部位示意图
DA:多巴胺;NA:去甲肾上腺素;MAO:单胺氧化酶;
COMT:儿茶酚氧位甲基转移酶

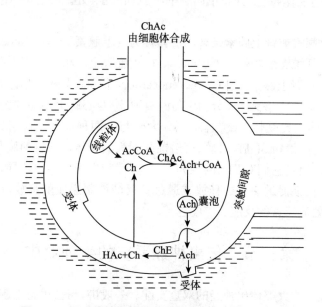

图 5-4　胆碱能神经化学递质及药物作用部位示意图
ChAc:胆碱乙酰化酶;CoA:辅酶 A;AcCoA:乙酰辅酶 A;
ChE:胆碱酯酶;Ach:乙酰胆碱;Ch:胆碱;HAc:醋酸

些囊泡与突触前膜发生融合,从而将囊泡内的乙酰胆碱以胞裂外排的方式排出,进入突触间隙。未被囊泡摄取的游离乙酰胆碱也有可能直接释出,进入突触间隙。释出的乙酰胆碱与效应器(或神经节)细胞胆碱受体结合,产生一系列生理效应。

乙酰胆碱作用于受体后,迅即被突触前、后膜上的胆碱酯酶水解为胆碱和乙酸。释放后的乙酰胆碱数毫秒之内即被胆碱酯酶水解灭活终止其效应。水解产物部分胆碱(1/3～1/2)又被神经末梢重摄取,再合成乙酰胆碱(图 5-4)。

四、传出神经系统的受体

传出神经系统的受体是位于细胞膜上的一种特殊蛋白质,它能选择性地与相应的递质或药物结合,从而产生一系列效应。受体的命名常根据能与之选择性结合的递质或药物而定。能与乙酰胆碱结合的受体,称为胆碱受体(cholinoceptor)。在副交感神经节后纤维支配的效应器上的胆碱受体,对以毒蕈碱(muscarine)为代表的拟胆碱药敏感,称为毒蕈碱型胆碱受体(muscarinic receptor,简称 M 受体),能选择性地被阿托品类药物阻断。在神经节细胞及骨骼肌细胞上的胆碱受体,对烟碱(nicotine)敏感,称为烟碱型胆碱受体(nicotine receptor,简称 N 受体)。这些 N 受体可被不同阻断剂阻断,从而又分为 N_1 和 N_2 两种亚型,位于神经节细胞体上的 N 受体被六烃季铵阻断,称为 N_1 胆碱受体。骨骼肌细胞上的 N 受体被筒箭毒碱阻断,称为 N_2 受体。后来发现 M 胆碱受体也有 M_1 和 M_2 两种亚型。哌仑西平(pirenzipine)与经典的 M 受体阻断剂阿托品不同,其对 M 受体的阻断作用具有选择性。与哌仑西平亲和力高、被其选择性阻断的称 M_1 受体,主要分布于神经节和胃黏膜中;与哌仑西平亲和力低的称 M_2 受体,主要分布于回肠平滑肌、心脏等处。心脏的 M_2 占 M 受体总数的80％～90％。

能与去甲肾上腺素或肾上腺素结合的受体称为肾上腺素受体(adrenoceptor),分布于大部分交感神经节后纤维支配的效应器(汗腺除外)细胞膜上。根据它们对拟交感胺类药物的敏感性不同,又分为α肾上腺素受体(α- adrenoceptor,简称α受体)和β肾上腺素受体(β- adrenoceptor,简称β受体)。β受体又分为 β_1 与 β_2 两种亚型,心脏上的主要为 β_1 受体,支气管和血管平滑肌上的主要为 β_2 受体。α受体也可分为 α_1 与 α_2 两种亚型。位于突触后膜的为 α_1 受体,主要分布在血管平滑肌、心脏、肝脏;突触前膜的为 α_2 受休。突触前膜与后膜受体不仅是存在部位上的差异,而且它们对药物的亲和力、敏感性和生理功能也不同。突触前膜受体的功能主要是通过正反馈促进递质的释放或通过负反馈抑制递质的释放,从而调节突触间隙递质的浓度,影响效应器官的反应。

第三节 传出神经系统的生理效应

多数器官都接收两大类传出神经的双重支配。一般讲,当去甲肾上腺素能神经兴奋时,引起心脏兴奋,皮肤黏膜和内脏血管收缩,血压上升,支气管和胃肠道平滑肌松弛,瞳孔扩大等。这些机能的变化,有利于机体适应体力活动的增加和应激状态的需要。胆碱能神经兴奋所产生的生理效应正好与上述作用相反,即心脏抑制,血管扩张,血压下降,支气管和胃肠道平滑肌收缩,瞳孔缩小(表 5-2)。这有利于机体进行休整和储蓄能量。当支配肾上腺的胆碱能神经兴奋时,促使肾上腺髓质肾上腺素分泌增加。

人体内的生理调节是在对立统一的规律下进行的。在同一效应器上,胆碱能神经和去甲肾上腺素能神经的作用,大多是互相拮抗的,但在中枢神经系统的调节下,它们的功能既是对立又是统一的。在受体水平的研究中,也发现这两类神经的功能互相调节和互相制约。

表5-2 传出神经的生理效应

效应器		去甲肾上腺素能神经兴奋		胆碱能神经兴奋	
		效应	受体	效应	受体
心脏	心肌	收缩力加强+++	β_1	收缩力减弱+	M
	窦房结	心率加快++	β_1	心率减慢+++	M
	传导系统	传导加快++	β_1	传导减慢+++	M
平滑肌	血管 皮肤黏膜	收缩+++	α	扩张	M
	血管 腹腔内脏	收缩+++,舒张+	α、β_2	—	
	血管 骨骼肌	收缩+,舒张++	α、β_2	舒张+(交感神经)	M
	血管 冠状动脉	收缩+,舒张++	α、β_2	舒张±	M
	支气管	松弛+	β_2	收缩++	M
	胃肠壁	松弛+	α_2、β_2	收缩+++	M
	括约肌	收缩+	α	松弛+	M
	膀胱逼尿肌	松弛+	β	收缩+++	M
	膀胱括约肌	收缩++	α	松弛++	M
	胆囊、胆道	松弛+		收缩+	M
	子宫	收缩(妊娠) 松弛(未孕)	α β_2	未定	
	眼 虹膜辐射肌	收缩(散瞳)++	α		
	眼 虹膜括约肌			收缩(缩瞳)+++	M
	眼 睫状肌	松弛(远视)+	β	收缩(近视)+++	M
腺体	汗腺	手心脚心分泌+	α	分泌(交感神经)+++	M
	唾液腺	分泌K^+及H_2O+	α	分泌K^+及H_2O+++	
	唾液腺	分泌淀粉酶+	β		
	胃肠道及呼吸道腺体			分泌++	
代谢	肝脏	肝糖原分解及异生+++	α、β_2		
	骨骼肌	肌糖原分解	β_2		
	脂肪组织	脂肪分解+++	β_1		
	肾脏	肾素分泌增加	β_1		

效应器		去甲肾上腺素能神经兴奋		胆碱能神经兴奋	
		效应	受体	效应	受体
代谢	自主神经节			兴奋	N_1
	肾上腺髓质			分泌(交感神经节前纤维)	N_1
	骨骼肌			收缩	N_2

第四节　传出神经系统药物的作用方式和分类

作用于传出神经系统的药物很多,应用广泛,但归纳起来,它们的作用不外乎药物直接与受体结合或影响突触的化学传递。

一、药物作用方式

1. 直接与受体结合　许多传出神经系统药物能直接与受体结合,产生两种不同的结果,一种是激动作用,与递质的生理功能相似,称为拟似药或激动剂(agonist);另一种是阻断受体,阻碍了受体与递质的结合,产生与递质相反的作用,这类药物称为拮抗剂(antagonist)或阻断药(blocking drugs)。凡产生与乙酰胆碱作用相似的药物,称为拟胆碱药;产生与去甲肾上腺素作用相似的药物,称为拟肾上腺素药。产生与乙酰胆碱作用相反的药物,称为抗胆碱药;产生与去甲肾上腺素作用相反的药物称为抗肾上腺素药。由于胆碱受体有 M 型受体与 N 型受体,肾上腺素受体也有α型与β型,因此它们的拟似药和拮抗药也具有相应的类型。

2. 影响递质

(1) 影响递质的生物合成:直接影响递质合成的药物较少,影响乙酰胆碱合成的药物有密胆碱(hemicholine)与三乙基胆碱(triethylcholine),能影响去甲肾上腺素合成的药物有α-甲基酪氨酸(α- methyltyrosine, α- MT),但它们无实用价值,仅用作药理实验工具药。

(2) 影响递质的转化:乙酰胆碱释放后,主要被胆碱酯酶水解而灭活。因此影响酶的药物甚为重要。抗胆碱酯酶药能抑制胆碱酯酶的活性,减少乙酰胆碱的破坏,从而发挥拟胆碱的作用。去甲肾上腺素作用的消失与乙酰胆碱不同,主要靠突触前膜的摄取,因此 MAO 抑制药或 COMT 抑制药并不能成为理想的拟肾上腺素药。

(3) 影响递质的转运和贮存:有些药物是通过促进递质的释放而发挥拟似递质的作用。例如麻黄碱促进去甲肾上腺素的释放而发挥拟肾上腺素作用;氨甲酰胆碱也可能有促进乙酰胆碱的释放而发挥拟胆碱作用。不过它们同时尚有直接激动受体的作用。

有些药物则通过影响递质在神经末梢的贮存而发挥作用。例如利舍平主要是抑制去甲肾上腺素能神经末梢囊泡对去甲肾上腺素的摄取,使囊泡内贮存的去甲肾上腺素逐渐减少以至耗竭,从而表现为拮抗去甲肾上腺素能神经的作用。又如溴苄胺和胍乙啶可抑制去甲肾上腺素的释放。这类药物称为抗去甲肾上腺素能神经药,也称去甲肾上腺素能神经阻滞药。这类药物与肾上腺素受体阻断药的药理效应相同,但作用部位不同,前者作用于神经末梢,后者作用于受体。

二、药物分类

常用的传出神经系统药物按其作用性质(拟似递质或对抗递质)和作用部位进行分类,有利于掌握其药理作用(表5-3)。

表5-3 传出神经系统药物分类

拟肾上腺素药与抗肾上腺素药	拟胆碱药与抗胆碱药
一、拟肾上腺素药 (一)肾上腺素受体激动药 1. α受体激动药 (1) α_1、α_2受体激动药:去甲肾上腺素等 (2) α_1受体激动药:去氧肾上腺素等 (3) α_2受体激动药:可乐定等 2. α、β受体激动药:肾上腺素等 3. β受体激动药 (1) β_1、β_2受体激动药:异丙肾上腺素等 (2) β_1受体激动药:多巴酚丁胺等 (3) β_2受体激动药:沙丁胺醇等 (二)促进去甲肾上腺素的释放:麻黄碱	**一、拟胆碱药** (一)胆碱受体激动药 1. M、N胆碱受体激动药:氨甲酰胆碱等 2. M胆碱受体激动药:毛果芸香碱等 3. N胆碱受体激动药:烟碱 (二)胆碱酯酶抑制药:新斯的明等
二、抗肾上腺素药 (一)肾上腺素受体阻断药 1. α受体阻断药 (1) α_1、α_2受体阻断药:酚妥拉明,酚苄明等 (2) α_1受体阻断药:哌唑嗪等 2. β受体阻断药 (1) β_1、β_2受体阻断药 　无内在活性的 β_1、β_2受体阻断药:普萘洛尔等 　有内在活性的 β_1、β_2受体阻断药:吲哚洛尔等 (2) β_1受体阻断药 　无内在活性的 β_1受体阻断药:阿替洛尔等 　有内在活性的 β_1受体阻断药:醋丁洛尔等 3. 兼有α受体阻断作用的β受体阻断药:拉贝洛尔等 (二)去甲肾上腺素能神经阻滞药:利舍平	**二、抗胆碱药** (一)胆碱受体阻断药 1. 非选择性的M受体阻断药:阿托品等 2. M_1胆碱受体阻断药:哌仑西平 3. N胆碱受体阻断药 (1) N_1胆碱受体阻断药:美加明等 (2) N_2胆碱受体阻断药:筒箭毒碱等 (二)胆碱酯酶复活药:碘解磷定等

复习思考题

1. 什么是递质?传出神经是如何按递质分类的?
2. 简述传出神经系统受体的分类及其分布。
3. 简述递质乙酰胆碱和去甲肾上腺素的生物合成、贮存、释放及灭活。
4. 各类受体兴奋时分别能产生哪些生理效应?
5. 简述传出神经系统药物的分类及各类的代表性药物。

(季　晖)

第六章 胆碱受体激动药

【内容提要】 胆碱受体激动剂根据激动受体的不同可分为三类：M、N胆碱受体激动剂，如乙酰胆碱、氨甲酰胆碱；M胆碱受体选择性激动剂，如毛果芸香碱；N胆碱受体选择性激动剂，如烟碱。毛果芸香碱滴眼后产生缩瞳、降低眼内压和调节痉挛的作用，临床上用于青光眼和虹膜炎的治疗。

胆碱受体激动剂根据其对M、N受体激动的选择性不同，可分为三类：激动M、N胆碱受体，如乙酰胆碱、氨甲酰胆碱；选择性激动M胆碱受体，如毛果芸香碱；选择性激动N胆碱受体，如烟碱。

第一节 M、N受体激动药

乙 酰 胆 碱

乙酰胆碱（acetylcholine，ACh）是胆碱能神经递质，既是外周递质也是中枢递质之一，能特异地作用于各类胆碱受体。化学结构属胆碱酯类的季铵化合物。脂溶性低，不易透过生物膜与血脑屏障，水溶液极不稳定，在组织内又迅速被胆碱酯酶破坏，加以选择性不高，作用广泛，副作用多，因此无临床应用价值，主要用作药理实验的工具药。

【药理作用】

1. M样作用 即兴奋M胆碱受体或相当于全部胆碱能神经节后纤维兴奋所产生的作用，表现为心肌收缩力减弱、血管扩张、血压下降、胃肠道及泌尿道等平滑肌兴奋、括约肌松弛、腺体分泌增加、眼虹膜括约肌和睫状肌兴奋等。乙酰胆碱舒张血管作用需要完整的内皮，乙酰胆碱通过激动内皮细胞的M受体使内皮细胞释放内皮松弛因子（endothelium-derived relaxing factor，EDRF）。EDRF的化学本质为氧化亚氮（NO）。释放的EDRF弥散到平滑肌细胞内，激活鸟苷酸环化酶，提高平滑肌细胞内的cGMP浓度，从而产生血管平滑肌的松弛反应。

2. N样作用

（1）兴奋N_1胆碱受体：相当于全部自主神经节兴奋时所产生的作用，还能兴奋肾上腺髓质嗜铬细胞的N_1受体，使其释放肾上腺素。全部自主神经节兴奋引起交感神经系统与副交感神经系统的双重作用，这两类作用在大多数情况下又是相互拮抗的，故最后产生的作用非常复杂。但在不同的组织中总是一种神经支配占优势，例如在胃肠道、膀胱平滑肌和腺体以胆碱能神经占优势，而在心肌、小血管则以去甲肾上腺素能神经占优势。N_1受体兴奋总体表现为胃肠道、膀胱等平滑肌收缩加强，腺体分泌增加，心肌收缩力加强和小血管收缩，血压上升。

（2）兴奋 N_2 胆碱受体：ACh 兴奋运动神经终板 N_2 受体，使骨骼肌收缩加强。

3. 中枢作用　中枢神经系统亦含有 M 和 N 胆碱受体。大脑 M 胆碱受体较丰富，脊髓以 N 胆碱受体为主。由于 ACh 脂溶性差，不易通过血脑屏障，故即使静注也不出现明显的中枢作用。

卡 巴 胆 碱

卡巴胆碱（carbamylcholine，carbachol）属季铵化合物，作用与 ACh 完全相似。结构中的氨甲酰基使其不易被胆碱酯酶破坏，因此作用远比 ACh 持久，且口服有效，又选择性作用于胃肠道平滑肌，故用于治疗手术后的腹气胀与尿潴留。但副作用较多，且阿托品的解毒效果差，故目前除了用 0.5%～1.5% 的溶液或眼膏治疗青光眼外，一般已少用。

第二节　M 胆碱受体兴奋药

毛果芸香碱

毛果芸香碱（pilocarpine，匹鲁卡品）是从毛果芸香属植物叶中提取出的生物碱。目前已能人工合成，水溶液稳定，属叔胺化合物。

【作用】　选择性兴奋 M 胆碱受体，发挥 M 样作用，其特点是对眼和腺体的作用最强，而对心血管系统无明显影响。

1. 眼　虹膜内存在两种平滑肌，一种是环状肌或称括约肌，受胆碱能神经支配，胆碱能神经兴奋时，环状肌向中心收缩，瞳孔缩小；另一种是辐射肌又称开大肌，受去甲肾上腺素能神经支配，去甲肾上腺素能神经兴奋时，开大肌向外周收缩，瞳孔扩大。毛果芸香碱作用于环状肌的 M 胆碱受体，故能使瞳孔缩小。

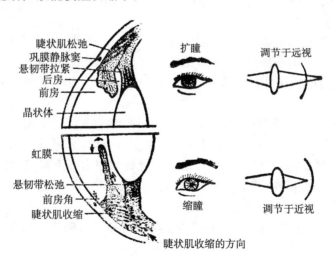

图 6-1　拟胆碱药与抗胆碱药对眼睛的作用
（箭头为房水流通方向）

　　房水是由睫状体脉络膜丛分泌,经瞳孔到达前房角间隙,再通过滤帘流入巩膜静脉窦,最后进入血循环(图 6-1,图 6-2)。青光眼的特征是眼内压过高,引起头痛、视力减退,严重者可致失明。毛果芸香碱使瞳孔缩小,此时虹膜向中心拉紧,虹膜根部变薄,使处在虹膜周围部分的前房角间隙扩大,房水易于通过滤帘到达巩膜静脉窦而进入血流,房水回流通畅,从而使眼内压降低,青光眼症状消失。

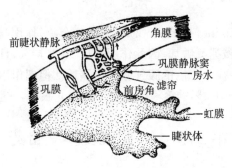

图 6-2　房水出路示意图

　　正常情况下,眼睛能调节晶状体使晶状体聚焦适应于近视或远视的需要,这种调节功能主要取决于晶状体的变形。晶状体由于本身具有弹性而自行凸出,屈光度增加。但悬韧带总是向外拉紧,从而使晶状体保持扁平状态。悬韧带的紧张度又受睫状肌控制,睫状肌也由环状肌及辐射肌两种纤维组成,其中以胆碱能神经(动眼神经)支配的环状肌纤维为主。辐射肌纤维受去甲肾上腺素能神经支配,对眼睛的调节功能影响很小。当动眼神经兴奋时,环状肌向眼睛中心方向收缩,从而使悬韧带松弛,晶状体外凸,屈光度增加,调节于近视。毛果芸香碱作用于环状肌 M 受体,也能调节于近视,而远物难以清晰地成像于视网膜上,使看近物清楚,看远物模糊,毛果芸香碱的这种作用称为调节痉挛。

　　2. 腺体　毛果芸香碱也能兴奋腺体的 M 受体,使分泌增加,尤以汗腺与唾液腺最为明显。

　　【临床用途】　本品的吸收作用无实用价值。临床上主要用于眼科,滴眼时易透过角膜,作用迅速而温和。滴眼时应压迫内眦,避免药液流入鼻腔后被吸收而产生副作用。滴眼后半小时,缩瞳及降低眼内压作用达高峰,维持约 4~8 小时,调节痉挛作用短暂,仅 2 小时左右。

　　1. 治疗青光眼　青光眼有闭角型和开角型两种,前者主要是前房角狭窄,妨碍房水回流,使眼内压升高;后者主要由于巩膜静脉窦发生变性或硬化,阻塞房水循环,使眼内压升高。毛果芸香碱能使前房角间隙扩大,房水回流通畅使眼内压下降,主要治疗闭角型青光眼。也可能通过扩张巩膜静脉窦周围的小血管以及收缩睫状肌,使滤帘结构发生改变,眼内压下降,故也适用于开角型青光眼。

　　2. 缩瞳　与扩瞳药阿托品交替使用,使瞳孔时扩时缩,防止虹膜睫状体炎症时组织粘连。

氨甲酰甲胆碱

　　氨甲酰甲胆碱(carbamylmethylcholine,乌拉胆碱,bethanechol,urecholine)化学结构

与氨甲酰胆碱相似,稳定,不易被胆碱酯酶破坏。仅作用于 M 受体。对胃肠道及膀胱平滑肌的选择作用明显,对心血管几无作用,故较安全。口服或皮下注射,用于术后腹气胀与尿潴留。

第三节　N 胆碱受体兴奋药

烟　碱

烟碱(nicotine)为烟草叶中的主要成分,又叫尼古丁。烟碱与神经节肾上腺髓质嗜铬细胞的 N_1 受体或骨骼肌上的 N_2 受体结合后,出现先兴奋后抑制的双相作用,小剂量兴奋神经节,大剂量却阻断神经节内神经冲动传递。作用广泛复杂,且有剧毒,没有临床应用价值。

复习思考题

1. 胆碱受体激动剂根据激动受体的不同分为几类? 列举每类的代表性药物。
2. 毛果芸香碱对眼的作用和用途是什么?
3. 何谓调节痉挛?

（季　晖）

第七章　胆碱酯酶抑制药与复活药

【内容提要】　抗胆碱酯酶药可分为易逆性(如新斯的明)和难逆性(如有机磷酸酯类)两大类。新斯的明临床上主要用于重症肌无力、腹气胀、尿潴留、阵发性室上性心动过速及肌松药过量中毒的解救。毒扁豆碱主要局部用于治疗青光眼。有机磷酸酯类急性中毒轻者以M样症状为主;中度者M样症状+N样症状;严重中毒者M样症状+N样症状+中枢神经系统症状。解毒药物主要有M受体阻断剂——阿托品及胆碱酯酶复活剂——碘解磷定或氯磷定。

第一节　胆碱酯酶

胆碱酯酶(cholinesterase)分为乙酰胆碱酯酶(acetyl cholinesterase, AChE)和丁酰胆碱酯酶(butyrocholinesterase, Bu-ChE)两类。前者主要存在于胆碱能神经突触后膜上,也存

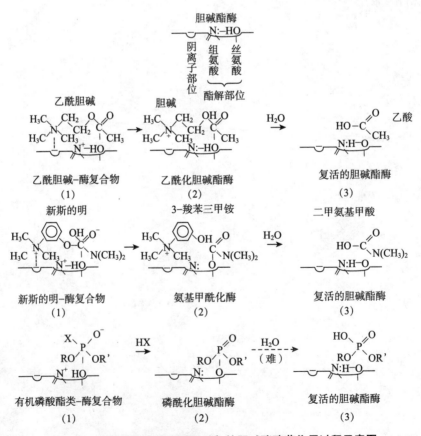

图7-1　胆碱酯酶水解乙酰胆碱与抗胆碱酯酶药作用过程示意图

在于红细胞和肌组织中,又称真性胆碱酯酶或特异性胆碱酯酶。对 Ach 的选择性较高,水解 Ach 的速度较快。后者主要存在于各型胶质细胞、血浆及肝脏中,又称假性胆碱酯酶或非特异性胆碱酯酶。可水解苯甲酰胆碱及丁酰胆碱等,对 Ach 的选择性较低。下面所述的胆碱酯酶主要指乙酰胆碱酯酶。

　　胆碱酯酶分子表面有两个能与乙酰胆碱结合的部位,即带负电子的阴离子部位与酶解部位。乙酰胆碱由季铵基团、烃键和酯基三部分组成。胆碱酯酶水解乙酰胆碱的过程可分三步进行:(1)酶的阴离子部位以静电引力与乙酰胆碱分子中带正电荷的季铵阳离子相结合,酯解部位则以共价键与乙酰胆碱的酯基相结合,形成乙酰胆碱-胆碱酯酶复合物;(2)乙酰胆碱的酯链裂开,释放出胆碱,生成乙酰化胆碱酯酶;(3)乙酰化胆碱酯酶经水解迅速分解出乙酸,胆碱酯酶游离,恢复原有的活性。一分子乙酰胆碱完全水解仅需 $80\mu s$。故神经末梢兴奋时释放的乙酰胆碱产生效应后立即被胆碱酯酶水解。乙酰胆碱一旦被水解,效应也立即终止(图 7-1)。

　　抗胆碱酯酶药也能与胆碱酯酶结合,它们与酶的亲和力比乙酰胆碱大得多,而且与胆碱酯酶结合形成的复合物水解亦慢,有的甚至难以水解,从而使酶持久地灭活。抗胆碱酯酶药按它们与酶结合形成复合物后水解的难易程度不同分为易逆性与难逆性两大类。

第二节　胆碱酯酶抑制药

一、易逆性抗胆碱酯酶药

新斯的明

　　新斯的明(neostigmine, prostigmine)是人工合成品,化学结构与同类药毒扁豆碱相似。两者主要区别是新斯的明具有季铵基团,而毒扁豆碱具有叔胺基团。

　　【体内过程】　本品含季铵基团,故口服吸收少而不规则。不易通过血脑屏障,无明显的中枢作用。用于滴眼时其渗透组织作用较小,也不易通过角膜进入前房,故对眼的作用较弱。

　　【药理作用】　能可逆性地与胆碱酯酶结合,使内源性或外源性乙酰胆碱在体内堆积,表现出乙酰胆碱的全部作用。新斯的明与胆碱酯酶结合的步骤与乙酰胆碱相似,与胆碱酯酶结合后形成的复合物氨基甲酰化胆碱酯酶的水解速度非常慢,约为乙酰化胆碱酯酶水解速度的百万分之一,故酶受抑制的时间长,使乙酰胆碱大量积聚而产生作用。

　　新斯的明对心血管、腺体、眼和支气管平滑肌作用较弱,对胃肠道和膀胱等平滑肌作用较强,而对骨骼肌作用最强,这是由于它除了抑制胆碱酯酶的作用外,还能直接与骨骼肌运动终板上 N_2 受体结合,加强骨骼肌收缩作用。

　　【临床用途】

　　1. 重症肌无力　重症肌无力是一种神经肌肉接头的胆碱受体受到损害,神经肌肉传递功能障碍的慢性病,主要表现为骨骼肌呈进行性收缩无力。一般口服给药可使症状改善,严重和紧急情况下,也可皮下或肌内注射。使用中要防止剂量过大引起兴奋过度转入抑制,引起"胆碱能危象",反使肌无力症状加重。

2. 手术后腹气胀及尿潴留　新斯的明能增加肠蠕动及膀胱张力,促进排气、排尿,用于手术后腹气胀与尿潴留,效果良好。

3. 阵发性室上性心动过速　通过新斯的明拟胆碱作用,使心率减慢。在压迫眼球或颈动脉窦等兴奋迷走神经措施无效时,可用新斯的明有效。

4. 肌松药的解毒　用于非去极化型骨骼肌松弛药如筒箭毒碱或三碘季铵酚的中毒解救。

【不良反应】　治疗量时副作用较小,过量时可引起"胆碱能危象",表现为恶心、呕吐、出汗、心动过缓、肌肉震颤或肌麻痹,其中 M 样作用可用阿托品对抗。禁用于支气管哮喘、机械性肠梗阻及尿路阻塞等。

毒 扁 豆 碱

毒扁豆碱(physostigmine),又名依色林(eserine),是从西非洲的毒扁豆种子中提取到的生物碱,属叔胺类化合物。水溶液不稳定,滴眼剂应以 pH4～5 缓冲液配制,见光易氧化成红色,疗效减弱,刺激性增大,应保存在棕色瓶内。本药易被黏膜吸收,吸收后作用的选择性差,易通过血脑屏障,毒性大。主要局部用于治疗青光眼,作用较毛果芸香碱强而持久,但刺激性较大。滴眼后 5 分钟即出现缩瞳,眼内压下降作用可维持 1～2 天,调节痉挛作用短暂。

加 兰 他 敏

加兰他敏(galanthamine)体外抗胆碱酯酶效价约为毒扁豆碱的 1/10。可用于重症肌无力,但疗效较差,也用于脊髓前角灰白质炎(小儿麻痹症)后遗症的治疗。国外也用于阿尔茨海默病的治疗。

多 奈 哌 齐

多奈哌齐(donepezil)具有可逆性的抑制中枢胆碱酯酶作用。临床上用于治疗阿尔茨海默病。其耐受性较好,副反应较少,主要是胆碱神经过度兴奋的表现,如恶心呕吐、腹泻等。

吡啶斯的明

吡啶斯的明(pyridostigmine)作用较新斯的明稍弱。主要用于治疗重症肌无力,因肌力改善作用维持较久,故适于晚上用药。也可用于手术后腹气胀和尿潴留。过量中毒的危险较少。禁忌证同新斯的明。

安 贝 氯 铵

安贝氯铵(ambenonium,酶抑宁,mytelase)的抗胆碱酯酶作用和兴奋骨骼肌作用都较新斯的明强,作用持续时间也较长,可口服给药。主要用于重症肌无力的治疗,不良反应和应用时的注意事项与新斯的明相似。

二、难逆性抗胆碱酯酶药

有机磷酸酯类

有机磷酸酯类能与胆碱酯酶牢固结合,结合后不易水解,酶的活性难以恢复,使体内乙酰胆碱持久地积聚而引起中毒。主要用作农业及环境杀虫剂,常用的有敌百虫、马拉硫磷(4049)及乐果,毒性较低。敌敌畏(DDVP)、对硫磷(1605)、内吸磷(1059)和甲拌磷(3911)等毒性极大。有些剧毒类如沙林(sarin)、塔崩(tabun)及梭曼(soman)可用作神经毒气。

【体内过程】　有机磷酸酯类易挥发,脂溶性高,可经呼吸道、消化道黏膜吸收,甚至可通过完整的皮肤吸收。在农药使用过程中,主要是通过皮肤吸收中毒。在体内迅速进行生物转化,主要通过氧化或水解。一般而言,氧化后毒性增加,如对硫磷在肝脏内氧化成对氧磷,毒性增强;水解使毒性降低,如敌百虫迅速水解成三氯乙醛,毒性明显下降。

【急性中毒机理】　有机磷酸酯类的基本结构是

式中 R 及 R′多是烷基,X 是卤素、烷氧基及烷硫基等,Y 一般是氧或硫。有机磷酸酯类进入人体后,其亲电子性的磷与胆碱酯酶的酯解部位中丝氨酸的羟基进行共价键结合,最后形成磷酰化胆碱酯酶,不易水解,因此酶就难以恢复活性,造成突触间隙乙酰胆碱大量堆积,引起中毒症状。故有机磷酸酯类具有持久的难逆性抗胆碱酯酶作用。如抢救不及时,中毒时间过久,则磷酰化胆碱酯酶的磷酰化基团上的烷氧基可能断裂,或因它在酶内的位置转换,或由于中毒酶的蛋白质部分发生了立体结构的改变,这些因素都能使中毒酶难以活化。此过程称为酶的"老化"。此时即便用酶的复活剂也难以使老化酶恢复活性,必须待新生的胆碱酯酶产生才能水解乙酰胆碱,此过程需 5～30 天,所以急性中毒时应迅速抢救。

【中毒症状】　有机磷酸酯类急性中毒的临床表现可归纳为 M 样作用症状、N 样作用症状及中枢神经系统症状。

1. M 样作用症状

(1)眼:兴奋虹膜括约肌的 M 胆碱受体,使瞳孔缩小。有些病人因睫状肌痉挛出现视力模糊和眼部疼痛。

(2)腺体:促进汗腺、唾液腺和支气管腺分泌,表现为流涎、出汗,重者大汗淋漓、口吐白沫。

(3)呼吸系统:支气管平滑肌收缩和腺体分泌增加,引起呼吸困难,严重时可致肺水肿。

(4)胃肠道:胃肠道平滑肌兴奋,引起恶心、呕吐、腹痛和腹泻。

(5)泌尿系统:重者可因膀胱逼尿肌收缩而引起尿失禁。

(6)心血管系统:M 样作用可引起心率减慢和血压下降。

2. N 样作用症状

(1)N₁受体兴奋:交感和副交感神经节都兴奋,其作用复杂,各器官的表现不同。通常在胃肠道是以胆碱能神经支配占优势,以 M 受体兴奋症状为主。在心血管则以去甲肾上腺素能神经支配占优势,表现为心肌收缩力增强,血压升高。但这一作用较复杂,常因中毒的严重程度不同而改变。

(2) N_2受体兴奋:引起肌肉颤动、抽搐、无力,重者出现呼吸肌麻痹,甚至死亡。

3. 中枢神经系统症状 乙酰胆碱对中枢神经系统表现为先兴奋,后抑制。首先出现兴奋、不安、谵妄、失眠、肌肉震颤。过度兴奋转为抑制而引起昏迷。严重时抑制血管运动中枢和呼吸中枢,引起血压下降,呼吸抑制,最后死于呼吸麻痹。

轻度中毒以 M 样症状为主;中度中毒则同时出现 M 样及 N 样症状;严重中毒时,除 M、N 样症状外,还出现严重的中枢神经系统症状。死亡原因主要由于呼吸中枢麻痹,支气管痉挛及分泌增加引起窒息,呼吸肌麻痹、肺水肿,脑水肿等均能促进死亡。个别病人也可出现循环衰竭及休克。

【解救原则】

1. 对症处理 对皮肤吸收中毒者,立即用肥皂水清洗皮肤以消除毒物。经口吸收者,应用2%$NaHCO_3$溶液或1‰盐酸反复洗胃,然后再用硫酸镁导泻,以促进毒物排出。敌百虫中毒不宜用碱性溶液洗胃,因它在碱性环境中能变成毒性更强的敌敌畏。

2. 给予阿托品以解除 M 样症状。须尽早、足量、反复注射阿托品,足量的阿托品能迅速缓解 M 样症状,如解除呼吸道和胃肠道平滑肌痉挛,部分解除中枢中毒症状,使昏迷病人易于苏醒。足量的指标是 M 样症状消失或出现轻度"阿托品化",表现为心率加快、瞳孔扩大、口干、颜面潮红等。

3. 对中、重度中毒应尽早给予胆碱酯酶复活剂,以恢复酶的活性,并可防止有机磷酸酯与胆碱酯酶继续结合,以彻底消除病因与症状。

【慢性中毒】 有机磷酸酯类可经呼吸道、消化道黏膜及皮肤吸收,因此长期接触的人群可出现慢性中毒,主要表现为头痛、头晕、失眠、乏力等神经衰弱症状,偶有肌束震颤、瞳孔缩小、多发性神经炎等。中毒者血中胆碱酯酶活力显著持久下降,但下降程度与临床中毒症状并不平行。目前尚缺乏有效的治疗措施。

第三节 胆碱酯酶复活药

胆碱酯酶复活剂(cholinesterase reactivators)是一类能使失活的胆碱酯酶恢复活性的药物,常用的有碘解磷定和氯磷定,都属肟(oxime)类化合物。

肟类化合物与磷酰化胆碱酯酶接触后,其分子中带正电荷的季铵阳离子与酶的阴离子部位以静电引力相结合,而其肟基结构部分则与磷酰化胆碱酯酶的磷酰基团以共价键结合,形成碘解磷定(或氯磷定)与磷酰化胆碱酯酶的复合物,后者经裂解产生磷酰化解磷定(或磷酰化氯磷定),使胆碱酯酶游离而复活。但对中毒过久的老化磷酰化胆碱酯酶,解毒效果差。故在治疗有机磷酸酯类中毒时,需及早应用胆碱酯酶复活剂。

肟类化合物还能与体内游离的有机磷酸酯类直接结合,形成无毒的磷酰化物,如磷酰化解磷定或磷酰化氯磷定,从而阻止游离的有机磷酸酯类对胆碱酯酶继续结合,对其解毒作用也有一定意义(图 7 - 2)。

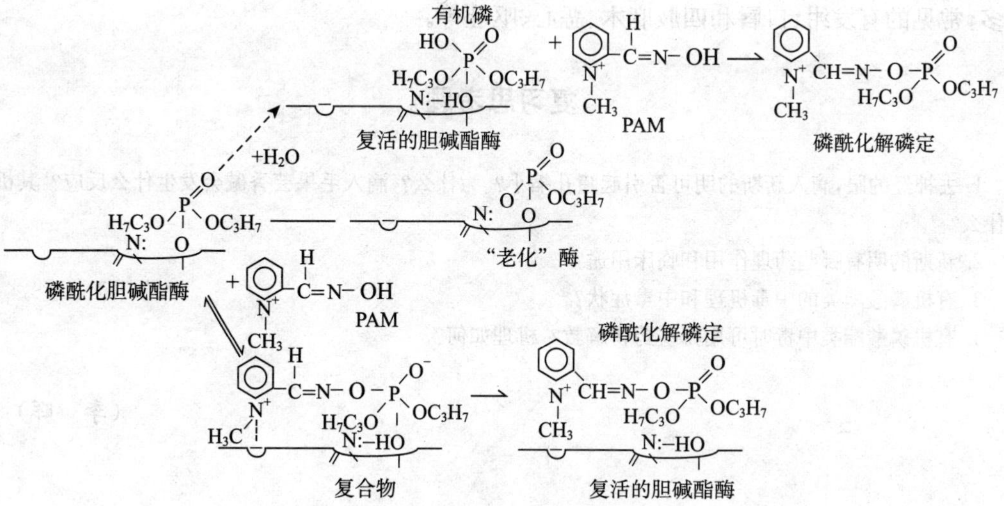

图 7-2 胆碱酯酶复活剂的解毒机理

碘 解 磷 定

碘解磷定(pralidoxime iodide,派姆碘化物,PAM-I)的溶解度小,且溶液不稳定,在碱性溶液中易被破环,久放可释出碘,故必须临用时配制。因含碘,刺激性大,故必须静脉注射。

【体内过程】 碘解磷定在肝中代谢,代谢物与原药均能很快从肾脏排出,6 小时内即能排出约 80%。静注时 $t_{1/2}<1$ 小时,故必须重复给药。大剂量时对中枢症状也有改善作用。

【药理作用】 主要用于中、重度有机磷酸酯类中毒的治疗。用药后,能迅速制止肌束颤动,而对 M 样症状效果较差,对中枢神经系统的昏迷有一定改善作用。由于碘解磷定不能直接对抗体内积聚的乙酰胆碱,故必须与阿托品合用,两者合用有明显的协同作用。碘解磷定的解毒作用与有机磷化学结构有关,对内吸磷和对硫磷的解毒效果较好,对敌百虫、敌敌畏疗效较差,对乐果无效,对慢性中毒也无效。

【不良反应】 治疗量不良反应较少,静注过速可引起乏力、视力模糊、眩晕、恶心、呕吐和心动过速等反应。剂量过大也可直接与胆碱酯酶结合,抑制酶的活性,会加剧有机磷酸酯类的中毒程度。由于含碘,有时会引起咽痛及腮腺肿大。

氯 磷 定

氯磷定(pralidoxime chloride,PAM-Cl)的作用和用途与碘解磷定相似。其特点是溶解度大,溶液稳定,无刺激性,可肌注也可静脉注射,使用方便,肌注疗效与静注相似。肾排泄也快,$t_{1/2}$ 为 1.5 小时。不良反应少,可替代碘解磷定的应用。

双 复 磷

双复磷(obidoxime chloride,toxogonin)作用同碘解磷定,特点为作用强而持久,并具有阿托品样作用。其脂溶性高,易通过血脑屏障,对中枢神经系统症状改善较明显。不良反应较多,常见的有发绀、口唇和四肢麻木、恶心、呕吐等。

复习思考题

1.去神经的眼,滴入新斯的明可否引起瞳孔缩小? 为什么? 滴入毛果芸香碱会发生什么反应? 其机理是什么?

2.新斯的明有哪些药理作用和临床用途?

3.有机磷酸酯类的中毒机理和中毒症状?

4.有机磷酸酯类中毒时可用哪些药物解救? 机理如何?

(季　晖)

第八章 胆碱受体阻断药

【内容提要】 阿托品阻断 M 受体,作用广泛,随剂量的增加可依次出现腺体分泌减少、瞳孔扩大和调节麻痹、膀胱和胃肠道平滑肌松弛、心率加快,中毒剂量可出现中枢作用。山莨菪碱(人工合成品 654 - 2)的药理作用与阿托品相似,但解痉作用的选择性相对较高,适用于感染性休克和内脏平滑肌绞痛。东莨菪碱对中枢有较强的抑制作用,表现为镇静、催眠,主要用于麻醉前给药、抗晕动病和抗震颤麻痹。N_2 胆碱受体阻断药分为去极化型和非去极化型两大类,代表药物分别为琥珀胆碱和筒箭毒碱。

胆碱受体阻断药(cholinoceptor blocking drugs)与胆碱受体有高度亲和力,能与乙酰胆碱或其拟似药物竞争胆碱受体,但无内在活性,从而阻碍拟胆碱药发挥作用。按其对 M、N 受体阻断的选择性不同,可分为下列三类:

1. M 胆碱受体阻断药(muscarinic receptor-blocking drugs)又称平滑肌解痉药,能阻断副交感神经节后纤维所支配的效应器细胞上的 M 胆碱受体,表现出与毛果芸香碱相反的作用。常用药物有阿托品、东莨菪碱、山莨菪碱以其人工合成代用品。

2. N_1 胆碱受体阻断药(N_1-cholinoceptor blocking drugs)又称神经节阻断药(ganglion-blocking drugs),能选择性地阻断神经节细胞上的 N_1 胆碱受体,主要降低血压。代表药物有六甲双铵、美加明及咪噻芬等。

3. N_2 胆碱受体阻断药(N_2-cholinoceptor blocking drugs)又称骨骼肌松弛药(skeletal muscular relaxants),能选择性地阻断骨骼肌运动终板突触后膜上的 N_2 胆碱受体,表现为骨骼肌松弛,用作麻醉辅助剂。代表药物有琥珀胆碱、筒箭毒碱及三碘季铵酚等。

第一节 M 胆碱受体阻断药

一、阿托品类生物碱

本类药物包括阿托品、东莨菪碱、山莨菪碱及樟柳碱等,都自茄科植物中提取得到。其中樟柳碱与东莨菪碱均有氧桥存在,樟柳碱在托品酸部位多一个羟基;阿托品与山莨菪碱均无氧桥存在,山莨菪碱在托品环上多一个羟基。氧桥具有中枢镇静作用,而羟基又可减弱中枢镇静作用,因此东莨菪碱的中枢镇静作用最强,樟柳碱次之,阿托品及山莨菪碱很弱。

阿 托 品

阿托品(atropine)系从茄科植物颠茄、曼陀罗或莨菪等提取的生物碱。

【体内过程】 口服吸收较快,1 小时达峰值,作用维持 4 小时左右。局部黏膜用药也能吸收,但眼黏膜吸收较少。吸收后约 50% 与血浆蛋白结合,又迅速分布到全身组织,也能迅速通过胎盘进入胎儿循环。在 12 小时内大部分从尿排出,其中约 13％～50％以原形排出。

【药理作用】 阿托品对 M_1 和 M_2 两亚型胆碱受体的阻断没有区别。作用广泛,主要对眼、腺体、平滑肌、心脏等作用,大剂量也可影响中枢神经系统。

1. 解除平滑肌痉挛 阿托品对胆碱能神经支配的内脏平滑肌均有松弛作用,平滑肌处于痉挛状态时松弛作用更明显。对胃肠道平滑肌的强烈蠕动或痉挛所致的胃肠道绞痛效果最好,对输尿管及膀胱逼尿肌痉挛引起的肾绞痛疗效次之,对胆道、支气管及子宫平滑肌的解痉作用最弱。对括约肌的作用主要取决于当时机能状态,如胃幽门括约肌痉挛时,阿托品可有松弛作用,但作用不恒定。

2. 腺体分泌 阿托品阻断 M 胆碱受体,使腺体分泌减少,其中对唾液腺和汗腺的作用最明显,引起口干及皮肤干燥,同时泪腺及呼吸道分泌也减少。阿托品对胃酸的分泌影响较小,因为胃酸分泌主要受胃泌素的调节。

3. 眼 阿托品对眼的作用正好与毛果芸香碱相反,表现为:

(1) 扩瞳:阿托品阻断虹膜环状肌上的 M 受体,使环状肌松弛,而辐射肌仍保持其原有张力,结果瞳孔散大。

(2) 眼内压升高:由于散瞳作用,虹膜退向周围边缘,压迫前房角,使前房角间隙变窄,阻碍房水回流,造成眼内压升高,因此阿托品禁用于青光眼患者。

(3) 调节麻痹:阿托品使睫状肌松弛退向外缘,因而使悬韧带保持紧张,晶状体处于扁平状态,固定于远视,看近物模糊不清,这种作用称为调节麻痹。

4. 心血管系统

(1) 低剂量(0.5 mg)的阿托品可使部分病人的心率轻度、短暂地减慢,这可能与阿托品减弱 Ach 反馈性抑制神经末梢递质释放有关。中、高剂量(1～2 mg)的阿托品,由于阻断了M胆碱受体,拮抗迷走神经对心脏的抑制作用,使心率加速。心率加速的程度取决于迷走神经控制心脏的张力,青壮年迷走张力较高,心率加速较明显。此外,阿托品尚能对抗迷走神经过度兴奋所致的房室传导阻滞和由于窦房结功能低下而出现的室性异位节律。

(2) 血管与血压:治疗量阿托品对血管与血压无明显影响,这可能与多数血管缺乏胆碱能神经支配有关。大剂量阿托品有解除内脏小血管痉挛的作用,尤以皮肤血管的扩张最明显,表现为皮肤潮红(尤其脸部)与温热。当微循环的小血管痉挛时,大剂量阿托品也有明显的解痉作用,能改善微循环,增加组织的血流灌注量,缓解休克症状。大剂量阿托品的这种扩血管作用与阻断 M 受体无关。

5. 中枢神经系统 治疗量对中枢神经系统作用不明显,较大剂量(1～2 mg)可兴奋延脑呼吸中枢;更大剂量(2～5 mg)则能兴奋大脑,出现烦躁不安、多语、谵妄等反应;中毒剂量(如 10 mg 以上)产生幻觉、定向障碍、运动兴奋以至惊厥,严重中毒由兴奋转入抑制,出现昏迷。

【临床应用】

1. 解除平滑肌痉挛 阿托品适用于各种内脏绞痛,能使胃肠道绞痛迅速缓解,对幽门梗阻疗效较差。对胆绞痛及肾绞痛常与镇痛药合用。又由于阿托品能松弛膀胱逼尿肌及增加括约肌张力,可治疗遗尿症。对尿频、尿急等刺激症状阿托品也有效。

2. 抑制腺体分泌　麻醉前给药可减少呼吸道腺体的分泌,防止分泌物阻塞呼吸道而引起吸入性肺炎。还可用以制止盗汗和治疗流涎症。

3. 眼科

(1) 虹膜睫状体炎:阿托品溶液滴眼,可松弛瞳孔括约肌和睫状肌,有利于炎症消退。又因散瞳,虹膜退向边缘,可防止虹膜与晶状体粘连。

(2) 验光:阿托品使睫状肌松弛,晶状体固定,有利于准确测定晶状体的屈光度。但由于作用持续时间长,视力恢复较慢,现已少用。但儿童的睫状肌调节功能较强,仍需用阿托品充分地调节麻痹,才能较正确地检验屈光的异常情况。

(3) 眼底检查:阿托品溶液滴眼扩瞳,用于眼底检查。但扩瞳作用可维持1～2周,视力恢复较慢,现已被作用时间较短的后马托品所取代。

4. 抗休克　大剂量阿托品能解除血管痉挛、舒张外周血管、改善微循环及组织缺氧状态,提高心脏功能,对休克早期疗效较好。主要用于暴发型流行性脑脊髓膜炎、中毒性菌痢、中毒性肺炎等引起的感染中毒性休克,也可用于出血性休克。但对休克伴有心动过速或高热者不宜应用。

5. 抗心律失常　阿托品能解除迷走神经对心脏的作用,可治疗迷走神经过度兴奋引起的窦房阻滞、房室阻滞等缓慢型心律失常,也可用于窦房结功能低下而出现的室性异位节律。

6. 解救有机磷酸酯类中毒　主要用来对抗有机磷酸酯类中毒时的M样症状。

【不良反应】　本药作用广泛,应用某一药效作为治疗作用,其他便成为副作用。常见的有口干、便秘、视力模糊、心悸、皮肤潮红、眩晕等。一般在停药后逐渐消失,不需特殊处理。极少数过敏者可发生皮疹反应,在炎热天气,由于抑制汗腺分泌而使体温上升,容易中暑。酸中毒是影响机体对阿托品的敏感性与耐受性的重要因素,酸中毒病人可耐受极大剂量的阿托品,同时不易显效;而酸中毒一旦纠正后,较小剂量就能显效,因此在具体使用时必须特别注意,否则容易引起中毒。阿托品中毒出现中枢兴奋,如呼吸加快加深、烦躁不安、谵语、幻觉及惊厥等,严重中毒易由兴奋转入抑制,导致昏迷及呼吸麻痹而死亡。青光眼及前列腺肥大患者禁用,后者因可能使尿道括约肌收缩而更加重排尿困难。

【中毒的解救】　主要是对症处理。用镇静药或抗惊厥药对抗其中枢兴奋症状,同时用拟胆碱药毛果芸香碱或毒扁豆碱对抗其周围作用。毒扁豆碱属非季铵类,能通过血脑屏障对抗其中枢症状,故效果比新斯的明好。呼吸抑制可同时采用人工呼吸和吸氧。

东 莨 菪 碱

东莨菪碱(scopolamine)是洋金花的主要成分,外周抗胆碱作用基本上与阿托品相似,中枢镇静及抑制腺体分泌作用较阿托品强,对平滑肌解痉及心血管作用较阿托品弱。小剂量就有明显的镇静作用,较大剂量产生催眠作用,个别病人也有呼吸兴奋和躁动等兴奋现象。还有防晕止吐作用。临床可用于中药麻醉及麻醉前给药,与苯海拉明合用于晕车晕船,也用于妊娠或放射病所致的呕吐。利用其中枢抗胆碱作用治疗帕金森病,有缓解流涎、震颤和肌肉强直等作用。不良反应与禁忌证同阿托品。

山 莨 菪 碱

山莨菪碱(anisodamine)是从唐古特莨菪中分离出的一种生物碱,常用其人工合成品654-2。它具有明显的外周抗胆碱作用,平滑肌解痉及心血管作用与阿托品相似,也能解除血管痉挛,改善微循环。抑制唾液分泌、散瞳作用比阿托品弱。不易通过血脑屏障,无明显中枢作用。山莨菪碱作用选择性高、副作用轻是其优点,已广泛取代阿托品用于各种中毒感染性休克,以及内脏平滑肌痉挛,急性胰腺炎等。不良反应与禁忌证同阿托品。

樟 柳 碱

樟柳碱(anisodine,703,AT$_3$)中枢抑制作用仅次于东莨菪碱,外周抗胆碱作用与山莨菪碱近似,但弱于阿托品,毒性较低。临床主要用于血管神经性头痛、脑血管病引起的急性瘫痪、帕金森病等。

二、阿托品的合成代用品

阿托品的作用广泛,副作用较多。为了提高作用选择性,增加疗效,减少副作用,通过改变化学结构,现已合成了一系列阿托品的合成代用品。

(一) 合成扩瞳药

后马托品(homatropine)是短效 M 胆碱受体阻断药,其扩瞳和调节麻痹作用较阿托品快而短暂,对儿童尤为明显,但不如阿托品作用完全,只适用于一般眼底检查。

托吡卡胺(托品酰胺,tropicamide,mydriacyl)散瞳作用具有起效快、作用时间短的特点。局部滴眼,5~15 min 即可产生散瞳和调节麻痹作用,维持 1~1.5 h。常用于眼底检查和诊断时的散瞳。

此外,合成扩瞳药还有尤卡托品(eucatropine)、环喷托酯(cyclopentolate)等。按扩瞳和调节麻痹持续时间从长到短分别为阿托品、东莨菪碱、后马托品、托吡卡胺、环喷托酯。尤卡托品的扩瞳持续时间最短,几无调节麻痹作用。

(二) 合成解痉药

1. 季胺类合成解痉药:口服吸收较差,不易通过血脑屏障,无中枢作用。对胃肠道平滑肌解痉作用较强,神经节阻断作用也较明显,中毒量可导致神经肌肉传递阻滞,引起呼吸麻痹。

丙胺太林(propantheline,普鲁本辛,probanthine)对胃肠道 M 受体选择性高,故解痉作用较强,也能减少多种腺体分泌。主要用于胃及十二指肠溃疡、胃炎、胰腺炎、多汗症及妊娠呕吐。副作用有轻度口干、视力模糊、排尿困难、便秘、心悸等。

曲美布汀(trimebutine)为 M 受体阻断药,对胃肠平滑肌痉挛有解痉作用,缓解痉挛性绞痛。与新斯的明合用治疗各种腹部外科手术后的消化不良。尚有一定的镇痛和局麻作用。主要不良反应为有轻微眩晕。

此外,尚有奥芬溴铵(oxyphenonium bromide)、格隆溴铵(glycopyrronium)、戊沙溴铵

(valethamate bromide)和地泊溴铵(diponium bromide)等，均可用于缓解内脏平滑肌痉挛，作为消化性溃疡的辅助药物。

2. 叔胺类合成解痉药：解痉作用较明显，对氯化钡性痉挛特别有效，也能抑制胃液分泌，且有中枢安定作用。

贝那替秦(benactyzine,胃复康)除了有缓解内脏痉挛及减少腺体分泌作用外，尚有中枢安定作用及抗心律失常作用。主要适用于兼有焦虑症状的溃疡病人，也用于胃酸过多刺激症状及肠蠕动亢进。副作用可有口干、头晕、恶心及感觉迟钝等。

双环维林(dicyclomine)抗胆碱作用弱，而显示非特异性直接平滑肌松弛作用。在治疗量时减少胃肠道、胆道、输尿管和子宫的平滑肌痉挛，对腺体、眼和心血管系统影响轻微。主要用于平滑肌痉挛、肠蠕动亢进、消化性溃疡。选择性高，副作用少。

此外，叔胺类解痉药尚有羟苄利明(oxyphencyclimine)、黄酮哌酯(flavoxate)和奥昔布宁(oxybutynin)等，这些药物均有非特异性内脏平滑肌解痉作用。

（三）选择性 M_1 受体阻断药

哌仑西平(pirenzipine)能选择性地阻断胃壁 M_1 胆碱受体，抑制胃酸分泌，主要用于消化道溃疡，不良反应与阿托品相似，但较弱。同类药物还有替仑西平(telenzepine)，其对 M_1 受体的选择性阻断作用更强。

第二节　N 胆碱受体阻断药

一、N_1 胆碱受体阻断药——神经节阻断药

N_1 受体阻断药能竞争性阻断神经节的 N_1 受体，故又称神经节阻断药。本类药物对交感神经节和副交感神经节都有阻断作用，其具体效应视两类神经对该器官的支配以何者占优势而定，例如交感神经对血管的支配占优势，用药后使血管扩张，血压下降；而胃肠、膀胱等平滑肌和腺体则以副交感神经的支配占优势，用药后常出现便秘和尿潴留等。

N_1 受体阻断药曾用于治疗高血压，但由于其作用过于广泛，不良反应多而严重，且降压作用过快过强，故现已少用于治疗高血压，主要用于外科手术时的控制性降压，也可用于高血压急症的治疗。这类药物有季铵类的六甲双铵(hexamethonium, C_6)以及非季铵类的美加明(mecamylamine)和咪噻芬(trimetaphan)等。

二、N_2 胆碱受体阻断药——骨骼肌松弛药

N_2 胆碱受体阻断药也称骨骼肌松弛药(简称肌松药)，阻断神经肌肉接头的 N_2 胆碱受体，妨碍神经冲动的传递，使骨骼肌松弛，便于在较浅的麻醉下进行外科手术。根据其作用方式和特点不同，可分为去极化型和非去极化型两类。

（一）去极化型肌松药

这类药物与运动终板膜上的 N_2 胆碱受体相结合，产生与乙酰胆碱相似但较持久的去极

化作用,使终板不能对乙酰胆碱起反应(处于不应状态),因而骨骼肌松弛,又称非竞争型肌松药(noncompetitive muscular relaxants)。去极化型肌松药的特点是:① 肌松前常先出现短暂的肌束颤动。这是由于不同部位的骨骼肌在药物作用下去极化出现的时间先后不同所致。② 连续用药可产生快速耐受性。③ 胆碱酯酶抑制药可增强此类药物的肌松作用,因此过量时不能用新斯的明解救。④ 治疗量时无神经节阻断作用。

琥珀胆碱

琥珀胆碱(succinylcholine)又称司可林(scoline),由琥珀酸和两分子胆碱组成。

【体内过程】 口服不吸收,可注射给药。绝大部分被血浆和肝脏中的假性胆碱酯酶水解。首先水解成琥珀单胆碱,肌松作用大为减弱,然后又缓慢水解成为琥珀酸和胆碱,肌松作用完全消失。仅2%以原形从肾排泄。新斯的明抑制血浆假性胆碱酯酶而加强和延长琥珀胆碱的作用。

【药理作用】 琥珀胆碱的肌松作用快而短暂。静注后,先出现短时间肌束颤动,1分钟即转为肌肉松弛,2分钟作用最明显,5分钟左右作用消失。为了达到较长时间的肌松作用,可采用持续静脉滴注法。肌肉松弛的顺序从头颈部肌肉开始,逐渐涉及肩胛、腹部和四肢,最后累及呼吸肌,对喉头和气管肌作用强。

【临床用途】

1. 气管内插管术及气管镜检查 静脉注射作用快而短暂,对喉肌麻痹力强,可使插管操作顺利进行,故适用于气管内插管及气管镜、食道镜检查。

2. 辅助麻醉 静脉滴注可达到长时间的肌松作用,便于在较浅的麻醉下进行外科手术,以减少麻醉药用量,保证手术安全。

【不良反应及禁忌证】

1. 术后肌痛 可能因琥珀胆碱引起的肌束颤动损伤了肌梭所致,一般3~5天自愈。

2. 眼内压升高 药物使眼外肌短暂收缩,引起眼内压升高,故禁用于青光眼、白内障晶状体摘除术。

3. 血钾升高 琥珀胆碱使肌肉持久去极化,大量 K^+ 从细胞内释放出来,以致血钾升高,故禁用于烧伤、广泛软组织损伤、偏瘫及脑血管意外患者,以免产生高血钾性心搏骤停。

4. 呼吸肌麻痹 给药过快、过量即可发生,遗传性血浆假性胆碱酯酶缺乏者对本品水解缓慢,易发生呼吸肌麻痹,且恢复缓慢,故患此病者禁用。本品与毒扁豆碱、氨基糖苷类抗生素、多肽类抗生素配伍用药易发生呼吸肌麻痹,应避免合用。

【用药注意事项】

1. 由于琥珀胆碱可引起强烈的窒息感,故对清醒的患者禁用。

2. 患者对此药反应的个体差异较大,须按反应情况控制滴速,以达到满意的肌松程度。

3. 过量致呼吸肌麻痹,用时必须备有人工呼吸机。

(二)非去极化型肌松药

该类药物与运动神经终板膜上 N_2 胆碱受体结合,竞争性地阻断 Ach 的去极化作用,使骨骼肌松弛,又称竞争型肌松药(competitive muscular relaxants)。非去极化型肌松药的作用特点是:① 肌松前无肌束颤动。② 吸入性全麻药(特别是乙醚等)和氨基苷类抗生素(如链霉素)能加强和延长此类药物的肌松作用,合用时应减少肌松药的用量。③ 胆碱酯酶抑制药可对抗其肌松作用,故过量时可用新斯的明解救。④ 有神经节阻断和促进组胺释放作用,可使血压下降。⑤ 同类肌松药之间有相加作用。

筒 箭 毒 碱

筒箭毒碱(d-tubocurarine)是从南美洲生产的植物浸膏箭毒(curarc)中提取的生物碱,右旋体具生物活性。口服难吸收,静脉注射后 3～4 分钟即产生肌松作用,5 分钟作用达高峰,40 分钟恢复正常肌力。肌肉松弛作用首先从头颈部小肌肉开始,然后波及四肢和躯干,继而因肋间肌松弛出现腹式呼吸,如剂量过大可累及膈肌,病人可因呼吸肌麻痹而死亡。肌肉松弛恢复时,其次序与肌松时相反,膈肌麻痹恢复较快。临床用作外科麻醉的辅助用药。

筒箭毒碱具有神经节阻断和促进组胺释放等作用,可引起血压短时下降、心跳减慢、支气管痉挛等。中毒时可用新斯的明解救。禁用于重症肌无力、支气管哮喘和严重休克患者。因本药来源有限,并有一定缺点,故已少用。

加 拉 碘 铵

加拉碘铵(三碘季铵酚, gallamine triethiodide, flaxedil)是含有三个季铵基团的人工合成的非去极化型肌松药。肌松作用与筒箭毒碱相似,但无神经节阻断和促进组胺释放的作用,却有较强的阿托品样作用,能明显解除迷走神经的张力,使心率加快,血压轻度升高,心输出量增加。静脉给药大部分经肾排出。重症肌无力、心动过速、高血压及肾功能不全者忌用。

泮库溴铵类

泮库溴铵(pancuronium)　长效非去极化型肌松药,肌松作用较筒箭毒碱强 5～10 倍,维持时间相近,治疗量无神经节阻断和促进组胺释放作用。因有轻度抗胆碱作用和促进儿茶酚胺释放,故可兴奋心血管。

维库溴铵(vecuronium)　肌松作用比泮库溴铵快而强,持续时间为泮库溴铵的 1/3～1/2,对心血管系统几无影响。

阿曲库铵(atracurium)　作用同筒箭毒碱,但起效快,持续时间较短。药物在体内消除不依赖肝肾功能,主要通过血浆中酯酶分解和自行降解。临床用量对循环功能影响轻微,释放组胺作用弱于筒箭毒碱。

哌库溴铵(pipecuronium)　长效非去极化型肌松药,其强度为泮库溴铵的 1～1.5 倍,治疗量无心血管系统不良反应,也不释放组胺。尤其适用于心肌缺血性疾病和长时间手术的患者。

米库氯铵(mivacurium,美维松)　短效非去极化型肌松药,进入体内后迅速被血浆胆碱酯酶水解而失效。静脉注射后 2 分钟起效,作用维持 15 分钟。治疗量对心血管系统无影响,促进组胺释放作用较弱。适用于停药后需迅速恢复肌张力病人的气管插管。

复习思考题

1. 简述阿托品的药理作用、临床应用和不良反应。
2. 比较山莨菪碱、东莨菪碱与阿托品的药理作用和临床应用的异同。
3. 阿托品对眼的作用和用途与毛果芸香碱有何不同？
4. 何谓神经节阻断药？其临床用途有哪些？
5. 去极化型肌松药与非去极化型肌松药的作用机制有何不同？
6. 比较筒箭毒碱与琥珀胆碱在药理作用和临床用途上的异同。

（季　晖）

第九章　肾上腺素受体激动药

【内容提要】　肾上腺素受体激动药按其对受体的选择性不同分为三类：α受体激动药，如去甲肾上腺素；α、β受体激动药，如肾上腺素；β受体激动药，如异丙肾上腺素。去甲肾上腺素能使除冠状血管以外的小动脉和小静脉都收缩，血压明显升高，反射性地心率减慢。肾上腺素对心脏具有正性肌力和正性频率作用；对血压使收缩压升高，舒张压不变或下降；对支气管具有舒张作用。异丙肾上腺素对心脏表现为正性肌力和正性频率作用；使骨骼肌血管和冠状血管舒张，舒张压下降；对支气管具有舒张作用。

肾上腺素受体激动药(adrenoceptor agonists)能与肾上腺素受体结合，激动受体，产生肾上腺素样的作用。它们都是胺类，而作用又与兴奋交感神经的效应相似，故又称拟交感胺类(sympathomimetic amine)，其基本化学结构是β-苯乙胺。其中肾上腺素、去甲肾上腺素、异丙肾上腺素和多巴胺等在苯环 3、4 位 C 上都有羟基形成儿茶酚，故称儿茶酚胺类(catecholamines)。

肾上腺素受体激动药按其对α、β受体激动的选择性不同，可分为三类：α受体激动药(α-adrenoceptor agonists)，如去甲肾上腺素；α、β受体激动药(α、β- adrenoceptor agonists)，如肾上腺素；β受体激动药(β- adrenoceptor agonists)，如异丙肾上腺素。

第一节　α受体激动药

一、α₁、α₂受体激动药

去甲肾上腺素

去甲肾上腺素(noradrenaline, NA；norepinephrine, NE)是去甲肾上腺素能神经末梢释放的主要递质，也可由肾上腺髓质少量分泌。药用的是人工合成品，临床常用其重酒石酸盐。化学性质不稳定，见光易失效，尤其在碱性溶液中迅速氧化变为粉红色乃至棕色而失效。

【体内过程】　NA 在胃内因局部作用使胃黏膜血管收缩，在肠内又易被碱性肠液破坏，故口服无效。皮下注射时，因血管强烈收缩，吸收很少，且易发生局部组织坏死，一般静脉滴注给药。NA 不易透过血脑屏障，在体内大部分被去甲肾上腺素能神经末梢重摄取(摄取 1)贮存于囊泡中，或被非神经细胞摄取后(摄取 2)代谢。未被摄取的 NA 在肝脏迅速被 COMT 和 MAO 代谢后排出体外，故 NA 作用短暂。

【药理作用】　去甲肾上腺素主要激动 α₁、α₂ 受体，对心脏 β₁ 受体有较弱的激动作用，对 β₂ 受体几无作用。

1. 血管　激动血管的α₁受体,使除冠状血管外的几乎全身小动脉和小静脉都收缩,皮肤黏膜血管收缩最明显,肾脏血管次之,脑、肝、肠系膜甚至骨骼肌的血管也呈收缩反应。冠状血管舒张,可能与心肌的代谢产物(如腺苷)增加有关。同时血压升高也可提高冠状血管的灌注压力,故冠脉流量增加。

2. 心脏　NA也能激动心脏的β₁受体,使心肌收缩性加强,心率加快,但作用远较肾上腺素弱。在整体情况下,可由于血压急剧升高而反射性心率减慢。大剂量也能引起心律失常,但较肾上腺素少见。

3. 血压　NA静脉滴注使心肌收缩力加强,外周血管收缩,外周阻力增加,故收缩压和舒张压都升高(图9-1)。与肾上腺素不同的是,NA使冠脉灌注压升高,冠脉流量增加,脉压略增大,心率减慢,心输出量不变或稍降。

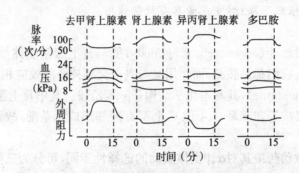

图9-1　去甲肾上腺素、肾上腺素、异丙肾上腺素及多巴胺作用的比较
(静脉滴注,除多巴胺500 μg/min外,其余均10 μg/min)

4. 其他　除增加孕妇子宫收缩频率外,对其他平滑肌作用较弱。对机体代谢的影响较弱,只有在大剂量时才出现血糖升高。不易透过血脑屏障,几无中枢作用。

【临床应用】

1. 休克　NA收缩血管使血压升高,发挥抗休克作用。但因其强烈缩血管作用使脏器微循环血液灌注不足,反而加强组织缺血缺氧,对休克患者不利。故目前NA在休克治疗中已不占主要地位,仅限于某些类型的休克,如早期神经源性休克以及药物中毒引起的低血压等。

2. 上消化道出血　NA适当稀释后口服,因局部作用收缩食道或胃黏膜血管,产生止血效果。

【不良反应】

1. 局部组织缺血坏死　静脉滴注时间过长、浓度过高或药液漏出血管,可引起局部缺血坏死,如发现外漏或注射部位皮肤苍白,应更换注射部位,进行热敷,并用普鲁卡因或α受体阻断药如酚妥拉明作局部浸润注射,以扩张血管。

2. 急性肾功能衰退　滴注时间过长或剂量过大,可使肾脏血管剧烈收缩,肾血流量严重减少,导致急性肾衰竭,出现少尿、无尿和肾实质损伤。用药期间应使尿量保持在每小时25 ml以上,否则应立即减量或停用,必要时可用甘露醇等脱水药利尿。

3. 停药后的血压下降　长时间静滴后突然停药,可出现血压骤降,因此应逐渐减量停药。

【禁忌证】　禁用于动脉粥样硬化、高血压、器质性心脏病及少尿、无尿、严重微循环障碍的病人。孕妇禁用。

间 羟 胺

间羟胺(metaraminol)又名阿拉明(aramine),主要作用于α受体,对β_1受体作用较弱。不易被单胺氧化酶破坏,故作用较持久。间羟胺还可促进囊泡中 NA 释放,间接地发挥作用。短时间内连续应用,可产生快速耐受性。

间羟胺收缩血管、升高血压的作用较 NA 弱而持久,引起心悸和少尿等不良反应比 NA轻,还可肌内注射,故临床上作为 NA 的代用品,用于各种休克早期,手术后或脊椎麻醉后的休克。

二、α_1受体激动药

去氧肾上腺素

去氧肾上腺素(苯肾上腺素,phenylephrine;新福林,neosynephrine)系人工合成品。主要激动α_1受体,几无β受体作用。产生与 NA 相似的收缩血管、升高血压的作用,但作用较弱而持久,可静脉滴注,也可肌内注射。由于其收缩肾血管作用强于 NA,使肾血流量明显减少,现已少用于抗休克。可用于防治脊椎麻醉或全身麻醉的低血压。

本品因激动瞳孔开大肌的 α_1 受体而产生扩瞳作用,并具有起效快、维持时间短、一般不引起眼内压升高等特点,可作为快速短效扩瞳药用于眼底检查。

甲 氧 明

甲氧明(甲氧胺,methoxamine,vasoxyl)为人工合成品。能选择性激动 α_1 受体,对心血管系统的作用和用途与去氧肾上腺素相似,能收缩血管,升高血压,用于防治脊椎麻醉或全身麻醉的低血压。

三、α_2受体激动药

可 乐 定

可乐定主要激动中枢的α_2受体发挥降压作用,临床用于治疗高血压(见抗高血压药)。

第二节 α、β受体激动药

肾 上 腺 素

肾上腺素(adrenaline,epinephrine,AD)是肾上腺髓质的主要激素,药用肾上腺素可从家畜肾上腺提取,或人工合成。性质不稳定,遇光、遇热易分解,在中性尤其在碱性溶液中均迅速氧化,变为粉红色或棕色而失效,在酸性溶液中较稳定。

【体内过程】 口服后在碱性肠液、肠黏膜和肝内破坏,吸收很少,口服无效。皮下注射因能收缩血管,故吸收缓慢,作用维持 1 小时左右。肌内注射吸收较快,但仅维持约 10～30

分钟。肾上腺素在体内的摄取与代谢途径与 NA 相似。

【药理作用】 肾上腺素能激动α和β两类受体,产生较强的α和β样作用。

1. 心脏 AD 可直接作用于心肌、传导系统和窦房结的β₁受体,提高心肌的兴奋性,加强心肌收缩力,加速传导,加快心率,增加心输出量。AD 又能舒张冠状血管,改善心肌的血液供应,且作用迅速,是一个强效的心脏兴奋药。但同时也提高心肌代谢,使心肌耗氧量增加,加上心肌兴奋性提高,当剂量较大或静注过快时,可引起心律失常,出现早搏,甚至引起心室纤颤。

2. 血管 肾上腺素激动血管上的α受体,产生缩血管作用,以皮肤黏膜血管收缩最强烈;内脏血管,尤其是肾血管也显著收缩。激动β₂受体,使骨骼肌血管舒张;也能舒张冠状血管,机制与心脏兴奋引起心肌代谢产物(如腺苷等)增加有关。

3. 血压 治疗量或慢速静滴时,由于心脏兴奋,心输出量增加,收缩压升高(图 9 - 1)。因骨骼肌血管的扩张作用抵消或超过皮肤、黏膜和腹腔内脏血管的收缩作用,故舒张压不变或下降,脉压加大。较大剂量或快速滴注时,由于激动 α 受体引起的血管收缩效应占优势,外周阻力增大,因此收缩压与舒张压均升高。一般而言,给予肾上腺素后,血压先上升后轻微下降。

4. 支气管 激动支气管平滑肌的β₂受体,使支气管平滑肌松弛,当支气管痉挛时其舒张作用更为显著。还因激动 α 受体而收缩支气管黏膜血管,降低毛细血管通透性,有利于消除支气管黏膜水肿。并能抑制肥大细胞释放过敏性物质如组胺等,有助于缓解支气管哮喘。

5. 代谢 提高机体代谢,使组织耗氧量明显增加。促进糖原分解,降低外周组织对葡萄糖的摄取作用,升高血糖。肾上腺素还能加速脂肪分解,使血液中游离脂肪酸增加。

【临床应用】

1. 心脏骤停 用于溺水、麻醉和手术过程中的意外,药物中毒、传染病和心脏传导阻滞等所致的心脏骤停。对电击所致的心脏骤停也可用肾上腺素配合心脏除颤器或利多卡因等除颤。一般采用心室内注射法给药,同时须进行有效的人工呼吸和心脏按压等。

2. 过敏反应 药物(如青霉素、链霉素、普鲁卡因等)及异性蛋白(如免疫血清等)引起的过敏性休克,肾上腺素为首选药物。过敏性休克时小血管扩张和毛细血管通透性增加引起血压下降,支气管平滑肌痉挛和黏膜水肿,肾上腺素能收缩支气管黏膜血管,降低毛细血管通透性,有利于消除支气管黏膜水肿,故可迅速解除休克症状。一般采用皮下或肌内注射法给药,危急时也可缓慢静脉滴注。

3. 支气管哮喘 控制支气管哮喘的急性发作,皮下或肌内注射能于数分钟内奏效。

4. 与局麻药配伍 局麻药(如普鲁卡因)注射液中加入少量肾上腺素,可延缓局麻药的吸收,延长局麻时间,减少毒副反应。

5. 局部止血 当鼻黏膜和齿龈出血,可将浸有 0.1% 盐酸肾上腺素的纱布或棉花球填塞出血处局部止血。

【不良反应和禁忌证】 主要不良反应为心悸、烦躁、头痛和血压升高等,血压剧升有发生脑出血的危险,故老年人慎用。也能引起心律失常,甚至心室纤颤,故应严格掌握剂量。禁用于高血压、器质性心脏病、糖尿病和甲状腺功能亢进症等。

多　巴　胺

多巴胺(dopamine，DA)是去甲肾上腺素生物合成的前体,药用的是人工合成品。

【体内过程】　口服易在肠和肝中破坏而失效。一般用静脉滴注给药,在体内迅速经MAO 和 COMT 的催化而代谢失效,故作用时间短暂。外源性多巴胺不易透过血脑屏障,故几无中枢作用。

【药理作用】

1. 心脏　主要激动心脏β_1受体,使心肌收缩力加强,心输出量增加。一般剂量对心率影响不明显,大剂量可加快心率。作用弱于异丙肾上腺素,并发心律失常也较少。

2. 血管和血压　作用于血管的α受体和 DA 受体,产生相反的效应。小剂量激动 DA 受体,产生血管舒张效应,大剂量也激动α受体使血管收缩。因此,多巴胺对血管的作用视两种受体兴奋程度而定。低剂量静滴时,由于心肌收缩力加强、心输出量增加,肠系膜和肾血管阻力下降,其他血管阻力略增,使总外周阻力变化不大,因此收缩压升高,舒张压不变或稍升,脉压加大(图 9-1)。但大剂量静注时,血管收缩,外周阻力上升,出现类似肾上腺素的作用。

3. 肾脏　多巴胺能激动肾血管 DA 受体,使肾血管舒张,肾血流量增加,肾小球的滤过率也增加。此外,多巴胺尚有排钠利尿作用,在肾血流量未发生显著变化时,钠的排出量已明显增加,这一排钠利尿作用可能是对肾小管直接作用的结果。大剂量时因激动肾血管的α受体,使肾血管明显收缩。

【临床应用】　用于抗休克,但必须补足血容量。对于伴有心收缩力减弱及尿量减少的休克患者疗效较好。此外,本品尚可与利尿药合用治疗急性肾衰竭,也可用于急性心功能不全。

【不良反应】　一般较轻,偶见恶心、呕吐。如剂量过大或滴注太快可出现心动过速、心律失常和肾血管收缩导致肾功能下降等。

麻　黄　碱

麻黄碱(ephedrine)是从中药麻黄中提取的生物碱,现已能人工合成,药用其左旋体或消旋体。

【药理作用】　麻黄碱既有激动 α 和 β 受体的直接作用,又有促进去甲肾上腺素能神经末梢释放递质的间接作用。与肾上腺素比较,麻黄碱具有下列特点:① 性质稳定,口服有效;② 拟肾上腺素作用弱而持久;③ 可通过血脑屏障,有明显的中枢兴奋作用;④ 易产生快速耐受性。

1. 心血管　兴奋心脏,使心收缩加强、心输出量增加。在整体情况下由于血压升高,反射性减慢心率,这一作用抵消了它直接加速心率的作用,故心率变化不大。麻黄碱的升高血压作用出现缓慢,但维持时间较长,可达 3~6 小时。

2. 支气管平滑肌　松弛支气管平滑肌作用较弱且起效慢,但维持时间长。

3. 中枢神经系统　具有较显著的中枢兴奋作用,较大剂量可兴奋大脑和皮层下中枢,引起精神兴奋、不安和失眠等。

4. 快速耐受性　麻黄碱、间羟胺等短期内反复给药,作用可逐渐减弱,称为快速耐受性(tachyphylaxis)。停药数小时后可以恢复。其机制一般认为有受体逐渐饱和与递质逐渐耗损两种因素。

【临床应用】

1. 支气管哮喘　用于预防发作和轻症的治疗,对于重症急性发作效果较差。

2. 鼻黏膜充血引起鼻塞　常用 0.5%～1% 溶液滴鼻可消除黏膜肿胀。

3. 防治某些低血压状态　如用于防治硬膜外和蛛网膜下麻醉所引起的低血压。

4. 缓解荨麻疹和血管神经性水肿等过敏反应的皮肤黏膜症状。

【不良反应与禁忌证】　有时出现中枢兴奋所致的不安、失眠等,晚间服用宜加镇静催眠药以防止失眠。禁忌证同肾上腺素。

第三节　β受体激动药

一、β₁、β₂受体激动药

异丙肾上腺素

异丙肾上腺素(isoprenaline)系人工合成品,常用其盐酸盐,又称喘息定。本品是典型的 β₁、β₂受体激动药,对 α 受体无作用。

【体内过程】　口服无效。气雾剂吸入给药,吸收较快。舌下含服因能舒张局部血管,少量可经口腔黏膜迅速吸收。吸收后主要在肝和其他组织中被 COMT 代谢,少量被 MAO 代谢或被去甲肾上腺素能神经末梢所摄取,作用时间较肾上腺素略长。

【药理作用】　对β受体有很强的激动作用,对β₁和β₂受体选择性很低。

1. 心脏　激动心脏 β₁ 受体,使心率加快,传导加速,心肌收缩力增强,心输出量增加。与肾上腺素相比,加快心率、加速传导的作用较强,对正常起搏点作用比对异位起搏点作用强,故过量可致心律失常作用较肾上腺素少。

2. 对血管和血压的影响　激动 β₂ 受体,产生舒血管作用,主要是骨骼肌血管显著舒张,冠脉血管也舒张,肾血管和肠系膜血管舒张作用较弱。小剂量静脉滴注时,由于心脏兴奋,心输出量增加使收缩压升高;小动脉扩张,外周阻力减小,舒张压下降,脉压加大(图 9 - 1)。大剂量也使静脉强烈扩张,有效血容量下降,回心血量减少,心输出量减少,导致血压下降,此时收缩压和舒张压均降低,冠脉流量也可能下降。

3. 缓解支气管平滑肌痉挛　激动β₂受体,舒张支气管平滑肌,作用较肾上腺素略强,也具有抑制组胺等过敏介质释放的作用。但对支气管黏膜的血管无收缩作用,故消除黏膜水肿的作用不如肾上腺素。久用可产生耐受性。

4. 其他　能增加组织的耗氧量。与肾上腺素相比,其升高血中游离脂肪酸作用相似,而升高血糖作用较弱。不易透过血脑屏障,中枢兴奋作用微弱。

【临床应用】

1. 支气管哮喘　舌下或喷雾给药,用于控制支气管哮喘的急性发作,疗效快而强。

2. **房室传导阻滞**　治疗Ⅱ、Ⅲ度房室传导阻滞,采用舌下含药或静脉滴注给药。

3. **心脏骤停**　适用于心室自身节律缓慢,高度房室传导阻滞或窦房结功能衰竭并发的心脏骤停,以及溺水、电击等各种原因引起的心脏骤停。

4. **休克**　异丙肾上腺素能维持收缩压,降低舒张压,增加心输出量,改善微循环,可在补足血容量的情况下用于中毒性休克。目前临床因其强烈兴奋心脏,增加心肌耗氧量,易产生心律失常,已很少应用。

【不良反应】　心悸、头痛和皮肤潮红是常见的不良反应。用气雾剂治疗支气管哮喘时,因哮喘患者已处于缺氧状态,若用药剂量过大,可增加心肌耗氧量,易致心律失常,严重者出现心室颤动而死亡。禁用于冠心病、心肌炎和甲状腺功能亢进等。

二、β₁受体激动药

多巴酚丁胺

多巴酚丁胺(dobutamine)对 β_1 受体的激动作用强于 β_2 受体,故属于 β_1 受体激动药。与异丙肾上腺素比较,本品加强心肌收缩力作用比加快心率作用显著。

多巴酚丁胺口服无效, $t_{1/2}$ 仅约为 2 min,所以必须持续静脉滴注给药,适于短期治疗心脏手术后或急性心肌梗死并发的心力衰竭,其特点是增加心输出量而不加快心率。持续应用 24～48 h 后出现耐受性。因加快房室传导速度,故房颤者应避免使用。禁用于梗阻型肥厚性心肌病患者。

普瑞特罗

普瑞特罗(对羟苯心安,prenalterol,hyprenan)是新型 β_1 受体激动药,与其他肾上腺受体激动药不同,分子中无苯乙胺基本结构。

口服吸收迅速,用药后 30 min 达血药浓度峰值,生物利用度约为 45%,作用可维持 4～6 h。静脉注射 5 min 起效,10 min 可达最大效应,作用时间约 3 h。

普瑞特罗加强心肌收缩力的作用大于加快心率的作用,主要用于心力衰竭。对中等及重度心衰者均有效。不良反应有心悸、精神紧张等,个别人可致心律失常。

三、β₂受体激动药

β_2 受体激动药主要用于哮喘的治疗,如沙丁胺醇(salbutamol)、特布他林(terbutaline)等。见相关章节。

复习思考题

1. 比较去甲肾上腺素、肾上腺素和异丙肾上腺素在受体选择性、药理作用和临床应用方面的异同。
2. 肾上腺素的药理作用和临床用途。为何肾上腺素适用于过敏性休克?
3. 简述多巴胺的药理作用特点。
4. 简述麻黄碱的药理作用特点。

(季　晖)

第十章　肾上腺素受体阻断药

【内容提要】 α受体阻断剂分为长效和短效两类，代表性药物分别为酚苄明和酚妥拉明，主要用于外周血管痉挛性疾病。β受体阻断剂具有β受体阻断作用、内在拟交感活性和膜稳定作用，主要用于治疗心律失常、心绞痛和高血压。

肾上腺素受体阻断药（adrenoceptor blocking drugs）能阻断肾上腺素受体，从而拮抗去甲肾上腺素能神经递质或肾上腺素受体激动药的作用。按其对α和β肾上腺素受体选择性的不同，分为α受体阻断药（α - adrenoceptor blockers）、β受体阻断药（β - adrenoceptor blockers）及α、β受体阻断药（α、β - adrenoceptor blockers）三大类。

第一节　α肾上腺素受体阻断药

本类药能选择性地阻断α受体，产生抗肾上腺素的作用。受体阻断药选择性地阻断了与血管收缩有关的α受体，留下与血管舒张有关的β受体的效应，所以能激动α受体和β受体的肾上腺素的血管收缩作用被取消，而血管舒张作用充分地表现出来，将肾上腺素的升压作用翻转为降压，这个现象称为"肾上腺素作用的翻转"（adrenaline reversal）。对于主要作用于血管α受体的去甲肾上腺素，只能取消或减弱其升压效应而无"翻转作用"。对于主要作用于β受体的异丙肾上腺素的降压作用则无影响（图 10 - 1）。

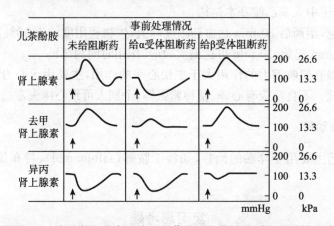

图 10-1　在给肾上腺素受体阻断药前后儿茶酚胺对狗血压的影响

根据这类药物对 α_1、α_2 受体选择性的不同，可将其分为三类：非选择性 α 受体阻断药，即 α_1、α_2 受体阻断药，如酚妥拉明；选择性 α_1 受体阻断药，如哌唑嗪；选择性 α_2 受体阻断药，如育亨宾。

一、α₁、α₂受体阻断药

本类药物对 α 受体的两种亚型选择性不高,且不同药物与受体结合牢固程度不同,阻断时间长短不一,故又分为短效和长效两类。

(一)短效类 α₁、α₂受体阻断药

本类药物以氢键、离子键或范德华力与α受体结合,结合力较弱,易于解离,故作用时间短暂。可与儿茶酚胺竞争受体,使激动药的量效曲线平行右移,增加激动药的剂量仍可达到最大效应,故属竞争性α受体阻断药。

酚 妥 拉 明

酚妥拉明(苄胺唑啉,立其丁,phentolanine, regitine)为人工合成品,常用其甲磺酸盐。

【体内过程】　口服吸收很差,且吸收部分迅速代谢,生物利用度低,口服效果仅为注射给药的 20%。口服后 30 分钟血药浓度达峰值,作用维持约 3~6 小时;肌内注射作用维持 30~45 分钟。大多以无活性的代谢物从尿中排泄。

【药理作用】　选择性阻断 α 受体,与 α₁ 受体和 α₂ 受体的亲和力相似,作用较弱。

1. 血管　酚妥拉明既能阻断血管平滑肌 α₁ 受体,又能直接松弛血管平滑肌,使血管舒张,外周阻力减低,血压下降。

2. 心脏　对心脏有兴奋作用,使心收缩力加强,心率加快,心输出量增加。这种兴奋作用部分是由于血压下降反射性地兴奋交感神经引起,部分是由于阻断突触前膜的 α₂ 受体,促进 NA 释放的结果。偶可致心律失常。

3. 其他　有拟胆碱作用,使胃肠平滑肌兴奋。有组胺样作用,使胃酸分泌增加,皮肤潮红等。

【临床应用】

1. 用于外周血管痉挛性疾病如肢端动脉痉挛等,也用于血管闭塞性脉管炎。

2. 静脉滴注 NA 发生外漏时,可作皮下浸润注射,以防止组织缺血性坏死。

3. 缓解嗜铬细胞瘤分泌大量肾上腺素所引起的高血压及高血压危象。用于肾上腺素嗜铬细胞瘤的诊断时,可靠性和安全性较差。也可用于拟肾上腺素类药物过量所致的高血压。

4. 抗休克。能使心输出量增加,血管舒张,改善微循环,但给药前必须补足血容量。有人主张与 NA 合用,目的是对抗 NA 激动 α 受体的缩血管作用,保留其激动 β₁ 受体的兴奋心脏作用。适用于感染性、心源性和神经性休克。

5. 用于充血性心力衰竭。酚妥拉明能解除心衰时小动脉和小静脉的反射性收缩,扩张血管,降低外周阻力,明显减轻心脏后负荷,心输出量增加,从而使心力衰竭以及肺充血、肺水肿得以改善。

6. 用于勃起功能障碍(erectile dysfunction, ED)。甲磺酸酚妥拉明已于 2001 年被国家药品监督管理局批准为第一个在国内上市的治疗男性勃起功能障碍的药品。

【不良反应】　常见的有低血压,胃肠道平滑肌兴奋所致的腹痛、腹泻、呕吐和诱发溃疡病。静脉给药有时可引起心动过速和心绞痛,因此须缓慢注射或滴注。冠心病和消化性溃疡者慎用。

妥 拉 唑 啉

妥拉唑啉(tolazoline,苄唑啉)系酚妥拉明同类药物,对α受体阻断作用与酚妥拉明相似,但较弱,而组胺样作用和拟胆碱作用较强。口服和注射都易吸收,大部分以原形从肾小管排泄。口服吸收较慢,排泄较快,效果远不及注射给药。主要用于血管痉挛性疾病的治疗,也可局部浸润注射用于 NA 静脉滴注外漏引起的局部组织坏死。不良反应与酚妥拉明相同,但发生率较高。

(二)长效类 α_1、α_2 受体阻断药

本类药物以共价键与 α 受体牢固结合,不易解离,α 受体阻断作用较强且持续时间长。在离体实验时,即使加入高浓度的儿茶酚胺,也难以与之竞争,量效曲线上最大效应下降,故属非竞争性α受体阻断药。

酚 苄 明

酚苄明(phenoxybenzamine)又名苯苄胺(dibenzyline),系人工合成品。

【体内过程】 口服仅吸收 20%～30%。因刺激性强,不宜肌内或皮下注射,临床仅静脉注射给药。静脉注射 1 小时后可达最大效应。脂溶性高,药物大多积蓄于脂肪组织中,然后缓慢释放。12 小时排泄 50%,24 小时排泄 80%,一周后尚有少量存留在体内。用药一次,作用维持 3～4 日。

【药理作用】 起效缓慢,即使静注亦需数小时才能出现明显作用。因阻断 α 受体,使血管舒张,外周阻力降低,作用持久。作用强度与交感神经兴奋程度有关,对于伴有代偿性血管收缩的病人(如血容量减少或体位直立)可使血压显著下降。由于血压下降而反射性引起心率加快;又因阻断突触前膜 α_2 受体和抑制摄取 1、摄取 2 的作用,使心率加快更为明显。

【临床应用】 主要用于外周血管痉挛性疾病,也可用于休克和嗜铬细胞瘤的治疗。

【不良反应】 常见的有体位性低血压、心悸、鼻塞和中枢抑制等。大剂量口服尤其空腹时可引起恶心、呕吐。给药时应缓慢静注,密切监护,治疗休克时注意充分补液。

二、选择性 α_1 受体阻断药

哌唑嗪(prazosin)及同类药物特拉唑嗪(terazosin)、布那唑嗪(bunazosin)、多沙唑嗪(doxazosin)等为第二代 α_1 受体阻断剂,能选择性地阻断 α_1 受体,对突触前膜 α_2 受体阻断作用极弱,因此扩张血管降低血压时,不会引起 NA 释放的增加,加快心率的副作用较轻,但一般不作为高血压治疗的首选药。坦洛辛(tamsulosin)和西洛多辛(silodosin)属于第三代 α_1 受体阻断剂,比第二代具有更好的对前列腺 α_1 受体的选择性。因此,阻断这些受体可以松弛前列腺和膀胱括约肌,治疗前列腺增生症。

三、α_2 肾上腺素受体阻断药

育亨宾(yohimbine)能选择性地阻断α_2受体,主要用作科研的工具药。

第二节　β肾上腺素受体阻断药

β受体阻断药能选择性与β肾上腺素受体结合,从而拮抗神经递质和儿茶酚胺对β受体的激动作用。β受体阻断药的问世,为心血管疾病的治疗提供了一类有效药物。

【药理作用】

1. β受体阻断作用

(1)心血管系统

① 心脏:对心脏的作用是这一类药物的重要作用。主要由于阻断心脏β_1受体,可使心率减慢,心收缩力减弱,心输出量减少,心肌耗氧量减少,血压稍降低。β受体阻断药还能减慢心房和房室结的传导,延长房室结的有效不应期。

② 血管和血压:非选择性β受体阻断药如普萘洛尔可阻断血管β_2受体,加之心输出量减少而反射性引起交感神经兴奋,使血管收缩,外周阻力增加,骨骼肌和肝、肾等器官血流量减少,冠脉血流量也减少。但长期用药对高血压患者有降压作用,表现为收缩压和舒张压均显著下降,其降压机制比较复杂。

(2)支气管平滑肌　阻断β_2受体,支气管平滑肌收缩,使呼吸道阻力增加,对正常人影响较小,但对支气管哮喘的患者,可诱发或加重哮喘的急性发作。

(3)其他　抑制糖原和脂肪分解。阻断近球细胞β_1受体,抑制肾素释放,这可能是其降压机理之一。

2. 内在拟交感活性　某些β受体阻断药除能阻断β受体外,尚对β受体具有部分激动作用,称为内在拟交感活性(intrinsic sympathomimetic activity, ISA)。由于此种作用较弱,常被其β受体阻断作用所掩盖。如预先给予利血平使实验动物体内的儿茶酚胺耗竭,再用具有内在拟交感活性的β受体阻断药,其β受体阻断作用无从发挥,只表现出心脏兴奋、支气管平滑肌扩张等β受体激动作用。一般认为,ISA较强的β受体阻断药引起心脏抑制和支气管收缩的作用较弱。

3. 膜稳定作用　抑制细胞膜对离子的通透性,降低细胞膜的电活动,称为膜稳定作用。

4. 其他　普萘洛尔有抗血小板聚集作用。某些β受体阻断药局部使用可减少房水生成,降低眼内压。

【临床应用】

1. 心律失常　对多种原因引起的过速型心律失常有效,如窦性心动过速、全身麻醉药、拟肾上腺素药等引起的心律失常等。

2. 心绞痛和心肌梗死　对心绞痛有良好的疗效。对于心肌梗死,长期应用可降低复发和猝死率,用量比抗心律失常的剂量要大。

3. 高血压　能使高血压病人的血压下降,伴有心率减慢。

4. 其他　辅助治疗甲状腺功能亢进及甲状腺中毒危象,对控制激动不安、心动过速和心律失常等症状有效,并能降低基础代谢率。也用于嗜铬细胞瘤和肥厚性心肌病。噻吗洛尔(timolol,噻吗心安)常局部用药降低眼内压,治疗青光眼。

【不良反应】　一般的不良反应如恶心、呕吐、轻度腹泻等,停药后迅速消失。偶见过敏反应如皮疹、血小板减少等。严重不良反应为急性心力衰竭,有时可突然出现,可能与个体差异有关。

1. 心血管反应　由于阻断心脏的β_1受体,出现心脏功能抑制,特别是心功能不全、窦性心动过缓和房室传导阻滞的病人,由于其心脏活动中交感神经占优势,故对本类药物敏感性提高,加重病情,甚至引起重度心功能不全、肺水肿、房室传导完全阻滞以致心脏骤停等严重后果。具有 ISA 的β受体阻断药较少引起心动过缓、负性肌力作用等心功能抑制。

2. 诱发或加剧支气管哮喘　由于阻断支气管平滑肌的β_2受体,使呼吸道阻力增加,诱发或加剧哮喘,故哮喘患者应慎用。

3. 反跳现象　长期应用β受体阻断药如突然停药,可引起原来病情加重。因此长期用药者应逐渐减量直至停药。

4. 其他　个别患者有幻觉、失眠和抑郁症状。少数人可出现低血糖与加强降糖药的降血糖作用,掩盖低血糖的症状而出现严重后果,此时,可慎重选用β_1受体选择性药物。

禁用于严重左室心功能不全、窦性心动过缓、重度房室传导阻滞和支气管哮喘病人。心肌梗死病人及肝功能不良者慎用。

【分类】　根据对β_1受体的选择性和有无 ISA 两种重要特性,β受体阻断药可分为下列五类:

1A 类　无内在活性的β_1、β_2受体阻断药,如普萘洛尔。

1B 类　有内在活性的β_1、β_2受体阻断药,如吲哚洛尔。

2A 类　无内在活性的β_1受体阻断药,如阿替洛尔。

2B 类　有内在活性的β_1受体阻断药,如醋丁洛尔。

3 类　　α、β受体阻断药,如拉贝洛尔。

一、β_1、β_2受体阻断药

(一) 无内在活性的β_1、β_2受体阻断药

无内在活性的β_1、β_2受体阻断药也称非选择性β受体阻断药,是较早应用而目前仍广泛应用的一类β受体阻断药。包括普萘洛尔(propranolol,心得安)、纳多洛尔(萘羟心安,康加尔多,nadolol, corgard)和噻吗洛尔(timolol, blocadren)。

普 萘 洛 尔

普萘洛尔是等量的左旋和右旋异构体混合得到的消旋品,仅左旋体有阻断β受体的活性。

【体内过程】　口服吸收率大于 90%,主要在肝脏代谢,首过效应 60%～70%,生物利用度仅为 30%。口服后血浆高峰时间为 1～3 小时,$t_{1/2}$为 2～5 小时。老年人肝功能减退,$t_{1/2}$可延长。血浆蛋白结合率大于 90%。易于通过血脑屏障和胎盘,也可分泌于乳汁中。其代谢产物 90% 以上从肾排泄。血药浓度个体差异大,相差可达 20 倍之多,故临床用药应注意剂量个体化。

【药理作用和临床应用】　普萘洛尔具有较强的β受体阻断作用,对β_1和β_2受体的选择性

很低,没有内在拟交感活性。用药后使心率减慢,心收缩力减弱,心输出量减少,冠脉血流量下降,心肌耗氧量明显减少,对高血压病人可使血压下降,支气管阻力也有一定程度的增高。可用于治疗心律失常、心绞痛、高血压、甲状腺功能亢进等。

表 10 - 1　β受体阻断药比较表

药物名称	普萘洛尔	噻吗洛尔	吲哚洛尔	阿替洛尔	美托洛尔	拉贝洛尔	纳多洛尔
分布系数(辛醇/水)	5.93	0.3	0.12	<0.02	0.18	11.5	0.066
阻断 β 受体的作用强度[①]	1	100	15	0.5	1	0.25	2~4
β_1 受体选择性	—	—	—	+	+	—[②]	—
内在拟交感活性	—	—	++	—	—	±	—
$t_{1/2}$(小时) (静注)	2.5		3.1		3.2	3.4~4.5	
(口服)	2~5	2~5	2~5	6~9	3~4	5.5	14~24
首过效应(%)	60~70	25~30	10~13	<10	50~60	60	0
口服生物利用度(%)	30	30~75	87~95	50~60	40~50	33	30~40
口服血浆浓度高峰时间(小时)	1~3	2~3	1.5~2	2~4	0.5~1.5	1~2	2~4
血浆蛋白结合率(%)	80~95	10~80	40~60	3~40	12	50	20~30
口服血浆高峰浓度个体差异	20 倍		4 倍	较低	5 倍		
主要消除器官	肝	肝	肝、肾	肾	肝	肝	肾

注:① 犬对标准剂量异丙肾上腺素心率过速的拮抗作用强度。② 兼有 α 受体阻断作用。

(二) 有内在活性的β_1、β_2受体阻断药

包括吲哚洛尔(吲哚新安,心得静,pindolol)、阿普洛尔(烯丙洛尔,心得舒,alprenolol)和氧烯洛尔(心得平,oxprenolol)等,其中以吲哚洛尔的内在拟交感活性最强。

吲 哚 洛 尔

吲哚洛尔口服吸收完全,生物利用度高。血浆蛋白结合率为 40%～60%。约 50%在肝内代谢,代谢物及原形药物从尿中排出,血浆 $t_{1/2}$ 约为 3～4 h,老年高血压患者或肝肾功能不全时,血浆半衰期可被延长。

吲哚洛尔对 β_1、β_2受体无选择性,但作用强度为普萘洛尔的 6～15 倍,具有较强的内在拟交感活性和较弱膜稳定作用。临床用于心律失常、高血压、心绞痛和甲状腺功能亢进等。虽然本品具有内在拟交感活性,但仍需警惕心力衰竭的发生。

二、选择性 β_1 受体阻断药

(一) 无内在活性的β_1受体阻断药

美 托 洛 尔

美托洛尔(美多心安,倍他乐克,metoprolol, betaloc)可选择性阻断 β_1受体,几无膜稳定作用。口服吸收完全,有首过效应,生物利用度为 40%。血药浓度个体差异大,可相差 17

倍,剂量需个体化。血浆蛋白结合率低,可通过血脑屏障和胎盘屏障。大部分经肝代谢后从尿中排出,也可从乳汁中分泌。血浆 $t_{1/2}$ 约 3~4 h。

临床用于各型高血压、心绞痛及室上性心律失常,也用于甲状腺功能亢进和偏头痛等。副作用较少,部分患者可出现胃部不适、疲倦、头昏及多梦等。

阿 替 洛 尔

阿替洛尔(氨酰心安,atenolol, tenormin)对 β_1 受体有选择性阻断作用。口服吸收不完全,生物利用度为 50%~60%。脂溶性低,仅少量药物能进入脑内。大部分以原形从肾排泄,血浆 $t_{1/2}$ 为 6~7 h。临床主要用于治疗高血压、心律失常和心绞痛等。尚可用于甲状腺功能亢进、偏头痛及肌震颤等。虽然增加呼吸道阻力作用较轻,但哮喘病人仍须慎用。

(二)有内在活性的 β_1 受体阻断药

醋 丁 洛 尔

醋丁洛尔(醋丁酰心安,acebutolol, sectral)选择性阻断 β_1 受体,具有膜稳定作用。口服肠道易吸收,首过效应较强,生物利用度约为 40%,用药后 2 h 血药浓度达峰值。血浆蛋白结合率低。体内分布广泛,但不易通过血脑屏障。血浆 $t_{1/2}$ 约 3~4 h。代谢产物仍有 β 受体阻断作用,该代谢产物的 $t_{1/2}$ 为 8~13 h。

临床用于抗高血压,也用于心绞痛及心律失常。一般不良反应同普萘洛尔。

三、α、β受体阻断药

拉 贝 洛 尔

拉贝洛尔(labetolol,柳胺苄心定)的特点是兼具β和α受体阻断作用。对 β 受体的阻断作用是 α 受体阻断作用的 10~15 倍,血管扩张作用主要与阻断 α 受体有关。

拉贝洛尔口服吸收完全,由于存在首过效应,生物利用度仅为 20%~40%,个体差异大,用药后 1~2 h 血药浓度达到峰值。血浆蛋白结合率为 50%,主要在肝内经氧化和葡萄糖醛酸结合反应进行代谢,$t_{1/2}$ 为 8 h。

临床主要用于中度至重度高血压,静注可用于高血压危象。也有治疗心绞痛的临床报道。不良反应较少,主要表现为恶心、呕吐、出汗和皮疹等。体位性低血压较多见。少数病人可发生肝损害。

卡 维 地 洛

卡维地洛(卡维洛尔,carvedilol, dilatrend)可选择性阻断 α_1 受体和非选择性阻断 β 受体,对后者的阻断作用较强,无内在拟交感活性。其血管扩张作用主要与阻断 α_1 受体有关。口服吸收迅速,首过效应大,生物利用度约为 24%,血浆蛋白结合率为 90%,肝内代谢,主要从粪便排出,$t_{1/2}$ 为 6 h。

临床用于原发性高血压及慢性稳定型心绞痛。此外,卡维地洛还可改善糖耐量,降低胰岛素水平,增加胰岛素的敏感性,降低三酰甘油和 LDL - ch 及增加 HDL - ch 水平,减少蛋白尿和增加肾血流量,故推荐作为慢性心力衰竭的一线治疗药物,尤其对继发于缺血性心脏病的慢性心力衰竭效果较好。常见不良反应有头痛、头晕、乏力、嗜睡和恶心等,也可引起体位性低血压。

复习思考题

1. 何谓"肾上腺素作用的翻转"?
2. 比较非竞争性 α 受体阻断药与竞争性 α 受体阻断药的异同。
3. 说明酚妥拉明的药理作用和临床用途。
4. β 受体阻断剂有哪些药理作用?
5. β 受体阻断剂可用于哪些疾病的治疗?作用原理是什么?
6. 说明 β 受体阻断剂根据对 $β_1$ 受体的选择性和有无内在拟交感活性的重要特性的分类和各类的主要药物。

(季　晖)

第十一章 局部麻醉药

【内容提要】 局麻药是一类在局部可逆性地阻断感觉神经冲动的产生和传导的药物。常用的局麻药有普鲁卡因、利多卡因、丁卡因、布比卡因、达克罗宁等。其中利多卡因作用快,强而持久,穿透力强,适用于各种局麻方法。

局部麻醉药(local anaesthetics)简称局麻药,是一类作用于神经末梢或神经干周围,在局部可逆性地阻断感觉神经冲动的产生和传导的药物,在意识清醒的情况下局部疼痛暂时消失,以便进行手术。局麻作用消失后,神经功能可完全恢复,对各类组织无损伤作用。

一、药理作用

在局麻药作用下,痛觉先行消失,而后是温觉、触觉和压觉。神经元兴奋时的去极化有赖于 Na^+ 内流,局麻药抑制 Na^+ 内流,抑制动作电位的产生和神经冲动的传导,从而产生局部麻醉作用。局麻药被吸收入血后,可产生全身作用。对中枢神经系统的作用是先兴奋后抑制,作用初期表现为眩晕、烦躁不安、肌肉震颤,严重者可致神志错乱及全身强直-阵挛性惊厥,最后转入昏迷,呼吸麻痹。对心肌有直接抑制作用,使心肌收缩力减弱、心率减慢、血压下降和传导阻滞等。局麻药在较高浓度时也能抑制平滑肌和骨骼肌的活动。

二、局部麻醉的方法

1. 表面麻醉 将穿透性较强的局麻药涂于黏膜表面,使黏膜下神经末梢麻醉。适用于眼、鼻、咽喉、气管、尿道等黏膜部位的浅表手术。
2. 浸润麻醉 将局麻药注入皮下或手术切口部位,使局部的神经末梢被麻醉。
3. 传导麻醉 将局麻药注射到神经干或神经丛周围,阻断神经冲动传导,使其支配的区域产生麻醉。
4. 蛛网膜下腔麻醉 简称腰麻,将局麻药经腰椎间隙注入蛛网膜下腔,以阻滞该部位的神经根,麻醉范围较广。适用于腹部及下肢手术。可能引起血压下降和呼吸肌麻痹,应注意。
5. 硬脊膜外腔麻醉 将药液注入硬脊膜外腔,使通过此腔穿出椎间孔的神经根麻醉。由于硬脊膜外腔与颅腔不相通,药物不会扩散到颅内,不易引起呼吸中枢麻痹。可用于颈部到下肢的手术,特别适用于上腹部手术。用药量比腰麻时大 $5\sim10$ 倍,起效较慢,对硬脊膜无损伤,不引起麻醉后头痛反应。硬膜外麻醉也能使交感神经麻醉,导致外周血管扩张及心肌抑制,引起血压下降,可用麻黄碱预防或治疗。

三、临床常用局麻药

普鲁卡因

普鲁卡因(procaine,奴佛卡因,novocaine)是最常用的局麻药之一。脂溶性低,不易穿透黏膜，故不适用于鼻黏膜、眼等表面麻醉。一般只作注射用药，广泛用于浸润麻醉、传导麻醉、蛛网膜下腔麻醉和硬膜外麻醉。还可用于损伤部位的局部封闭。其水溶液在 pH 3.3 时最稳定，如 pH 升高则水解反应加速，产生代谢产物对氨苯甲酸(PABA)，进一步氧化使溶液呈黄色。

普鲁卡因无血管收缩作用，为防止迅速吸收，常加入少量肾上腺素以收缩血管，延长局麻时间。代谢产物 PABA 能对抗磺胺类药物的抗菌作用，故应避免与磺胺类药物同时应用。常用量很少出现毒性，少数人可发生过敏反应，用药前宜做皮肤过敏试验。过敏者改用利多卡因。

利 多 卡 因

利多卡因(lidocaine)作用比普鲁卡因快、强而持久，局麻作用为普鲁卡因的 2～4 倍。安全范围较大，穿透力也较强，能穿透黏膜，适用于各种局麻方法。临床主要用于传导麻醉和硬膜外麻醉。本药属酰胺类，在肝中受肝微粒体酶水解灭活，$t_{1/2}$ 约 90 分钟，利多卡因还可用于抗心律失常，详见有关章节。

丁 卡 因

丁卡因(tetracaine，地卡因，dicaine)作用及毒性均比普鲁卡因强 10 倍，脂溶性高，穿透力强，易进入神经，也易被吸收入血。常用作表面麻醉、腰麻及硬脊膜外腔麻醉，一般不用于浸润麻醉。此药与神经脂质亲和力较大，在血中被胆碱酯酶水解速度较普鲁卡因慢，故作用较持久，约 2～3 小时。

布 比 卡 因

布比卡因(bupivacaine，麻卡因，marcaine)是目前常用局麻药中作用维持时间最长的药物，作用可持续 5～10 小时。其局麻作用较利多卡因强 4～5 倍，安全范围较利多卡因宽，无血管扩张作用。主要用于浸润麻醉、传导麻醉和硬膜外麻醉。

本品在血液内浓度低，体内蓄积少，作用时间长，故为一个比较安全、长效的局麻药。

奥 布 卡 因

奥布卡因(oxybuprocaine) 为表面麻醉的酯类局部麻醉药。常以其 0.4% 溶液用于眼科小手术。90 秒钟内滴入 3 滴，可在 5 分钟内产生良好的局部麻醉效果；1 小时后可恢复，对瞳孔无影响，但反复多次应用可能导致角膜炎和角膜严重损害。也可以 1% 溶液用于耳鼻喉科表面麻醉。过敏者禁用，患心脏疾患、甲状腺功能亢进或溃疡者慎用。

复习思考题

1. 说明局麻药的药理作用。
2. 临床常用的局麻药有哪些？各有何特点，适用于何种麻醉？

(季　晖)

第十二章 镇静催眠药

【内容提要】 镇静催眠药按照化学结构分为苯二氮䓬类、巴比妥类和咪唑吡啶类等其他新型结构药物。大部分药物都具有抗焦虑、镇静催眠、抗惊厥和肌肉松弛作用。大剂量的巴比妥类还可引起麻醉,中毒剂量时可致呼吸麻痹而死亡。由于巴比妥类安全性低,目前临床使用的镇静催眠药主要为苯二氮䓬类和唑吡坦等新型结构药物。镇静催眠药长期反复使用可出现耐受性和依赖性,属国家管制的精神类药物,应严格控制使用。

第一节 苯二氮䓬受体激动药

一、苯二氮䓬类药物

氯氮䓬是 1961 年合成的第一个具有镇静催眠、抗焦虑等作用的苯二氮䓬类药物(benzodiazepines),随后相继合成了地西泮等 20 余种同类药物,它们均为 1,4-苯并二氮䓬的衍生物,药理作用和作用机制亦相似。

地 西 泮

地西泮(diazepam,安定)为目前临床上最常用的苯二氮䓬类代表药物。

【体内过程】 地西泮为弱碱性药物,口服吸收快而完全,约 1 小时达血浆峰浓度,主要在肠道吸收。地西泮肌内注射后,在体液 pH 条件下可发生沉淀,故吸收缓慢且不规则。因其脂溶性高,易透过血脑屏障和胎盘屏障,静脉注射可迅速进入脑组织,但随后大量分布到脂肪组织和肌组织中,脑中浓度迅速下降,故中枢作用快而短。地西泮与血浆蛋白结合率高达 99%。主要经肝药酶转化,代谢产物去甲地西泮和奥沙西泮仍具药理活性,最终与葡萄糖醛酸结合后由尿排出。$t_{1/2}$ 约 30~60 小时,肝功能不良者可使 $t_{1/2}$ 延长。少量地西泮可通过胎盘和乳汁排出,产前和哺乳期妇女禁用。

【药理作用和临床应用】

1. 抗焦虑作用 小于镇静剂量时即可产生良好的抗焦虑作用,消除焦虑患者的恐惧紧张、忧虑、失眠及心悸、出汗、震颤等症状,对各种原因引起的焦虑均有显著疗效。其抗焦虑作用可能是选择性地作用于调节情绪反应的边缘系统中的苯二氮䓬受体而实现的。

2. 镇静催眠作用 随着剂量加大可引起镇静和催眠,明显缩短入睡时间、延长睡眠持续时间及减少觉醒的次数。进一步加大剂量时也不引起麻醉,安全范围大。地西泮对快动眼睡眠时相(REMS)影响小,停药后一般不出现反跳性 REMS 延长导致多梦,不容易引起停药困难。但有报道长期连续应用后仍可引起明显依赖性,而造成停药困难。以地西泮为代表的苯二氮䓬类药物已取代了巴比妥类药物成为临床上最常用的镇静催眠药。

地西泮镇静作用发生快,同时可产生暂时性记忆缺失,可用于麻醉前给药和心脏电击复律或内窥镜检查前给药,可减轻或消除患者对手术的恐惧心理,减少麻醉药用量而增加其安全性,并使患者忘却手术中的不良刺激。

3. 抗惊厥作用 地西泮具有很强的抗惊厥作用,临床用于治疗小儿高热惊厥、子痫,破伤风和药物中毒引起的惊厥。静脉注射安定是治疗癫痫持续状态的首选措施。

4. 中枢性肌肉松弛作用 地西泮具有较强的肌肉松弛作用,对人类大脑损伤所致的肌肉僵直有缓解作用。但与骨骼肌松弛药不同,地西泮在松弛肌肉的同时不影响正常活动。

【作用机制】 放射受体结合试验表明脑内存在与地西泮有高亲和力的特异结合位点苯二氮䓬受体。该受体在大脑皮层的分布密度最高,其次为边缘系统和中脑,脑干和脊髓的密度较低,与 $GABA_A$ 亚型受体的分布基本一致。$GABA_A$ 受体是氯离子通道的门控受体。氯离子通道由 α、β、γ 等亚单位组成。地西泮通过苯二氮䓬受体- $GABA_A$ 受体- Cl^- 通道大分子复合物发挥作用。即地西泮与 Cl^- 通道 α -亚单位上的苯二氮䓬受体结合后,可促进 GABA 与 $GABA_A$ 受体结合,使 Cl^- 通道开放的频率增加,使神经细胞产生超极化,产生抑制效应。地西泮的作用主要通过增强 GABA 能神经功能和突触抑制效应而实现。

【不良反应】 连续使用治疗量可产生嗜睡、头昏、乏力等症状。大剂量时偶尔出现共济失调。静脉注射过快可引起呼吸和循环功能抑制,所以静注速度宜慢,治疗量口服无此作用。饮酒或同时应用其他中枢抑制药时可显著增强其作用和毒性。偶可引起视力模糊、低血压、尿失禁、胃肠不适和过敏反应,如皮疹、白细胞减少等。

长期服用地西泮仍可产生依赖性和成瘾性,突然停药可出现反跳和戒断症状,表现为失眠、焦虑、激动、震颤甚至惊厥,故不宜长期服用。但与巴比妥类药物相比,地西泮依赖性的发生率较低且较轻。

奥沙西泮

奥沙西泮(oxazepam,去甲羟基安定,舒宁)是地西泮的主要代谢产物,$t_{1/2}$ 为 5～10 小时,属中效苯二氮䓬类药物。药理作用与地西泮相似,但抗焦虑作用显著,抗惊厥作用较强。嗜睡、共济失调等不良反应较少。对焦虑、紧张、失眠及部分神经官能症均有效,尤其适合顽固性焦虑患者的治疗。适用于老年人或肾功能不良者。

劳拉西泮

劳拉西泮(lorazepam,氯羟安定,氯羟二氮䓬)口服易吸收。经肝代谢,代谢产物无药理活性。$t_{1/2}$ 约 10～18 小时。药理作用与地西泮相似,但抗焦虑作用约为地西泮的 5～10 倍,诱导入睡作用明显,有很强的顺行性遗忘作用。不抑制呼吸,对心血管系统无明显影响。临床用于焦虑症、癫痫持续状态和麻醉前给药,麻醉前用药效果优于地西泮。反复应用易产生依赖性。

咪达唑仑

咪达唑仑(midazolam,咪唑安定)脂溶性高,口服后吸收迅速,0.5～1 小时血药浓度达峰值。首过消除大,生物利用度仅 40% 左右,肌注后生物利用度为 91%。消除半衰期短,约 2～3 小时。咪达唑仑的作用强度约为地西泮的 1.5～2 倍,可轻度降低脑耗氧量以及颅内肿瘤患者的颅内压,适用于颅内肿瘤患者。对呼吸、循环的影响轻微,较地西泮更适合术前给药和麻醉诱导,如颅脑手术和心脏手术时应用。

艾 司 唑 仑

艾司唑仑(estazolam,舒乐安定)为高效镇静催眠药,具有用量小、起效迅速、催眠效果好和副作用小等特点,安全性较大。

阿 普 唑 仑

阿普唑仑(alprazolam,甲基三唑安定)口服吸收快而完全,1～2 小时后血药浓度达峰值,2～3 天血药浓度达稳态。血浆半衰期为 12～15 小时,老年人为 19 小时。血浆蛋白结合率约为 80%。吸收后分布于全身,并可透过胎盘屏障,进入乳汁。经肝脏代谢为 α-羟基阿普唑仑,代谢物也有一定的药理作用。自肾脏排出体外,体内蓄积量极少,停药后清除快。

阿普唑仑抗焦虑、镇静催眠作用强,临床主要用于治疗广泛性焦虑症和抑郁症伴有的焦虑、惊恐症、失眠症。常见的不良反应为嗜睡、头昏、乏力等,大剂量偶见共济失调、震颤、尿潴留、黄疸。个别病人发生兴奋、多语、睡眠障碍,甚至幻觉。停药后,上述症状很快消失。急性闭角性青光眼患者禁用,禁止与酮康唑和伊曲康唑合用。

三 唑 仑

三唑仑(triazolam)口服吸收快而完全,15～30 分钟起效,$t_{1/2}$ 为 2～4 小时,具有速效、短效的特点。其抗焦虑、催眠和肌松作用均比地西泮强。适用于各型失眠症和焦虑症。常见不良反应为头晕、头痛、嗜睡,记忆缺失更易发生。三唑仑不良反应的发生率、类型、严重程度均比其他苯二氮䓬类高,国内作为一类精神药品管理,应慎用于失眠患者。

硝 西 泮

硝西泮(nitrazepam,硝基安定)具有较好的镇静、催眠作用,引起近似生理性睡眠,无明显后遗效应,用于各种失眠。还有较强的抗癫痫作用,可用于癫痫的治疗,对阵挛性发作效果较好。硝西泮半衰期较长,$t_{1/2}$ 约为 26 小时。

氯 硝 西 泮

氯硝西泮(clonazepam,氯硝安定)口服后吸收较慢,达峰时间 2～4 小时,消除半衰期 24～36 小时。抗惊厥作用明显,比地西泮和硝西泮强 5 倍,疗效稳定,但对呼吸和循环的抑制作用比地西泮严重。

临床上对癫痫小发作、婴儿痉挛性及肌阵挛性发作疗效明显,对癫痫持续状态也有效。用于癫痫患者的麻醉前给药,以防止麻醉中和麻醉后的癫痫发作。

氟 西 泮

氟西泮(flurazepam,氟安定)作用与地西泮相似,有较好的催眠作用。口服吸收迅速,服后 20～40 分钟可诱导入睡,维持 7～8 小时。其代谢产物 N_1-脱烷基氟西泮的 $t_{1/2}$ 长达

50～100小时。临床用于各型失眠症,尤其适用于其他催眠药不能耐受的病人。常见不良反应有眩晕、嗜睡、头昏、共济失调,亦可出现恶心、呕吐等胃肠道反应。老年人宜用小剂量,不宜用于忧郁症、肝肾功能不全及妊娠妇女。

氟硝西泮

氟硝西泮(flunitrazepam,氟硝基安定)作用与硝西泮相似,但镇静催眠和肌肉松弛作用较强。用于各种失眠症和手术前镇静,亦可作诱导麻醉。

氟马西尼

氟马西尼(flumazenil)的化学结构与苯二氮䓬类相似,与苯二氮䓬类受体有很高的亲和力,竞争性拮抗苯二氮䓬类药物与受体的结合而发挥药理作用。氟马西尼毒性很小,本身对呼吸和心血管系统无影响,但对苯二氮䓬类引起的呼吸抑制有一定的拮抗作用。

氟马西尼在临床上主要用于麻醉后拮抗苯二氮䓬类药物的残余作用,促使手术后尽快清醒。也可用于苯二氮䓬类药物过量中毒的诊断和解救。对可疑苯二氮䓬类药物中毒者如用此药有效,则可基本肯定。

二、非苯二氮䓬类药物

唑 吡 坦

唑吡坦(zolpidem)为咪唑吡啶类药物,具有快速的镇静催眠作用。此药选择性结合苯二氮䓬受体 BZ_1 亚型,增加氯离子通道的开放而产生中枢抑制作用。唑吡坦口服吸收迅速,血浆药物浓度达峰时间为 0.5～3 小时,约 15 分钟起效,生物利用度约为 70%。血浆蛋白结合率约为 92%, $t_{1/2}$ 约 2.4 小时(0.7～3.5 小时),作用维持 6 小时,在体内无蓄积。

唑吡坦的主要作用为镇静催眠,而抗惊厥、抗焦虑和肌肉松弛作用弱。唑吡坦可以缩短入睡时间,减少夜醒次数,增加总的睡眠时间和改善睡眠质量。与苯二氮䓬类比较,治疗量唑吡坦几乎不改变睡眠结构,对慢波睡眠和快动眼睡眠(REMS)影响小。常规剂量下未见明显的撤药反应。适用于各种类型失眠的治疗。不良反应较轻,主要为对中枢神经系统和胃肠蠕动的影响,老年病人最易产生。临床试验中,10 mg 剂量以下观察到的不良反应有嗜睡、头晕、头痛、恶心、腹泻和眩晕。

佐 匹 克 隆

佐匹克隆(zopiclone)为环吡咯酮类化合物,口服易吸收,1.5～2 小时后血药浓度达峰值,半衰期约 5.0 小时,老年人约 7.0 小时,连续给药无蓄积作用。

佐匹克隆为速效催眠药,药理作用和作用机制均与苯二氮䓬类相似,但可能与苯二氮䓬受体类作用于相同受体而结合的区域不同。右旋佐匹克隆(eszopiclone)对受体的亲和力是左旋的 50 倍,作用更强。佐匹克隆作用的持续时间不长,次晨残留效应小,对呼吸抑制作用轻微,临床用于失眠症的短期治疗。不良反应较少,偶见嗜睡、口苦、口干、肌无力、头痛;长期服药后突然停药可出现反跳性失眠、噩梦、恶心、呕吐、焦虑、肌痛、震颤。罕见痉挛、肌肉颤抖、意识模糊。

扎 来 普 隆

扎来普隆(zaleplon)为非苯二氮䓬类的速效催眠药。口服吸收迅速,1小时左右达到血浆峰浓度,绝对生物利用度约30%,有明显的首过效应。$t_{1/2}$约1小时。主要经肝脏代谢,肾脏排泄。扎来普隆可选择性作用于边缘系统GABA$_A$受体复合物的BZ$_1$受体,发挥镇静催眠作用。对BZ$_2$受体的亲和力较弱,因此对记忆、情绪的影响相对较小。临床研究表明,扎来普隆能缩短入睡时间,但未表明能增加睡眠时间和减少清醒次数,因此适用于入睡困难的失眠症患者的短期治疗。不良反应较轻,可能会出现头痛、嗜睡、眩晕、口干、出汗及厌食、腹痛、恶心呕吐、乏力、记忆困难、多梦、情绪低落、震颤等症状。长期使用后突然停药仍可出现失眠等戒断症状。

第二节 巴比妥类

巴比妥类药物是巴比妥酸的衍生物,根据其脂溶性大小、起效快慢和持续时间的长短可分为长效、中效、短效和超短效四类,其中长效的主要有苯巴比妥,中效的有戊巴比妥和异戊巴比妥,短效的有司可巴比妥,超短效的有硫喷妥。

巴比妥类对中枢神经系统具有普遍性抑制作用,随着剂量增加,中枢抑制作用也逐渐加深,出现镇静、催眠、抗惊厥、抗癫痫和麻醉。大剂量可抑制心血管中枢,中毒量可致呼吸中枢麻痹而死亡。本类药物的安全性远不及苯二氮䓬类,且较易发生依赖性和成瘾性,临床已不作镇静催眠药使用。

第三节 褪黑素受体激动剂

雷 美 替 胺

雷美替胺(ramelteon)选择性地靶向作用于人体脑部的两种褪黑素受体MT$_1$和MT$_2$,为两种亚型受体的完全激动剂。空腹给药吸收迅速,血药浓度达峰时间为0.5~1.5小时,起效快;$t_{1/2}$为1~2.6小时,活性代谢物$t_{1/2}$为2~5小时,清除快。多剂量给药不会导致体内蓄积。高脂饮食可降低雷美替胺的血浆峰浓度,故应避免与高脂饮食同服。研究表明其能有效地缩短入睡时间,增加总睡眠时间。临床主要用于入睡困难的失眠症的治疗,尤其适用于昼夜节律失调性睡眠障碍。也可以作为不能耐受苯二氮䓬类药物患者以及已经发生药物依赖患者的替代治疗药物。

雷美替胺可升高成年妇女的催乳素水平,降低成年男性的睾酮水平。雷美替胺经肝脏CYP1A2代谢,轻度肝病就能升高雷美替胺血药浓度,中度肝病者应慎用,不宜用于严重肝病者。氟伏沙明抑制肝脏CYP1A2活性,明显升高雷美替胺血药浓度,应避免联用。雷美替胺不会产生依赖性、撤药症状和反跳性失眠。常见不良反应包括头晕、困倦、疲劳、恶心等,且发生率和程度均较低。服药后出现血管性水肿,应停止继续给药。

复习思考题

1. 苯二氮䓬类镇静催眠药的主要药理作用有哪些？与巴比妥类比较有什么优点？
2. 苯二氮䓬类镇静催眠药的作用机理是什么？有哪些常用药物？
3. 常用的非苯二氮䓬类镇静催眠药有哪些？主要特点是什么？

（皋　聪）

第十三章 抗癫痫药和抗惊厥药

【内容提要】 癫痫是不同原因引起的以中枢神经系统过度兴奋症状为主要表现的慢性疾病。目前临床药物主要通过抑制中枢病灶神经元异常放电的扩散,个别药物兼有抑制病灶神经元的异常放电而达到治疗目的。治疗药物主要包括苯妥英钠、卡马西平、巴比妥类、苯二氮䓬类、乙琥胺、丙戊酸钠等传统抗癫痫药物和奥卡西平、拉莫三嗪、托吡酯、加巴喷丁、氟柳双胺、氨己烯酸和噻加宾等新型抗癫痫药物。传统抗癫痫药物的疗效确切,但有些药物的安全性低及部分患者治疗无效,新型抗癫痫药物增加了癫痫患者的药物选择,特别对难治性癫痫患者有益。硫酸镁等抗惊厥药物主要用于惊厥的对症处理。

第一节 抗癫痫药

癫痫是一种慢性反复发作的中枢神经系统疾病,由于多种病因引起脑局部病灶神经元突发性的高频率、同步化放电,并向周围正常脑组织扩散引起的大脑功能短暂失调综合征,临床表现为短暂运动、感觉、意识、行为和自主神经功能紊乱症状。根据病理学特征和临床表现,可分为大发作、小发作、精神运动性发作和局限性发作四种常见的类型。前两种为全身性发作,后两种为部分性发作。各型发作的基本特点如下:

1. 大发作 患者突然意识丧失,跌倒在地,出现全身强直性抽搐,然后转为阵挛性抽搐,面色青紫,口吐白沫,一次发作持续数分钟。如果发作频繁,间歇期短,患者持续昏迷,称为癫痫持续状态。

2. 小发作 表现为短暂意识消失而不出现抽搐,持续数分钟后自然恢复。每日可发作数十次甚至更多,多见于儿童。

3. 精神运动性发作 主要表现为阵发性精神失常,伴有无意识动作。每次发作持续数分钟至数日不等。

4. 局限性发作 因大脑皮层局部神经细胞群受刺激而表现为一侧面部或肢体肌肉抽搐或感觉异常。

抗癫痫药的作用机制主要有两种方式,即抑制病灶神经元过度放电,或作用于病灶周围正常神经组织,抑制异常放电的扩散。约80%的癫痫患者可以通过药物治疗控制病情。约20%的患者症状难以用抗癫痫药控制,称为难治性癫痫。

一、传统抗癫痫药物

传统的抗癫痫药有苯妥英钠、卡马西平、巴比妥类、乙琥胺、苯二氮䓬类等。它们疗效确切,有些至今仍是癫痫治疗的常用药物。

苯 妥 英 钠

苯妥英钠(phenytoin sodium，大仑丁，dilantin)为二苯乙内酰脲的钠盐。

【体内过程】　苯妥英钠呈强碱性，刺激性大，故不宜肌内注射。口服吸收慢而不规则，连续服药需经数日后才达到有效血药浓度，由于脂溶性高，易透过血脑屏障，故脑中血药浓度高。在血中约有85%～90%与血浆蛋白结合。主要经肝药酶代谢成无活性的对羟基苯妥英，再与葡萄糖醛酸结合经肾排出，以原形经尿排出者不足5%。消除速率与血浆药物浓度密切相关。10 μg/ml 以下时按一级动力学消除，血浆 $t_{1/2}$ 约6～24小时。高于此浓度时按零级动力学消除，血浆 $t_{1/2}$ 可显著延长至20～60小时，易引起蓄积中毒。苯妥英钠常用剂量的血药浓度个体差异较大，最好进行血药浓度监测来调节剂量，以使用药个体化。

【药理作用】　苯妥英钠不能抑制癫痫病灶的异常放电，但可以阻止放电向周围正常脑组织的扩散。对各种可兴奋膜(神经元和心脏细胞膜)有膜稳定作用，降低其兴奋性，这种膜稳定作用都直接或间接地与其对细胞膜离子转运的影响有关。苯妥英钠为钠通道阻滞药，可减少 Na^+ 内流，并呈现出明显的使用依赖性(use-dependence)，即对高频率异常放电的神经元的 Na^+ 通道阻滞作用明显，可抑制其高频反复放电，而对正常神经元的低频放电无明显影响。

治疗浓度的苯妥英钠还可阻滞神经元 L 和 N 型钙通道抑制 Ca^{2+} 内流，也呈现使用依赖性阻滞，但对哺乳动物丘脑神经元的 T 型钙通道没有阻滞作用。较高浓度的苯妥英钠还能抑制 K^+ 外流，使动作电位时程和不应期延长。

此外，苯妥英钠还能通过抑制神经末梢对 GABA 的摄取，诱导 GABA 受体的增生，而间接增强 GABA 的作用，使 Cl^- 内流增加，神经细胞膜超极化。苯妥英钠通过上述作用抑制异常高频放电的扩散，使癫痫发作停止，但无明显镇静作用。

【临床应用】

1. 抗癫痫　苯妥英钠对癫痫大发作和局限性发作的疗效好，对精神运动性发作亦有效。但对小发作无效，有时甚至使病情恶化。亦可用静脉注射控制癫痫持续状态。

2. 治疗外周神经痛　对三叉神经痛疗效好，对舌咽神经痛和坐骨神经痛也有一定疗效。使疼痛减轻，发作次数减少，直至完全消失。这种作用可能与其细胞膜稳定作用有关。

3. 抗心律失常　详见第二十章。

【不良反应】

1. 局部刺激　因碱性较强，口服易引起胃肠道刺激，出现食欲减退、恶心呕吐、腹痛等症状，饭后服用可减轻。静脉注射可引起静脉炎。长期用药约20%的患者牙龈增生，多见于儿童和青少年，为胶原代谢改变引起结缔组织增生的结果。注意口腔卫生，经常按摩牙龈，一般停药3～6个月后可恢复。

2. 骨骼系统反应　本药可诱导肝药酶，加速维生素 D 的代谢，长期应用可出现低钙血症，儿童患者可出现佝偻病，少数成年患者可出现骨软化症。必要时应用维生素 D 预防。

3. 神经系统　主要为服用量过大引起的急性中毒或长期服用致慢性中毒的症状，轻症时主要表现为小脑-前庭功能失调包括眩晕、共济失调、眼球震颤、复视等。严重者可致语言障碍、精神错乱甚至昏睡、昏迷。

4. 造血系统　苯妥英钠可抑制二氢叶酸还原酶的活性,长期应用可引起叶酸代谢障碍,导致巨幼红细胞性贫血。可用甲酰四氢叶酸治疗。

5. 过敏反应　偶可引起皮疹,粒细胞缺乏,血小板减少,再生障碍性贫血和肝脏损害。应定期作血常规和肝功能检查,发现异常及时停药。

6. 其他　妊娠早期用药偶致畸胎,孕妇慎用。偶见女性多毛症和男性乳房增大和淋巴结肿大。静注过快可致心律失常、心脏抑制和血压下降,宜在心电图监护下进行。

【药物相互作用】　苯妥英钠为肝药酶诱导剂,能加速肾上腺皮质激素、避孕药等的代谢而降低药效。苯巴比妥和卡马西平等通过肝药酶诱导作用加速苯妥英钠的代谢从而降低其血药浓度,氯霉素、异烟肼可抑制肝药酶而提高苯妥英钠的血药浓度。水杨酸类、苯二氮䓬类和口服抗凝血药等可与苯妥英钠竞争血浆蛋白结合部位,使游离型血药浓度增加。

卡马西平

卡马西平(carbamazepine,酰胺咪嗪)为安全、有效、广谱、无认知功能不良反应的抗癫痫药,临床应用广泛。

【体内过程】　口服易吸收,血药浓度约2～6小时达峰值。血浆蛋白结合率约80%。经肝代谢为有活性的环氧化物,经肾排泄。用药初期血浆半衰期平均为35小时,连续用药3～4周后,由于其自身诱导作用,半衰期可缩短50%。

【药理作用及临床应用】　作用机制与苯妥英钠相似,抑制癫痫病灶神经元异常放电的扩散。对精神运动性发作最有效,对大发作、混合型癫痫也有效,对小发作效果差。对三叉神经痛和舌咽神经痛的疗效优于苯妥英钠。能减轻精神异常,适用于伴有精神症状的癫痫。可单用或与锂盐和其他抗抑郁药合用治疗对锂盐、抗精神病药、抗抑郁药无效的或不能耐受的躁狂-抑郁症。能促进抗利尿激素(ADH)的分泌或提高效应器对ADH的敏感性,因此对中枢性尿崩症亦有效。

【不良反应】　与其他抗癫痫药相比,不良反应较少。用药早期可出现头昏、眩晕、恶心、呕吐和共济失调,亦可有皮疹和心血管反应,一周后可逐渐消退。偶见一过性白细胞减少。大剂量可致房室传导阻滞。严重肝功能不全、骨髓抑制和房室传导阻滞及哺乳期妇女禁用,冠心病、糖尿病、青光眼、肾病及妊娠初期等患者慎用。卡马西平控制癫痫发作的最佳血浓度有较大的个体差异,可根据血浓度调整剂量。

苯 巴 比 妥

苯巴比妥(phenobarbital)又称鲁米那(luminal)。电生理研究表明,本品不仅能提高病灶周围正常组织的兴奋阈值,抑制异常放电的扩散,而且可以降低病灶神经元的兴奋性抑制病灶的异常放电。苯巴比妥起效快,疗效好,临床可治疗除小发作外的各型癫痫,包括癫痫持续状态,但因为中枢抑制作用明显,故不作为首选药。其抗癫痫作用机制可能与增强GABA能神经的功能有关。

扑 米 酮

扑米酮(primidone)又称去氧苯比妥或扑痫酮,原形药物及其体内代谢产物苯巴比妥和苯乙基丙二酰胺均具有抗癫痫作用。

扑米酮对大发作和局限性发作疗效较好,优于苯巴比妥。对精神运动性发作的疗效不如卡马西平和苯妥英钠。扑米酮与苯巴比妥相比并无优点,只用于其他药物不能控制的病人。

乙 琥 胺

乙琥胺(ethosuximide)口服易吸收,只对小发作有效,疗效不及氯硝西泮,但不良反应较少,耐受性较好,目前仍是治疗小发作的主要药物之一。其机制可能与抑制丘脑神经元 T 型 Ca^{2+} 通道有关。

常见不良反应有嗜睡、眩晕、呃逆、食欲不振及恶心、呕吐等。偶见嗜酸性粒细胞增多,粒细胞缺乏,严重者可发生再生障碍性贫血。故用药期间应定期检查血象。对有精神病史的患者可引起精神行为异常,表现为焦虑、抑郁、攻击行为、幻听等。

丙 戊 酸 钠

丙戊酸钠(sodium valproate)为广谱抗癫痫药。口服吸收迅速而完全,1~4 小时血药浓度达峰值,生物利用度在 80% 以上。丙戊酸钠对各种类型的癫痫发作均有一定疗效,对小发作的疗效优于氯硝西泮和乙琥胺;对大发作的疗效不如苯妥英钠和苯巴比妥,但当这两药无效时,丙戊酸钠仍有效;对精神运动性发作的疗效与卡马西平相似。对其他药物不能控制的顽固性癫痫仍可能有效。

丙戊酸钠能抑制脑内 GABA 转氨酶,减少 GABA 的降解;提高谷氨酸脱羧酶的活性,使 GABA 形成增多;抑制 GABA 的再摄取;并能提高突触后膜对 GABA 的反应性从而增强 GABA 介导的抑制作用,也能阻滞电压敏感性的 Na^+ 通道。丙戊酸钠通过上述机制有效地阻止异常放电的扩散。

常见不良反应有恶心、呕吐、食欲减退。约 25% 的患者服药后出现肝功能异常,表现为谷丙转氨酶升高、肝炎等肝损害,严重者出现肝功能衰竭致死,故应定期检查肝功能。孕妇慎用。

苯二氮䓬类

用于抗癫痫的苯二氮䓬类药物有地西泮、氯硝西泮、氟硝西泮、硝西泮和氯巴占(clobazam)。地西泮和劳拉西泮静脉注射是治疗癫痫持续状态的首选措施,显效快,安全性高。因偶可抑制呼吸,故静脉注射速度宜慢(1 mg/min)。硝西泮主要用于癫痫小发作,对肌阵挛性发作及婴儿痉挛等疗效较好。氯硝西泮为广谱抗癫痫药,尤其对小发作、肌阵挛发作疗效较好。氯巴占可单独或辅助治疗对其他抗癫痫药无效的难治性癫痫,对复杂部分性发作继发全身性发作和儿童难治性癫痫 Lennox-Gas-laut 综合征效果更佳。

二、新型抗癫痫药物

随着对癫痫发作的神经生物化学机制认识的加深,从 1989 年至今全球开发上市了多种新型抗癫痫药物,如氨己烯酸、氟柳双胺、噻加宾、奥卡西平、加巴喷丁、拉莫三嗪、托吡酯等。

这些新型抗癫痫药物增加了癫痫患者的药物选择,使相当多的难治性癫痫患者从中获益,部分药物提高了治疗的安全性。

拉 莫 三 嗪

拉莫三嗪(lamotrigine)为苯基三嗪类化合物。其药理作用特点类似于苯妥英钠和卡马西平,作用机制可能是通过阻滞电压依赖性的钠离子通道,从而稳定神经元细胞膜并抑制兴奋性氨基酸谷氨酸和天冬氨酸的释放发挥抗癫痫作用。对钙离子通道也有一定的阻断作用。

拉莫三嗪口服吸收良好,口服后 2.5 小时达到血浆峰浓度,健康成人平均 $t_{1/2}$ 为 24～35 小时。当与酶诱导剂苯妥英钠和卡马西平合用时,$t_{1/2}$ 缩短到约 14 小时,当单独与丙戊酸钠合用时,$t_{1/2}$ 可延长到 70 小时。

临床上主要用于 2 岁以上儿童部分性发作、全身性强直-阵挛发作及 Lennox-Gas-taut 综合征的全身性发作的附加治疗,正在接受卡马西平、苯妥英钠、苯巴比妥、扑米酮或丙戊酸钠单药治疗的 16 岁以上成人可以转为拉莫三嗪单药治疗。也可用于 I 型双相情感障碍患者急性发作常规治疗后的维持治疗以延长复发的时间。

常见不良反应有皮疹(有时出现致命的严重皮疹)、恶心、共济失调、复视、头痛或眩晕等。不影响儿童的生长发育和行为认知功能,不影响妇女的生育、卵巢功能及骨骼健康,但妊娠早期妇女不宜使用。

奥 卡 西 平

奥卡西平(oxcarbazepine)是卡马西平的衍生物,可空腹或与食物一起服用。口服后自胃肠道迅速吸收,在体内迅速且几乎完全被代谢为具有抗惊厥活性的单羟基衍生物,作用机制与卡马西平相似,主要通过阻断神经元电压依赖性的钠通道,降低神经元的兴奋性,从而阻止异常放电的扩散。奥卡西平迅速从血浆中消除,$t_{1/2}$ 为 1.3～2.3 小时,但其活性代谢产物单羟基衍生物的平均血浆 $t_{1/2}$ 为 7.5～11.1 小时。奥卡西平可单独应用,也可与其他抗癫痫药合用,治疗成年人和 5 岁以上儿童的癫痫大发作及部分性发作。

用药开始时可能出现轻度的不良反应,如乏力、头晕、头痛等,继续用药后这些不良反应可消失。偶见胃肠功能障碍、皮肤潮红、血细胞下降等不良反应。

托 吡 酯

托吡酯(topiramate)结构上不同于其他抗癫痫药物,是一种带有磺胺基的单糖衍生物。托吡酯可阻断电压依赖性钠通道,还可以提高 γ-氨基丁酸 (GABA) 激动其受体的频率,从而加强 GABA 诱导 Cl^- 内流的能力。口服吸收迅速,生物利用度高,蛋白结合率低,主要循环成分为原形,大部分经尿排出。$t_{1/2}$ 为 19～23 小时。

托吡酯是一种广谱、有效的新型抗癫痫药物,对多种癫痫发作都有效。临床可单独用于儿童和成人初诊癫痫病人的治疗,也可用于伴有或不伴有继发性全身发作的部分性发作癫痫的辅助治疗,且应用安全。不良反应常见头晕、嗜睡、注意力下降等。

左乙拉西坦

左乙拉西坦(levetiracetam)为吡咯烷酮类药物,与吡拉西坦的结构相似。左乙拉西坦是乙拉西坦的左旋体,右旋体无抗癫痫作用。左乙拉西坦口服吸收迅速完全,生物利用度接近100%。口服约1小时后血药浓度达峰值,$t_{1/2}$为6~8小时。血浆蛋白结合率<10%。动物体外、体内试验显示左乙拉西坦抑制海马癫痫样突发放电,而对正常神经元兴奋性无影响,提示其可能选择性地抑制癫痫样的同步化突发放电和异常放电的扩散,还有的研究表明左乙拉西坦与脑内神经元突触囊泡蛋白SV2A特异性结合后的相互作用可能是其抗癫痫的作用机制之一。临床适应证主要为成人和1个月以上儿童的部分性发作、成人和12岁以上青少年肌阵挛发作及成人和6岁以上儿童原发性全身强直-阵挛发作的辅助治疗。

左乙拉西坦的安全范围大,最常见的不良反应有嗜睡,乏力和头晕,常发生在治疗的前4周内,没有明显的剂量相关性。随着用药时间的延长,中枢神经系统相关的不良反应发生率和严重程度会随之降低。

加 巴 喷 丁

加巴喷丁(gabapentin)为GABA的类似物,可以与神经元电压依赖性钙通道的$\alpha2\delta$亚单位结合,抑制神经末梢Ca^{2+}内流,从而减少谷氨酸的释放。

加巴喷丁的生物利用度与给药剂量不成比例,剂量加大,生物利用度减小。加巴喷丁几乎不与血浆蛋白结合,在人体内代谢不明显,主要以原形从肾脏排泄,$t_{1/2}$为5~7小时。临床主要用于治疗伴或不伴有继发性全身发作的部分性发作(尤其难治性癫痫)的辅助治疗。加巴喷丁抗癫痫作用较温和,一般不与其他药物产生相互作用,且具有良好的耐受性,尤其适用于老年人癫痫的治疗。最常见的不良反应是嗜睡、疲劳、头晕、头痛、恶心、呕吐、体重增加、共济失调和眼球震颤等。

同类药物有普瑞巴林(pregabalin),药理作用和临床应用与加巴喷丁相似。

三、抗癫痫药物的使用原则

抗癫痫药的合理选用要根据癫痫发作类型来决定。单一发作尽量选用一种药物,大部分病例可以取得满意的疗效。如一种药物难以奏效或者混合型癫痫,常需联合用药。药物用量一般先从小剂量开始,逐渐增量至产生满意疗效而又无严重不良反应为止。治疗过程中如需更换药物必须在原用药基础上加用他药,待其产生疗效后,逐渐减少原药用量直至停用;用药需持续至症状完全控制后3~4年,然后在数月甚至1~2年内逐渐停药,否则均会导致癫痫复发。

第二节　抗惊厥药

惊厥是由于中枢神经系统过度兴奋,引起全身或局部骨骼肌群不自主的强烈收缩,表现为强直性或阵挛性抽搐。常见于高热、破伤风、子痫、癫痫大发作和某些药物中毒等。除了应用巴比妥类、苯二氮䓬类或水合氯醛治疗外,也可注射硫酸镁抗惊厥。

硫　酸　镁

硫酸镁(magnesium sulfate)注射后可引起中枢抑制和骨骼肌松弛。递质的释放、传递和骨骼肌收缩均需 Ca^{2+} 参加,Ca^{2+} 是兴奋—收缩偶联过程中的关键因子。由于 Mg^{2+} 与 Ca^{2+} 的化学性质相似,可特异地竞争 Ca^{2+} 受点,拮抗 Ca^{2+} 的作用,从而抑制神经化学传递和骨骼肌收缩,使肌肉松弛。此外,硫酸镁亦作用于中枢神经系统,可引起感觉和意识消失。注射给药可用于各种原因所致的惊厥,对子痫和破伤风等惊厥有良好的缓解作用。

不良反应主要为高血镁。血镁过高可抑制呼吸、引起血压骤降甚至死亡。除立即进行人工呼吸外,静脉缓慢注射氯化钙可即刻消除 Mg^{2+} 的作用。

口服硫酸镁不易吸收,具有泻下和利胆作用。外用热敷硫酸镁还有消炎消肿作用,可用于静脉注射引起的局部肿胀。

复习思考题

1. 常用抗癫痫药物的临床适应证分别是什么?
2. 苯妥英钠的主要药理作用和不良反应有哪些?
3. 抗癫痫药物的使用原则是什么?

（皋　聪）

第十四章 抗精神失常药

【内容提要】 抗精神失常药主要包括抗精神分裂症药、抗抑郁症药、抗躁狂症药和抗焦虑症药。抗精神分裂症药主要包括氯丙嗪、氯普噻吨和氟哌啶醇等典型药物和舒必利、氯氮平、利培酮、喹硫平等非典型药物，两者的主要区别为前者锥体外系的不良反应重而后者较轻，前者的药理作用主要是通过阻断脑内中脑-边缘系统和中脑-皮质系统的 D_2 受体实现，而后者是 $5-HT_2/D_2$ 受体的双重阻断。抗抑郁症药主要有单胺氧化酶抑制药、选择性 $5-HT$ 再摄取抑制药(SSRIs)、选择性 NA 再摄取抑制药等，大部分通过增加突触间隙 NA、$5-HT$ 等单胺递质含量而发挥抗抑郁作用。其中 SSRIs 基本克服了三环类抗抑郁药的心血管副作用，安全性高，是目前临床治疗抑郁症的主要药物。抗躁狂症药主要有碳酸锂和部分抗精神分裂症药。抗焦虑药物主要是苯二氮䓬类和 SSRIs 等。

　　精神失常是由多种因素(外界的强烈刺激、遗传因素等)引起的以精神活动障碍为主的一类疾病。临床表现为认知、情感、意志、行为等的异常，包括精神分裂症、躁狂症、抑郁症、焦虑症等疾病。治疗这些疾病的药物分别称为抗精神分裂症药或神经安定药、抗躁狂症药、抗抑郁症药和抗焦虑症药，统称为抗精神失常药。

第一节　抗精神分裂症药

　　精神分裂症主要表现为病人的思维、情感、行为发生异常，所谓"分裂"即病人的精神活动和行为与客观现实相脱离。根据临床症状，将其分为两型，即Ⅰ型和Ⅱ型。前者以阳性症状(幻觉、妄想、思维障碍、敌意和猜疑)为主，后者则以阴性症状(情感淡漠、社交退缩、言语减少、反应迟钝、主动性缺乏)为主。抗精神分裂症药包括氯丙嗪、氟奋乃静、氯普噻吨、氟哌噻吨、氟哌啶醇等典型药物和氯氮平、利培酮等非典型药物。典型抗精神分裂症药对Ⅰ型疗效好，非典型抗精神分裂症药对Ⅰ型和Ⅱ型疗效都好。

一、典型抗精神分裂症药

　　典型抗精神分裂症药的代表药物为氯丙嗪，此类药物主要选择性作用于脑内的 D_2 受体发挥药理作用。对精神分裂症的阳性症状效果好，对阴性症状无效。锥体外系和内分泌系统不良反应发生率高。

(一)吩噻嗪类

　　吩噻嗪类是最早和最常用的典型抗精神分裂症药，1952 年开始临床使用的第一个抗精神分裂症药氯丙嗪的发现是精神分裂症治疗的重大突破，大大提高了精神分裂症病人的生活质量。

氯 丙 嗪

氯丙嗪(chlorpromazine)又称冬眠灵(wintermin)。

【体内过程】 氯丙嗪口服易吸收,2～4 小时达血浆峰浓度,胃内食物、胆碱受体阻断药可显著延缓其吸收。肌注吸收迅速,但因刺激性强,应深部注射。吸收后可分布到全身,脑、肺、脾和肾中含量较高,脑内浓度可达血浆浓度的 10 倍,其中以下丘脑、基底神经节、丘脑和海马等部位浓度最高,血浆蛋白结合率约 90%。氯丙嗪主要在肝脏中经肝药酶代谢,经肾排泄。由于其脂溶性高,易在脂肪组织蓄积,停药后数周乃至半年后,尿中仍可检出其代谢物。不同个体口服相同剂量氯丙嗪后,血药浓度可相差 10 倍以上,所以给药剂量应个体化。由于老年患者对氯丙嗪的代谢与消除速率减慢,故应适当减量。

【药理作用】 氯丙嗪具有以下广泛的药理作用。

1. 中枢神经系统

(1) 抗精神病作用:正常人口服氯丙嗪后,可出现安静、活动减少、感情淡漠、对周围事物不感兴趣等。在安静环境下易入睡,但易被唤醒,醒后神志清楚。精神分裂症患者服药后,在不引起明显镇静的情况下,可迅速控制兴奋躁动,幻觉、妄想、躁狂及精神运动性兴奋逐渐消失,恢复理智,安定情绪,生活自理,产生良好的抗精神病作用。氯丙嗪抗幻觉和抗妄想需连续用药 6 周至 6 个月才能充分显效。长期连续用药后,氯丙嗪的安定镇静作用可出现耐受性。药理研究表明,氯丙嗪的抗精神分裂症作用与抑制脑内的多巴胺受体 D_2,从而抑制与人类精神情绪密切相关的中脑-皮质和中脑-边缘叶多巴胺能神经通路的功能有关。

临床主要用于以精神运动兴奋和幻觉妄想为主的 I 型精神分裂症,对急性患者疗效较好。但须长期用药维持疗效,减少复发。对躁狂症及其他精神病伴有的兴奋、紧张及妄想等亦有治疗作用。

(2) 镇吐作用:小剂量可阻断延脑第四脑室底部的催吐化学感受区(CTZ)的 D_2 受体。大剂量可直接抑制呕吐中枢。对顽固性呃逆也有效。临床主要用于治疗癌症、放射病、某些药物及其他疾病引起的呕吐,对前庭刺激引起的呕吐无效。

(3) 对体温调节的影响:氯丙嗪抑制体温调节中枢,使体温调节失灵。这样机体体温可随环境温度变化而升降,在低温环境下体温下降至正常以下,在高温环境则体温可升高至正常以上。临床上用物理降温(冰袋、冰浴)配合氯丙嗪可用于低温麻醉。如氯丙嗪与其他中枢抑制药哌替啶、异丙嗪构成冬眠合剂使用,可使患者处于深睡,体温、代谢及组织耗氧量均降低,可增强患者耐缺氧的能力,使机体处于"人工冬眠"状态,有利于度过危险期,可用于严重感染性休克、高热及甲状腺危象等的辅助治疗。

(4) 加强中枢抑制药的作用:氯丙嗪可加强镇静催眠药、抗惊厥药、镇痛药、麻醉药及乙醇的作用。与上述药物联合应用时,应适当降低剂量。

(5) 对锥体外系的影响:氯丙嗪可阻断黑质-纹状体通路的 D_2 受体,使胆碱能神经的功能占优势,而导致锥体外系反应,如帕金森氏综合征。

(6) 对内分泌系统的影响:氯丙嗪阻断结节-漏斗通路的 D_2 受体,减少下丘脑释放催乳素抑制因子,使催乳素分泌增加,引起乳房肿大及泌乳。乳腺癌患者禁用氯丙嗪。氯丙嗪还能抑制促性腺释放激素的分泌,减少卵泡刺激素和黄体生成素的释放,引起排卵延迟。还可抑制垂体生长激素的分泌,用于巨人症的治疗。

2. 自主神经系统　氯丙嗪具有明显的 α-受体阻断作用,可使肾上腺素的升压效应翻转,并能抑制血管运动中枢和直接松弛血管平滑肌,使血管扩张、血压下降。但反复应用后,其降压作用可产生耐受性而逐渐减弱,故不作为抗高血压药使用。氯丙嗪还有较弱的 M 胆碱受体阻滞作用,可引起口干、便秘、视力模糊等副作用。

【不良反应】　氯丙嗪的安全范围较大,但长期大量应用,仍可引起不良反应。

1. 常见不良反应　嗜睡、淡漠、无力等中枢抑制症状。视力模糊、口干、便秘、无汗和眼内压升高等 M 受体阻断症状。鼻塞、血压下降、体位性低血压及心悸等 α 受体阻断症状。静脉注射可致血栓性静脉炎,应用生理盐水或葡萄糖溶液稀释后缓慢静注。为防止体位性低血压,注射氯丙嗪后应卧床休息 1~2 小时,然后缓慢起立。

2. 锥体外系反应　长期大量服用氯丙嗪可阻断黑质-纹状体通路的 D_2 受体,使支配纹状体的胆碱能神经功能相对亢进而出现下列反应:① 帕金森综合征,表现为肌张力增高、面容呆板、动作迟缓、肌肉震颤和流涎等。② 静坐不能,表现为坐立不安、反复徘徊。③ 急性肌张力障碍,多发生在用药后 1~5 天,患者的舌、面、颈及背部肌肉痉挛,引起强迫性张口、伸舌、斜颈、呼吸运动障碍及吞咽困难。上述反应可用中枢性抗胆碱药苯海索等缓解。

此外,部分患者长期应用氯丙嗪后还可引起一种特殊而持久的运动障碍,称为迟发性运动障碍或迟发性多动症。表现为不自主、有节律的刻板运动,出现口-舌-颊三联症。如吸吮、舐舌、咀嚼等。此反应一旦发生,很难治疗。一部分病人如早期发现及时停药可以恢复,但有病人在停药后长期不消失,胆碱受体阻断药反而使之加重。其机制可能与氯丙嗪长期阻断突触后多巴胺受体,使多巴胺受体数目增加有关。

3. 过敏反应　偶可发生皮疹、光敏性皮炎、肝损害、黄疸,也可出现粒细胞减少,溶血性贫血。

4. 急性中毒　一次吞服大剂量(1~2 g)氯丙嗪可出现昏睡、血压下降,心肌损害、心动过速、伴 P-R 间期或 Q-T 间期延长、T 波低平或倒置等异常心电图,应立即对症处理。但禁用肾上腺素,以防血压进一步降低。

【禁忌证】　氯丙嗪能降低惊厥阈值,诱发癫痫,故有癫痫或惊厥史者禁用。严重肝功能损害及昏迷者尤其是中枢抑制药引起的昏迷禁用。冠心病及伴心血管疾病的老年患者慎用。

吩噻嗪类药物的作用比较见表 14-1。

表 14-1　吩噻嗪类抗精神分裂症药的作用比较

药物	抗精神病作用	副作用		
		镇静	锥体外系反应	降压作用
氯丙嗪	++	+++	++	+++(肌注),++(口服)
氟奋乃静	+++	+	+++	+
三氟拉嗪	+++	+	+++	+
奋乃静	+++	++	+++	+

续表

药物	抗精神病作用	副作用		
		镇静	锥体外系反应	降压作用
硫利达嗪	＋	＋＋＋	＋	＋＋
美索达嗪	＋	＋＋＋	＋	＋＋

注:＋＋＋强;＋＋次强;＋弱。

(二) 硫杂蒽类

与氯丙嗪比较,此类代表药物氯普噻吨(泰尔登)的抗精神病作用较弱,镇静作用较强,α受体和 M 受体阻断作用较弱,并具有抗抑郁和抗焦虑作用。适用于伴有焦虑或抑郁症的精神分裂症、更年期抑郁症、焦虑性神经官能症等。不良反应与氯丙嗪相似。

氟哌噻吨(flupentixol)也称为三氟噻吨,抗精神病作用与氯丙嗪相似。镇静作用弱,锥体外系反应常见。小剂量的氟哌噻吨主要作用于突触前膜多巴胺自身受体,促进多巴胺的合成和释放,使突触间隙中多巴胺的含量增加,从而发挥抗焦虑和抗抑郁作用。临床上小剂量的氟哌噻吨和抗抑郁药美利曲辛组成复方使用,治疗轻中度焦虑、抑郁、神经衰弱和顽固性失眠等。

替沃噻吨(thiothixene)的抗精神病作用较强,适用于急、慢性精神分裂症的治疗,尤对情感淡漠、退缩症状效果好,锥体外系反应较少。

(三) 丁酰苯类

与吩噻嗪类药理作用相似,为一类强效抗精神分裂症药。

氟哌啶醇(haloperidol)是第一个合成的丁酰苯类药物,药理作用及作用机制与氯丙嗪相似,但对 D_2 受体的选择性较强。其抗精神病作用、镇吐作用和锥体外系反应均较强,锥体外系反应高达 80%,而镇静和降压作用较弱。临床主要用于治疗以兴奋躁动、幻觉、妄想为主的精神分裂症及躁狂症,呕吐及顽固性呃逆,焦虑性神经官能症。

同类药物还有氟哌利多、三氟哌多、溴哌利多和替米哌隆,用途与氟哌啶醇基本相同。

(四) 二苯丁基哌啶类

五氟利多(penfluridol)为一强效、长效和较安全的抗精神分裂症药,口服后 8~16 小时达峰值。128 小时后血药浓度仍为峰值的 30%。长效原因是本品吸收后贮存于脂肪组织,然后缓慢释放入血和进入脑组织,每周服药一次即可维持疗效。适用于急、慢性精神分裂症、慢性患者的维持与巩固疗效。无明显镇静作用,锥体外系反应常见。

同类药匹莫齐特(pimozide)的作用持续时间较短,每日服一次,疗效可维持 24 小时。

(五) 苯酰胺类

舒必利(sulpiride,止吐灵)对 D_2 受体有较高的选择性,对急慢性精神分裂症均有较好疗效,对长期用其他药物治疗无效的难治病例也有效。对精神病的木僵、退缩、幻觉、妄想及精神错乱的疗效好。有一定的抗抑郁作用。镇吐作用很强，口服比氯丙嗪强 142 倍，无明显镇静作用，对自主神经系统几无影响。锥体外系反应轻微。

泰必利（tiapride，硫必利）的特点为对感觉运动神经系统疾病及精神运动行为障碍有很好的效果。有镇痛作用，对顽固性头痛、痛性痉挛、关节疼痛及肩周炎的疼痛均有明显疗效。尚有镇吐和兴奋平滑肌的作用。

同类药物还有奈莫必利和瑞莫必利。

二、非典型抗精神分裂症药物

从 20 世纪 70 年代初期第一个药物氯氮平开始临床使用至今，陆续开发了包括奥氮平、利培酮、喹硫平、阿立哌唑和齐拉西酮等非典型抗精神分裂症药物。非典型抗精神分裂症药物通过对 $5-HT_2/D_2$ 的双重阻断发挥作用，对精神分裂症的阳性和阴性症状均有效，克服了典型抗精神分裂症药锥体外系反应发生率高和对阴性症状疗效差的缺点，但可引起体重增加和糖脂代谢障碍等不良反应。除氯氮平外，中国精神分裂症防治指南推荐此类药物为一线治疗药物。

（一）二苯并二氮䓬类

氯氮平（clozapine）起效迅速，抗精神病作用较强，多在一周内见效。抗精神病作用机制为阻断 $5-HT_2$ 受体和 D_2 受体，协调 $5-HT$ 和 DA 系统的相互平衡而发挥治疗作用。对 α_1 和 M 受体亦有阻断作用。氯氮平为广谱抗精神分裂症药，尤其适合难治性精神分裂症的治疗。控制精神分裂症的幻觉、妄想和兴奋躁动效果较好。几无锥体外系反应，亦不导致内分泌系统紊乱。常见不良反应为流涎、便秘、直立性低血压等，偶尔可引起粒细胞减少、粒细胞缺乏症，发生率约为其他抗精神分裂症药的 10 倍。用药期间必须定期检查血常规。

奥氮平（olanzapine）的药理作用类似氯氮平，对 $5-HT_2/D_2$ 受体亲和力大于多巴胺 D_2 受体。同时对 α_1、M 和 H_1 受体有拮抗作用，分别与其产生的直立性低血压、便秘、嗜睡等不良反应有关。适用于有严重阳性症状和/或阴性症状的精神分裂症及中、重度躁狂发作的治疗。奥氮平用药剂量小，锥体外系反应及抗胆碱反应均较轻，病人耐受性好。常见不良反应为嗜睡、口干、便秘、体重增加、体位性低血压等。

（二）苯并异噁唑类

利培酮（risperidone）口服可完全吸收，约 1～2 小时达血药浓度峰值。部分代谢为具有相似药理作用的 9-羟基利培酮。利培酮 $t_{1/2}$ 约 3 小时，治疗精神分裂症有效成分的消除半衰期约 24 小时。拮抗 $5-HT_2$ 受体的作用强于 D_2 受体，对 α_1、α_2 肾上腺素受体和 H_1 受体也有拮抗作用，快速加大药量须注意体位性低血压，对 M 受体没有作用。有良好的抗精神病作用，主要用于治疗急性和慢性精神分裂症以及其他各种精神病性状态的明显的阳性症状（幻觉、妄想等）和阴性症状（反应迟钝、情感淡漠等）。也可减轻与精神分裂症有关的情感症状（抑郁、负罪感、焦虑等）。还可以治疗双相情感障碍的躁狂发作。利培酮起效快，锥体外系反应轻，镇静作用和抗胆碱作用弱，患者耐受性和依从性好。不良反应较轻，常见的不良反应为失眠、焦虑、激越、头痛、嗜睡、心动过速、体位性低血压等。可出现体重增加和水肿。

(三)二苯硫西平类

喹硫平(quetiapine)口服吸收迅速完全,达峰时间 1~1.5 小时,$t_{1/2}$ 约为 6 小时。在肝脏代谢,代谢产物无活性。代谢物主要经肾脏排泄。适用于各种类型精神分裂症的治疗,疗效与其他非典型抗精神分裂症药相当,也可用于双相情感障碍的躁狂发作。较少引起催乳素水平升高,锥体外系反应少见,抗胆碱作用明显轻于氯氮平。不良反应与利培酮相似。

(四)喹啉酮类

阿立哌唑(aripiprazole)口服吸收迅速,血浆达峰时间为 3~5 小时,达稳态浓度为 14 天。$t_{1/2}$ 约 75 小时。经肝脏代谢,代谢物脱氢阿立哌唑仍具有药理活性。阿立哌唑是 D_2 和 5-HT_1 受体的部分激动剂,5-HT_2 受体的拮抗剂。临床主要用于治疗精神分裂症和双相性情感障碍急性躁狂发作和混合性发作。也可用于重度抑郁症的附加治疗,自闭症易怒和抽动秽语综合征的治疗。不良反应与利培酮相似。起效快,精神分裂症患者用药后 1~2 周症状明显改善。

(五)哌嗪类

齐拉西酮(ziprasidone)口服吸收好,6~8 小时达血浆峰浓度,$t_{1/2}$ 约 7 小时。给药后 1~3 天达稳态浓度。食物可使齐拉西酮的吸收速度加快 2 倍。吸收的药物经肝脏代谢,肾脏排泄。大部分药物从粪便排泄。齐拉西酮拮抗 D_2、5-HT_{2A}、5-HT_{1D}、H_1 和 α_1 受体,激动 5-HT_{1A} 受体,对 M 受体没有作用。抑制突触对 5-HT 和 NA 的再摄取。其抗精神分裂作用仍是通过拮抗 D_2/5-HT_2 实现的。临床用于精神分裂症治疗,也可用于双相情感障碍躁狂或混合性发作的急性控制或维持治疗,维持治疗时和碳酸锂或丙戊酸钠合用。还用于精神分裂症患者急性精神运动性激越的治疗。主要不良反应为皮疹(部分病人因此停药)、嗜睡、头晕、恶心、厌食、口干、乏力、体位低血压等。禁用于 QT 间期延长的患者,也不用于老年人痴呆相关的精神疾病,因为可能增加死亡率或引发猝死。

第二节 抗躁狂抑郁症药

躁狂抑郁症是一种情感精神障碍性疾病。有单相型(即躁狂或抑郁两者之一反复发作)和双相型(躁狂和抑郁交替发作)。现认为脑内 5-HT 降低是躁狂症和抑郁症共同的病理生化基础。在此基础上,NA 功能亢进则为躁狂,表现为情绪高涨、联想敏捷、活动增多。NA 功能降低则为抑郁,表现为情绪低落、言语减少、精神运动迟缓,常自责自罪,甚至企图自杀。抗抑郁症药物可使 70%~80% 患者的病情明显改善,维持治疗可使反复发作的抑郁症减少复发。

一、抗抑郁症药

常用的抗抑郁症药有单胺氧化酶抑制剂、非选择性 NA 和 5-HT 再摄取抑制剂、选择性 NA 再摄取抑制剂、选择性 5-HT 再摄取抑制剂及 NA 和 DA 再摄取抑制剂五类,最终使突触间隙 5-HT、NA 等单胺递质的浓度增加而发挥抗抑郁作用。

（一）单胺氧化酶抑制药

单胺氧化酶（MAO）主要分为 MAO-A 和 MAO-B 两型。单胺氧化酶抑制药（MAOI）可减少中枢 5-HT 和 NA 等单胺递质的降解，增加突触间隙中的含量而达到抗抑郁作用。因为苯乙肼、异卡波肼、超苯环丙胺等非选择性 MAO 抑制药不良反应多，目前临床应用的是选择性 MAO 抑制药。

吗 氯 贝 胺

吗氯贝胺（moclobemide）为可逆性的选择性 MAO-A 抑制药。口服易吸收，达峰时间为 1～2 小时。经肝脏代谢，$t_{1/2}$ 为 2～3 小时。起效快，作用维持时间短，仅 8～10 小时即可恢复酶的活性。不良反应少，几乎无抗胆碱作用和心脏毒性。本品能抑制中枢 NA、DA 和 5-HT 的代谢，对各种抑郁症均有效，尤其对精神运动性迟滞并伴有焦虑的非典型老年抑郁患者疗效较好。常见不良反应为恶心，较大剂量可出现口干、头痛、头晕、出汗、心悸、失眠、体位性低血压等。与酪胺含量高的食物（如奶酪）同服可能引起高血压。禁用于躁狂症患者、嗜铬细胞瘤、甲状腺功能亢进患者。使用哌替啶的患者禁用本品。

（二）NA 和 5-HT 再摄取抑制药

米 帕 明

米帕明（imipramine，丙米嗪）结构中含有 2 个苯环和 1 个杂环，为三环类抗抑郁药（TCAs）。

【体内过程】 口服易吸收，但个体差异大。口服后 2～8 小时血药浓度达峰值。血浆 $t_{1/2}$ 为 10～20 小时。分布全身组织，以脑、肝、肾及心肌分布较多。在肝代谢成活性代谢产物地昔帕明，最终被代谢成无活性的羟化物或与葡萄糖醛酸结合自尿排出。

【药理作用】

1. 中枢神经系统 正常人服用米帕明后出现安静、嗜睡、血压稍降、头晕等症状。但抑郁症病人服药后却出现精神振奋，情绪高涨，但疗效缓慢，连续用药 2～3 周后才显效。一般认为米帕明可以抑制突触前膜对 NA 及 5-HT 的再摄取，提高突触间隙 NA、5-HT 浓度，促进和改善突触传递功能而发挥抗抑郁作用。

2. 自主神经系统 治疗量米帕明有显著的 M 受体阻断作用，引起口干、便秘、尿潴留和视力模糊等副作用。

3. 心血管系统 治疗量米帕明即可引起降压，抑制多种心血管反射，易致心律失常。这些作用可能与其抑制心肌中 NA 的再摄取有关。此外，米帕明对心肌还有奎尼丁样直接抑制作用，心血管疾病患者慎用。

【临床应用】 适用于各种类型的抑郁症治疗。对内源性抑郁症、反应性抑郁症及更年期抑郁症均有效。但对精神分裂症伴发的抑郁状态几乎无效或疗效很差。

【不良反应】 常见不良反应有口干、心动过速、视力模糊、便秘、尿潴留、眼内压升高等阿托品样作用。少数可引起失眠、精神紊乱、皮疹、震颤、心肌损害,大剂量可引起癫痫样发作。偶见粒细胞减少及黄疸等。长期应用应定期检查血象和肝功能。青光眼、尿潴留、前列腺肥大、心脏病、肝肾功能不全者和孕妇禁用。

三环类抗抑郁药的作用比较见表14-2。

表14-2 三环类抗抑郁药的作用比较

| 药 物 | $t_{1/2}$（小时） | 抑制单胺递质再摄取 | | 镇静 | 抗胆碱作用 |
		NA	5-HT		
米帕明	9	++	++	++	++
地昔帕明	14	+++	0	+	+
阿米替林	17	+	+++	+++	+++
多塞平	8	弱	弱	+++	+++

文 拉 法 辛

文拉法辛(venlafaxine)口服吸收好,血药浓度达峰时间约2小时,绝对生物利用度约45%,稳态时$t_{1/2}$为3~7小时。主要经肝脏代谢,其主要代谢产物O-去甲基文拉法辛仍有药理活性,原形及其代谢物主要通过肾脏排泄。

文拉法辛主要通过选择性地抑制神经元对5-HT和NA再摄取,增强中枢5-HT能及NA能神经功能而发挥抗抑郁作用。起效较TCAs快(4天~1周),临床用于抑郁症、广泛性焦虑症、社交焦虑症和惊恐症的治疗,对难治性抑郁症的疗效明显优于5-HT再摄取抑制剂,对多种不同抗抑郁药治疗失败者仍有效。文拉法辛的安全性和耐受性优于TCAs。最常见的不良反应为恶心,发生率30%左右,连续用药数周后可明显减轻,使用其缓释制剂可减少恶心的发生率。其他主要的不良反应有嗜睡、口干、出汗、射精障碍、厌食、便秘、性功能下降等。

度 洛 西 汀

度洛西汀(duloxetine)口服吸收好,给药后6小时达血浆峰浓度,$t_{1/2}$约12小时。主要经肝脏代谢,约70%以代谢产物从肾脏排泄。度洛西汀强烈抑制神经元对5-HT和NA的再摄取,而5-HT和NA可以增强脑干内下行痛觉抑制通路功能,减少脊髓内伤害性感受通路信号的上传,发挥镇痛作用。因此,度洛西汀目前批准的适应证较多,包括抑郁症、广泛性焦虑症、糖尿病外周神经病性疼痛、纤维肌痛和慢性骨骼肌疼痛。尤其适合伴有躯体疼痛的抑郁症治疗。在欧洲还批准用于女性中重度应激性尿失禁。常见的不良反应为恶心、口干、嗜睡、便秘、食欲减退、多汗、失眠、头晕和疲劳。

(三)选择性NA再摄取抑制药

马 普 替 林

马普替林(maprotiline)为四环类抗抑郁药。口服血药浓度达峰时间平均12小时,$t_{1/2}$

平均 43 小时。临床用途与三环类相似,用于各型抑郁症,尤其适用于老年抑郁症。用药 2～3 周后才充分发挥疗效。有抗胆碱作用、镇静作用、降压作用,延长心脏 QT 间期、增加心率,这些均与丙咪嗪相似。不良反应有困倦、头晕、口干、便秘等。少数患者可引起惊厥。

瑞 波 西 汀

瑞波西汀(reboxetine)口服吸收迅速,2 小时后血中药物达峰浓度,生物利用度 94%。$t_{1/2}$ 随年龄增加而延长,健康成人 13 小时,老年人 15～24 小时,进食后服用可因吸收减慢而延长 $t_{1/2}$。主要经肾脏排泄。用于各型抑郁症,疗效与 TCAs 和 SSRIs 相当。研究表明,在改善某些社会功能,如与他人的交往和自我感觉、动力和精力的改善方面优于氟西汀。不良反应少,患者耐受性好,常见不良反应主要为口干、便秘、恶心、出汗等。

(四) 选择性 5-HT 再摄取抑制药

选择性 5-HT 再摄取抑制药(SSRIs)中的氟西汀(fluoxetine)最早于 20 世纪 80 年代末期应用于临床。除此之外,目前在临床使用的主要品种还有帕罗西汀(paroxetine)、氟伏沙明(fluvoxamine)、舍曲林(sertraline)、西酞普兰(citalopram)和西酞普兰的 S-异构体艾司西酞普兰(escitalopram)。与三环类药物比较,本类药物很少引起镇静作用,也不损伤精神运动功能。对心血管和自主神经系统功能影响很小,有报道认为对心血管系统有保护作用,安全性大大提高。临床广泛用于治疗各种抑郁症、广泛性焦虑症、社交焦虑症和惊恐症。抗抑郁的疗效与三环类相当。SSRIs 在很多国家为抑郁症治疗的首选药物。

本类药物共同的不良反应有嗜睡、失眠、焦虑、头晕、震颤等中枢神经系统症状,便秘、恶心、腹泻、口干、呕吐和胃肠胀气等胃肠道症状,阳痿、性欲下降等性功能障碍。多数不良反应随用药时间的延长而减轻,一般不影响治疗。

(五) NA 和 DA 再摄取抑制药

安 非 他 酮

安非他酮(amfebutamone)是较弱的 NA 和 DA 再摄取抑制剂,其抗抑郁作用与 TCAs 和 SSRIs 相当,能显著改变 DA 下降导致的精神活动下降、快感丧失、嗜睡和认知功能下降等症状。临床可用于各型抑郁症,用于双相抑郁时转躁狂的风险较小。还可用于 SSRIs 无效的戒烟者伴有的抑郁及注意缺陷/多动障碍的治疗,是 FDA 批准的唯一口服治疗尼古丁成瘾的药物。不良反应少,与 SSRIs 相比,安非他酮导致性功能障碍的发生率低,较少引起镇静作用、抗胆碱作用和体重增加,但可诱发或加重惊厥。

(六) α_2 受体阻断药

米 安 色 林

米安色林(mianserin)为四环类抗抑郁药。对突触前膜 α_2 受体有阻断作用,促进 NA 和 5-HT 的释放。药理作用与米帕明相似,还具有抗焦虑作用,但抗胆碱作用弱,不加快心率,很少引起低血压。临床用于多种类型的抑郁症,尤其适合老年和伴有心脏病的抑郁症患者。有明显的镇静作用,最常见的不良反应为嗜睡,1周后逐渐减轻。可能引起粒细胞缺乏症和再生障碍性贫血。双相抑郁障碍患者、严重肝病患者禁用。

米 氮 平

米氮平(mirtazapine)为一种强效的选择性突触前膜 α_2 受体阻断药,反馈性促进 NA 和 5-HT 的释放。抗抑郁作用与三环类相似。米氮平还可阻断 5-HT$_2$ 和 5-HT$_3$ 受体,这与其独特的改善睡眠、抗焦虑作用有关。还可避免 SSRIs 胃肠道副作用和性功能障碍等。临床用于抑郁症的治疗。常见不良反应有镇静、嗜睡、食欲增加、体重增加。少见的不良反应有体位性低血压、躁狂、惊厥、急性骨髓抑制、血清转氨酶水平增加等。禁止与 MAOI 合用,如吗氯贝胺、利奈唑胺、亚甲蓝等。

二、抗躁狂症药

锂制剂为典型的抗躁狂症药,为重症情感障碍的稳定剂,常用的为碳酸锂。还有许多非典型抗精神分裂症药可用于躁狂症治疗。

碳 酸 锂

碳酸锂(lithium carbonate)口服易吸收,0.5~2 小时达峰浓度。单次给药 $t_{1/2}$ 为 12~21 小时,吸收后通过血脑屏障进入脑组织和神经细胞需一定时间,经 6~7 天才有效。锂不与蛋白结合,主要经肾排泄。约 80% 由肾小球滤过的锂在近曲小管与钠竞争性重吸收,所以增加钠摄入可促锂的排泄。钠盐摄入不足或肾小球滤出减少可导致锂在体内潴留,引起中毒。碳酸锂的治疗需进行血药浓度指导用药。

治疗剂量的碳酸锂对正常人精神活动无明显影响。但可显著改善躁狂症者症状,使行为言语恢复正常,亦可改善精神分裂症的情感障碍。锂的作用机制除能抑制脑内 NA 和 DA 的释放,并促进其再摄取,降低突触间隙 NA、DA 浓度外,还能抑制肌醇磷酸酶活性,抑制脑组织中肌醇的生成,减少二磷酸磷脂肌醇(PIP$_2$)的含量,干扰脑内 PIP$_2$ 系统第二信使的代谢,发挥抗躁狂作用。对精神分裂症的兴奋躁动也有效。可与抗精神分裂症药合用提高疗效,减少抗精神分裂症药剂量。

锂盐不良反应较多,用药初期可产生头昏、恶心、呕吐、腹泻、疲乏、肌肉无力、震颤、口干、多尿等。这些反应可在继续治疗 1~2 周内逐渐减轻或消失。锂在体内蓄积中毒时,可出现脑病综合征,如意识模糊、反射亢进、震颤、癫痫发作,仍至昏迷、休克、肾功能损害等,一旦出现这些症状,应立即停药,适当补充生理盐水,以促进锂的排泄。此外尚有抗甲状腺作用,一般停药后可恢复。老年人锂盐排泄慢,注意调整剂量。严重心血管疾病、肾病、脑损伤、脱水,低钠血症及使用利尿药者禁用。为确保安全,应每日测定血锂浓度,使治疗量的血浓度维持在 0.9~1.2 mmol/L,维持治疗时为 0.5~0.8 mmol/L。

第三节　抗焦虑症药

焦虑状态是一种精神障碍,主要表现为忧虑、烦躁不安、恐惧,常伴有头痛、心悸、易激惹、消化不良和失眠等,常用的抗焦虑药为苯二氮䓬类、部分抗抑郁药、丁螺环酮等。

丁 螺 环 酮

丁螺环酮(buspirone)为非苯二氮䓬类的新型抗焦虑药,吸收快而完全,0.5～1 小时血药浓度达峰值,$t_{1/2}$为 2～4 小时。丁螺环酮为 5-HT$_{1A}$受体的部分激动剂,其抗焦虑作用与激动突触前膜的 5-HT$_{1A}$受体,减少中枢背缝核 5-HT 能神经放电有关。具有与苯二氮䓬类相似的抗焦虑作用。其主要特点为镇静作用弱,无催眠、抗惊厥和肌肉松弛作用;较少引起精神错乱和运动障碍;对记忆影响小、无成瘾性;对伴抑郁的焦虑也有效。该药起效慢,用药 2～4 周才起效,适用于急慢性焦虑状态,如焦虑性激动、内心不安和紧张状态。

复习思考题

1. 试述氯丙嗪的主要药理作用和不良反应。
2. 非典型抗精神分裂症药与典型抗精神分裂症药有哪些区别?
3. 试述 5-HT 再摄取抑制药和三环类抗抑郁药的不同点。
4. 试述常见抗抑郁药的作用机制及其临床应用。

(皋　聪)

第十五章　中枢神经系统退行性疾病药物

【内容提要】　帕金森病的治疗药物分为拟多巴胺药和中枢抗胆碱药两大类。拟多巴胺药主要有左旋多巴、多巴胺受体激动药、外周多巴脱羧酶抑制药等,中枢抗胆碱药主要有苯海索等。两类药物合用可增加疗效,减少用量和减轻不良反应。阿尔茨海默病的治疗药物较少,目前主要有中枢胆碱酯酶抑制药多奈哌齐、利斯的明、加兰他敏和石杉碱甲以及NMDA 受体非竞争性拮抗药美金刚等。

第一节　抗帕金森病药

帕金森病又称震颤麻痹,是一种常见的中枢神经系统慢性退行性疾病,老年人发病率较高,约为 1%。常见的症状为进行性运动缓慢、震颤、肌强直、姿势障碍,并有知觉、识别及记忆障碍等症状,临床可表现为"面具脸"、"慌张步态"等。

大量实验证据表明帕金森病是脑内黑质-纹状体多巴胺能神经通路功能不足所致。黑质中有多巴胺能神经元,其上行纤维到达纹状体的尾核和壳核,末梢释放神经递质多巴胺(DA),对脊髓前角神经元起抑制作用。同时尾核中的胆碱能神经元亦与尾壳核神经元形成突触联系,释放神经递质乙酰胆碱,对脊髓前角神经元起兴奋作用(图 15-1)。正常时这两种递质处于平衡状态,共同调节运动功能。

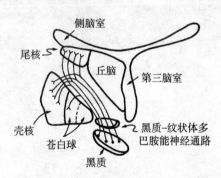

图 15-1　黑质-纹状体多巴胺能神经通路

帕金森病患者的黑质发生病变,多巴胺合成减少,纹状体内 DA 含量降低(正常人的10%以下),使胆碱能神经功能相对占优势,从而产生帕金森病,出现肌张力增高等症状。老年性血管硬化、脑炎后遗症、长期服用抗精神病药均可引起类似帕金森病的症状,统称为帕金森综合征。

抗帕金森病药主要分为拟多巴胺药和抗胆碱药两大类。

一、拟多巴胺药

（一）多巴胺前体药

左 旋 多 巴

左旋多巴（levodopa）又称 L‑多巴（L‑dopa），是左旋酪氨酸合成儿茶酚胺类神经递质的中间产物。

【体内过程】　口服后通过芳香族氨基酸的主动转运系统从小肠迅速吸收。0.5～2 小时血药浓度达峰值。$t_{1/2}$ 为 1～3 小时。高脂肪、高蛋白饮食或同服胆碱受体阻滞药使胃排空延缓，胃液 pH 降低或小肠中有其他氨基酸与之竞争主动转运系统等因素均可影响其吸收，左旋多巴吸收后首次通过肝脏时大部分被脱羧，小部分在肠、心脏和肾中脱羧生成 DA。只有 1% 左右的左旋多巴进入中枢转化成 DA 发挥治疗作用。在外周形成的大量 DA 是左旋多巴造成不良反应的原因。小部分左旋多巴转变为黑色素，还有一部分经儿茶酚氧位甲基转移酶（COMT）催化转变为 3‑甲氧基多巴，代谢产物由肾迅速排泄。

【药理作用及临床应用】

1. 抗帕金森病　多巴胺不易透过血脑屏障，左旋多巴容易通过血脑屏障进入脑组织转变为 DA，补充纹状体中 DA 的不足，使 DA 和乙酰胆碱两种递质重新取得平衡，达到治疗目的。约 75% 以上的患者可获得较好的疗效，治疗初期用药疗效更佳。运动障碍症状不明显者一般不用。左旋多巴的作用特点是：① 对轻症及年轻患者疗效较好，而对重症及年老患者疗效较差。② 对肌肉僵直及其引起的运动困难疗效较好，而对肌震颤的疗效较差。③ 起效较慢，常需用药 2～3 周起效，随着肌张力的改善，身体的姿势、步态、面部表情、书写、吞咽、言语等才出现明显好转，1～6 个月以上才获得最大疗效，但作用持久。

左旋多巴对吩噻嗪类抗精神病药引起的帕金森综合征无效，因吩噻嗪类药物已阻断了中枢 DA 受体，使 DA 无法发挥作用。

2. 治疗肝性脑病　正常机体蛋白质代谢产物苯乙胺和酪胺在肝内被氧化解毒。肝功能障碍时，血液中苯乙胺和酪胺浓度升高，在神经细胞内经 β‑羟化酶作用分别生成苯乙醇胺和羟苯乙醇胺（鱆胺），这些伪递质取代正常的递质去甲肾上腺素，使中枢神经功能紊乱。左旋多巴在脑内可以转变为去甲肾上腺素，恢复中枢的正常神经活动，使肝性脑病患者苏醒。但不能改善肝功能，作用短暂。

3. 心血管作用　左旋多巴在外周脱羧形成的 DA，可引起轻度直立性低血压，短暂心动过速，轻度心律失常，心肌收缩加强。长期服药后这些症状可自行消失。

4. 内分泌作用　中枢 DA 作用于垂体腺细胞，促催乳素抑制因子释放，减少催乳素的分泌。

【不良反应】　均由左旋多巴在体内转变为 DA 所引起。

1. 胃肠道反应　治疗初期约 80% 出现恶心、呕吐和食欲减退等。这是由于 DA 直接刺激胃肠道和兴奋延脑催吐化学感受区引起，偶见溃疡出血或穿孔。多潘立酮可消除胃肠道反应。

2. 心血管反应　治疗初期30％的患者出现体位性低血压,少数患者出现头晕,继续服药可逐渐减轻或消失。还可引起心动过速等心律失常。

3. 不自主异常运动　服药2年以上约90％患者发生运动障碍。如不随意运动,表现为张口、咬牙、伸舌、皱眉、头颈部扭动等。服用3～5年后,40％～80％患者出现症状波动,患者可出现疗效减退,每次用药有效时间缩短,症状随血药浓度发生规律性波动。有时出现"开关"现象,患者突然多动不安(开),而后又出现全身性或肌强直性运动不能(关),多见于病情严重的患者。早期使用DA受体激动剂可延缓"开关"现象的发生。

4. 精神异常　如失眠、焦虑、噩梦、狂躁、幻觉、妄想、抑郁等,需减量或停药。

【药物相互作用】

1. 维生素B_6是多巴脱羧酶的辅酶,可增强外周脱羧酶的活性,外周DA生成增多,疗效降低,副作用加重。

2. 抗精神病药和利血平可引起帕金森综合征,前者阻断DA受体,后者耗竭中枢DA,对抗左旋多巴的作用。

3. 拟肾上腺素药因与多巴胺的作用相似,与左旋多巴合用亦可引起高血压危象。抗抑郁药能引起体位性低血压,增强左旋多巴的不良反应。

因此,以上药物禁与左旋多巴合用。

(二)氨基酸脱羧酶抑制药

卡 比 多 巴

卡比多巴(carbidopa,α-甲基多巴肼)不能通过血脑屏障,故与左旋多巴合用时,可减少左旋多巴在外周脱羧生成DA,使循环中左旋多巴含量增高5～10倍,进入中枢的左旋多巴增多,提高左旋多巴的疗效,同时又可减轻左旋多巴在外周的不良反应。但卡比多巴单独使用无明显药理作用。卡比多巴是左旋多巴的增效剂。将卡比多巴与左旋多巴按1：10的剂量合用(如息宁,sinemet)可使左旋多巴用药量减少75％。

苄丝肼(benserazide)又称羟苄丝肼、色丝肼,不易进入中枢。作用与卡比多巴相同。一般苄丝肼与左旋多巴按1：4配合应用,如美多巴(madopar)。单独使用亦无明显药理作用。

(三)促多巴胺释放药

金 刚 烷 胺

金刚烷胺(amantadine)原为抗病毒药。进入中枢后可通过促进DA释放,增加突触前DA的合成和抑制DA再摄取,直接激动DA受体及较弱的抗胆碱作用等机制发挥抗帕金森病作用。金刚烷胺口服吸收完全,起效较左旋多巴快,一般服药后48小时即可获得最高疗效。疗效虽不如左旋多巴,但优于中枢抗胆碱药。临床用于不能耐受左旋多巴的帕金森病患者,或与左旋多巴合用,减少左旋多巴用量。金刚烷胺不良反应轻微,较常见的有幻觉、情绪改变或精神异常,特别是老年患者。长期应用因儿茶酚胺释放,外周血管收缩可引起下肢皮肤网状青斑、踝部水肿。

（四）多巴胺受体激动药

晚期帕金森病患者，大部分黑质神经元变性、坏死，缺少将左旋多巴转化为 DA 的多巴脱羧酶，使用左旋多巴治疗疗效差。DA 受体激动剂主要通过激动 D_2 受体发挥作用，其疗效不受黑质病变程度的影响。该类药物可分为麦角类和非麦角类两种类型，前者包括溴隐亭（bromocriptine）、利修来得（lisuride）、卡麦角林（cabergoline）等；后者包括吡贝地尔（piribedil）、普拉克索（pramipexole）、罗匹尼罗（ropinirole）、罗替戈汀（rotigotine）等。麦角类 DA 受体激动剂长期使用可导致心脏瓣膜病变和肺胸膜纤维化，其中培高利特（pergolide）因可引起心脏瓣膜损害已撤出市场。而非麦角类半衰期长，可以预防或减少运动并发症及症状波动的发生。不良反应与左旋多巴相似，但"开关"现象和不自主的异常运动发生率低，而体位性低血压、脚踝水肿和精神异常（幻觉、食欲亢进、性欲亢进等）的发生率较高。

溴 隐 亭

溴隐亭（bromocriptine）为半合成的麦角生物碱。口服吸收完全，1 小时显效，2~3 小时作用达高峰。$t_{1/2}$ 为 6~8 小时。口服大剂量能选择性地激动黑质-纹状体通路的 DA 受体。治疗帕金森病疗效与左旋多巴相似，主要用于左旋多巴治疗失败或不能耐受的患者。对改善运动不能和肌肉强直效果好，对肌肉震颤疗效较差。小剂量可激动结节漏斗部的多巴胺受体，减少催乳素和生长激素的释放，用于回乳，治疗高催乳素血症及肢端肥大症等。

主要不良反应有头痛、眩晕、恶心、呕吐、腹痛。也可出现体位性低血压、多动症、运动障碍及精神症状。麦角生物碱过敏者、心脏病、周围血管性疾病及孕妇禁用。

利 修 来 得

利修来得（lisuride）又称麦角乙脲或利舒脲。激动 D_2 受体作用比溴隐亭强 1000 倍，并且有 5 - HT 活性。口服吸收迅速，血浆 $t_{1/2}$ 为 2.2 小时。用于治疗帕金森病和高催乳素血症。可单独应用或在使用左旋多巴出现"开关"效应的病人中加服。主要优点是改善运动功能障碍，减少严重的"开关"反应和左旋多巴引起的异常运动亢进。伴有"开关"效应的帕金森病人使用利修来得可出现严重精神症状。不良反应主要有恶心、呕吐、头晕、低血压，以及头痛、鼻充血、瞌睡、口干、便秘、腹泻、肝功异常或运动障碍等。

吡 呗 地 尔

吡呗地尔（piribedil）为非麦角类 DA 受体激动剂，直接兴奋中枢包括黑质-纹状体在内的多巴胺能神经通路。口服后迅速吸收，1 小时血浆浓度达到峰值，作用维持时间较长。该药单用或在最初或稍后与左旋多巴合用治疗帕金森病，尤其适合伴有明显震颤的类型。对部分患者的抑郁症状也有改善作用，这可能与其 D_3 受体激动作用有关。最常见的不良反应为轻微的消化道不适（恶心、呕吐、胀气），可在剂量个体化调整后消失。在极少数患者中，日间出现过度的昏睡和突然进入睡眠状态，服药期间不可驾驶车辆或进行机械操作。

普 拉 克 索

普拉克索（pramipexole）为高度选择性 D_2 受体激动剂。普拉克索口服吸收迅速完全。

绝对生物利用度大于 90%，1～3 小时血浆达峰浓度。适应证为单独或与左旋多巴联用治疗特发性帕金森病，可改善患者体征和症状。在帕金森病后期左旋多巴的疗效逐渐减弱或者出现变化和波动时(剂末现象或"开关"波动)，需要应用普拉克索。最常见的不良反应是恶心、运动障碍、低血压、头昏、嗜睡、失眠、便秘、幻觉、头痛和疲劳。与左旋多巴联用时最常见的不良反应是运动障碍。治疗初期可能发生低血压，尤其是药量增加过快时，也可能发生突发性睡眠。

(五) 单胺氧化酶抑制药

司来吉兰

司来吉兰(selegiline)为选择性单胺氧化酶(MAO)B 抑制剂。体内的 MAO 分为 MAO－A 和 MAO－B，MAO－A 主要分布于肠道，MAO－B 主要分布在黑质-纹状体，主要降解多巴胺等单胺递质。司来吉兰可选择性地抑制 MAO－B，抑制纹状体中多巴胺的降解。司来吉兰有神经保护作用，可能与其抗氧化作用减少自由基生成有关，可单用或与左旋多巴合用治疗帕金森病。一般不引起高血压危象，但大剂量(＞10 mg/日)亦可抑制 MAO－A，有可能引起高血压危象。司来吉兰口服后吸收迅速，容易透过血脑屏障。因不可逆地抑制 MAO－B，作用时间较长，停药后作用仍可持续一段时间。常见不良反应为兴奋、失眠、幻觉及胃肠道不适。失眠与苯丙胺类代谢物有关。

雷沙吉兰

雷沙吉兰(rasagiline)为第二代不可逆的 MAO－B 抑制剂，其作用强度为司来吉兰的 5～10 倍。临床应用与司来吉兰相同，单用或与左旋多巴合用缓解早期或进展期帕金森病的症状，并具有神经保护作用。雷沙吉兰的代谢物为一种无活性的非苯丙胺物质，副作用较小。

(六) COMT 抑制药

COMT 为儿茶酚氧位甲基转移酶，可以降解体内的单胺物质。COMT 抑制药可减少左旋多巴在外周转化为 3-甲氧基多巴，提高进入脑内左旋多巴的量，或者减少脑内多巴胺的降解，增强左旋多巴的疗效。临床主要用作左旋多巴的辅助用药治疗帕金森病，尤其适合出现"开关"现象的患者。

恩 他 卡 朋

恩他卡朋(entacapone)为一种选择性外周 COMT 抑制药。不能透过血脑屏障，不影响脑内 COMT。该药能延长左旋多巴半衰期，稳定血药浓度，使更多的左旋多巴进入脑组织。恩他卡朋单独应用无效，与左旋多巴合用可明显改善帕金森病患者的病情，对有"开关"现象的患者，延长"开"期，明显缩短"关"期。恩他卡朋与左旋多巴和卡比多巴复方制剂已应用于临床。恩他卡朋长期应用的不良反应为运动障碍、恶心、腹泻和尿液颜色加深。

目前同类药物还有托卡朋(tolcapone)和硝替卡朋(nitecapone)。托卡朋对外周和中枢的 COMT 都有抑制作用,硝替卡朋主要抑制外周的 COMT。托卡朋偶可引起严重的肝脏损害,使用时要严密监测肝功能。

二、中枢胆碱受体阻断药

中枢胆碱受体阻断药通过阻断中枢胆碱受体,减弱纹状体中乙酰胆碱的作用,改善帕金森病的症状,但疗效不如左旋多巴。主要用于轻症患者,不能耐受左旋多巴或禁用左旋多巴的患者,抗精神病药引起的帕金森综合征。与左旋多巴合用可使半数以上患者的症状进一步改善。目前常用的中枢抗胆碱药主要为苯海索等。

苯　海　索

苯海索(benzhexol)又称为安坦(artane),对中枢纹状体的胆碱受体有明显的阻断作用,外周抗胆碱作用较弱,约为阿托品的 1/10～1/3。抗震颤效果好,而改善僵直和动作迟缓则较差。对帕金森病的一些继发症状如忧郁、流涎、多汗等有改善作用。临床主要用于以下帕金森病患者:早期轻症患者;不能接受左旋多巴或多巴胺受体激动药的患者;与左旋多巴合用于单用左旋多巴疗效不佳者;氯丙嗪等抗精神分裂症药物导致的帕金森综合征患者。对无震颤和超过 60 岁以上的患者不推荐使用,因为长期使用苯海索可以导致认知功能下降。常见不良反应及禁忌证与阿托品相同,但比阿托品轻。单独使用时的精神神经方面的不良反应少于左旋多巴类。

其他中枢抗胆碱药还有丙环定(procyclidine,卡马君,kemadrin)、苯扎托品(benzatropine)、比哌立登(biperiden)、普罗吩胺(profenamine)等,药理作用与临床应用与苯海索相同。

第二节　抗阿尔茨海默病药

阿尔茨海默病(Alzheimer's disease,AD)又称原发性老年痴呆,是以进行性高级认知功能和记忆功能障碍为临床特征的神经退行性疾病,临床表现为全面持久的智能减退,包括记忆力、判断力、计算力、抽象思维能力和语言功能的减退,情感和行为异常,丧失工作能力和独立生活能力。

AD 病因尚不清楚。主要病理改变为大脑萎缩、脑组织内神经元坏死、坏死细胞外老年斑(senile plagues,SP)、细胞内纤维缠结(neurofibrillary tangle,NFT)、脑血管沉淀物和神经元数量减少。SP 和 NFT 形成为最具特征的两大病理学改变。SP 的主要成分为 β-淀粉样蛋白(β-amyloid,Aβ),NFT 的主要成分为过度磷酸化的 Tau 蛋白。SP 和 NFT 都发生在大脑的控制情绪和记忆的海马区以及控制语言的皮质部位。脑神经细胞出现的斑块是神经细胞死亡的原因还是结果,目前尚无明确的结论。AD 的病理生理学机制有以下多种假说:

(1) β-淀粉样蛋白级联假说　Aβ 由淀粉样蛋白前体(β-amyloid precursor protein,APP)水解产生。β-分泌酶(p-secretase)和 γ-分泌酶(γ-secretase)分别在 APP 的氨基端和羧基端水解生成 Aβ,并释放至细胞外。Aβ 激活小胶质细胞,释放神经毒性分子,引起炎症反应,导致突触进行性损伤;改变神经元内的离子平衡状态,产生氧化损伤,引起广泛的神经元/轴突功能障碍,导致细胞死亡,逐渐产生痴呆。

(2) Tau 蛋白过度磷酸化假说　Tau 蛋白可促进微管蛋白组装连接形成微管,引导运输各种分子在轴突、树突中流动,参与细胞骨架形成。AD 患者脑中的 Tau 蛋白呈高度磷酸化变性,这种 Tau 蛋白可脱离微管,彼此缠结成双螺旋纤维,进而聚合成 NFT,堆积于细胞中,从而导致微管结构破坏,细胞传导运输功能障碍,轴突退变,细胞死亡,引发 AD。

(3) 胆碱能神经损伤假说　前脑基底部的胆碱能神经元合成大量乙酰胆碱,经投射纤维输送至大脑皮质和海马。乙酰胆碱被认为与学习和记忆密切相关,而海马是学习、记忆的重要解剖基础。AD 患者前脑基底部的胆碱能神经元丢失,造成乙酰胆碱的合成、储存及释放减少,从而导致以记忆和认知功能障碍为主的多种临床表现。

(4) 兴奋性氨基酸毒性假说　脑组织锥体细胞接受胆碱能神经调节并以谷氨酸为传出递质,通过突触上的 N-甲基-D-天冬氨酸(NMDA)受体,使钙通道开放,参与神经元的兴奋性突触传递,调节多种形式的学习和记忆过程等。AD 患者脑中的 Aβ 可导致谷氨酸能神经系统过度激活,释放大量谷氨酸,激活突触后膜的 NMDA 受体,引起细胞内钙超载,突触的可塑性下降,甚至导致神经元死亡。皮质之间的联络纤维和海马的主要投射纤维均属谷氨酸能神经元,为 AD 的脑内易损部位。体外试验也表明将谷氨酸加到培养的神经细胞中可引起 Aβ 的前体物 APP 的合成增加,产生更多的神经纤维缠结。这些均说明兴奋性氨基酸的毒性可导致 AD。

AD 的发病机制还包括免疫炎症假说、自由基损伤假说及胰岛素信号转导异常假说等。

以上说明 AD 的发生机制复杂,尽管有关 AD 的基础研究进展很快,但迄今仍无特效的治疗药物。目前比较特异性的治疗措施是增加中枢胆碱能神经的功能,改善 AD 患者的记忆和认知障碍。临床使用的主要为抗胆碱酯酶药。另一类为防止或延缓病程发展的药物,主要为 NMDA 受体拮抗药。

一、抗胆碱酯酶药

抗胆碱酯酶药(anticholinesterase drugs)是目前治疗 AD 的最主要药物,通过减少突触间隙处胆碱酯酶对突触前神经元释放的乙酰胆碱的水解,增加了此处乙酰胆碱的含量,改善 AD 的症状。

多奈哌齐

多奈哌齐(donepezil)是第二代可逆性抗胆碱酯酶药。对中枢神经系统胆碱酯酶选择性高,外周抗胆碱酯酶活性较小,且只对乙酰胆碱酯酶有效,对丁酰胆碱酯酶几乎无作用。多奈哌齐能提高中枢神经系统,特别是大脑皮质突触间隙的乙酰胆碱浓度,激动 M_1 受体,从而改善认知功能。该药口服吸收良好,生物利用度为 100%,血药浓度达峰时间为 3~4 小时,半衰期长,约为 70 小时,仅需每日 1 次给药。经肝脏代谢,代谢产物中 6-O-脱甲基产物的体外胆碱酯酶抑制活性与母药相同。代谢产物及少数原形药物经肾脏排泄。

多奈哌齐临床主要用于轻、中度 AD 患者的治疗,高剂量可用于重度 AD 的治疗,推荐治疗时机应在使用 10 mg 多奈哌齐 3 个月以后。多奈哌齐能够改善认知功能障碍及日常生活能力,也能改善早期 AD 患者的精神行为异常。多奈哌齐还能改善血管性痴呆、帕金森病、精神分裂症、脑震荡等疾病所致的认知功能障碍。不良反应主要为外周胆碱能兴奋引起。常规剂量治疗时,不良反应主要包括恶心、呕吐、腹泻、肌痛、肌肉痉挛、失眠、头晕、疲乏,这些症状在继续治疗中会消失。少数患者血肌酸激酶轻微升高。未见肝毒性的报道。服用 23 mg 片剂的患者不良反应发生率明显升高,恶心、呕吐等消化道症状最常见。

利凡斯的明

利凡斯的明(rivastigmine,卡巴拉汀)是一种氨基甲酸类中枢选择性乙酰胆碱酯酶抑制剂,同时可抑制丁酰胆碱酯酶。口服吸收迅速,血药浓度达峰时间约 1 小时,血浆蛋白结合率约 40%。易于通过血脑屏障。动物实验结果表明,该药能选择性抑制大脑皮层和海马的乙酰胆碱酯酶,而对纹状体和心脏的乙酰胆碱酯酶几无影响。另外,该药还可以减慢 β-淀粉样蛋白前体蛋白(APP)片段的形成,从而减少神经元淀粉样斑块的生成。

临床试验表明,利凡斯的明可以明显改善 AD 患者胆碱能介导的认知功能障碍、全脑功能状况、日常生活能力以及病情严重程度,且安全、耐受性好、不良反应轻。临床主要用于轻、中度 AD 患者的治疗,尤其适用于患有心脏、肝脏、肾脏等疾病的 AD 患者。常见的不良反应为恶心、呕吐和腹泻,未见肝毒性报道。

加兰他敏

加兰他敏(galanthamine)为可逆性胆碱酯酶抑制剂,对神经突触部位的乙酰胆碱酯酶有高度选择性,对其抑制作用比血液中的丁酰胆碱酯酶强 50 倍。能透过血脑屏障,故中枢作用较强。抑制大脑皮质和海马等部位乙酰胆碱的分解,改善认知和记忆障碍。临床用于治疗轻、中度 AD,用药 6～8 周后疗效显著,有效率为 50%～60%。还可用于重症肌无力、脊髓灰质炎的恢复期或后遗症等疾病的治疗。在治疗开始的 2～3 周,患者可有恶心、呕吐及腹泻等不良反应,以后即消失。

石 杉 碱 甲

石杉碱甲(huperzine A,哈伯因)是我国学者于 1982 年从天然植物千层塔(蛇足石杉)中提取的生物碱,是一种强效的高选择性的可逆性乙酰胆碱酯酶抑制剂,作用强于毒扁豆碱和加兰他敏,对丁酰胆碱酯酶抑制作用弱。口服吸收后分布快而完全,10～30 分钟可达血药峰浓度,生物利用度达 95%以上。易通过血脑屏障,吸收后脑内以皮层、海马区域分布较多。$t_{1/2}$ 约 4 小时,主要从肾脏排泄。对 AD 患者的认知、记忆功能和情绪行为异常均有改善作用,也可以改善老年性和血管性痴呆引起的记忆功能障碍。不良反应为用药后偶见恶心、头晕、出汗、腹痛、视力模糊等反应,一般可自行消失。哮喘、心动过缓患者慎用,低血压以及心绞痛、哮喘、肠梗阻患者不宜用。癫痫、肾功能不全、机械性肠梗阻、心绞痛等患者禁用。

二、NMDA 受体拮抗药

美 金 刚

美金刚(memantine,美金刚胺)属金刚烷胺衍生物。美金刚口服给药后吸收良好,绝对生物利用度约 100%。超过治疗剂量时仍呈线性动力学。达峰浓度时间为 3～7 小时,食物对盐酸美金刚的吸收不产生影响。主要以原形通过尿液排泄,$t_{1/2}$ 为 60～80 小时。在人体内 80% 以原形存在。肾清除主要由肾小管主动分泌,受 pH 依赖的肾小管重吸收调节。

谷氨酸是与正常记忆和学习过程有关的脑内重要的兴奋性神经递质,谷氨酸持续作用于中枢神经系统 N-甲基-D-天冬氨酸(NMDA)受体可致 AD 症状。美金刚是一种弱到中等强度的非竞争性 NMDA 受体拮抗剂,选择性地与 NMDA 受体操纵的阳离子通道结合,阻断谷氨酸的兴奋性毒性,同时不妨碍谷氨酸参与正常的学习、记忆等生理功能的调节。美金刚能够改善 AD 病人的记忆力减退(认知)、不能胜任日常工作(功能下降)、人格和情绪改变(行为)。用于治疗中、重度 AD 病人,临床疗效显著,可以延缓 AD 的进展。也可以用于帕金森病所致的痴呆。本品药物相互作用少,与胆碱酯酶抑制剂和尼莫地平联合治疗效果优于单用。美金刚的不良反应轻,病人易耐受,最常见的为眩晕、思维混乱、头痛和便秘。少见的有焦虑、肌张力增高、呕吐、膀胱炎和性欲增加。严重肝功能不良、意识紊乱者和孕妇、哺乳期妇女禁用。

复习思考题

1. 列举常见的拟多巴胺药物并说明其作用机制。
2. 左旋多巴常见的不良反应有哪些?
3. 列举常用的抗阿尔茨海默病药物并说明其作用机制。

(皋　聪)

第十六章　镇痛药

【内容提要】　镇痛药是主要作用于中枢神经系统,选择性地消除和减轻疼痛及疼痛引起的烦躁不安等不愉快情绪,而对其他感觉如听觉、触觉和视觉等无明显影响,并能保持意识清醒的一类药物。其中大部分为成瘾性镇痛药,主要分为阿片受体激动剂和阿片受体激动-拮抗剂,包括吗啡、哌替啶、美沙酮、曲马朵等。也有少部分为非成瘾性镇痛药,其作用与阿片受体无关,包括奈福泮、氟吡汀、高乌甲素等。成瘾性镇痛药的镇痛作用差别很大,成瘾性亦不同,临床常用成瘾性小、作用持续时间长的药物替代成瘾性强的毒品进行脱毒治疗。成瘾性镇痛药的中毒可以用阿片受体拮抗剂进行解救。

疼痛是机体受到伤害性刺激后的一种防御反应,也是多种疾病的一种症状,常伴有紧张、不安等情绪,不仅使患者感受痛苦,并可引起生理功能紊乱,甚至休克。但疼痛的部位和性质常是诊断疾病的重要依据,因此镇痛药只适用于诊断已明确的剧痛患者,诊断未明确前不宜使用,以免掩盖病情,贻误诊断。

第一节　阿片受体激动剂

阿片为罂粟科植物罂粟未成熟蒴果浆汁的干燥物,内含 20 余种生物碱。按其化学结构可分为菲类（主要有吗啡、可待因和蒂巴因等）和异喹啉类（主要是罂粟碱）。其中吗啡在阿片中含量最高,约占 10%。

吗　啡

【体内过程】　吗啡（morphine）口服后有较强的首过消除（70%）,生物利用度约为25%,常采用注射给药。皮下注射 30 分钟后可吸收 60%,约 1/3 与血浆蛋白结合,游离型吗啡可迅速分布至血流丰富的肺、肝、肾、脾等脏器。虽仅少量通过血脑屏障,但已足以产生高效的镇痛效应。吗啡可通过胎盘屏障进入胎儿体内。约 10% 在肝代谢为去甲吗啡,60%～70% 在肝与葡萄糖醛酸结合后失去药理活性从肾脏排泄,也有少量通过乳汁和胆汁排出。$t_{1/2}$ 为 2.5～3 小时。部分形成吗啡- 6 -单葡萄糖醛酸苷后活性加强,约为吗啡的 2 倍,$t_{1/2}$延长。

【药理作用】　吗啡是一种阿片受体激动剂,其镇痛、镇静、抑制呼吸和镇咳等作用均与激动阿片受体有关。

1. 中枢神经系统

（1）镇痛、镇静:皮下注射吗啡 5～10 mg 即可明显减轻或消除各种疼痛。对持续慢性钝痛的作用大于间断性锐痛,作用持续 4～5 小时。吗啡还有明显的镇静作用,可消除患者的紧张、恐惧、焦虑不安等情绪,提高对疼痛的耐受性,在安静环境下可引起入睡。吗啡还可引起欣快感,对正处于疼痛折磨的患者十分明显,对慢性疼痛的患者则不明显,甚至引起烦躁不安。

(2) 抑制呼吸:治疗量吗啡即可减慢呼吸频率,降低潮气量,中毒剂量可使呼吸频率减慢至 3~4 次/分,静脉注射吗啡 5~10 分钟或肌内注射 30~90 分钟时呼吸抑制最明显。其机制是吗啡降低脑干呼吸中枢对血液 CO_2 张力的敏感性以及抑制脑桥内呼吸调整中枢。

(3) 镇咳:抑制咳嗽中枢,有强大的镇咳作用。因易成瘾,临床不用于镇咳。

(4) 其他作用:吗啡可缩小瞳孔,针尖样瞳孔是过量中毒的特征。可兴奋延脑催吐化学感受区(CTZ)引起恶心、呕吐,还可促进垂体后叶释放抗利尿激素。

2. 扩张血管　吗啡可扩张阻力血管和容量血管,使血压下降,可引起体位性低血压。其降压作用主要是由于使中枢交感张力降低,外周血管扩张所致,也部分与其释放组胺有关。此外由于呼吸抑制,体内 CO_2 蓄积,可引起脑血管扩张、脑血流量增加和颅内压升高。

3. 兴奋平滑肌　吗啡对胃肠道平滑肌有强大的兴奋作用,在提高张力的同时,可使胃排空延迟,减弱推进性蠕动。同时由于回盲瓣及肛门括约肌张力的提高、消化液分泌减少,食物消化延缓以及由于中枢抑制使便意迟钝,因而可引起便秘。吗啡还可使胆道平滑肌痉挛,Oddi 括约肌收缩,胆囊内压力升高,引起胆绞痛,阿托品可部分缓解。

4. 免疫抑制　吗啡对机体细胞免疫和体液免疫功能都有抑制作用,在停药戒断症状出现期最为明显,但长期给药对免疫的抑制作用可出现耐受现象。

此外,吗啡能提高膀胱括约肌张力,引起排尿困难、尿潴留。大剂量时还可收缩支气管平滑肌,加重呼吸困难。使分娩期子宫肌张力、收缩频率和收缩幅度倾向于恢复正常,对抗催产素对子宫的兴奋作用而延长产程。

【作用机制】　20 世纪 70 年代初证实脑内存在阿片受体。阿片受体在脑内的分布广泛但不均匀,脊髓胶质区、丘脑内侧、脑室及导水管周围灰质等区域的阿片受体密度较高。这些区域是与疼痛刺激的传入、痛觉的整合及感受有关的神经结构。受体密度最高的边缘系统及蓝斑核与精神情绪活动有关。中脑盖前核的阿片受体与缩瞳有关。延脑孤束核的阿片受体与吗啡的呼吸抑制和镇咳、中枢交感张力的降低有关。脑干极后区、孤束核、迷走神经背核等的阿片受体与胃肠活动有关。此外,肠肌本身也有阿片受体的分布。现认为阿片受体有 μ、δ、κ 等型。各受体还可再分为若干亚型,大部分阿片受体激动剂为 μ 受体激动剂。

阿片受体的发现提示脑内存在着内源性阿片样物质,现已发现的有甲硫氨酸脑啡肽、亮氨酸脑啡肽和内啡肽,如 β-内啡肽和强啡肽等 20 多种与阿片类相似的内源性肽类,统称为内阿片样肽或内阿片肽。各种内阿片肽对不同类型阿片受体的亲和力不同,各型受体激动时的效应亦有差异。现已证明阿片类药物的镇痛作用部位在第三脑室尾端至第四脑室头端的周围神经结构,最有效的镇痛部位是在导水管周围灰质,镇痛药与阿片受体的亲和力与它们的镇痛效力之间存在高度的相关性。吗啡等阿片受体激动剂的作用机制可能通过与不同脑区的阿片受体结合,模拟内阿片肽而发挥各种作用。

研究发现体内存在着内源性"抗痛系统",由释放内阿片肽神经元、内阿片肽和阿片受体组成。伤害性刺激使感觉神经末梢兴奋并释放兴奋性递质(可能为 P 物质、谷氨酸等),该递质与接受神经元上的受体结合,通过脊髓丘脑束将痛觉冲动传入中枢。从导水管周围灰质发出的下行神经通路激活脊髓背角神经元,其末梢释放的内阿片肽可激动感觉神经突触前膜的阿片受体,减少感觉神经末梢释放 P 物质,最终减弱或阻滞痛觉信号的传递,调控痛觉,维持正常痛阈,发挥生理性止痛作用(图 16-1)。阿片受体激动剂通过激活下行神经通路和直接激动脊髓传入神经末梢上特定的阿片受体(主要是 μ 受体),激活"抗痛系统",模拟内阿片肽的作用阻断痛觉传导而产生强大的中枢性镇痛作用。除上述中枢作用外,吗啡等阿片受体激动剂还可与外周阿片受体结合而发挥镇痛作用,因此,在损伤局部应用吗啡也有明显的镇痛效果。

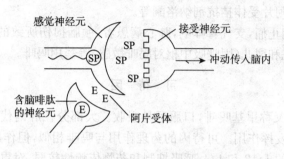

E:脑啡肽;SP:P 物质(substance P)

图 16-1　含脑啡肽的神经元与疼痛

【临床应用】

1. 镇痛　吗啡对各种疼痛均有效,但反复应用易致依赖性。所以除癌性剧痛可长期应用外,一般只限于短期用于其他镇痛药无效的急性锐痛,如严重创伤、烧伤等剧痛,在血压正常的情况下,心肌梗死引起的剧痛也可用吗啡止痛。

2. 心源性哮喘　急性左心衰竭时发生的肺水肿可引起呼吸困难(急促和窒息感),称为心源性哮喘。除应用强心苷、氨茶碱及吸氧外,静注小剂量吗啡可产生良好的效果。其机制是吗啡扩张外周血管,降低外周阻力,减轻心脏负荷。吗啡的镇静作用有利于消除病人的紧张恐惧、焦虑不安情绪。吗啡降低呼吸中枢对 CO_2 的敏感性,使急促浅表的呼吸得以缓解。但休克、昏迷及严重肺功能不全者禁用。

3. 止泻　适用于非细菌性急、慢性消耗性腹泻,可选用阿片酊或复方樟脑酊。对细菌感染性腹泻,应同时应用抗菌药物。

【不良反应】

1. 治疗量吗啡有时可引起眩晕、恶心、呕吐、便秘、呼吸抑制、尿潴留、胆绞痛。还可引起颅内压升高和体位性低血压。

2. 耐受性和依赖性　连续反复应用可引起耐受性和依赖性,除了缩瞳和便秘外,其他大部分效应都会产生耐受性,阿片类药物间还有交叉耐受性。依赖性包括心理依赖性和躯体依赖性,一旦停药可产生一系列戒断症状,称为戒断综合征,出现烦躁不安、失眠、腹痛、头痛、流涕、流泪、出汗、震颤、呕吐、腹泻、心率加快、休克甚至危及生命。此类病人都有强烈渴求用药的欲望,可不择一切手段去获取药品,不仅严重损害用药者的健康,还可造成严重的社会问题。故阿片类镇痛药应按国家颁布的《麻醉药品管理条例》严格管理,控制使用。

吗啡产生耐受性和依赖性的机制还未完全阐明。现认为主要是神经组织对吗啡产生了适应性,其中蓝斑核与吗啡躯体依赖性和戒断症状有直接的联系。蓝斑核由去甲肾上腺素能神经元组成,阿片受体分布密集,内阿片肽和吗啡均可抑制蓝斑核放电。当对吗啡产生依赖后,蓝斑核的放电减少,一旦停用吗啡,蓝斑核的放电加速而出现一系列以自主神经功能紊乱症状为主的戒断症状,表明戒断症状的产生可能与蓝斑核去甲肾上腺素能神经元的活动增强有关。

3. 吗啡中毒　中毒量吗啡可引起昏迷、呼吸深度抑制(可至 2~4 次/分),瞳孔极度缩小呈针尖样,血压降低甚至休克。呼吸抑制是致死的主要原因。抢救措施主要是人工呼吸,吸氧、补液,并静脉注射阿片受体拮抗剂纳洛酮等。

分娩止痛,哺乳期止痛,支气管哮喘,肺心病患者,颅脑损伤所致的颅内压升高者,严重肝功能损害者,新生儿和婴儿(因呼吸中枢对吗啡敏感)等禁用吗啡。

可 待 因

可待因(codeine)又称甲基吗啡,口服后易吸收。大部分在肝内代谢,有 10% 可待因脱甲基后转变为吗啡而发挥作用。可待因的药理作用与吗啡相似,但作用较弱。其镇痛和镇咳作用分别约为吗啡的 1/12 和 1/4,呼吸抑制和药物依赖性较弱,对胃肠道几无作用。临床用于中等程度疼痛的止痛以及剧烈干咳。

哌 替 啶

哌替啶(pethidine)又名杜冷丁(dolantin),是临床常用的人工合成镇痛药,作用与吗啡相似而较弱。

【体内过程】　口服易吸收,皮下或肌内注射吸收更迅速,起效更快,故常用注射给药。血浆蛋白结合率约 60%,主要经肝转化为哌替啶酸及去甲哌替啶。后者有中枢兴奋作用,与中毒时发生的肌肉震颤、抽搐甚至惊厥有关。主要经肾排泄,$t_{1/2}$ 约 3 小时。

【药理作用】

1. 中枢神经系统　皮下或肌内注射后 10 分钟可产生镇静镇痛作用,但作用时间比吗啡短,仅维持 2~4 小时。镇痛强度约为吗啡的 1/10~1/7,呼吸抑制作用与吗啡相当。可兴奋延脑 CTZ 及增加前庭器官的敏感性,故易产生眩晕、恶心和呕吐。无镇咳作用。

2. 兴奋平滑肌　虽可中度提高胃肠道平滑肌及括约肌张力,但作用短暂,无明显止泻和引起便秘、尿潴留作用。大剂量哌替啶可引起支气管平滑肌收缩。有轻微兴奋子宫作用,对妊娠末期子宫收缩无影响,也不对抗催产素的作用,故不延缓产程。

3. 血管扩张　治疗量哌替啶可扩张血管引起体位性低血压。由于呼吸抑制使体内 CO_2 蓄积,扩张脑血管,升高颅内压。

【临床应用】

1. 镇痛　可作为吗啡的代用品用于各种剧痛。因易产生依赖性,故对慢性钝痛不宜使用。哌替啶在新生儿体内的作用时间明显短于吗啡,可用于分娩止痛。但临产前 2~4 小时内不能使用,以免抑制新生儿呼吸。

2. 麻醉前给药及人工冬眠　哌替啶的镇静作用可消除或缓解患者对手术的紧张、恐惧,减少麻醉药用量和缩短诱导期。与氯丙嗪、异丙嗪等组成冬眠合剂,用于人工冬眠疗法。

3. 心源性哮喘　作用机制同吗啡。

【不良反应】　治疗量哌替啶可引起眩晕、出汗、口干、恶心、呕吐、心悸、体位性低血压等。反复使用易产生依赖性。大剂量可抑制呼吸。偶可引起肌肉震颤、痉挛甚至惊厥。禁忌证同吗啡。

芬太尼类药物

芬太尼(fentanil)是一种短效、强效镇痛药,镇痛作用比吗啡强 100 倍。镇痛作用产生快,但持续时间较短。静脉注射后 1 分钟起效,4 分钟达高峰,维持作用 30 分钟。肌内注射后约 7 分钟起效,维持仅 1～2 小时,$t_{1/2}$ 约 3.7 小时。用于各种剧痛。与氟哌利多合用有安定镇痛作用,用于大面积换药及进行小手术的镇痛;与全身麻醉药或局麻药合用,可减少麻醉药用量。恶心、呕吐、Oddi 括约肌痉挛、呼吸抑制等不良反应均弱于吗啡。大剂量可产生明显肌肉僵直,静注过快易致呼吸抑制。禁用于支气管哮喘、脑部肿瘤或颅脑损伤引起的昏迷以及 2 岁以下小儿。

芬太尼同系物有舒芬太尼(sufentanil)、阿芬太尼(alfentanil)和瑞芬太尼(remifentanil),其特点是起效快,作用时间短,均为超短效镇痛药,特别是瑞芬太尼,1 分钟可达有效浓度,作用持续仅 5～10 分钟,$t_{1/2}$ 为 6 分钟。阿芬太尼血浆 $t_{1/2}$ 为 1～2 小时,舒芬太尼 $t_{1/2}$ 为 2～3 小时。舒芬太尼的镇痛作用比吗啡强 1000 倍,$t_{1/2}$ 较芬太尼短,但由于与阿片受体的亲和力较芬太尼强且其代谢产物去甲舒芬太尼也有药理活性,因而不仅镇痛强度更大,约为芬太尼的 5～10 倍,而且作用持续时间也更长(约为芬太尼的 2 倍);阿芬太尼的镇痛强度约为芬太尼的 1/4,作用持续时间约为其 1/3。舒芬太尼和阿芬太尼主要在肝脏代谢失活,而瑞芬太尼主要通过血浆和组织中非特异性酯酶快速水解代谢。静脉持续滴注给药,用于全麻诱导和全麻中维持镇痛。因舒芬太尼等芬太尼衍生物心血管系统副作用小,常用于心血管手术麻醉。

美　沙　酮

美沙酮(methadone)左旋体的作用强度为右旋体的 8～50 倍,临床常用其消旋体。美沙酮的镇痛作用与吗啡相当,但口服有效,作用持续时间较长,$t_{1/2}$ 为 15～40 小时。酸化尿液可增加其排泄。耐受性和依赖性的发生较慢,停药后的戒断症状也较轻,且易于治疗。缩瞳、便秘、升高胆道内压力和抑制呼吸等作用亦较吗啡轻。单次给药后的镇静作用较弱,多次给药可产生显著的镇静作用。临床适用于创伤、手术后、晚期癌症等引起的剧痛。广泛应用于吗啡和海洛因成瘾者的脱毒治疗和慢性复吸的维持治疗。

曲　马　朵

曲马朵(tramadol)口服吸收迅速,生物利用度约 90%,$t_{1/2}$ 约 6 小时。镇痛作用强度与喷他佐辛相似。广泛用于手术后、创伤、剧烈的关节痛、神经痛、晚期癌症引起的中度疼痛。治疗量不抑制呼吸,不影响心血管功能,亦不产生便秘,无欣快感。静脉注射过快可出现心悸、出汗和面部潮红,长期应用也可能产生成瘾性。曲马朵不仅有较弱的 μ 受体激动作用,还可抑制 5－HT 和 NA 的再摄取,在脊髓水平加强 5－HT 和 NA 对痛觉传导的抑制作用。

曲马朵对吗啡的戒断症状无效,阿片拮抗剂纳洛酮仅能部分阻断曲马朵的镇痛作用。

二氢埃托菲

二氢埃托菲(dihydroetorphine)为强效镇痛药,镇痛作用强度是吗啡的 12000 倍。口服首过消除明显,临床使用舌下含服,起效快,10～15 分钟疼痛可明显减轻,但镇痛作用短暂。本品还有镇静和解痉作用,可用于平滑肌痉挛引起的绞痛。临床限用于创伤、手术后及诊断明确的各种剧痛和使用吗啡、哌替啶无效的急性剧烈疼痛。依赖性强,主要表现为精神依赖性,躯体依赖性及戒断症状比吗啡轻,无欣快感。一般不良反应主要为头晕、恶心、呕吐、乏力、出汗、呼吸减慢、心悸、排尿困难、语言错乱和荨麻疹等。对呼吸抑制作用比吗啡轻,在规定的镇痛剂量下很少发生呼吸抑制。

羟 考 酮

羟考酮(oxycodone)为蒂巴因衍生物,口服生物利用度约 50%,镇痛作用是吗啡的 2 倍,其控释片的口服生物利用度高达 87%。$t_{1/2}$ 为 4～5 小时,用药 24～36 小时即可达到稳态血药浓度。长期用药无蓄积。主要用于癌症和其他疾病引起的中、重度慢性疼痛。常见不良反应为恶心、呕吐、口干、出汗、眩晕、瘙痒等。

第二节　阿片受体激动-拮抗剂

喷 他 佐 辛

喷他佐辛(pentazocine,镇痛新)主要激动 κ 受体,对 μ 受体有较弱的拮抗作用。因不易产生依赖性,已列为非麻醉药品。对中枢神经系统的作用与吗啡相似。镇痛效力约为吗啡的 1/3,呼吸抑制作用约为吗啡的 1/2。对心血管的作用不同于吗啡,大剂量可升高血压及加快心率,可能与其提高血浆中 NA 水平有关。可口服或注射。喷他佐辛主要在肝内代谢,代谢速率个体差异大,这可能是其镇痛效果个体差异大的原因。

喷他佐辛主要用于慢性剧痛。常见不良反应有眩晕、恶心、出汗等。偶可引起焦虑、噩梦及幻觉等。大剂量可致呼吸抑制、血压升高及心率加快。

丁 丙 诺 啡

丁丙诺啡(buprenorphine)为强效、长效的菲类衍生物。为 μ 受体的部分激动剂,对 κ、δ 受体有一定的拮抗作用。与阿片受体结合牢固,作用时间长,躯体依赖性比吗啡小。镇痛作用强度为吗啡的 25～40 倍,可用于各种术后止痛、癌痛及其他剧痛,也是阿片类药物成瘾者脱毒治疗的重要代替药物,其效果与美沙酮相似。不良反应与吗啡相似,但较轻。

布 托 啡 诺

布托啡诺(butorphanol)主要激动 κ 受体,对 μ 受体有弱的拮抗作用。可以在未引起显著致幻效应的剂量下产生高效镇痛效果,镇痛强度为吗啡的 4～8 倍,哌替啶的 30～40 倍,喷他佐辛的 20 倍,作用持续时间与吗啡相似,为 3～4 小时。躯体依赖性发生率较低。口服可吸收,但首过消除明显,生物利用度仅 5%～17%。肌内注射后吸收迅速而完全,30～60分钟达血浆峰浓度。临床主要用于中、重度疼痛,如各种癌性疼痛、手术或外伤后疼痛。常见不良反应为恶心、呕吐、乏力、出汗,个别可见嗜睡、头痛、头晕、精神错乱等。

纳　布　啡

纳布啡(nalbuphine)和 μ、κ 受体有很高的亲和力,和 δ 受体的亲和力弱,为 κ 受体激动剂,对 μ 受体有拮抗作用。纳布啡的阿片拮抗效应为烯丙吗啡的 1/4,为喷他佐辛的 10 倍。以质量单位计,盐酸纳布啡的镇痛效果与吗啡基本相当。其依赖性与喷他佐辛相当,镇痛作用却是喷他佐辛的 3 倍。纳布啡与同等镇痛剂量的吗啡产生相同程度的呼吸抑制作用,但纳布啡具有天花板效应,即在与不影响呼吸的其他中枢活性药物合用时,剂量大于 30 mg 时呼吸抑制也不再随剂量进一步增加。纳布啡静脉给药后 2～3 分钟起效,30 分钟达最大效应,皮下、肌内注射不到 15 分钟起效。纳布啡的 $t_{1/2}$ 为 5 小时,作用持续时间为 3～6 小时。盐酸纳布啡用于缓解中至重度的疼痛,包括术前、术后镇痛和生产、分娩过程中的产科镇痛,也可作为复合麻醉时辅助用药。最常见的不良反应为镇静,偶见的不良反应包括多汗、恶心、呕吐、眩晕。

第三节　非阿片类镇痛药

罗　通　定

罗通定(rotundine)又称左旋延胡索乙素或左旋四氢巴马汀。口服吸收良好,口服后10～30分钟起效,持续 2～5 小时。镇痛作用比哌替啶弱,但比解热镇痛药强。其镇痛作用与阿片受体及前列腺素无关,可能与阻断脑内多巴胺受体以及促进脑啡肽和内啡肽释放有关。无明显成瘾性。对慢性持续性钝痛效果较好,对创伤、手术和晚期癌症疼痛的效果较差。可用于胃肠和肝胆系统钝痛,一般性头痛以及脑震荡后头痛,痛经及分娩止痛。罗通定还有镇静、催眠等药理作用。

奈　福　泮

奈福泮(nefopam)口服易吸收,主要在肝脏代谢,$t_{1/2}$ 约 4 小时。镇痛作用为吗啡的 1/3,无依赖性,镇痛持续时间较长。镇痛机制不明,与阿片受体及前列腺素无关。还具有中枢性肌肉松弛、抗胆碱及拟交感作用。可用于创伤、手术和癌症疼痛,也可用于牙痛、急性内脏平滑肌绞痛等。不良反应主要有恶心、呕吐、嗜睡、幻觉。

高　乌　甲　素

高乌甲素(lappaconitine,拉巴乌头碱)是从高乌头根中分离的生物碱。可口服或注射给药,镇痛作用强度与哌替啶相当,起效时间稍慢,而维持时间较长。镇痛作用为解热镇痛药氨基比林的 7 倍,镇痛的确切机制不明,但与阿片受体和前列腺素无关。还具有解热、抗炎、局麻作用。主要用于治疗中度以上疼痛。高乌甲素无成瘾性,不抑制呼吸,无蓄积中毒作用。个别患者用药后可出现荨麻疹、心慌、胸闷、头晕等,停药后很快消失。

氟 吡 汀

氟吡汀(flupirtine)为嘧啶类衍生物。口服氟吡汀胃肠道吸收 90%,直肠给药吸收 70%。口服氟吡汀的血浆 $t_{1/2}$ 为 7 小时。氟吡汀为选择性神经元钾通道开放剂,钾离子外流,细胞膜兴奋性降低,间接抑制了 NMDA 受体的激活,因此,神经元兴奋状态下伤害性疼痛冲动传导受到抑制。除镇痛作用外,还有肌肉松弛和神经保护作用。可用于缓解多种原因导致的疼痛,对手术、创伤、烧伤等引起的中等程度的急性疼痛有良好疗效,对慢性疼痛和癌痛也有效,也可以缓解肌紧张引起的急性和慢性疼痛及骨质疏松引起的疼痛等。氟吡汀的术后镇痛效果和喷他佐辛相似,而对癌痛的效果强于喷他佐辛,不良反应少,耐受性好。最常见的不良反应为疲倦,其次还可见头晕、头痛、恶心等各种胃肠道症状,极个别病例出现肝转氨酶升高及药物性肝炎。不产生药物依赖性。

齐 考 诺 肽

齐考诺肽(ziconotide)为人工合成多肽,与 μ、κ 受体无亲和力,其镇痛作用与阿片受体无关。本品能够阻断脊髓背角浅层内的初级伤害感受性传入神经上的 N 型钙通道,阻止初级传入神经末梢兴奋性神经递质如 P 物质、谷氨酸等的释放,从而阻止或降低疼痛信号的传导。齐考诺肽可被内肽酶和肽链端解酶切开,进入体循环后可被存在于多种器官中的肽酶/蛋白酶裂解,成为肽类片段或游离氨基酸。临床鞘内滴注本品,适用对其他治疗(如全身镇痛药、辅助治疗或鞘内注射吗啡)不能耐受或无效的严重慢性疼痛患者,如带状疱疹后遗神经痛、癌症和 AIDS 引起的难治性疼痛等。齐考诺肽无依赖性,常见不良反应为头晕、头痛、恶心、呕吐、全身乏力等。

第四节　阿片受体拮抗剂

纳 洛 酮

纳洛酮(naloxone)的化学结构与吗啡相似,与阿片受体的亲和力比吗啡强,能阻止吗啡和阿片类物质与阿片受体结合,对阿片受体的作用强度依次为 $\mu > \kappa > \delta$。但其本身无明显药理效应。口服首过消除明显,常静脉给药。正常人注射 12 mg 后不产生任何症状,注射 24 mg 后仅产生轻微困倦,但吗啡中毒患者仅需注射小剂量(0.4~0.8 mg)即能迅速翻转吗啡的作用,1~2 分钟使呼吸抑制现象消失,增加呼吸频率。吗啡依赖者应用纳洛酮后迅速诱发出戒断症状。临床用于阿片类镇痛药中毒的解救药,可迅速解救呼吸抑制及其他中枢抑制症状,使昏迷患者复苏。也可用于急性酒精中毒、中枢神经系统损伤、中风等的治疗。不良反应少,大剂量偶见轻度烦躁不安。

纳 曲 酮

纳曲酮(naltrexone)的药理作用及用途与纳洛酮相似,但对 κ 受体的拮抗作用强于纳洛酮。口服生物利用度较高,达 30％,其代谢产物之一 6-β-纳曲醇可对抗吗啡(25 mg)作用 2～3天。纳曲酮作用维持时间较长,一次用药能维持 72 小时,已试用于解除阿片类的精神依赖性,可明显降低海洛因等毒品滥用的复发率。

纳　美　芬

　纳美芬(nalmefen)是纳曲酮的衍生物,但半衰期较长(8～10 小时),仅可静脉注射。临床用于阿片类药物过量的解救。

复习思考题

1. 试述吗啡的中枢作用和外周作用。
2. 试述吗啡的作用机制和主要不良反应。
3. 吗啡治疗心源性哮喘的药理学基础是什么?
4. 比较吗啡和哌替啶的异同点。
5. 非阿片类镇痛药主要有哪些? 有什么优点?

(皋　聪)

第十七章 中枢兴奋药

【内容提要】 中枢兴奋药是能增强中枢神经系统功能活动的药物,主要分为四类: ① 主要兴奋大脑皮层的药物,如咖啡因等;② 主要兴奋延脑呼吸中枢的药物,如尼可刹米等;③ 主要兴奋脊髓的药物,如士的宁等,因毒性大、易致惊厥,临床应用价值不大;④ 改善脑代谢的药物,如吡拉西坦等。前三类中枢兴奋药的作用部位可随着剂量的增加而扩大,过量可引起中枢各部位的广泛兴奋而引起惊厥。过度兴奋可转入抑制,甚至导致死亡。

第一节 主要兴奋大脑皮层的药物

咖 啡 因

咖啡因(caffeine)即咖啡碱,系由咖啡或茶叶中提得的一种生物碱,属黄嘌呤类。

【药理作用及临床应用】 咖啡因的中枢兴奋作用较弱,小剂量($50\sim200$ mg)选择性兴奋大脑皮层,可使人睡意消失,精神振奋,思维敏捷。中剂量可兴奋脊髓,诱发惊厥。较大剂量则直接兴奋延脑呼吸中枢和血管运动中枢,使呼吸加深加快,血压升高,尤其在因疾病或药物引起呼吸抑制时作用更为明显。

咖啡因可直接兴奋心脏,扩张血管(冠状血管、肾血管等),但此作用常被兴奋迷走中枢的作用所掩盖,故无治疗意义。还有舒张支气管平滑肌、利尿和刺激胃酸分泌等作用。咖啡因的中枢兴奋作用和舒张支气管平滑肌的作用可能与其阻断腺苷受体有关。

咖啡因临床主要用于解救因急性感染中毒和催眠药、麻醉药、镇痛药中毒等引起的昏迷和呼吸、循环衰竭。与麦角胺配伍可治疗偏头痛,与解热镇痛药配伍治疗一般性头痛,可能是咖啡因收缩脑血管,减小血管搏动的幅度而增强止痛药物的效果。

【不良反应】 少见,较大剂量可引起激动、不安、失眠、头痛、心悸;过量可引起惊厥,特别是婴儿高热时易致惊厥,应避免使用。长期应用可产生依赖性。孕妇使用可引起早产、流产,应慎用。

哌 醋 甲 酯

哌醋甲酯(methylphenidate)又名利他林(ritalin),有温和的中枢兴奋作用,能改善精神活动,振奋精神,消除睡意及疲乏感。大剂量也能引起惊厥。可作为中枢抑制药过量引起的昏迷和呼吸抑制的急救药、麻醉后短期恢复的苏醒剂。因本品兴奋大脑皮层,易被尿意唤醒,因此,可用于小儿遗尿症。对儿童多动综合征也有效,这是因为多动综合征可能由于脑干网状结构上行激活系统内去甲肾上腺素、多巴胺、5-羟色胺等递质中某一种缺乏而引起,哌醋甲酯可促进这类递质释放。哌醋甲酯还可用于发作性睡眠和抑郁症等。

治疗量时不良反应少,儿童长期应用可产生食欲减退、失眠,偶见腹痛、心动过速等。不能与升压药或抗抑郁药合用。长期反复应用可产生耐受性和依赖性。孕妇、青光眼、过度兴奋及 6 岁以下儿童禁用。

匹 莫 林

匹莫林（pimoline，苯异妥英）作用和用途与哌醋甲酯相似，作用强度约相当于咖啡因的 5 倍。作用温和，对精神活动作用明显，对运动兴奋作用较弱，对心血管的影响小。口服后起效缓慢，维持时间较长，每日只需服药一次。用于治疗多动症，也可治疗轻度抑郁症及发作性睡病、性欲低下、遗传性过敏性皮炎。不良反应有失眠、食欲减低，偶见头痛、头昏等。

第二节　主要兴奋延脑呼吸中枢的药物

尼 可 刹 米

尼可刹米（nikethamide）又名可拉明，能直接兴奋延髓呼吸中枢，也可刺激颈动脉体化学感受器反射性兴奋呼吸中枢，提高呼吸中枢对 CO_2 的敏感性，使呼吸加深加快。对大脑皮层、脊髓和血管运动中枢有微弱的兴奋作用。作用短暂，仅维持 5～10 分钟。用于各种原因所致的中枢性呼吸抑制的急救。安全范围较大，但过量仍可引起血压上升、心动过速、肌震颤及僵直、咳嗽、呕吐和出汗等，应及时停药以防惊厥。一旦出现惊厥及时注射苯二氮䓬类和硫喷妥钠。

多 沙 普 仑

多沙普仑（doxapram）作用与尼可刹米相似，但较强。常用于解救麻醉药及其他中枢抑制药引起的呼吸抑制。静脉注射后即起效，但维持时间短，必要时每 5 分钟一次，直至病人苏醒。也可用于肺阻塞性疾病患者，能增加患者的潮气量和血氧饱和度。

洛 贝 林

洛贝林（lobeline）又名山梗菜碱，是从北美的山梗菜中提得的一种生物碱，现已能化学合成。山梗菜碱不能直接兴奋延脑呼吸中枢，主要通过兴奋颈动脉体和主动脉体化学感受器反射性兴奋呼吸中枢。作用短暂，仅维持数分钟。安全范围大，不易致惊厥。临床常用于新生儿窒息、一氧化碳引起的窒息、吸入麻醉剂及其他中枢抑制药如吗啡及肺炎等引起的呼吸衰竭的急救。大剂量可因兴奋血管运动中枢和交感神经节引起心动过速、血压升高，亦可因兴奋迷走神经中枢引起心动过缓、心脏传导阻滞。

二 甲 弗 林

二甲弗林（dimefline）又名回苏灵，可直接兴奋呼吸中枢，作用比尼可刹米强 100 倍，亦强于贝美格，苏醒率可达 90％～95％。静脉注射后能迅速增加肺通气量，使动脉血氧分压提高，二氧化碳分压下降。具有作用快、维持时间短及疗效明显等特点。用于各种原因引起的中枢性呼吸衰竭，对肺性脑病有苏醒作用。剂量大可引起肌震颤、惊厥等。静脉给药应稀释后缓慢注射,并随时注意患者的反应。

贝 美 格

贝美格(bemegride)又名美解眠,中枢兴奋作用迅速,维持时间短,用量过大或注射速度太快易致惊厥。用于巴比妥类、水合氯醛等催眠药物中毒的辅助治疗。并可用于加速硫喷妥钠麻醉后的恢复。

对于中枢性呼吸衰竭,上述中枢呼吸兴奋剂只作为辅助治疗措施。临床研究表明,呼吸中枢兴奋药不能降低中枢性呼吸衰竭患者的死亡率。目前中枢性呼吸衰竭主要采用人工呼吸机维持呼吸、吸氧等综合措施进行治疗。

第三节　改善脑代谢的药物

甲 氯 芬 酯

甲氯芬酯(meclofenoxate)又名氯酯醒,能调节神经细胞的代谢,增加对糖类的利用,提高神经细胞的兴奋性。对中枢抑制状态的患者有兴奋作用。其确切的作用机制还不清楚,增加脑内乙酰胆碱的含量(甲氯芬酯为胆碱的前体物)可能为其作用机制之一。临床用于外伤性昏迷,新生儿缺氧症、脑动脉硬化及中毒所致意识障碍,儿童精神迟钝,小儿遗尿和老年痴呆等,作用缓慢,需反复用药。甲氯芬酯耐受性好,罕见恶心、轻度眩晕等。

吡 拉 西 坦

吡拉西坦(piracetam)又名脑复康,为 γ-氨基丁酸的衍生物,有激活、保护和修复脑细胞的作用。吡拉西坦能增进线粒体内 ATP 的合成,促进氨基酸和磷脂的吸收、蛋白质合成以及葡萄糖的利用,促进乙酰胆碱合成并能增强神经兴奋的传导,具有促进大脑皮层细胞代谢作用。可以对抗脑功能损伤,对缺氧所致的逆行性健忘有改进作用,可以增强记忆,提高学习能力。适用于急性或慢性脑血管病、脑外伤、各种中毒性脑病等多种原因所致的记忆减退及轻、中度脑功能障碍,也可用于儿童智能发育迟缓。偶见呕吐、口干、食欲减退、失眠等不良反应,停药后可消失。锥体外系疾病,Huntington 舞蹈症者禁用本品,以免加重症状。孕妇、新生儿禁用。肝、肾功能不良者慎用。

同类药物还有茴拉西坦(aniracetam,阿尼西坦)和奥拉西坦(oxiracetam),作用和用途与吡拉西坦相似。

胞 磷 胆 碱

胞磷胆碱(citicoline)又名胞嘧啶核苷二磷酸钠,为核苷衍生物。胞磷胆碱较难通过血脑屏障,进入脑内的药物很少,但药物在脑内停留时间很长,注射后 3 小时内药物浓度达峰值,并在 24 小时内保持不变。胞磷胆碱是卵磷脂生物合成过程中所必需的辅酶,能促进脑组织卵磷脂的合成;降低脑血管阻力,能增加脑血流量和氧的消耗,改善脑组织代谢,促进大脑功能恢复;增强上行网状结构激活系统的功能,能促进苏醒。临床主要用于急性颅脑外伤及脑手术后的意识障碍,也可用于老年性痴呆症的辅助治疗。偶可发生恶心、干呕、食欲不振、头疼、失眠、兴奋、灼烧感及暂时性血压下降等症状。颅内出血的急性期不宜大剂量使用,癫痫患者禁用。

复习思考题

1. 中枢兴奋药分为几类? 每一类常用药物有哪些?
2. 试述不同种类中枢兴奋药的主要临床应用。

（皋　聪）

第十八章 解热镇痛抗炎药

【内容提要】 解热镇痛抗炎药是一类具有解热、镇痛,多数还有抗炎作用的药物。它们的共同作用机制是抑制环氧酶(COX)活性,减少局部前列腺素(PG)的生物合成。解热镇痛抗炎药分为非选择性 COX 抑制药和选择性 COX_2 抑制药。非选择性 COX 抑制药包括水杨酸类、苯胺类、吡唑酮类、芳基乙酸类、芳基丙酸类、烯醇酸类等。选择性 COX_2 抑制药包括塞来昔布、尼美舒利等。各类药物的解热、镇痛、抗炎作用强度有所不同,如乙酰水杨酸、吲哚美辛有较强的抗炎作用,而苯胺类几无抗炎作用。解热镇痛抗炎药的共同不良反应主要为恶心、呕吐、腹痛、胃溃疡、胃出血等胃肠道反应和肝肾功能的损伤,与它们抑制体内 COX_1 的活性,减少参与维持生理功能的 PG 的合成有关。但选择性 COX_2 抑制药这些不良反应大大减少,而心脑血管的不良事件发生率增加。

第一节 解热镇痛抗炎药的药理作用基础

由于解热镇痛抗炎药的化学结构和抗炎机制与糖皮质激素甾体抗炎药(SAIDs)不同,故又称为非甾体抗炎药(NSAIDs)。

一、磷脂代谢与药物作用

(一)膜磷脂代谢

炎症反应中,细胞膜磷脂在磷脂酶 A_2 的作用下生成花生四烯酸(AA),AA 通常有两条代谢途径:经 COX 作用生成 PG 和血栓素(TXA_2),经脂氧酶(LOX)作用生成白三烯(LT)等。细胞膜磷脂代谢的各种产物如 PGs、LTs 等均参与了细胞的炎症反应,抗炎药物通过抑制膜磷脂代谢的各个环节从而发挥抗炎作用(图 18-1)。

(二)药物作用

非甾体抗炎药通过抑制环氧酶的活性,减少局部前列腺素、血栓素和白三烯等的合成,从而发挥解热、镇痛、抗炎及抗血小板聚集作用。

1. 解热作用 正常体温的恒定有赖于下丘脑体温调节中枢对产热和散热两个过程的调节。机体发热是由于各种病理因素刺激中性粒细胞,产生与释放内热原(可能为白介素-1,IL-1)。内热原使中枢合成与释放 PG 增多。PG 再作用于体温调节中枢,使调定点提高到 37℃以上,使产热增加,散热减少,引起体温升高。NSAIDs 通过抑制中枢 PG 的合成而发挥解热作用,但对直接注射 PG 引起的发热无效。因此,与氯丙嗪不同,NSAIDs 只能降低发热者的体温,对正常体温无影响。

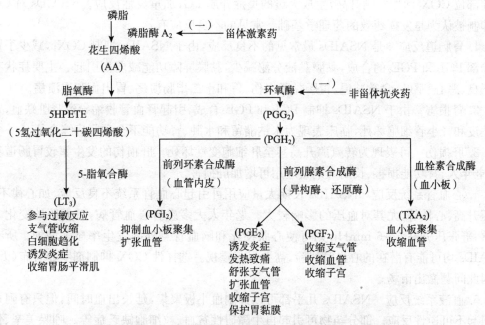

图 18-1　花生四烯酸的代谢途径及其主要代谢物的生理活性

2. 镇痛作用　大多数 NSAIDs 只适用于轻、中度的慢性钝痛,如头痛、牙痛、神经痛、肌肉痛、关节痛和痛经等。一般不产生欣快感和药物依赖,亦不抑制呼吸,但对严重创伤性剧痛及内脏平滑肌绞痛无效。但现亦有劳诺昔康等镇痛作用强大的药物,对术后疼痛、癌性疼痛和剧烈的坐骨神经痛均有效,强度相当于吗啡而优于哌替啶。

组织炎症或损伤时,局部可产生和释放某些致痛物质,如缓激肽、PG(PGE_1、PGE_2、$PGF_{2\alpha}$)和组胺等。缓激肽作用于痛觉感受器引起疼痛,PG 除其本身有致痛作用外,还能提高痛觉感受器对缓激肽等致痛物质的敏感性。由于 NSAIDs 只能抑制 PG 的合成,因此只能缓解致痛物质引起的持续性钝痛。对直接刺激感觉神经末梢引起的锐痛无效。NSAIDs 的作用部位主要在外周,但劳诺昔康等有强效镇痛作用的 NSAIDs 有中枢作用机制的参与。

3. 抗炎作用　NSAIDs 大多具有抗炎作用。炎症是由炎性细胞(中性粒细胞等)、细胞因子(IL-1、肿瘤坏死因子 TNF 等)和炎性介质(组胺、5-羟色胺、PG、白三烯等)等多种因素相互作用的复杂反应过程。受炎性刺激的诱导,COX_2 活性急剧升高,催化合成大量的 PG,PG 能够扩张局部血管,增加血管通透性,诱导炎性细胞聚集,并与其他介质协同作用,加重炎症反应。NSAIDs 通过抑制 COX_2 活性而减轻炎症反应。

二、常见不良反应及发生机制

体内 COX 主要有 COX_1 和 COX_2 两种同工酶,COX_1 为结构型,存在于大多数组织中,一般情况下活性保持稳定,可以合成 PG,调节细胞的正常生理功能,参与血管舒缩、血小板聚集、胃黏膜血流、胃黏液分泌及肾功能调节,起到抑制胃酸分泌、保护胃黏膜、调节肾血流、增加肾小球滤过率、抑制血小板聚集和促进钠排泄、降低外周血管阻力而降低血压等生理作用。NSAIDs 对 COX_1 的抑制是此类药物主要不良反应的毒理学基础。COX_2 为诱导型,在

炎症部位 COX_2 活性急剧升高,生成大量的炎症介质 PG,加重炎症反应。NSAIDs 对 COX_2 的抑制被认为是发挥药效的药理学基础。常见的不良反应有:

1. 胃肠道反应　是 NSAIDs 最常见的不良反应,由于 NSAIDs 抑制 COX_1,减少了胃肠道局部 PGI_2 和 PGE_2 的合成,黏膜黏液分泌减少,黏膜屏障功能减弱而引起。主要症状有消化不良、恶心、呕吐、食欲减退、胃肠黏膜损伤、胃和十二指肠溃疡、胃出血和胃溃疡。

2. 肾损害　由于 NSAIDs 抑制 PGI_2 和 PGE_2 合成,引起肾血管收缩导致肾脏缺血,肾小球上皮和肾小管细胞坏死,临床表现为水钠潴留和水肿、肾功能不全和肾病综合征。

3. 肝损伤　可表现为转氨酶升高甚至肝细胞变性坏死。肝损伤的发生率较胃肠道反应低,老年人、肾功能损害、长期大剂量应用可增加肝损害。

4. 心血管系统反应　NSAIDs 长期大量应用可引起心血管系统不良反应,如心律不齐、血压升高、心悸等,尤其对血压的影响较大。老年人大多患有心血管病,对血压的变化非常敏感,舒张压升高 $5 \sim 6$ mmHg 则可使心肌梗死和脑血管意外的发生率显著增加。所有的 NSAIDs 均可能有潜在的心血管风险,需要引起重视。选择性 COX_2 抑制剂罗非昔布(万络)就因此问题撤出市场。

5. 血液系统反应　NSAIDs 几乎都可以抑制血小板聚集,延长出血时间,但只有阿司匹林引起不可逆性反应。部分药物可引起再生障碍性贫血、粒细胞缺乏症等。吲哚美辛、保泰松、双氯芬酸发生再生障碍性贫血危险度较大。血液系统反应的机制未明。

6. 变态反应　部分 NSAIDs 可出现变态反应,表现为皮疹、荨麻疹、瘙痒等皮肤反应和血管神经性水肿等。

7. 中枢神经系统反应　所有 NSAIDs 都有中枢神经系统反应,如头晕、头痛、嗜睡、精神错乱等。如吲哚美辛中枢神经系统的发生率达 $25\% \sim 50\%$。

8. 其他不良反应　其他不良反应如耳鸣、耳聋、视力模糊、味觉异常等。

第二节　常用解热镇痛抗炎药

一、非选择性 COX 抑制药

非选择性 COX 抑制药对 COX_1 和 COX_2 的抑制作用无选择性,因此在产生疗效的同时,都会产生不同程度的胃肠道反应,大剂量可引起肾脏等损害。

（一）水杨酸类

水杨酸类药物包括乙酰水杨酸和水杨酸钠、水杨酸镁等。乙酰水杨酸(acetylsalicylic acid,阿司匹林,aspirin)是目前最常用的解热镇痛药之一。

乙酰水杨酸

【体内过程】　口服后大部分在小肠吸收,在吸收过程中和吸收后,可被胃黏膜、血浆、红细胞及肝中的非特异性酯酶迅速水解成水杨酸。水杨酸与血浆蛋白结合率高达 $80\% \sim 90\%$,游离型迅速分布到全身组织包括关节腔和脑脊液等处发挥药理作用,亦可通过胎盘屏障。主要在肝脏代谢后从尿排泄，当代谢处于饱和状态时（剂量 1 g 以上），小量增加用量可使血药浓度显著升高，可出现中毒症状。尿液 pH 可明显影响水杨酸盐的排泄，碱性尿可促其排出。用碳酸氢钠碱化血液和尿液可促进其排泄，降低其血浓度。

【药理作用及临床应用】

1. 解热、镇痛、抗炎　解热镇痛作用较强，用于缓解头痛、牙痛、肌肉痛、神经痛和感冒发热等。抗炎、抗风湿作用也较强，用药后 24～48 小时内使急性风湿热患者退热，关节红肿、疼痛缓解，血沉下降，全身症状改善，对类风湿性关节炎亦有明显的疗效。但用于抗风湿痛时的剂量较大，需用至最大的耐受剂量（成人一般为每日 3～5 g，分 4 次于饭后内服）。

2. 影响血栓形成　血栓素 A_2（TXA_2）是强大的血小板释放 ADP 和血小板聚集的诱导剂。血管内皮细胞合成的前列环素（prostacyclin，PGI_2）有抑制血小板聚集的作用，所以 PGI_2 是 TXA_2 的生理拮抗剂，PGI_2 合成减少可能促使血栓形成。由于血小板中的 COX 对乙酰水杨酸的敏感性远高于血管内皮细胞中 COX，所以小剂量的乙酰水杨酸主要抑制血小板中的 COX，减少 TXA_2 的生成；而大剂量乙酰水杨酸亦可明显抑制血管内皮细胞的 COX，减少 PGI_2 合成，降低或抵消了乙酰水杨酸的抗血栓形成作用。因此，用于防止血栓形成宜用小剂量乙酰水杨酸（每日口服 50～100 mg），可降低心肌梗死病死率和再梗死率，防止脑血栓形成。

【不良反应】　小剂量或短期应用不良反应较少，长期大量应用治疗风湿病则不良反应发生率较高。

1. 胃肠道反应　主要表现为上腹部不适、恶心呕吐、诱发或加重胃溃疡，有时可以引起溃疡出血。其机制可能是：① 对胃黏膜的直接刺激；② 抑制对胃黏膜有保护作用的 PG 的合成；③ 大剂量时可刺激延脑催吐化学感受器（CTZ）。饭后服药或服用抗酸药，或服用肠溶片或将前列腺素衍生物米索前列醇与乙酰水杨酸同服，可减轻或避免胃肠反应。

2. 凝血障碍　一般治疗量即可抑制血小板聚集而延长出血时间。长期或大剂量（5 g/日以上）还可抑制凝血酶原形成，延长凝血酶原时间，造成出血。可用维生素 K 预防。严重肝功能损害、低凝血酶原血症、维生素 K 缺乏和血友病患者禁用本品。长期应用本品者外科手术前一周应停用。

3. 过敏反应　偶可出现皮疹、血管神经性水肿、"阿司匹林哮喘"，甚至过敏性休克。"阿司匹林哮喘"发生的原因是由于其仅抑制了花生四烯酸代谢过程中的 COX 途径，PG 合成受阻，对脂氧酶无抑制作用，可造成脂氧酶代谢产物白三烯等增多，使内源性支气管收缩物质占优势，导致支气管痉挛引发哮喘。肾上腺素对"阿司匹林哮喘"无明显疗效。哮喘、鼻息肉及慢性荨麻疹患者禁用乙酰水杨酸。

4. 水杨酸反应　长期应用或大量误服可引起头痛、眩晕、恶心呕吐、耳鸣、视力减退等中毒症状，称为水杨酸反应。严重者可出现谵妄、高热、大量出汗、脱水、过度呼吸、酸碱平衡失调，甚至精神错乱。出现这些反应应立即停药，静脉滴入碳酸氢钠碱化尿液，加速水杨酸盐排泄。

5. 瑞夷（Reye）综合征　极少数病毒感染伴发热的儿童或青年应用乙酰水杨酸后出现严重肝功能损害合并脑病，严重者可致死，称为瑞夷综合征。10 岁左右儿童，患流感或水痘者忌用本品。

6. 肝、肾损伤　乙酰水杨酸肝损害的发生率较低,主要表现为谷丙转氨酶(ALT)、碱性磷酸酶和总胆红素升高,严重时出现肝细胞坏死。发生率与给药剂量有关,在儿童中较为多见。乙酰水杨酸对正常肾功能并无明显影响,但在少数人,特别是老年人和伴有心、肝、肾功能损害的患者,即使用药前肾功能正常,也可能出现水肿、多尿等肾小管功能受损的症状。这可能与乙酰水杨酸抑制 PG 合成,肾血管收缩,造成肾小球血流灌注不足,从而取消肾脏的代偿机制有关;也有可能与存在隐性肾损害有关。

【药物相互作用】　乙酰水杨酸与某些血浆蛋白结合率高的药物联合应用时,可通过从血浆蛋白结合部位置换,提高这些药物的游离型血药浓度。如增强香豆素的抗凝血作用,易致出血;增强磺酰脲类降糖药的降血糖作用,易致低血糖;也能增强肾上腺皮质激素的抗炎作用,增加诱发溃疡的作用。当与丙戊酸钠、青霉素、甲氨蝶呤、呋塞米等弱碱性药物合用时,由于竞争肾小管主动分泌的载体,可增加各自的游离药物浓度。

赖 氨 匹 林

赖氨匹林(aspirin-DL-lysine)为阿司匹林赖氨酸盐,其作用与乙酰水杨酸相似。其特点为可肌注或静注,避免对胃肠的刺激。用于多种原因引起的发热和轻、中度疼痛。

二 氟 尼 柳

二氟尼柳(diflunisal)与乙酰水杨酸比较有如下特点:对消化道刺激及耳鸣等副作用较轻,镇痛抗炎作用较强而持久,解热作用弱,缺乏有效抗血栓作用。适用于类风湿性关节炎、骨关节炎以及各种轻、中度疼痛。

(二) 苯胺类

对乙酰氨基酚

对乙酰氨基酚(acetaminophen)又名醋氨酚、扑热息痛,是非那西丁的活性代谢产物。后者因毒性较大,已被前者取代。

对乙酰氨基酚的解热镇痛作用缓和持久,强度与乙酰水杨酸相似。但抗炎、抗风湿作用很弱,临床上无实际疗效。对乙酰氨基酚对中枢 COX 的抑制作用与乙酰水杨酸相似,但对外周 COX 的抑制作用远比乙酰水杨酸弱,可能与其对两种同工酶的敏感性不同有关,这也是其几无抗炎作用的原因。临床主要用于退热和镇痛。

治疗量不良反应较少,可引起恶心、呕吐等。过量(成人 10~15 g)可致急性肝坏死,严重者可致昏迷甚至死亡,可能与其在体内的毒性代谢物对乙酰苯醌亚胺有关。3 岁以下儿童及新生儿肝肾功能发育不全者应慎用。

(三) 吡唑酮类

本类药物包括保泰松(phenylbutazone,布他酮)、羟基保泰松和非普拉宗。前两者有很强的抗炎作用,但不良反应较多,已少用。

非 普 拉 宗

非普拉宗(feprazone)在小肠迅速吸收,血浆 $t_{1/2}$ 为 22～30 小时,较保泰松明显缩短。抗炎镇痛作用强,临床主要用于治疗风湿性、类风湿性关节炎,肝纤维组织炎及血栓性脉管炎等疾病,对坐骨神经痛、肩周炎和强直性脊柱炎也有较好疗效。

不良反应较保泰松明显减少而易于接受,主要有食欲减退、恶心、呕吐、头痛、面部水肿,偶见粒细胞减少和肝功能受损。

(四) 吲哚类

吲 哚 美 辛

吲哚美辛(indomethacin,消炎痛)口服吸收迅速、完全,3 小时达血浓度峰值。吲哚美辛有显著的抗炎和解热镇痛作用,可用于急、慢性风湿性关节炎、痛风性关节炎及癌性疼痛,也可用于滑囊炎、腱鞘炎及关节囊炎等。

不良反应发生率达 30％～50％,约 20％患者不能耐受,必须停药。常见的有恶心、呕吐、腹痛、腹泻,加重或诱发溃疡甚至出血,宜饭后服用。中枢性反应有头痛、眩晕、精神错乱等,如持续头痛应停药。偶见粒细胞减少和再生障碍性贫血、黄疸、转氨酶升高等。少数人可引起皮疹、哮喘,与阿司匹林有交叉过敏性。

(五) 芳基乙酸类

双 氯 芬 酸

双氯芬酸(diclofenac,双氯灭痛)口服后 1～2 小时血药浓度达峰值(钾盐较钠盐吸收更快),有首过消除,口服生物利用度约为 50％,血浆蛋白结合率高达 99％,$t_{1/2}$ 为 1.1～1.8 小时。游离型易于穿透滑膜进入关节滑液。长期应用无蓄积性。

抗炎作用与吲哚美辛相当,镇痛作用比吲哚美辛强,对胆绞痛、肾绞痛的镇痛作用相当于联合应用阿托品和吗啡,且耐受性良好,作用时间长。对痛风也有良效。副作用小,偶可致肝功能异常、白细胞减少。连续用药一般不宜超过一周。

(六) 芳基丙酸类

布 洛 芬

布洛芬(lbuprofen,异丁苯丙酸)口服吸收迅速完全,吸收量较少受食物和药物影响。1～2小时血药浓度达峰值,血浆 $t_{1/2}$ 为 2 小时,血浆蛋白结合率 99％以上,向关节转运较慢,可在关节滑液内维持高浓度和较长时间。具有明显的抗炎、解热及镇痛作用。其优点为胃肠道不良反应较轻,病人耐受性好。主要用于风湿性关节炎和类风湿性关节炎及一般的解热镇痛。胃肠道反应仍然为最常见的不良反应,少数患者出现皮疹,偶见视力模糊及中毒性弱视。出现视力障碍者应停药。

同类药物有萘普生(naproxen)、酮洛芬(ketoprofen)、非诺洛芬(fenoprofen)和氟比洛芬

(flurbiprofen)等,其作用、用途与布洛芬相似。

(七) 烯醇酸类

吡 罗 昔 康

吡罗昔康（piroxicam）又名炎痛喜康,口服吸收迅速完全,2~4 小时后血药浓度达峰值。由于存在肝肠循环,$t_{1/2}$ 长达 36~45 小时。用于治疗风湿性及类风湿性关节炎、骨关节炎等。用药量小,每日服一次（20 mg）即有效。但由于本品对 COX 的选择性不高,抑制 COX_2 所需的浓度高于抑制 COX_1 的浓度,因此胃肠道的不良反应较多。剂量过大或长期应用可致溃疡、消化道出血等,故不宜长期服用。

美 洛 昔 康

美洛昔康（meloxicam）是一种长效的 COX 抑制药,对 COX_2 的选择性高,抑制 COX_2 的作用比抑制 COX_1 作用强 10 倍。因此,在产生抗炎作用的同时,对胃肠道和肾脏的不良反应较少。

美洛昔康口服后易吸收,生物利用度达 89%,口服后 6~8 小时达峰浓度,$t_{1/2}$ 长达 22 小时,在炎症组织中的浓度高且维持时间长,一日服药一次即可维持疗效。临床主要用于风湿性关节炎、类风湿性关节炎和骨关节炎治疗。

氯 诺 昔 康

氯诺昔康（lornoxicam）对 COX_2 具有高度选择性抑制作用和很强的镇痛抗炎作用,但解热作用弱。与其他昔康类比较,其半衰期仅 3~5 小时,且个体差异较大。

氯诺昔康镇痛作用强大,因其除可抑制 PG 合成外,还可激活中枢性镇痛系统,诱导体内强啡肽和 β-内啡肽的释放而产生强大的镇痛作用,可替代或辅助阿片类药物用于中度至剧烈疼痛时的镇痛,而不出现阿片类药物镇静、呼吸抑制、依赖性等不良反应。临床用于手术后急性疼痛、外伤引起的中度疼痛、急性坐骨神经痛和腰痛、晚期癌痛,亦可用于慢性腰痛、骨关节炎、类风湿性关节炎和强直性脊柱炎的治疗。

(八) 吡咯酸类

酮 咯 酸

酮咯酸（ketorolac）口服吸收完全,约 2 小时血药浓度达峰值。较易进入滑膜腔,滑膜液药物浓度可达血浆的 50%,代谢产物羟基酮咯酸还具有较强的抗炎活性和镇痛作用。镇痛抗炎作用强,虽能抑制血小板聚集,使出血时间延长,但停药后 48 小时即可恢复正常。临床主要用于缓解各种原因引起的疼痛,如术后痛、产后痛以及肿瘤所致的内脏痛。可反复用药而无阿片类药物的呼吸抑制及依赖性。也可用于白内障术后或晶状体植入后的眼部炎症。

二、选择性 COX_2 抑制药

塞 来 昔 布

塞来昔布（celecoxib）对 COX_2 的选择性抑制作用更强，对 COX_2 的抑制作用较 COX_1 强 375 倍。在治疗剂量时对人体内的 COX_1 无明显影响，也不影响 TXA_2 的合成，但可抑制 PGI_2 合成。

口服易吸收，主要用于风湿性和类风湿性关节炎的治疗，也可用于术后镇痛、牙痛、痛经。胃肠道不良反应、出血和溃疡发生率均较其他非选择性 NSAIDs 低，肾功能损伤的发生率也大大降低，但仍有可能出现如其他 NSAIDs 引起的水肿、多尿和肾损害。有血栓形成倾向的患者慎用。

帕 瑞 昔 布

帕瑞昔布（parecoxib）为非肠道给药的选择性 COX_2 抑制剂，仅用于静脉或肌内注射。帕瑞昔布是伐地昔布（valdecoxib）的水溶性前体。注射吸收后经肝脏酶水解，迅速转化为有药理活性的伐地昔布。帕瑞昔布单次静注或肌内注射，伐地昔布分别于 30 分钟或 1 小时达到血浆峰浓度，$t_{1/2}$ 约 8 小时。伐地昔布对 COX_2 的抑制作用是 COX_1 的 2.8 万倍，因此，帕瑞昔布可避免抑制 COX_1 引起的胃肠道黏膜损伤、肾损伤和凝血异常。但仍有潜在性增加心血管不良事件的风险，对心血管事件高危患者需慎用。临床用于中度或重度术后急性疼痛的短期治疗。

依 托 昔 布

依托昔布（etoricoxib）为具有解热、镇痛、抗炎作用的选择性 COX_2 抑制剂。根据临床药理研究，本品在每日 150 mg 剂量之内，对 COX_2 的抑制作用呈剂量依赖性，但对 COX_1 无抑制作用，因此，可以降低胃肠道副作用且不影响血小板的功能。依托昔布口服吸收良好，口服生物利用度接近 100%。成人空腹口服约 1 小时后达到血浆峰浓度，$t_{1/2}$ 约 22 小时。本品适用于治疗骨关节炎急性期和慢性期的症状和体征、急性痛风性关节炎和原发性痛经。

尼 美 舒 利

尼美舒利（nimesulide）口服吸收迅速完全，口服后 1~2 小时达血浆峰浓度，$t_{1/2}$ 为 2~3 小时，相对生物利用度为 95%。该药选择性地抑制 COX_2 的活性，对 COX_1 的抑制作用不明显，因此具有显著的抗炎、镇痛和解热作用，而胃肠道不良反应少而轻微。临床研究显示，尼美舒利与布洛芬、对乙酰氨基酚相比，解热镇痛作用起效更快，不良反应相当。但因儿童发热患者使用本品后中枢神经和肝脏损伤的案例时常出现，国内已禁止尼美舒利口服制剂用于 12 岁以下儿童。目前规定：尼美舒利作为抗炎镇痛的二线用药，只能在至少一种其他 NSAIDs 治疗失败的情况下使用；适应证限于如骨关节炎等慢性关节炎的疼痛、手术和急性创伤后的疼痛、原发性痛经的症状治疗；最大单次剂量不超过 100 mg，疗程不能超过 15 天，并应依据临床实际情况采用最小的有效剂量、最短的疗程，以减少药品不良反应的发生。

虽然选择性 COX_2 抑制剂减少了胃肠道的不良反应,但必须注意其可能带来心血管系统等更严重的不良反应,如心肌梗死和脑血管意外的发生率显著增加。因此,使用此类药物时应综合考虑每种药物对患者的影响,权衡利弊后用药,减少不良反应的发生。

复习思考题

1. 解热镇痛抗炎药的药理作用基础及毒理学基础分别是什么?
2. 阿司匹林的药理作用、临床应用及不良反应有哪些?
3. 非甾体类抗炎药常见的不良反应有哪些?
4. 比较选择性 COX_2 抑制剂和非选择性 COX 抑制剂的不同点。

(皋　聪)

第十九章　全身麻醉药

【内容提要】　全身麻醉药简称全麻药,是一类能可逆性地广泛抑制中枢神经系统,引起意识、记忆、感觉尤其是痛觉,反射暂时消失和骨骼肌松弛,便于外科手术进行的药物。全麻药确切的作用机制尚未阐明。全麻药按其给药途径分为吸入麻醉药和静脉麻醉药。吸入麻醉药主要包括乙醚、氟烷、异氟烷、恩氟烷和氧化亚氮等。常用的静脉麻醉药包括丙泊酚、硫喷妥钠、氯胺酮和依托咪酯等。与吸入麻醉药比较,静脉麻醉药的优点是麻醉速度快,无兴奋现象,主要缺点是麻醉深度不够,只能进入浅麻醉,主要用作诱导麻醉。理想的全麻药应当有良好的镇痛作用和足够强的骨骼肌松弛作用,能消除对病人不利的反射活动,对循环、呼吸和肝肾功能无明显影响。同时还应具有麻醉诱导期短、麻醉过程平稳、麻醉深度易于控制、停药后恢复平稳而迅速以及安全范围大的特点。

全麻药包括吸入麻醉药和静脉麻醉药,麻醉作用的产生主要是其影响中枢神经系统的结果,确切的作用机制尚不清楚,目前主要有两种假说:脂溶性学说和突触学说。脂溶性学说认为脂溶性较高的全麻药容易进入神经细胞的脂质层,引起细胞膜理化性质改变,使膜蛋白受体和钠、钾通道发生构象和功能改变,抑制神经细胞除极或影响递质释放,从而广泛抑制神经冲动的传递,最终产生全身麻醉作用。突触学说认为全麻药主要是通过促进抑制性神经递质 GABA 的释放或增强其功能,及减少兴奋性神经递质谷氨酸的释放或抑制其功能,从而增强抑制性突触后电位和/或抑制兴奋性突触后电位,产生中枢抑制而发挥全身麻醉作用。吸入麻醉药和静脉麻醉药单独应用均难达到满意的麻醉效果,临床上两者常联合使用以满足外科手术的麻醉要求。

第一节　吸入麻醉药

吸入麻醉药是通过肺部吸入而起麻醉作用的药物,多为挥发性液体或气体,前者如乙醚、氟烷、异氟烷、恩氟烷等,后者如氧化亚氮。

吸入麻醉药对中枢神经系统各部位的抑制作用有先后顺序,先抑制大脑皮质,最后是延脑。麻醉逐渐加深时,依次出现各种神经功能受抑制的症状。常以乙醚麻醉为代表,将麻醉过程分成四期,即一期(镇痛期)、二期(兴奋期)、三期(外科麻醉期)、四期(延髓麻醉期)。一、二期合称诱导期,易致心脏停搏等意外,外科手术通常在三期进行。由于现代临床麻醉使用的非乙醚麻醉药作用发生快、多种麻醉辅助药的使用以及吸入麻醉和静脉麻醉的联合应用等因素,已很难区分上述四个麻醉分期。现在临床主要依据病人的血压和呼吸的变化、痛觉的抑制程度、反射情况、瞳孔变化、肌肉张力等将麻醉分为浅、中、深三度。

吸入麻醉药的吸收及其作用的深浅快慢取决于它们在肺泡气体中的浓度。在一个大气压下,能使 50% 病人痛觉消失的肺泡气体中麻醉药的浓度称为最小肺泡浓度(MAC),各药都有其恒定的数值。由于麻醉稳定状态时脑内麻醉药浓度相当于肺泡内药物浓度,故可用MAC 反映各药的麻醉强度,MAC 数值越小,反映药物的麻醉作用越强。

【体内过程】 吸入麻醉药通过肺吸收入血并到达中枢发挥作用。肺泡中药物进入血液的速度与 MAC、肺通气量、吸入气中药物浓度、肺血流量及血/气分配系数等有关。血/气分配系数是指血中药物浓度与吸入气中药物浓度达平衡时的比值。此系数大的药物,达到气/血分压平衡状态较慢,诱导期较长。因此,提高吸入气中药物浓度可缩短诱导期。

药物由血分布入脑受脑/血和血/气分配系数的影响。前者指脑中药物浓度与血中药物浓度达平衡时的比值,此系数大的药物易进入脑组织,其麻醉作用较强。吸入麻醉药主要经肺以原形排出,肺通气量大及脑/血和血/气分配系数低的药物较易排出。除氧化亚氮外,含氟吸入麻醉药可经肝脏部分代谢,但七氟烷和地氟烷代谢极少。

【药理作用】

1. 中枢神经系统 中枢不同的神经元和神经通路对吸入麻醉药的敏感性有较大的差异,其中脊髓胶质细胞对其最敏感,因此用药后首先出现脊髓丘脑束感觉传递阻滞,痛觉反射减弱或消失。较高浓度抑制许多脑区的抑制性神经元,引起受其控制的其他神经元释放兴奋性神经递质,产生"去抑制效应",网状上行激活系统的进行性抑制可使脊髓反射活动减弱或消失。延脑生命中枢对全麻药最不敏感,高浓度时才导致呼吸和循环衰竭。除氧化亚氮外,各药还不同程度地降低脑代谢,扩张脑血管,增加脑血流和升高颅内压。

2. 心血管系统 含氟麻醉药均可不同程度地抑制心肌收缩力,扩张外周血管,降低血压和心肌耗氧量,并能降低压力感受器的敏感性,使内脏血流量减少。高碳酸血症可促进体内儿茶酚胺的释放,使药物的心血管效应减弱。七氟烷和地氟烷的心血管效应相对较小。

3. 呼吸系统 所有药物均能扩张支气管和降低呼吸中枢对 CO_2 的敏感性。除氧化亚氮外,各药均可降低潮气量,增加呼吸频率,使每分通气量降低,并抑制缺氧所致的代偿性换气增加。抑制支气管黏膜纤毛功能,导致黏液蓄积、肺不张和术后呼吸道感染。含氟吸入全麻药在麻醉诱导期对呼吸道有不同程度的刺激,引起咳嗽甚至呼吸道平滑肌痉挛,其中地氟烷刺激性最大,而七氟烷最小。

4. 骨骼肌 除氧化亚氮外,吸入麻醉药均有不同程度的骨骼肌松弛作用。可与非去极化型骨骼肌松弛药产生协同作用。但作用机制尚未阐明。

5. 子宫 除氧化亚氮外,各药均明显松弛子宫平滑肌,使产程延长和产后出血增多。

【临床应用】 外科手术时单独或与静脉麻醉药联合使用而产生全身麻醉作用。

【不良反应】

1. 心脏和呼吸抑制 超过外科麻醉 2～4 倍剂量的药物可明显抑制呼吸和心脏功能,严重者可引起死亡。

2. 吸入性肺炎 由于麻醉时正常反射消失,胃内容物可能反流并被吸入肺部,刺激致支气管痉挛和引起术后肺部炎症。

3. 恶性高热 除氧化亚氮外,所有吸入麻醉药均可引起,但极为罕见。表现为心动过速、血压升高、酸中毒、高血钾、肌肉僵直和体温异常升高(可达 43℃,严重者可致死),骨骼肌松弛药琥珀胆碱可触发此反应。与遗传有一定关系,因此难以预防。一旦发生可静脉注射丹曲林、降低体温以及纠正电解质和酸碱平衡紊乱。

4. 肝肾毒性　最近认为含氟麻醉药均可致肝损害,如氟烷引起的氟烷性肝炎,发生率不到万分之一,多在用药后 2～5 天发生,表现为厌食、恶心、血嗜酸性粒细胞增加和肝功能异常。肾损害仅见于甲氧氟烷,与该药的代谢氟化物有关。有报道七氟烷在 CO_2 吸附器内部分降解形成的烯烃化物对实验大鼠有明显肾毒性。

5. 对手术室工作人员的影响　长期吸入低剂量吸入麻醉药有致头痛、警觉性降低和孕妇流产的可能。

氧 化 亚 氮

氧化亚氮(nitrous oxide)又名笑气(N_2O),为无色、味甜、无刺激性液态气体,性质稳定,不易燃易爆,不在体内代谢。用于麻醉时,患者感觉舒适愉快,镇痛作用强,含本药20%的吸入气即有镇痛作用。停药后苏醒较快,对呼吸和肝、肾功能无不良影响,但对心肌略有抑制作用。氧化亚氮的MAC值超过100,麻醉效能很低。血/气分配系数低,诱导期短。临床主要用于诱导麻醉或与其他全身麻醉药配伍使用,以减少后者的麻醉用量和不良反应,部分地区还用于牙科和产科镇痛。

氟　　烷

氟烷(fluothane, halothane)为无色透明液体,不燃不爆,但化学性质不稳定。氟烷的MAC仅为0.75%,麻醉作用强。血/气分布系数也较小,故诱导期短,苏醒快(约为停药后1小时),但氟烷的肌肉松弛和镇痛作用较弱。可使脑血管扩张,升高颅内压。能增加心肌对儿茶酚胺的敏感性,当与拟肾上腺素药合用而病人又处于酸血症或缺氧状态时,易诱发心律失常。反复应用偶致肝炎或肝坏死。使子宫松弛常致产后出血,禁用于难产或剖宫产病人。

恩氟烷和异氟烷

恩氟烷(enflurane)与异氟烷(isoflurane)是同分异构体,与氟烷相比MAC稍大,麻醉诱导平稳、迅速和舒适,麻醉深度易于调整,苏醒也快,肌肉松弛良好,对心血管抑制作用比氟烷弱,亦不增加心肌对儿茶酚胺的敏感性。异氟烷在麻醉诱导期对呼吸道刺激较大,可致咳嗽、分泌物增加和喉头痉挛。恩氟烷浓度过高可致惊厥,有癫痫史者应避免使用。恩氟烷是目前较为常用的吸入麻醉药。

地　氟　烷

地氟烷(desflurane)化学结构与异氟烷相似。脂溶性低,在体内生物转化最少,对肝、肾功能影响也最小。麻醉强度低于上述药物,但血/气分配系数低,因此麻醉诱导和苏醒均较其他含氟类麻醉药快(停药后5分钟即可苏醒)。因麻醉诱导期浓度过大,可刺激呼吸道引起咳嗽、呼吸暂停和喉头痉挛,适合成人及儿童的维持麻醉,特别是需要较长时间的手术麻醉。亦可用于成人诱导麻醉。

七　氟　烷

七氟烷(sevoflurane)麻醉强度高于地氟烷,血/气分配系数与地氟烷相当,几乎无呼吸道刺激作用,对心脏功能影响小。麻醉特点与地氟烷相似。目前广泛用于儿童及成人的诱导麻醉和维持麻醉,对严重缺血性心脏病而施行高危手术者尤为适合。本药油/水分配系数较地氟烷大,一般用于 30～60 分钟的短期手术,超过 1 小时的手术宜选用地氟烷。

第二节 静脉麻醉药

本类药物的麻醉速度比吸入麻醉药快,药物从注射部位到达脑内即产生麻醉,一般仅需 20 秒。其优点为无兴奋现象,麻醉方法简单易行。主要缺点是麻醉深度不够,只能进入浅麻醉,主要用作诱导麻醉。单独应用只适合小手术及某些外科处置。另外,麻醉效应个体差异大,不同个体用药量难以掌握。静脉麻醉药排泄慢,难以控制麻醉深浅。药物直接进入血液循环,对呼吸循环系统产生抑制作用。

常用的静脉麻醉药主要包括超短效巴比妥类如硫喷妥钠、氯胺酮、丙泊酚等。

硫 喷 妥 钠

硫喷妥钠(sodium thiopental)为超短效的巴比妥类药物。脂溶性高,静脉注射后几秒钟即可进入脑组织,麻醉作用迅速,无兴奋期。但由于此药在体内迅速重新分布,从脑组织转运到肌肉和脂肪等组织,因而作用维持时间短。脑中 $t_{1/2}$ 仅 5 分钟,停止给药后病人在 10 分钟内苏醒。硫喷妥钠的镇痛效果差,肌肉松弛不完全,临床主要用于诱导麻醉、基础麻醉和脓肿的切开引流、骨折、脱臼的闭合复位等短时手术。硫喷妥钠对呼吸中枢有明显抑制作用,新生儿、婴幼儿易受抑制,故禁用;还易诱发喉头和支气管痉挛,故支气管哮喘者禁用。

氯 胺 酮

氯胺酮(ketamine)非竞争性阻断 NMDA 受体,能选择性阻断脊髓网状束痛觉信号的传入,阻断痛觉冲动向丘脑和新皮层的传导,同时又能兴奋脑干及边缘系统,引起意识模糊、短暂性记忆缺失及满意的镇痛效应,但意识并未完全消失,常有梦幻、肌张力增加、血压上升。因意识仍存在而痛觉等感觉消失,故称为"分离麻醉"。氯胺酮麻醉时对体表镇痛作用明显,内脏镇痛作用弱,但诱导迅速。对呼吸影响轻微,对心血管系统亦无明显的抑制作用,相反,给药初期对心血管具有明显兴奋作用。氯胺酮的主要缺点是术后病人出现幻觉、噩梦和恐怖感,限制了其临床应用。临床主要用于门诊小手术、小儿麻醉及烧伤病人换药,亦用作麻醉诱导剂或与地西泮合用,用于创伤等急诊手术、心脏手术等。

羟 丁 酸 钠

羟丁酸钠(sodium hydroxybutyrate)又称 γ-羟基丁酸钠,简称 γ-OH,是 γ-氨基丁酸(GABA)的中间代谢产物,是正常脑组织的成分。γ-OH 可通过血脑屏障而作用于大脑皮层和边缘系统,产生长时间类似生理性的催眠作用。诱导时间长,苏醒较慢。静脉注射后 3～5分钟开始发挥作用,作用维持 2 小时左右。剂量增大,可产生木僵状态或惊厥。用药期间副交感神经系统功能亢进,使支气管分泌增加及大小便失禁,故麻醉前须给阿托品。γ-OH 对循环的影响轻微,可使血压轻度升高,心率变慢。对肝、肾功能无影响。静脉注射 γ-

OH 可使血钾呈一过性的降低,原因是 γ-OH 有促进钾离子向细胞内转移的作用。过量可抑制呼吸。一般不单独应用,常作为复合麻醉的辅助用药。

依 托 咪 酯

依托咪酯(etomidate)又称甲苄咪唑,为一快速催眠性全身麻醉药,其催眠效应较硫喷妥钠强 12 倍,可抑制大脑皮层及脑干网状结构。其作用类似 γ-OH,亦无镇痛作用。成人给药后几秒钟内意识丧失,诱导睡眠达 5 分钟。主要优点是起效快、维持时间短、苏醒迅速,对机体各主要器官无毒性,亦不引起组胺释放及过敏反应。主要缺点为恢复期出现恶心、呕吐,发生率达 50%;抑制肾上腺皮质功能。一般剂量对呼吸无抑制作用,较大剂量可引起呼吸暂停、肌肉阵挛。一次静脉注射可用于全麻的诱导,全麻维持时则需静脉滴注。

丙 泊 酚

丙泊酚(propofol,异丙酚)是起效迅速(约 30～50 秒)、短效的全麻药,镇痛效应不明显。其作用机制尚未阐明,目前认为主要通过与 GABA$_A$受体的 β 亚基结合,增强 GABA 能神经元的作用,从而产生镇静催眠作用。主要优点是起效快,少有躁动,苏醒迅速、完全、平稳。醒后精神错乱发生率低,恶心、呕吐发生率低于硫喷妥钠。在体内无明显蓄积作用。主要不良反应为对呼吸和循环系统的抑制作用。临床剂量对呼吸抑制轻微、短暂,对循环功能的影响也较小。注射过快可致呼吸和/或心脏暂停、血压下降 30%、心动过缓,亦能使心肌对肾上腺素的敏感性增加。用于 3 岁以上儿童与成人的全身麻醉诱导,亦可用于维持麻醉或强化监护期病人镇静。

第三节　复合麻醉

目前临床使用的全麻药治疗指数一般为 2～4,安全范围均较小,很难达到理想的麻醉效果。因此,临床上使用全麻药时常根据具体情况加入一些麻醉辅助药,如阿片类镇痛药、胆碱受体阻断药阿托品、苯二氮䓬类地西泮、骨骼肌松弛药等或吸入麻醉药和静脉麻醉药联合使用,以获得满意的麻醉效果和更高的安全性,称为复合麻醉。

1. 麻醉前给药　进入手术室前使用镇静催眠药、阿片类镇痛药或冬眠合剂等可消除病人对手术的紧张情绪,增强麻醉药的镇痛效果或减少麻醉药的用量。地西泮可以使病人短暂丧失记忆,减少手术中的不良刺激对病人的影响。注射阿托品类药物可减少全麻药引起的唾液及支气管分泌物增加,保持呼吸道通畅,减少术后并发症的发生。

2. 基础麻醉　对过度紧张的病人或不合作的小儿,在进入手术室前给予大剂量的镇静催眠药,使其进入深睡状态。在此基础上进行麻醉,既可以减少麻醉药用量,也可使麻醉过程平稳。

3. 诱导麻醉　先应用起效快的全麻药如硫喷妥钠使病人迅速进入麻醉状态,再用起效慢的全麻药维持麻醉,使麻醉的诱导期缩短、平稳,减少诱导期的不良反应和麻醉意外。

4. 合用肌松药　在麻醉时适当加用非去极化型肌松药泮库溴铵类或去极化型肌松药琥珀胆碱,可以使骨骼肌充分松弛,减少全麻药用量。临床上应根据手术时间的长短和需要,选择恰当的肌松药合用。

5. 神经安定镇痛术 常用氟哌利多和芬太尼按照 50∶1 的比例制成氟芬合剂静脉滴注,使病人处于意识蒙眬、自主动作停止、痛觉消失状态。适用于外科小手术。如同时加用氧化亚氮和肌松药则可达到满意的外科麻醉效果,称为神经安定麻醉或镇痛性麻醉。镇痛性麻醉的优点是对心脏无抑制作用,对循环影响小,麻醉作用完全。

6. 低温麻醉 全麻药合用氯丙嗪,可以使体温在物理降温条件下下降至 28～30℃,使机体代谢率降低,提高组织对缺氧及阻断血流情况下的耐受能力。主要用于脑手术和心血管手术中。

7. 控制性降压 全麻时加用作用时间短的血管扩张药硝普钠或钙拮抗药使血压适度适时下降,并抬高手术部位以减少出血。主要用于止血比较困难的颅脑手术。

复习思考题

1. 试述吸入麻醉药的药理作用。
2. 静脉麻醉药的主要优点和缺点分别是什么?有哪些常用药物?
3. 试述常用的复合麻醉方法及适用范围。

（皋　聪）

第二十章　抗心律失常药

【内容提要】　心律失常是心脏冲动形成异常或冲动传导异常所引起的心脏疾病,分为缓慢型和快速型两型,本章介绍的抗心律失常药主要用于治疗快速型心律失常。抗心律失常药主要通过降低自律性、减少后除极与触发活动、改变膜反应性与传导性、改变动作电位时程和有效不应期等机制治疗心律失常。临床常用的抗心律失常药分为四类:Ⅰ类—钠通道阻滞药(又分为Ⅰa、Ⅰb和Ⅰc三个亚类);Ⅱ类—β受体阻断药;Ⅲ类—延长动作电位时程药;Ⅳ类—钙通道阻滞药。

心律失常(arrhythmia)是心动节律和频率的异常,此时心房心室正常激活和运动顺序发生障碍,是严重的心脏疾病。临床上根据心动频率的变化将其分为两型:① 缓慢型心律失常:包括窦性心动过缓、房室传导阻滞、室内传导阻滞等,常用阿托品、异丙肾上腺素等药物治疗;② 快速型心律失常:包括窦性心动过速、房性早搏、房性心动过速、房颤、房扑、阵发性室上性心动过速、室性早搏、室性心动过速及室颤等。本章介绍的是治疗快速型心律失常的药物。

第一节　心律失常的电生理学基础

一、正常心肌电生理

(一)心肌细胞膜电位

心肌细胞膜电位分静息电位和动作电位。静息电位是指在静息状态下心肌细胞膜两侧内负外正的极化状态,跨膜电位约为 -90 mV。这是由于在静息状态下心肌细胞膜对 K^+ 的通透性显著高于 Na^+,K^+ 有向细胞膜外扩散的趋势,最终达到平衡,这时 K^+ 的平衡电位就是静息电位。心肌细胞兴奋时,发生除极化和复极化,形成动作电位。心肌细胞动作电位可分为 5 个时相(图 20-1):

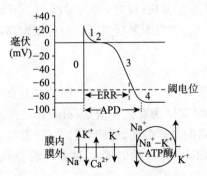

图 20-1　心肌细胞膜电位与离子转运示意图

0相为除极化期,是钠通道激活,Na^+快速内流所致。0相上升最大速度和幅度与兴奋传导速度相关。

1相为快速复极初期,由K^+短暂外流所致。

2相为平台期,由Ca^{2+}缓慢内流与K^+外流所致,形成平台期。

3相为快速复极末期,由K^+快速外流所致。0相至3相的时程合称为动作电位时程(action potential duration,APD)。

4相为静息期,非自律细胞中膜电位维持在静息水平,在自律细胞则为自发性舒张期除极,是由于K^+外流逐渐减少,而Na^+或Ca^{2+}持续内流结果所致,形成一个4相坡度,当它除极达到阈电位时就重新激发动作电位。4相坡度曲线越大,自律性越高。

(二) 快反应和慢反应电活动

心脏的自律细胞,根据心肌各种细胞膜的电位有明显差异可分为快反应细胞(如工作肌及传导系统的细胞)和慢反应细胞(如窦房结和房室结细胞)。快反应细胞电活动特点为静息电位大(负值较大),除极速率快,振幅高,传导速度也快,呈快反应电活动,其除极主要由快速Na^+内流所致;慢反应细胞电活动特点有静息电位小(负值较小),除极化速度慢,振幅小,传导也慢,呈慢反应电活动,其除极由Ca^{2+}缓慢内流所致(图20-2)。心肌病变时,快反应细胞也表现出慢反应电活动,易发生传导阻滞。

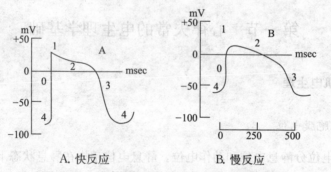

图20-2 浦肯野纤维的快反应与慢反应电活动

(三) 膜反应性和传导速度

膜反应性是指膜电位水平与其所激发的0相上升最大速率之间的关系。一般膜电位大,0相上升快,振幅大,传导速度就快;反之,则传导减慢。可见膜反应性是决定传导速度的重要因素,其典型曲线呈S状,多种因素(包括药物)可以增高或降低之。

(四) 有效不应期

复极过程中膜电位恢复到$-60 \sim -50$ mV时,细胞才对刺激发生可扩布的动作电位。从除极开始到这以前的一段时间即为有效不应期(effective refractory period,ERP),它反映快钠通道恢复有效开放所需的最短时间。其时间长短一般与APD的长短变化相应,但程度可有不同。一个APD中,ERP/APD比值越大,就意味着心肌不起反应的时间延长,不易发生快速型心律失常。

二、心律失常发生的电生理学机制

心律失常可由冲动形成障碍和冲动传导障碍或二者兼有所引起。

(一)冲动形成障碍

1. 自律性增高　自律细胞 4 相自发除极速率加快或最大舒张电位减小都会使冲动形成增多,引起快速型心律失常。交感神经过度兴奋、低血钾、高血钙、心肌细胞受到机械牵张等都会导致 4 相除极速度加快,自律性增高。非自律性心肌细胞如心室肌细胞,在某些病理情况下,如心肌缺血缺氧等也会产生异常自律性。

2. 后除极与触发活动　后除极是指在一个动作电位中继 0 相除极后所发生的除极,其频率较快,振幅较小,呈振荡性波动,膜电位不稳定,容易引起异常冲动发放,这称为触发活动(triggered activity)。后除极分早后除极与迟后除极两种(图 20-3、图 20-4)。前者发生在完全复极之前的 2 或 3 相中,主要由 Ca^{2+} 内流增多所引起;后者发生在完全复极之后的 4 相中,是细胞内 Ca^{2+} 过多诱发 Na^+ 短暂内流所引起。

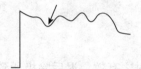 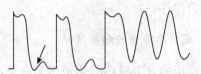

图 20-3　早后除极与触发活动　　图 20-4　迟后除极与触发活动

(二)冲动传导障碍

1. 单纯性传导障碍　包括传导减慢、传导阻滞、单向传导阻滞等。后者的发生可能与邻近细胞不应期长短不一或病变引起的传导递减有关。

2. 折返激动　指冲动经传导通路折回原处而反复运行的现象(re-entry)。如图 20-5 所示,正常时浦肯野纤维 AB 与 AC 两支同时传导冲动到达心室肌 BC,激发除极与收缩,而后冲动在 BC 段内各自消失在对方的不应期中。在病变条件下,如 AC 支发生单向传导阻滞,冲动不能下传,只能沿 AB 支经 BC 段而逆行至 AC 支,在此得以逆行,通过单向阻滞区而折回至 AB 支,然后冲动继续沿上述通路运行,形成折返。这样,一个冲动就会反复多次激活心肌,引起快速型心律失常。

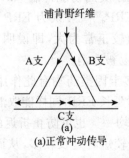 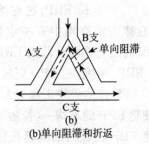

图 20-5　　浦肯野纤维末梢正常冲动传导,单向阻滞和折返

邻近细胞 ERP 长短不一也会引起折返。如图 20－5 所示,设 AC 支 ERP 延长,冲动到达落在 ERP 中而消失,但可经邻近的 AB 支下传而后逆行的冲动可因 AC 支的 ERP 已过而折回至 AB 处继续运行,形成折返。

第二节 抗心律失常的基本电生理作用及药物分类

一、抗心律失常的基本电生理作用

药物的基本电生理作用是影响心肌细胞膜的离子通道,通过改变离子流而改变细胞的电生理特性,针对心律失常发生的机制,可将药物的基本电生理作用概括如下:

(一) 降低自律性

药物通过抑制快反应细胞 4 相 Na^+ 内流或抑制慢反应细胞 4 相 Ca^{2+} 内流,减慢 4 相自动除极速率,降低自律性,也可通过促进 K^+ 外流而增大最大舒张电位,使其较远离阈电位,从而降低自律性。

(二) 减少后除极与触发活动

早后除极的发生与 Ca^{2+} 内流增多有关,因此钙拮抗药对之有效。迟后除极所致的触发活动与细胞内 Ca^{2+} 过多和短暂 Na^+ 内流有关,因此钙通道阻滞药和钠通道阻滞药对之有效。

(三) 改变膜反应性而改变传导性

增强膜反应性改善传导或减弱膜反应性而减慢传导都能取消折返激动,前者因改善传导而取消单向阻滞,停止折返激动,某些促 K^+ 外流加大最大舒张电位的药物如苯妥英钠有此作用;后者因减慢传导而使单向传导阻滞发展成双向阻滞,从而停止折返激动,某些抑制 Na^+ 内流的药物如奎尼丁有此作用。

(四) 改变 ERP 及 APD 而减少折返

药物对此约有三种可能的影响:

1. 延长 APD、ERP 但延长 ERP 更为显著,奎尼丁类药物能抑制 Na^+ 通道,使其恢复重新开放的时间延长,即延长 ERP,这称绝对延长 ERP。一般认为 ERP 对 APD 的比值(ERP/APD)在抗心律失常作用中有一定意义,比值较正常为大,即说明在一个 APD 中 ERP 占时增多,冲动将有更多机会落入 ERP 中,折返易被取消。

2. 缩短 APD、ERP 但缩短 APD 更较显著,利多卡因类药物有此作用。因缩短 APD 更明显,所以 ERP/APD 比值仍较正常为大,这称相对延长 ERP,同样能取消折返。

3. 促使邻近细胞 ERP 的不均一(长短不一)趋向均一 也可防止折返的发生。一般延长 ERP 的药物,使 ERP 较长的细胞延长较少,ERP 较短者延长较多,从而使长短不一的 ERP 较为接近。反之亦然,缩短 ERP 的药物,使 ERP 短者缩短少些,ERP 长者缩短多些。

所以在不同条件下,这些药物都能发挥促使 ERP 均一的效应。

二、抗心律失常药物的分类

根据浦肯野纤维离体实验所得的药物电生理效应及作用机制,可将抗心律失常药分为四类(表 20-1)。

表 20-1　抗心律失常药物的分类

分　类		代 表 药 物
Ⅰ类	钠通道阻滞药	
	ⅠA类　适度阻滞钠通道	奎尼丁、普鲁卡因胺
	ⅠB类　轻度阻滞钠通道,并促进钾外流	利多卡因、苯妥英钠
	ⅠC类　明显阻滞钠通道	普罗帕酮、氟卡尼
Ⅱ类	β受体阻断药	普萘洛尔、美托洛尔
Ⅲ类	延长动作电位时程药	胺碘酮、溴苄胺
Ⅳ类	钙通道阻滞药	维拉帕米

第三节　常用抗心律失常药

一、Ⅰ类药——钠通道阻滞药

(一) ⅠA 类药物

适度减少除极时 Na^+ 内流,降低 0 相上升最大速率,降低动作电位振幅,减慢传导速度;减少异位起搏细胞 4 相 Na^+ 内流而降低自律性;延长钠通道失活后恢复开放所需的时间,从而延长 ERP 及 APD,且以延长 ERP 更为显著,还能不同程度地阻滞 K^+ 外流和 Ca^{2+} 内流。

奎 尼 丁

奎尼丁(quinidine)是茜草科植物金鸡纳树皮中所含的一种生物碱,是奎宁的右旋体,对心脏的作用比奎宁强 5~10 倍。

【体内过程】　口服后吸收良好,经 2 小时可达血浆峰浓度。生物利用度为 72%~87%。治疗血药浓度为 3~6 $\mu g/ml$,超过 6~8 $\mu g/ml$ 即为中毒浓度。在血浆中约有 80%~90% 与血浆蛋白相结合,心肌中浓度可达血浆浓度的 10 倍。主要经肝脏代谢,其活性代谢产物及药物原形由肾排泄,酸化尿液可使肾排泄增加。

【药理作用】　奎尼丁阻滞心肌细胞膜上的钠通道,适度抑制 Na^+ 内流,对 K^+ 外流和 Ca^{2+} 内流也有抑制作用。还具有抗胆碱作用和阻断外周 α 受体的作用。

1. 降低自律性　治疗浓度奎尼丁能降低浦肯野纤维的自律性,对正常窦房结则影响微弱。对病窦综合征者则明显降低其自律性。在自主神经完整无损的条件下,通过间接作用可使窦率增加。

2. 减慢传导速度　奎尼丁能降低心房、心室、浦肯野纤维等的 0 相上升最大速率和膜反应性,因而减慢传导速度。这种作用可使病理情况下的单向传导阻滞变为双向阻滞,从而取消折返。

3. 延长不应期　奎尼丁能阻滞 3 相 K^+ 外流和 2 相 Ca^{2+} 内流,延长 ERP 和 APD,其中 ERP 的延长更为明显,因而可以终止折返。此外,在心脏局部病变时,常因某些浦肯野纤维末梢部位 ERP 缩短,造成邻近细胞复极不均一而形成折返,奎尼丁可使这些末梢部位 ERP 延长而趋向均一。

4. 对自主神经的影响　奎尼丁阻断 M 受体,有明显的抗胆碱作用。同时,奎尼丁还有阻断 α 受体的作用,使血管舒张,血压下降而反射性兴奋交感神经。这两种作用相合,乃使窦性频率增加。

【临床应用】　奎尼丁是广谱抗心律失常药,适用于治疗房性、室性及房室结性心律失常。对心房纤颤及心房扑动,目前虽多采用电转律术,但奎尼丁仍有应用价值,转律前合用强心苷和奎尼丁可以减慢心室频率,转律后用奎尼丁维持窦性节律。预激综合征时,用奎尼丁可以中止室性心动过速或用以抑制反复发作的室性心动过速。

【不良反应】　奎尼丁应用过程中约有 1/3 患者出现各种不良反应,使其应用受到限制。

1. 胃肠道反应　多见于用药早期,表现为食欲缺乏、恶心、呕吐、腹痛、腹泻等。

2. 金鸡纳反应　久用后,有耳鸣、听力障碍、眩晕、头痛、视觉障碍、精神失常等,称为金鸡纳反应(cinchonism)。

3. 低血压　奎尼丁能扩张血管和减弱心肌收缩力而导致低血压。

4. 心脏毒性　较为严重,治疗浓度可致心室内传导减慢(Q - T 间期延长),延长超过 50% 表明是中毒症状。高浓度可致窦房结功能阻滞、房室传导阻滞、室性心动过速等,室性心动过速是传导阻滞而浦肯野纤维出现异常自律性所致。

奎尼丁治疗心房纤颤或心房扑动时,应先用强心苷抑制房室传导,否则可引起心室频率加快,甚至心室纤颤。因奎尼丁的抗胆碱作用和反射性兴奋交感神经均可使房室传导速度加快。

5. 奎尼丁晕厥　是偶见而严重的毒性反应。发作时患者意识丧失,四肢抽搐,呼吸停止,出现阵发性室上性心动过速,甚至心室颤动而死。一旦出现应立即进行人工呼吸、胸外心脏按压、电除颤等抢救措施。药物抢救可用乳酸钠,提高血液 pH,促使 K^+ 进入细胞内,降低血钾浓度,减少 K^+ 对心肌的不利影响。同时,血液偏于碱性可增加奎尼丁与血浆蛋白的结合而减少游离奎尼丁的浓度,从而降低毒性。

6. 过敏反应　表现为药热、血小板减少、皮疹、血管神经性水肿。

【药物相互作用】

1. 奎尼丁与地高辛合用,可降低后者的肾清除率而增加其血药浓度。

2. 肝药酶诱导剂苯巴比妥等能加速奎尼丁在肝脏的代谢,减弱奎尼丁的作用。

3. 西咪替丁和钙通道阻滞药等能减慢奎尼丁在肝脏的代谢。

4. 与香豆素类合用,可竞争与血浆蛋白的结合,延长后者的凝血酶原时间。

5. 奎尼丁有 α 受体阻断作用,与扩血管药合用应注意诱发严重体位性低血压。

普鲁卡因胺

普鲁卡因胺(procainamide)为局麻药普鲁卡因的衍生物。

【体内过程】 口服易吸收,生物利用度 80%,血浆蛋白结合率约 20%。在肝中约一半被代谢成仍具活性的 N-乙酰普鲁卡因胺,约 30%～60% 以原形经肾排泄。

【药理作用】 普鲁卡因胺对心肌的直接作用与奎尼丁相似而较弱,能降低浦肯野纤维自律性,减慢传导速度,延长 APD、ERP。仅有微弱的抗胆碱作用,不阻断 α 受体。

【临床应用】 适应证与奎尼丁相同,常用于室性早搏、阵发性室性心动过速。静脉注射可抢救危急病例。

【不良反应】 不良反应与奎尼丁相似,但较后者略轻。长期口服有厌食、呕吐、恶心及腹泻等消化道反应。过敏反应也较常见,表现为皮疹、药物热及粒细胞减少症等;偶有幻视、幻听、精神抑郁等症状出现;静脉注射给药可导致低血压及室内传导阻滞等,用药期间应严密监测血压、心率和心律变化。长期应用少数患者可出现红斑狼疮样综合征,停药可恢复。对普鲁卡因过敏者,对本品可能也过敏。

丙吡胺

丙吡胺(disopyramide)的作用与奎尼丁相似。主要用于治疗室性早搏、室性心动过速、心房颤动和扑动。常见的不良反应有阿托品样作用,表现为口干、眼球干燥、视力模糊及尿潴留等。久用可引起或加重急性心功能不全,宜慎用。禁用于青光眼及前列腺增生患者。

(二)ⅠB 类药物

轻度阻滞 Na^+ 通道,降低 0 相上升最大速率,也能抑制 4 相 Na^+ 内流,降低自律性;通过促进 K^+ 外流而加速复极过程,缩短 ERP、APD,以缩短 APD 更显著。

利多卡因

利多卡因(lidocaine)是局部麻醉药。现广泛用于静脉给药治疗危及生命的室性心律失常。

【体内过程】 口服吸收良好,但肝脏首过消除明显,仅 1/3 量进入血液循环,且口服易致恶心呕吐,因此常静脉给药。血浆蛋白结合率约 70%,在体内分布广泛,表观分布容积为 1 L/kg,心肌中浓度为血药浓度的 3 倍。在肝中经脱乙基化而代谢。仅 10% 以原形经肾排泄,$t_{1/2}$ 约 2 小时,作用时间较短。

【药理作用】 利多卡因对心脏的直接作用是抑制 Na^+ 内流,促进 K^+ 外流,但仅对希-浦系统发生影响,对心肌其他部位组织及自主神经并无作用。

1. 降低自律性 通过抑制 Na^+ 内流而减慢 4 相除极速率,提高兴奋阈值,降低心肌自律性。

2. 影响传导速度 利多卡因对传导速度的影响比较复杂。治疗量对希-浦系统的传导速度没有影响,但在细胞外 K^+ 浓度较高时则能减慢传导。该药可抑制心肌梗死区缺血的浦肯野纤维的 Na^+ 内流,减慢传导,防止折返发生。相反,当细胞外低 K^+ 或受牵拉而轻度除极者,利多卡因则能促进 3 相 K^+ 的外流,加快传导,有利于消除单向传导阻滞,终止折返。大剂量的利多卡因则明显抑制 0 相上升速率而减慢传导。

3. 缩短不应期　利多卡因缩短浦肯野纤维及心室肌的 APD、ERP,且缩短 APD 更为显著,故为相对延长 ERP,有利于消除折返激动而治疗快速型心律失常。

【临床应用】　利多卡因是一窄谱抗心律失常药,主要用于室性心律失常,特别适用于急性心肌梗死及强心苷所致的室性心律失常,是防治急性心肌梗死所致室性心律失常的首选药。

【不良反应】　不良反应较少也较轻微。常见的不良反应主要是中枢神经系统症状,有嗜睡、眩晕、感觉障碍,大剂量引起语言障碍、惊厥,甚至呼吸抑制,偶见窦性心动过缓、房室传导阻滞等心脏毒性。眼球震颤是利多卡因中毒的早期信号。严重房室传导阻滞、室内传导阻滞者禁用。

苯 妥 英 钠

苯妥英钠(phenytoin sodium)原为抗癫痫药。20 世纪 50 年代初发现其有抗心律失常作用,1958 年以其治疗耐奎尼丁的室性心动过速获得成功。

【药理作用】　与利多卡因相似,也仅作用于希-浦系统。

1. 降低自律性　抑制浦肯野纤维自律性,也能抑制强心苷中毒时迟后除极所引起的触发活动,大剂量才抑制窦房结自律性。

2. 传导速度　作用也较复杂,随用药剂量、细胞外 K^+ 等因素而异。正常血 K^+ 时,小剂量苯妥英钠对传导速度无明显影响,大剂量则减慢之;低血 K^+、强心苷中毒、机械损伤心肌时,苯妥英钠能增加 0 相上升速度,加快房室传导和心室内传导,而终止单向传导阻滞。

3. 缩短不应期　此作用与利多卡因相似。

【临床应用】　主要用于室性心律失常,是强心苷中毒所致的室性心律失常的首选药。对心肌梗死、心脏手术、麻醉、电转律术、心导管术等所引发的室性心律失常也有效。

【不良反应】　静脉注射过快可出现低血压、心动过缓、房室传导阻滞,甚至心搏骤停、呼吸抑制。其他不良反应参见抗癫痫药。

美 西 律

美西律(mexiletine)化学结构与利多卡因相似,对心肌电生理特性的影响也与利多卡因相似。可口服给药,但渐增剂量至有效治疗量需数天,不能满足室性心律失常急救的需求,主要用于慢性室性心律失常的治疗。经肝代谢变异性较大,有效血浆浓度与中毒血浆浓度接近,剂量需个体化。不良反应中最常见的是胃肠道反应,表现为恶心、呕吐等。长期口服有神经系统症状,如震颤、共济失调、精神异常等。静脉注射时可出现低血压、心动过缓、传导阻滞等。

妥 卡 尼

妥卡尼(tocainide)为利多卡因同系物,作用及应用与利多卡因相似。不影响房室传导,对窦房结自律性影响也小。口服有效,且较持久。适用于各种室性心律失常、折返性室上性心动过速,包括预激综合征所引起者,尤其适用于洋地黄中毒和心肌梗死所致的室性心律失常。不良反应与美西律相似。

（三）ⅠC类药物

阻滞钠通道作用明显,较明显降低0相上升最大速率而减慢传导速度,主要影响希-浦系统,也能抑制4相Na^+内流而降低自律性,对复极过程影响很少。近年报道这类药有致心律失常作用,增高病死率,应予注意。

普 罗 帕 酮

普罗帕酮(proparenone)属于广谱抗心律失常药,能降低浦肯野纤维自律性,明显减慢传导,轻度延长APD和ERP,还有较弱β受体阻断和钙通道阻滞作用。适用于室上性心动过速和室性心律失常的治疗。经肝药酶代谢,血药浓度受肝药酶CYP_2D_6的影响。

不良反应较少,常见有恶心、呕吐、便秘、味觉改变、头痛、眩晕等。严重者可出现房室传导阻滞、直立性低血压等,宜减少剂量或停药。

氟 卡 尼

氟卡尼(flecainide)抑制希-浦系统的传导速度,降低自律性。能缩短其APD,对ERP则低浓度时缩短,增加浓度又恢复正常。能减慢心室肌的传导,延长其ERP、APD。这种对浦肯野纤维和心肌ERP、APD作用的不同可能是氟卡尼的致心律失常作用的基础。临床用于治疗室性早搏、室性心动过速。

同类药物恩卡尼(encainide)具有膜稳定作用,属广谱抗心律失常药,国内应用不多。其作用、应用与氟卡尼相似。

二、Ⅱ类药——β肾上腺素受体阻断药

通过阻断β受体而对心脏产生影响,同时还有阻滞钠通道、促进钾通道、缩短复极过程的效应。表现为减慢窦房结、房室结的4相除极而降低自律性;也能减慢0相上升最大速率而减慢传导速度;延长或相对延长ERP;高浓度时还有膜稳定作用。β受体阻断药为唯一能降低心脏性猝死而降低总死亡率的抗心律失常药。

普 萘 洛 尔

普萘洛尔(propranolol)是应用最早、最久及最普遍的β受体阻断药。

【药理作用】

1. 降低自律性 对窦房结、心房传导纤维及浦肯野纤维都能降低自律性,交感神经兴奋时作用最明显。也能降低儿茶酚胺所致的迟后除极幅度而防止触发活动。

2. 减慢传导速度 治疗量能轻度抑制房室传导,大剂量则能明显减慢房室结及浦肯野纤维的传导速度,可能与膜稳定作用有关。

3. 影响有效不应期 治疗浓度缩短浦肯野纤维APD和ERP,高浓度则延长之。对房室结ERP有明显的延长作用,该作用与减慢传导均为普萘洛尔抗室上性心律失常的作用

基础。

【临床应用】 适用于治疗与交感神经兴奋有关的各种心律失常。

1. 室上性心律失常 包括心房颤动、心房扑动及阵发性室上性心动过速,此时常与强心苷合用以控制心室频率。对交感神经兴奋性过高及甲状腺功能亢进等引发的窦性心动过速效果良好。

2. 室性心律失常 对室性早搏有效,能改善症状。对由运动或情绪变动所引发的室性心律失常效果良好。较大剂量对缺血性心脏病患者的室性心律失常也有效。

【不良反应】

1. 心血管系统 可引起窦性心动过缓、心室停搏、房室传导阻滞、低血压、诱发或加重心力衰竭。

2. 消化系统 导致食欲减退、恶心、呕吐、腹泻、腹胀、便秘、腹部痉挛性疼痛。

3. 呼吸系统 因对支气管平滑肌的 β_2-受体也有阻断作用,故可诱发或加重支气管哮喘。

4. 长期应用对脂质代谢和糖代谢有不良影响,故高脂血症、糖尿病患者应慎用。

5. 其他 倦怠、视力模糊、畏光、失眠、精神抑郁等,突然停药可产生反跳现象。

美 托 洛 尔

美托洛尔(metoprolol)是选择性 β_1 受体阻断药,无膜稳定作用,口服吸收迅速而完全。临床主要用于室性、室上性心律失常。尤其适用于伴有高血压、冠心病的快速型心律失常。不良反应较少。病态窦房结综合征、严重心动过缓、房室传导阻滞、心力衰竭、低血压及孕妇禁用。

阿 替 洛 尔

阿替洛尔(atenolol)是长效 β_1 受体阻断药,抑制窦房结及房室结自律性,减慢房室传导,也抑制希-浦系统。主要用于治疗室上性心律失常,降低心房颤动和心房扑动时的心室率。对室性心律失常也有效。不良反应类似普萘洛尔。因对心脏选择性强,可用于糖尿病和哮喘患者,但剂量不宜过大。

艾 司 洛 尔

艾司洛尔(esmolol)是短效 β_1 受体阻断药,抑制窦房结及房室结自律性,减慢传导。主要用于治疗室上性心律失常,降低心房颤动和心房扑动时的心室率。不良反应表现为低血压、心肌收缩力减弱等。

三、Ⅲ类药——延长 APD 的药物

选择性地延长 APD,主要是延长心房肌、心室肌和浦肯野纤维细胞的 APD 和 ERP,而较少影响传导速度。

胺 碘 酮

胺碘酮(amiodarone)属苯并呋喃类衍生物,分子中含 2 个碘原子,占其相对分子质量的

37.2%。

【体内过程】 口服吸收缓慢，生物利用度约 40%～50%，血浆蛋白结合率为 95%，广泛分布于组织中，尤以脂肪组织及血流量较高的器官为多。在肝脏代谢，主要代谢物去乙胺碘酮仍有生物活性，原形及其代谢物脂溶性高，可在组织中蓄积，故停药后作用可持续数周乃至数月。主要经胆汁由肠道排泄，经肾排泄者仅 1%，故肾功能减退者不需减量应用。

【药理作用】 胺碘酮药理作用较复杂，能较明显地抑制复极过程，即延长 APD 和 ERP，还能阻滞钠、钙、钾通道及阻断 α、β 受体。

1. 降低自律性 主要降低窦房结和浦肯野纤维的自律性，可能与其阻滞钠和钙通道及拮抗 β 受体的作用有关。

2. 减慢传导速度 减慢浦肯野纤维和房室结的传导速度，也与阻滞钠、钙通道有关。对心房肌的传导速度少有影响。

3. 延长有效不应期 长期口服能显著延长心房肌、心室肌和浦肯野纤维的 APD 和 ERP，这一作用比其他类抗心律失常药为强，与阻滞钾通道及失活态钠通道有关。

4. 非竞争性阻断 α 和 β 受体 可扩张血管平滑肌，降低外周阻力；扩张冠状动脉，增加冠脉流量，减少心肌耗氧量。

【临床应用】 胺碘酮为广谱抗心律失常药，可用于各种室上性和室性心律失常，如用于心房颤动可恢复及维持窦性节律，对阵发性室上性心动过速也有效。对危及生命的室性心动过速及心室颤动可静脉给药，约 40%患者有效。长期口服能防止室性心动过速和心室颤动的复发，持效较久。对伴有器质性心脏病者，还能降低猝死率。

【不良反应】

1. 心血管系统 可引起窦性心动过缓、房室传导阻滞、Q-T 间期延长甚至心功能不全等。

2. 角膜色素沉着 因少量自泪腺排出，故在角膜可有黄色微型沉着，表现为角膜内表面出现黄褐色的点线，一般不影响视力，停药后可逐渐消失。

3. 影响甲状腺功能 因本品含碘，部分患者可引起甲状腺功能亢进或减退。

4. 其他 尚可引起过敏性药疹、震颤、共济失调及周围神经病变，最为严重但罕见的是肺纤维化或间质性肺炎。

索 他 洛 尔

索他洛尔（sotalol）是非选择性 β 受体阻断药，并能阻滞 K^+ 通道。可降低自律性，减慢房室结的传导，延长 ERP 和 APD。口服吸收快，无首过消除，生物利用度达 90%～100%。在体内不被代谢，几乎全部以原形经肾排出。临床主要用于各种严重室性心律失常的治疗，也可治疗阵发性室上性心动过速及心房颤动。不良反应较少，少数 Q-T 间期延长者应用偶可出现尖端扭转型室性心动过速。

溴 苄 胺

溴苄胺（bretylium）能延长浦肯野纤维和心室肌的 APD 和 ERP，提高心室纤颤阈值，并能增强心肌收缩力。口服不易吸收，故需肌内注射或静脉给药，用于利多卡因或电除颤无效的危及生命的室性心律失常,静脉注射易引起直立性低血压。溴苄胺的不良反应主要有低血压,一次大剂量使用,偶可发生呼吸抑制等。

四、IV类药——钙通道阻滞药

通过阻滞钙通道而发挥抗心律失常效应,其电生理效应主要是抑制依赖于钙通道的动作电位与减慢房室结的传导速度。

维 拉 帕 米

维拉帕米(verapamil)为重要钙通道阻滞剂之一。临床应用广泛,包括对心律失常、心肌缺血、高血压及肥厚梗阻型心肌病等的治疗。

【药理作用】 阻滞心肌细胞膜 Ca^{2+} 通道,抑制 Ca^{2+} 内流,可降低心脏舒张期自动除极化速率,降低自律性,减慢传导,延长 APD 和 ERP,消除折返。此外有较弱的扩张外周血管的作用,使血压下降。

【临床应用】 治疗房室结折返所致的阵发性室上性心动过速奏效较快较佳,能使80%以上患者转为窦性节律,可作首选药物应用。治疗心房颤动或扑动则能减少室性频率。对房性心动过速也有良好效果。

【不良反应】

1. 心血管系统 因减低血管张力,故可扩张血管而引起低血压。尚可发生窦性心动过缓、房室传导阻滞。尤其当与 β 受体阻断药合用时,两药的负性肌力、负性频率及负性传导作用相互协同,可导致心肌收缩力减弱,甚至心室停搏。

2. 呼吸系统 维拉帕米静脉注射可引起呼吸骤停。

3. 其他 头晕、头痛、口干、恶心、腹胀、便秘、胸闷、心悸、皮肤瘙痒等。

地尔硫䓬

地尔硫䓬(diltiazem)的电生理作用与维拉帕米相似,降低窦房结和房室结的自律性和传导性,延长有效不应期,但对房室旁路无明显抑制作用。还具有较强的扩张血管作用。口服起效较快,可用于阵发性室上性心动过速。对阵发性心房颤动可使心室频率减少。口服时不良反应较小,可见头晕、乏力及胃肠道反应,偶有过敏反应。

第四节 快速型心律失常的药物选用

选用抗心律失常药物应考虑多种因素,包括心律失常的类别,病情的紧迫性,患者的心功能及医师对各个药物的了解及应用经验等。药物治疗最满意的效果是恢复并维持窦性节律,其次是减少或取消异位节律,再次是控制心室频率,维持一定的循环功能。

1. 窦性心动过速 应针对病因进行治疗,需要时选用 β 受体阻断药,也可选用维拉帕米。

2. 心房纤颤或扑动转律 用奎尼丁(宜先给强心苷)或与普萘洛尔合用,预防复发可加用或单用胺碘酮,控制心室频率用强心苷或加用维拉帕米或普萘洛尔。

3. 房性早搏　必要时选用普萘洛尔、维拉帕米、胺碘酮,次选奎尼丁、普鲁卡因胺、丙吡胺。

4. 阵发性室上性心动过速　除先用兴奋迷走神经的方法外,可选用维拉帕米、普萘洛尔、胺碘酮、奎尼丁、普罗帕酮。

5. 室性早搏　首选普鲁卡因胺、丙吡胺、美西律、妥卡尼、胺碘酮,急性心肌梗死时宜用利多卡因,强心苷中毒者用苯妥英钠。

6. 阵发性室性心动过速　选用利多卡因、普鲁卡因胺、丙吡胺、美西律、妥卡尼等。

7. 心室纤颤　选利多卡因、普鲁卡因胺(可心腔内注射)。

复习思考题

1. 抗心律失常药有哪些基本电生理作用?
2. 抗心律失常药主要分哪几类? 说明各类药物的电生理作用及临床应用。
3. 试述奎尼丁的药理作用及临床应用。出现晕厥等严重毒性反应时如何处理?
4. 比较利多卡因、苯妥英钠、普萘洛尔抗心律失常的作用特点。
5. 试述胺碘酮的临床应用及不良反应。
6. 简述维拉帕米的抗心律失常作用及不良反应。

(樊一桥　季　晖)

第二十一章　抗慢性心功能不全药

【内容提要】　充血性心力衰竭(CHF)是一类由多种原因引起的心脏功能障碍综合征。治疗药物包括正性肌力药、改善神经-内分泌紊乱的药物、利尿药、扩血管药和β受体阻断药。强心苷是经典的正性肌力药,通过抑制细胞膜 Na^+-K^+-ATP 酶活性,增加细胞内 Ca^{2+},从而加强心肌收缩力,是治疗慢性心功能不全的重要药物。磷酸二酯酶抑制剂氨力农通过抑制磷酸二酯酶活性,增加细胞内 cAMP 含量而加强心肌收缩力。血管紧张素转化酶抑制药通过抑制血管紧张素Ⅱ的生成,不仅能缓解心衰症状,还可改善心脏功能,逆转心肌重构。减轻心脏负荷药通过扩张小动脉和小静脉,降低心脏前、后负荷,改善心脏功能。

慢性心功能不全又称充血性心力衰竭(congestive heart failure, CHF),是指心脏在多种病因作用下,长期负荷过重,导致心室泵血和(或)充盈功能下降,从而出现各组织器官血液灌流不足、肺循环和(或)体循环淤血为主要特征的一种临床综合征。心功能受几种生理因素的影响,如心肌收缩力,心率,心脏前、后负荷及心肌耗氧量等。CHF 时收缩力减弱,心率加快,前后负荷增高,耗氧量增加。目前慢性心功能不全的治疗不仅仅是改善症状、提高生活质量,更重要的是防止和延缓心肌重构的发展,延长病人寿命,降低病死率。药物治疗仍是目前治疗 CHF 的主要手段,主要包括以下几个途径:① 正性肌力药:通过增强心肌收缩力,迅速改善心衰症状,如强心苷、非苷类正性肌力药等;② 拮抗心衰代偿机制药物:通过拮抗神经内分泌系统,延缓心衰进展,改善患者生活质量,降低死亡率,如β受体阻断药、ACEI 等;③ 减轻心脏负荷药:通过利尿、扩血管等措施减轻心脏负荷,改善心衰症状,如利尿药、血管扩张药等。

本章将分别介绍强心苷类及非强心苷类正性肌力作用药、血管扩张药及肾素-血管紧张素-醛固酮系统抑制药、利尿药等在 CHF 中的应用。

第一节　强心苷

强心苷(cardiac glycosides)是一类有强心作用的苷类化合物,它能选择性地作用于心肌,有增强心肌收缩力及影响心肌电生理的作用。临床上用于治疗 CHF 及某些心律失常。

【来源及化学】　强心苷来源于植物如紫花洋地黄和毛花洋地黄,所以又称洋地黄类(digitalis)药物。天然存在于植物中的为一级强心苷,经化学处理分离后的为二级强心苷。常用的药物有地高辛(digoxin)、洋地黄毒苷(digitoxin)、毛花苷 C(lanatoside)、毒毛花苷 K(strophanthin K)等。

【构效关系】　强心苷由糖和苷元结合而成。苷元由甾核与不饱和内酯环构成(图 21-1)。甾核上 C_3、C_{14}、C_{17} 位都有重要取代基,C_3 位 β 构型的羟基是甾核与糖相结合的位点,脱糖后此羟基转为 α 构型苷元即失去作用;C_{14} 必有一个 β 构型羟基,缺此则苷元失效;C_{17} 联结 β 构型的不饱和内酯环,此环若是饱和或被打开,就会减弱或取消苷元作用。糖的部分除葡萄糖外,都是稀有的糖如洋地黄毒糖等,对强心苷的正性肌力作用无根本性影响,但可增加药物的极性。

强心苷加强心肌收缩性的作用来自苷元,糖则能增强苷元的水溶性,延长其作用,一般以三糖作用最强。近年对强心苷进行化学结构的改造,旨在增加安全范围,减少毒性反应,已取得一些进展。

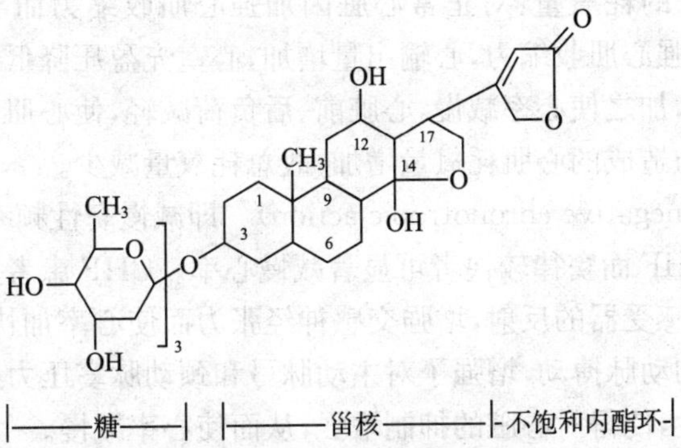

图 21-1　地高辛的化学结构

【体内过程】　常用的地高辛和洋地黄毒苷的作用性质基本相同,但因药代动力学性状有别,使作用程度上有快慢、久暂之分。洋地黄毒苷仅在 C_{14} 位有一极性基团羟基,其极性低而脂溶性高,所以口服吸收率较高,原形经肾排泄较少。地高辛在 C_{12}、C_{14} 位各有一羟基,极性略高,所以口服吸收率略差,原形经肾排泄略多。

1. 吸收　强心苷的口服吸收率与其脂溶性大小成正比。脂溶性高者口服吸收率高,反之口服吸收率低。地高辛片剂的口服吸收率个体差异大,应注意剂量个体化。口服强心苷均有不同程度的肝肠循环,洋地黄毒苷的肝肠循环率较高,是其消除缓慢、持续时间长的原因。毒毛花苷 K 口服不吸收,需静脉给药。

2. 分布　强心苷进入血液后可与血浆蛋白发生可逆性结合而分布全身。结合率高的药物起效慢、持续时间长。强心苷在心肌中的分布较血浆浓度高,在肝、肾、骨骼肌、视网膜中也有分布,这可能与其导致视觉异常有关。地高辛可透过胎盘屏障进入胎儿体内、也可进入乳汁,使用时应注意。

3. 消除　洋地黄毒苷大部分经肝代谢,肝药酶诱导剂可加速其代谢,洋地黄毒苷少量以原形经肾排泄,排泄缓慢,是其作用持久的主要原因。地高辛少量经肝代谢,大部分以原形经肾排泄。毒毛花苷 K 全部以原形经肾排泄。

【药理作用】

1. 正性肌力作用(positive inotropic action)　强心苷对心脏具有高度的选择性,尤其能显著增强衰竭心脏的收缩力,增加心输出量,从而改善心衰症状。其正性肌力作用具有以下3个显著特点:

(1)提高心肌收缩效能:强心苷能提高心肌收缩的最大速度和最大张力,使心脏收缩更敏捷、更有力,缩短收缩期在整个心动周期中所占的时间,相对延长舒张期。结果有利于衰竭心脏充分休息,增加静脉血回流及冠状动脉供血。

(2) 增加衰竭心脏的心输出量:强心苷对于正常人心脏,在其增强心肌收缩力的同时还有收缩血管提高外周阻力的作用,加重了心脏的后负荷,抵消了心肌收缩增强而增加的心输出量。心功能不全时,心输出量不足,血压降低,通过减压反射,交感神经张力提高,血管收缩,外周阻力加大,心脏后负荷加大,使心输出量进一步减少。强心苷提高心肌收缩性,直接增加心输出量,同时血压回升,血管反射舒张,心脏后负荷减小,使心输出量更大。

(3) 降低衰竭心脏的耗氧量:对正常心脏因加强心肌收缩力而导致心肌耗氧量增加。对衰竭心脏,强心苷增强心肌收缩力,心输出量增加,心室充盈压降低,心室舒张末期容积减小,使心室壁张力减轻,加之使心率减慢,心脏前、后负荷减轻,使心肌的耗氧量减少,抵消或超过因增强心肌收缩力造成的心肌耗氧量增加,故总耗氧量减少。

2. 负性频率作用(negative chronotropic action)　即减慢窦性频率。治疗量的强心苷对正常心率影响小,对 CHF 而窦律较快者可显著减慢心率。CHF 患者心输出量减少,通过颈动脉窦、主动脉弓压力感受器的反射,增强交感神经张力而使心率加快。强心苷使心收缩力加强所产生的强有力的动脉搏动,增强了对主动脉弓和颈动脉窦压力感受器的刺激,从而提高了迷走神经的兴奋性,使得对心脏的抑制增强,从而使心率减慢。

3. 对心肌电生理特性的影响

(1) 负性传导作用:治疗量强心苷提高迷走神经的活性,减少房室结细胞 0 相 Ca^{2+} 内流而减慢冲动在房室结的传导速度,不应期延长;也可促进 K^+ 外流,使心房细胞的不应期缩短。大剂量可直接抑制窦房结、房室结和浦肯野纤维传导,使部分心房冲动不能到达心室。

(2) 影响自律性:治疗量强心苷加强迷走神经活性而降低窦房结自律性,但能提高浦肯野纤维的自律性。

4. 其他作用　强心苷对 CHF 患者具有利尿及扩张血管作用,其利尿作用能减少血容量,减轻心脏的负担。中毒量时可兴奋延脑极后区催吐化学感受区而引起呕吐,还可明显增强交感神经的活性,引起快速型心律失常。严重中毒时还引起中枢神经兴奋症状,如行为异常、精神失常、谵妄甚至惊厥。

【正性肌力作用机制】　目前认为,强心苷的受体就是心肌细胞膜上的 Na^+-K^+-ATP 酶,强心苷与 Na^+-K^+-ATP 酶结合并抑制其活性,结果 Na^+-K^+ 交换减少,细胞内 Na^+ 量增多,K^+ 量减少。胞内 Na^+ 量增多后,再通过 Na^+-Ca^{2+} 双向交换机制,或使 Na^+ 内流减少,Ca^{2+} 外流减少,或使 Na^+ 外流增加,Ca^{2+} 内流增加。对 Ca^{2+} 而言,结果是细胞内 Ca^{2+} 量增加,肌浆网摄取 Ca^{2+} 也增加,储存增多。另也证实,细胞内 Ca^{2+} 少量增加时,还能增强 Ca^{2+} 离子流,使每一动作电位 2 相内流的 Ca^{2+} 增多,此 Ca^{2+} 又能促使肌浆网释放出 Ca^{2+},即"以钙释钙"的过程。这样,在强心苷作用下,心肌细胞内可利用的 Ca^{2+} 量增加,使收缩加强。

中毒量强心苷严重抑制 Na^+-K^+-ATP 酶,使细胞内 Na^+、Ca^{2+} 大量增加,也使细胞内 K^+ 量明显减少,后者导致心肌细胞自律性增高,传导减慢,诱发心律失常。

【临床应用】　强心苷主要用于治疗 CHF 和某些心律失常。

1. CHF　强心苷通过正性肌力作用,增加搏出量及回心血量,可以缓解动脉系统缺血和静脉系统淤血,取得对症治疗效果。但强心苷对不同原因引起的 CHF,在对症治疗的效果上却有很大差别。对瓣膜病、高血压、先天性心脏病等所引起者疗效良好;对继发于严重贫血、甲亢及维生素 B_1 缺乏症的 CHF 则疗效较差。对肺源性心脏病、严重心肌损伤或活动性心肌炎如风湿活动期的 CHF,强心苷疗效也差,因为此时心肌缺氧,既有能量生产障碍,又易发生强心苷中毒,使药量也受到限制,难以发挥疗效。对心肌外机械因素引起的 CHF,包括严重二尖瓣狭窄及缩窄性心包炎,强心苷疗效更差甚至无效,因为此时左室舒张充盈受限,搏出量受限,难以缓解症状。

2. 某些心律失常

(1) 心房纤颤:心房的过多冲动可能下传到达心室,引起心室频率过快,妨碍心排血,导致严重循环障碍,这是心房纤颤的危害所在。此时,强心苷用药目的不在于停止房颤而在于保护心室免受来自心房的过多冲动的影响,减少心室频率。用药后多数患者的心房纤颤并未停止,而循环障碍得以纠正。这是强心苷抑制房室传导的结果,使较多冲动不能穿透房室结下达心室而隐匿在房室结中。

(2) 心房扑动:源于心房的冲动与房颤时相比较少较强,易于传入心室,使心室率过快而难以控制,强心苷的治疗作用在于它能不均一地缩短心房不应期,引起折返激动,使心房扑动转为心房纤颤,然后再发挥治疗心房纤颤的作用。某些患者在转为房颤后,停用强心苷,有可能恢复窦性节律。因为停用强心苷后,相当于取消了它的缩短心房不应期的作用,也就相对地延长了不应期,可使折返冲动落入较长的不应期而终止折返,于是窦性节律得以恢复。

(3) 阵发性室上性心动过速:强心苷通过兴奋迷走神经减慢房室传导而终止阵发性室上性心动过速的发作。

【不良反应及其防治】

1. 强心苷的不良反应

(1) 胃肠道症状:是最常见的早期中毒症状,表现为厌食、恶心、呕吐及腹泻等。剧烈呕吐可导致失钾而加重强心苷中毒,所以应注意补钾或考虑停药。应注意与强心苷用量不足 CHF 未受控制所致的胃肠道症状相鉴别。

(2) 神经系统症状:可表现为眩晕、头痛、失眠、疲倦和谵妄以及黄视、绿视、视物模糊等视觉障碍。视觉障碍为强心苷中毒的先兆,是停药指征之一。

(3) 心脏反应:是最严重最危险的毒性反应。主要表现为各种类型的心律失常:① 快速型心律失常,表现为室性期前收缩,二联律或三联律,房性、房室结性以及室性心动过速,甚至室颤;② 房室传导阻滞;③ 窦性心动过缓,心率少于 60 次/分,亦为中毒的先兆,是停药的指征之一。

2. 防治 首先应纠正导致其中毒的各种诱发因素,如低血钾、低血镁、高血钙、缺氧及酸中毒等;其次应明确中毒先兆和停药指征,必要时监测强心苷类药物的血药浓度以避免中毒的发生。一旦出现中毒应采取以下措施:

(1) 及时停药,包括排钾利尿药,必要时改用保钾利尿药。

(2) 适当补钾,氯化钾能与强心苷竞争 $Na^+ - K^+ - ATP$ 酶,减少强心苷与酶的结合,阻止中毒症状的进一步发展,轻者可口服,严重者可采用静脉滴注,但注意掌握剂量。钾离子能抑制传导,对并发传导阻滞的强心苷中毒不能用钾盐。

（3）快速型心律失常：对强心苷中毒所致室性心动过速可选用苯妥英钠、利多卡因等药物治疗。严重中毒者可应用地高辛抗体 Fab 片段。抗体 Fab 片段对强心苷有高度的选择性和强大的亲和力，静脉注射后能与强心苷迅速结合，使血液游离型强心苷浓度大大降低，进而导致与心肌结合的强心苷解离，Fab‑强心苷复合物很快由肾脏排出，可迅速纠正强心苷中毒引起的严重心律失常。

（4）缓慢型心律失常：对强心苷引起的心动过缓和房室传导阻滞者可应用阿托品治疗。

【给药方法】

1. 传统的给药方法　分两步进行，即先获全效量基本控制心力衰竭症状，而后维持疗效。为获全效，常在短期内给足强心苷，所用剂量称为全效量，又称负荷量、"洋地黄化量"。获全效后，逐日给予维持量。全效量又分速给法和缓给法。速给法即在 24 小时内给足全效剂量。缓给法即在 3～4 天内给足全效剂量。临床实践证明，传统的给药方法引起强心苷中毒发生率高。

2. 逐日恒定剂量给药法　是目前常用的方法。每日给予恒定剂量地高辛 0.25 mg（维持量），约经 7 天（5 个 $t_{1/2}$）即可达到稳定的有效血药浓度而发挥疗效，从而取得稳定疗效。此法中毒发生率低，适用于慢性、轻症和易于中毒的患者。

【药物相互作用】　许多药物干预地高辛的药代动力学变化而影响其血药浓度。消胆胺、新霉素在肠中与地高辛结合，妨碍其吸收，降低血药浓度；奎尼丁能使 90％患者的地高辛血药浓度提高一倍，是奎尼丁自组织中置换出地高辛的结果，合并用药时宜酌减地高辛用量；胺碘酮、维拉帕米等也能升高地高辛的血药浓度；强心苷与排钾利尿药合用时应根据病人肾功能状态适宜地补钾。钙剂与强心苷有协同作用，合用毒性增强。

第二节　非强心苷类正性肌力药

非强心苷类正性肌力药包括拟交感神经药及磷酸二酯酶抑制药等。由于该类药物可能增加心衰患者的死亡率，故不宜作为常规治疗药物。

一、拟交感神经药

多　巴　胺

多巴胺（dopamine）是去甲肾上腺素的前体，能激动多巴胺受体、α 受体与 β 受体，扩张肾、肠系膜及冠状血管。多巴胺多用于急性心力衰竭，作静脉滴注给药。适用于难治性心力衰竭和其他疗法无效的心源性休克以及心脏手术后的急性心力衰竭。常见胸痛、呼吸困难、心悸、心律失常等不良反应，静脉滴注时应依据血压、心率、尿量、外周血管灌注及异位搏动出现与否等控制滴速和时间。

多巴酚丁胺

多巴酚丁胺（dobutamine）激动 β_1 受体，增强心肌收缩力，增加心输出量，降低外周血管阻力，降低后负荷，对心率影响较小。适用于中度 CHF 的治疗，常静脉滴注给药。其缺点是降低肺动脉压作用不强,久用易于脱敏失效,也有报道与对照组相比,病死率较高,认为用其治疗重症 CHF 患者应采取谨慎态度。

异 波 帕 胺

异波帕胺(ibopamine)属多巴胺类药物,作用与多巴胺相似,通过激动 β 受体而产生正性肌力作用,增加心输出量,降低外周血管阻力,减轻心脏后负荷;激动多巴胺受体,有显著的利尿、改善肾功能的作用。用于 CHF 能缓解症状,提高运动耐力,疗效与地高辛相似,有应用价值。

二、磷酸二酯酶抑制药

磷酸二酯酶Ⅲ(PDE-Ⅲ)是 cAMP 降解酶,抑制此酶活性将增加细胞内 cAMP 的含量,发挥正性肌力作用和血管舒张作用。临床应用已证明 PDE-Ⅲ抑制药能增加心输出量,减轻心脏负荷,减少心肌耗氧量,缓解 CHF 症状。

氨 力 农

氨力农(amrinone)是一种双吡啶类化合物,为非强心苷、非儿茶酚胺类的正性肌力药物,是最先应用的 PDE-Ⅲ抑制药,具有正性肌力作用和血管扩张作用。小剂量氨力农增加心肌收缩力,对心率无明显影响;剂量增大时心肌收缩力增加,但心率也增加,个别情况可发生心动过速。口服和静脉注射均有效,静脉注射后 2 分钟生效,10 分钟达高峰。主要用于其他药物如强心苷、利尿药及血管扩张药治疗无效的急、慢性心功能不全,如晚期冠心病伴有全心衰的患者、扩张型心肌病伴有心衰者、严重肺心病患者等。长期口服可出现可逆性血小板减少,可致死;少数病人可出现恶心、呕吐、腹痛、食欲减退和肝毒性;室性心律失常等。现仅偶用于急性心功能不全短期静脉滴注。

米 力 农

米力农(milrinone)是氨力农的衍生物,抑酶作用较氨力农强 20 倍。能缓解心衰症状、提高运动耐力,不良反应较少,未见引起血小板减少。但有报道长期用药后病死率反较对照组为高,疗效并不优于地高辛,易引起心律失常,仅供短期静脉给药用。

第三节　肾素-血管紧张素-醛固酮系统抑制药

肾素-血管紧张素-醛固酮系统抑制药包括血管紧张素转化酶抑制药(ACEI)、血管紧张素Ⅱ受体阻断药(ARB)和醛固酮受体拮抗药。此类药物的应用是心衰药物治疗史上的一大重要进展。临床研究表明,此类药物不仅能缓解心衰症状,长期应用还能降低心衰患者的病死率,逆转或延缓心肌重构作用,是目前治疗 CHF 的一线药物。

一、血管紧张素Ⅰ转化酶抑制药(ACEI)

ACEI 通过抑制血管紧张素转化酶,减少 AngⅡ的生成和缓激肽的降解,扩张血管,降低外周血管阻力,减轻心脏负荷,并逆转左心室肥厚及血管重构。ACEI 现已是临床治疗 CHF 的一线药物,能缓解心衰患者的临床症状,改善血流动力学变化及左心室功能,提高患者的运动耐力,对各阶段心力衰竭患者均有有益作用,常与利尿药等合用。常用药物有卡托普利、依那普利、雷米普利、苯那普利等。当然,ACEI 也非完美无缺,它缓解症状较为缓慢,不良反应有低血压、肾功能下降、咳嗽等,因此而停药者达 17%~22%。

二、血管紧张素 II 受体(AT₁)阻断药

本类药物能直接阻断血管紧张素 II 与其受体的结合,对 ACE 途径和非 ACE 途径(如糜酶途径)产生的 Ang II 都有拮抗作用,能逆转心肌肥厚、左心室重构及心肌纤维化。因其对缓激肽途径无影响,故不引起咳嗽、血管神经性水肿等,尤其适用于不能耐受咳嗽的患者,常作为对 ACE 抑制药不耐受者的替代品。常用的药物有氯沙坦(losartan)、缬沙坦(valsartan)、厄贝沙坦(irbesartan)、坎地沙坦(candesartan)、依普沙坦(eprosartan)、替米沙坦(telmisartan)、奥美沙坦(olmesartan)等。

三、醛固酮受体拮抗药

螺内酯(spironolactone)可拮抗醛固酮受体,阻断醛固酮在 CHF 过程中的不良影响,减轻或逆转 CHF 时的心血管重构,可降低 CHF 的发病率与病死率。可与氢氯噻嗪、ACEI 或 ARB 等合用治疗 CHF。

第四节 血管扩张药

治疗心绞痛和高血压的一些血管扩张药,自 20 世纪 70 年代以来用于治疗 CHF 收到效果。能缓解心衰症状,改善血流动力学变化,提高运动耐力,但多数扩血管药并不能降低病死率。药物舒张静脉(容量血管)可减少回心血量、减轻前负荷,进而降低左室舒张末期压、肺楔压,缓解肺充血症状。药物舒张小动脉(阻力血管)可降低外周阻力,减轻后负荷,进而改善心功能,增加心输出量,增加动脉供血,从而弥补或抵消因小动脉舒张而可能发生的血压下降与冠状动脉供血不足的不利影响。

一、直接扩张血管药

1. 小静脉扩张药 主要为硝酸酯类药物,如硝酸甘油、硝酸异山梨酯等,这类药物能对静脉产生强大的扩张作用,对肺小动脉及周围小动脉也可产生扩张作用,能够明显减轻前负荷,也可稍减轻后负荷,有利于缓解肺淤血及肺水肿,提高心输出量,增加冠脉灌流量,改善心肌代谢,缩小心梗面积。适用于急性左心衰竭和肺水肿,严重和难治性慢性心力衰竭。

2. 动脉扩张药 包括肼屈嗪(hydralazine)、二氮嗪(diazoxide)等。主要舒张小动脉,减轻后负荷,用药后心输出量增加,血压不变或略降,不引起反射性心率加快。主要用于外周阻力高,心输出量明显减少的 CHF 患者。

3. 动静脉扩张药 代表药物是硝普钠(sodium nitroprusside),通过舒张动、静脉血管,降低心脏前后负荷,改善心功能。具有强效、快速、低毒的特点,广泛应用于急性心肌梗死与

高血压所致的充血性心力衰竭的治疗。

二、α 受体阻断药

1. 非选择性 α 受体阻断药 代表药物是酚妥拉明(phentolamine),其对动脉的扩张作用明显强于静脉,广泛用于各种原因所致的充血性心力衰竭。酚妥拉明可用于各种原因所致的心力衰竭的治疗,尤其适用于二尖瓣关闭不全或主动脉关闭不全者,还是嗜铬细胞瘤患者术前出现的高血压和心力衰竭的首选药物。

2. 选择性 $α_1$ 受体阻断药 哌唑嗪(prazosin)是喹唑啉类选择性 $α_1$ 受体阻断药的代表药物,能迅速、均衡地扩张动、静脉,同时减轻前后负荷,降低左室充盈压,增加心输出量、心脏指数,但不增加心率,因而心肌耗氧量减少,有利于心功能的改善而副作用减少。适用于慢性心力衰竭的治疗,尤其适用于冠心病或高血压引起的慢性心力衰竭者,另可用于急性心力衰竭缓解期的维持治疗及伴有瓣膜反流的严重心衰者。

血管扩张药治疗 CHF 应根据患者血流动力学的变化来选用,例如对前负荷升高为主,肺淤血症状明显者,宜用舒张静脉的硝酸酯类。对后负荷升高为主、心输出量明显减少者,宜用舒张小动脉的肼屈嗪。多数患者前、后负荷都有不同程度增高,则宜兼顾。

第五节 利尿药

CHF 时体内水钠潴留使心肌前负荷增高,是加重心功能不全的重要因素,利尿药排钠排水,减少血容量和回心血量,可降低心脏末期容积和压力,减轻心脏前负荷,改善心功能,增加心排血量。

利尿药还可通过增加排钠,降低血管壁中的钠,减少通过钠钙交换进入细胞内的钙,降低血管的硬度和收缩程度,从而降低后负荷,有利于改善心室泵血功能,减轻 CHF 的症状。

利尿药主要适用于轻度和中度 CHF 患者,尤其适用于左心室舒张末期充盈压升高(即前负荷升高)的病例。轻症患者可选用中效利尿药,如氢氯噻嗪等。强效利尿药一般仅用于急性左心功能不全。严重 CHF 病人往往伴有高醛固酮血症,可选用螺内酯等抗醛固酮药。留钾利尿药因升高血钾,还可预防强心苷中毒所致的心律失常。

第六节 β 受体阻断药

长期以来 β 受体阻断药一直禁用于 CHF。随着对 CHF 神经-体液病理机制的认识,美托洛尔等 β 受体阻断药开始试用于临床治疗扩张性心肌病及冠心病等心衰,不仅能改善症状,且可延长病人的生命。其治疗作用与下列因素有关:(1) 使 β 受体向上调节,以恢复心肌对内源性儿茶酚胺的敏感性;(2) 缓解由儿茶酚胺引起的心肌损害;(3) 抑制 PG 或肾素所产生的缩血管作用;(4) 改善心脏舒张功能。β 受体阻断药宜从小剂量开始,根据患者对药物的反应每周逐步增加药物的剂量。一般宜与强心苷合并应用,以消除其负性肌力作用。

奈必洛尔(nebivolol)是一种具有血管扩张活性的选择性 $β_1$ 受体阻断药,可用于治疗老年心力衰竭,降低老年慢性心力衰竭者的发病率和死亡率。

本类药物对心脏有抑制作用,可出现心动过缓、房室传导阻滞、心肌收缩力减弱、血压下降等。CHF 伴有支气管哮喘、房室传导阻滞者禁用。

复习思考题

1. 抗慢性心功能不全药分几类? 各有哪些代表药?
2. 强心苷加强心肌收缩性的作用特点及机制是什么?
3. 强心苷治疗 CHF 和某些心律失常的药理学基础是什么?
4. 强心苷有哪些不良反应? 中毒的机理是什么? 如何预防和治疗?
5. 影响机体对强心苷敏感性的因素有哪些?
6. 磷酸二酯酶抑制药的药理作用、作用机制及不良反应有哪些?
7. 利尿药治疗 CHF 的机制是什么? 注意事项有哪些?
8. β受体阻断药的治疗作用与哪些因素有关?

(樊一桥 季 晖)

第二十二章　抗高血压药

【内容提要】　抗高血压药的基本作用是降低外周血管阻力。一线降压药有利尿降压药、肾上腺素受体阻断药、钙通道阻滞药、血管紧张素转换酶抑制药(ACEI)和血管紧张素Ⅱ受体(AT$_1$受体)阻断药等,分别通过舒张血管、降低外周阻力、减轻心脏负荷而达到降压作用,是轻、中度高血压治疗的首选药物。ACEI、AT$_1$受体阻断药和钙通道阻滞药还可逆转高血压引起的心血管重构。中枢降压药和扩血管药可配合一线降压药用于中、重度高血压。个体化给药方案是高血压治疗的新进展。

高血压是以动脉血压持续增高为主的临床症候群,是世界各国最常见的心血管疾病。世界卫生组织建议成人血压超过 18.7/12 kPa(140/90 mmHg)者即可诊断为高血压。按病因可分为原发性高血压及继发性高血压。原发性高血压又称高血压病,其病因不明,约占90％以上;继发性高血压又称症状性高血压,其血压的升高是某些疾病的一种表现,如继发于肾动脉狭窄、肾实质病变、嗜铬细胞瘤、妊娠,或因药物所致等,应主要针对特殊病因进行治疗。抗高血压药(antihypertensive drugs)俗称降压药,主要用于原发性高血压的治疗。合理应用抗高血压药物,确能控制血压并减少或防止心、脑、肾等并发症,包括心衰、猝死等,从而降低发病率及死亡率,延长寿命。多数高血压患者最终需长期服药以控制症状。若能配合非药物治疗,如低盐饮食,减少饮酒,控制体重,改变生活方式等,可取得更好的效果。

血压的生理调节极为复杂,在众多的神经体液调节机制中,交感神经系统、肾素-血管紧张素-醛固酮系统及内皮素系统起着重要作用,许多抗高血压药物往往通过影响这些系统而发挥降压效应。根据药物在血压调节系统中的主要影响及部位,可将抗高血压药物分成以下几类:

1. 利尿降压药:如氢氯噻嗪等。

2. 肾上腺素受体阻断药

(1) β受体阻断药:如普萘洛尔、美托洛尔等。

(2) α受体阻断药:如哌唑嗪、特拉唑嗪等。

(3) α和β受体阻断药:如拉贝洛尔、卡维地洛等。

3. 钙通道阻滞药:如硝苯地平、氨氯地平等。

4. 影响肾素-血管紧张素-醛固酮系统的降压药

(1) 血管紧张素Ⅰ转化酶抑制药:如卡托普利、依那普利等。

(2) 血管紧张素Ⅱ受体阻断药:如氯沙坦、缬沙坦等。

5. 交感神经抑制药

(1) 中枢性降压药:如可乐定、甲基多巴等。

(2) 神经节阻断药:如美加明等。

(3) 去甲肾上腺素能神经末梢阻滞药:如利血平、胍乙啶等。

6.血管扩张药

(1) 直接舒张血管平滑肌药:如肼屈嗪、硝普钠等。

(2) 钾通道开放剂:如二氮嗪、米诺地尔等。

(3) 其他:如5-HT受体拮抗药酮色林等。

目前临床常用的抗高血压药有利尿药、钙通道阻滞药、血管紧张素转化酶抑制药、血管紧张素Ⅱ受体阻断药和β受体阻断药,这五类抗高血压药又称为一线降压药。其他抗高血压药因副作用较大等原因现已较少单独使用。

第一节　作用于肾素-血管紧张素-醛固酮系统的降压药

肾素-血管紧张素-醛固酮系统(renin-angiotensin-aldosterone-system,RAAS)在机体血压调节及高血压发病过程中都有着重要作用。血管紧张素转化酶抑制药(angiotensin converting enzyme inhibitors,ACEI)如卡托普利(captopril)、依那普利(enalapril)、雷米普利(ramipril)、赖诺普利(lysinopril)及培哚普利(perindopril)以及血管紧张素Ⅱ受体阻断药如氯沙坦(losartan)等都能有效地降低血压,对心功能不全及缺血性心脏病等也有良好作用。

一、血管紧张素转换酶抑制药

【药理作用及作用机制】　ACEI能使血管舒张,血压下降,其作用机制如下:

1. 抑制循环中RAAS　ACEI主要通过抑制血管紧张素Ⅱ(ATⅡ)的形成而起作用,对血管、肾有直接影响,并通过交感神经系统及醛固酮分泌而发生间接作用。这是改变血流动力学的主要因素,也是用药初期外周血管阻力降低的原因。

2. 抑制局部组织中RAAS　组织中的RAAS对心血管系统的稳定性有重要作用,组织中的血管紧张素Ⅰ转化酶(ACE)与药物的结合较持久,因此对酶的抑制时间更长,进而降低去甲肾上腺素释放,降低交感神经对心血管系统的作用,有助于降压和改善心功能。

3. 减少缓激肽的降解　当ACE受到药物抑制时,组织内缓激肽(bradykinin,BK)降解减少,局部血管BK浓度增高。BK是血管内皮L-精氨酸-NO途径的重要激活剂,它作用于内皮的B_2受体而引起EDHF(血管内皮超极化因子)及NO的释放,因而发挥强有力的扩血管效应及抑制血小板功能。此外,BK可刺激细胞膜磷脂游离出花生四烯酸(AA),促进前列腺素的合成而增加扩血管效应。

ACEI与其他降压药相比,具有以下特点:

1. 适用于各型高血压,在降压的同时不伴有反射性心率加快,可能是取消了ATⅡ对交感神经传递的易化作用所致。

2. 长期应用不易引起电解质紊乱和脂质代谢障碍,可降低糖尿病、肾病和其他肾实质性损害患者肾小球损伤的可能性,如卡托普利既能有效降压,又能增加机体对胰岛素的敏感性。

3. 可防止和逆转高血压患者血管壁的增厚和心肌细胞增生肥大,可发挥直接及间接的心脏保护作用。

4. 能改善高血压患者的生活质量,降低死亡率。

【临床应用】 ACEI 单用降压作用明确,对糖脂代谢无不良影响。限盐或加用利尿药可增加 ACEI 的降压效应。尤其适用于伴慢性心功能不全、心肌梗死后伴心功能不全、糖尿病肾病、非糖尿病肾病、代谢综合征、蛋白尿或微量白蛋白尿的高血压患者。

【不良反应】 不良反应发生率较低,主要有低血压(2%),见于开始剂量过大时,应小剂量开始试用;高血钾、血管神经性水肿;肾功能受损,对肾血管狭窄者更甚;咳嗽,多见刺激性干咳,可能与肺血管床内的缓激肽及前列腺素等物质的聚积有关。久用可致血锌降低而引起皮疹,味觉、嗅觉缺损,脱发等,补充 Zn^{2+} 可望克服。

二、血管紧张素Ⅱ受体阻断药

血管紧张素Ⅱ受体阻断药可阻断 AT_1 受体,竞争性拮抗 AngⅡ 的各种效应,降压作用具有与 ACEI 相似的优点。因不影响缓激肽的降解,不会引起干咳、血管神经性水肿等不良反应,对不能耐受 ACEI 者可作为 ACEI 的替代品。

氯 沙 坦

氯沙坦(losartan)为二苯咪唑类化合物。

【药理作用】 对 AT_1 受体有选择性阻断作用,其降压作用是其阻断效应器细胞 AT_1 受体的结果。用药后可使血浆肾素活性及 AngⅡ 升高,但停药时不致引起血压升高等反跳现象。实验证明氯沙坦可逆转高血压左室心肌肥厚,并有促进尿酸排泄的作用。

【临床应用】 氯沙坦可以单独用于高血压的治疗,必要时也可与氢氯噻嗪联合应用。对老年患者、肾功能不全的患者(包括血液透析的患者)均不影响用氯沙坦的治疗。

【不良反应】 不良反应较轻而短暂,偶有头痛、头晕、胃肠不适、乏力、低血压、高血钾、肾功能损害等。血容量减少、肾性高血压、心衰和肝硬化患者的高血压是由于 AngⅡ 升高引起的,对这类高血压病人,氯沙坦最可能发生的不良反应是低血压,因此,在治疗之初必须给予低剂量并注意血容量。高血钾的产生只与其他改变钾内环境稳定的因素有关,例如肾功能不全、摄钾过量以及使用引起钾潴留的药物。孕妇应慎用氯沙坦。

缬 沙 坦

缬沙坦(valsartan)对 AT_1 受体亲和力比氯沙坦强 5 倍,降压作用平稳、持久。长期给药也可逆转心室重构和血管壁增厚。临床应用同氯沙坦,对伴有肾衰竭的高血压也有良好疗效,副作用少,主要有头痛、眩晕、疲劳等,孕妇禁用。

坎 地 沙 坦

坎地沙坦(candesartan)对 AT_1 受体的作用具有强效、长效、选择性较高等特点。它对 AT_1 受体的亲和力比氯沙坦强 50~80 倍。口服生物利用度为 42%,食物不影响其吸收,血浆蛋白结合率为 99.5%,经肾和胆汁排出体外。长期使用可逆转心室肥厚,对肾脏也有保护作用。

第二节 利尿降压药

氢氯噻嗪

氢氯噻嗪(dihydrochlorothiazide,双氢克尿噻)为常用的噻嗪类利尿药。

【药理作用】 降压作用缓慢、温和、持久。一般认为初期降压机制是排钠利尿,造成体内 Na^+、水负平衡,使细胞外液和血容量减少,血压降低。长期应用,当血容量及心输出量已逐渐恢复至正常时,血压仍可持续降低,其可能机制如下:① 因排钠而降低动脉壁细胞内 Na^+ 的含量,并通过 Na^+-Ca^{2+} 交换机制,使胞内 Ca^{2+} 量减少。② 降低血管平滑肌对缩血管物质如去甲肾上腺素的反应性。③ 诱导动脉壁产生扩血管物质,如缓激肽、前列腺素等。

【临床应用】 利尿药是治疗高血压的基础药物,安全、有效、价廉。临床可单用于治疗轻度高血压,也可与其他降压药合用治疗中、重度高血压。使用时,应限制钠盐的摄入。

【不良反应】 长期应用常见的不良反应有低血钾、低血钠、低血镁,增加血中总胆固醇、甘油三酯及低密度脂蛋白胆固醇含量,增加尿酸及血浆肾素活性。大剂量噻嗪类利尿药可加剧高脂血症、降低糖耐量等,不宜用于高血脂、高血糖、高尿酸血症的病人。

托拉噻米

托拉噻米(torasemide)为髓袢利尿药,可用于治疗心衰以及高血压,在低于利尿剂量时可治疗轻度至中度原发性高血压,也可与其他抗高血压药合用,其降压疗效与氢氯噻嗪相似,且不良反应较少。主要不良反应为眩晕、头痛、胃肠道反应、低血压、疲乏等,较少引起低血钾,对糖及脂质代谢、尿酸排泄也无明显影响。其降压作用机制尚待阐明,可能与细胞内 Ca^{2+} 浓度轻度降低、血管平滑肌舒张等因素有关。

螺 内 酯

螺内酯(spironolactone,安体舒通)为留钾利尿药,可用于醛固酮增多症引起的高血压。氨苯蝶啶(triamterene)、阿米洛利(amiloride)也可与噻嗪类利尿药合用以减少低血钾症的发生。服用钾盐或肾功能不全者禁用留钾利尿药,以防止血钾过高。

吲 达 帕 胺

吲达帕胺(indapamide)是一种磺胺类利尿药,通过抑制远端肾小管皮质部对水和电解质的重吸收而发挥作用。

本药利尿作用不能解释其降压作用,因降压作用的剂量远小于利尿剂量。其降压作用可能与以下机制有关:① 调节血管平滑肌的钙内流;② 刺激具有血管扩张作用的 PGE_2 和 PGI_2 的合成;③ 降低血管对缩血管物质的敏感性,从而抑制血管收缩。

吲达帕胺适用于轻、中度高血压,并具有明显逆转心肌肥厚的作用。不良反应少,不影响血脂和碳水化合物代谢,故对伴有高脂血症和(或)高血糖患者可用吲达帕胺代替噻嗪类利尿药。

第三节 肾上腺素受体阻断药

一、β受体阻断药

普 萘 洛 尔

【药理作用】 普萘洛尔(propranolol)为非选择性的β受体阻断药,对 β_1 和 β_2 受体都有阻断作用。口服约 2~3 周后开始降压,收缩压可下降 15%~20%,舒张压下降 10%~15%,合用利尿药降压作用更显著。静脉注射普萘洛尔后可使心率减慢,心输出量减少,但血压仅略降或不降,这是压力感受器反射使外周阻力增高的结果。

【作用机制】

1. 减少心输出量 普萘洛尔阻断心脏 β_1 受体,抑制心肌收缩力并减慢心率,使心输出量减少,因而降低血压。

2. 抑制肾素分泌 肾交感神经通过 β_1 受体促使邻球器分泌并释放肾素,普萘洛尔能抑制之,从而降低血压。具有强内在活性的吲哚洛尔(pindolol)在降压时,并不影响血浆肾素活性。

3. 降低外周交感神经活性 普萘洛尔也能阻断某些支配血管的去甲肾上腺素能神经突触前膜的 β_2 受体,抑制其正反馈作用而减少去甲肾上腺素的释放。

【临床应用】 β受体阻断药已广泛用于治疗高血压,对轻、中度高血压有效,对高血压伴心绞痛者还可减少发作。此外,对伴有心输出量及肾素活性偏高者及伴脑血管病变者疗效也较好。普萘洛尔的用量个体差异较大,一般宜从小剂量开始,以后逐渐递增,但每日用量以不超过 300 mg 为宜。

常用于抗高血压的其他β受体阻断药及其特点:吲哚洛尔作用与用途同普萘洛尔,降压作用为后者的 12.5 倍;普拉洛尔(practolol)、美托洛尔(metoprolol)、阿替洛尔(atenolol)及醋丁洛尔(acebutolol)为选择性 β_1 受体阻断药,对血管和支气管作用很弱,不良反应较少。

二、α_1受体阻断药

哌 唑 嗪

哌唑嗪(prazosin)是人工合成的喹唑啉类衍生物。

【体内过程】 口服易吸收,2 小时内血药浓度达峰值,生物利用度为 60%,$t_{1/2}$ 为 2.5~4 小时。但口服后降压作用可持续 10 小时,血浆蛋白结合率达 97%,在肝脏代谢,首过消除显著。

【药理作用】 哌唑嗪能选择性地阻断突触后膜 α_1 受体,舒张静脉及小动脉,发挥中等偏强的降压作用。与酚妥拉明不同的是降压时并不加快心率,较少增加收缩力及血浆肾素活性,并能增加血中高密度脂蛋白(HDL)的浓度,减轻冠脉病变。

【临床应用】 适用于各型高血压,单用治疗轻、中度高血压,对重度高血压合用β受体阻断药及利尿药可增强降压效果。

【不良反应】 不良反应有眩晕、疲乏、虚弱等，首次给药可致严重的体位性低血压、晕厥、心悸等，称"首剂现象"，在直立体位、饥饿、低盐时较易发生。将首次剂量减半(0.5 mg)，并在临睡前服用可避免发生。

目前可供临床应用的 α_1 受体阻断剂还有多沙唑嗪(doxazosin)、特拉唑嗪(terazosin)和曲马唑嗪(trimazosin)等。

三、α、β 受体阻断药

拉 贝 洛 尔

拉贝洛尔(labetalol)对 α、β 受体均有竞争性拮抗作用，其中阻断 β_1、β_2 受体的作用程度相似，对 α_1 受体作用较弱，对 α_2 受体则无阻断作用，故负反馈调节仍然存在，用药后不引起心率加快。

本药降压作用温和，适用于治疗各型高血压，无严重不良反应，在梗死早期通过降低心肌壁张力而产生有益的作用。静脉注射可治疗高血压危象。

卡 维 地 洛

卡维地洛(carvidilol)兼有 β 受体阻断作用及扩张血管作用，其舒张血管作用主要与其阻断血管平滑肌 α_1 受体有关。高血压患者口服卡维地洛后，血压下降主要是外周血管阻力降低所致，对心输出量及心率影响较小。不良反应较少，可引起皮疹、眩晕、疲乏等，用于治疗轻度及中度高血压，或伴有肾功能不全、糖尿病的高血压患者。肝功能不全者忌用。

第四节　钙通道阻滞药

钙通道阻滞药能抑制细胞外 Ca^{2+} 的内流，松弛平滑肌，舒张血管，使血压下降。降压时并不降低重要器官的血流量，不引起脂质代谢及葡萄糖耐受性的改变。

硝 苯 地 平

硝苯地平(nifedipine)对轻、中、重度高血压者均有降压作用，但对正常血压者则无降压效果。口服 30～60 分钟见效，持效 3 小时，$t_{1/2}$ 约 3～4 小时。部分在肝内代谢，70%～80% 以无活性代谢物经肾排泄。

硝苯地平降压时伴有反射性心率加快和心搏出量增加，也提高血浆肾素活性，合用 β 受体阻断药可避免此反应而增强其降压作用。

临床用于治疗轻、中、重度高血压，可单用或与利尿药、β 受体阻断药合用。

常见不良反应有头痛、脸部潮红、眩晕、心悸、踝部水肿等。其引起踝部水肿为毛细血管前血管扩张而不是水钠潴留所致。

同类药物尼群地平(nitredipine)、尼莫地平(nimodipine)、氨氯地平(amlodipine)等也用于治疗高血压，并取得良好的效果。

第五节　交感神经抑制药

一、中枢降压药

可　乐　定

可乐定(clonidine，可乐宁)为咪唑啉衍生物。

【体内过程】　可乐定口服吸收良好，生物利用度约 75%，口服半小时后起效，2～4 小时作用达高峰，持续 6～8 小时。在体内分布均匀，易透过血脑屏障。$t_{1/2}$ 为 7.4～13 小时。约 50%在肝代谢，使结构中的咪唑环裂解，苯环被羟化。余者以原形随尿排出。

【药理作用】　麻醉动物静脉注射可乐定后，先见血压短暂升高，随后血压持久下降，伴有心率减慢、心输出量减少。升压是可乐定激动外周血管 α 受体所致，随后的降压则与中枢作用有关。口服给药仅见降压而无升压，继续服用后外周血管阻力逐渐降低，肾血管阻力也降低，但并不显著影响肾血流量及肾小球滤过率。

可乐定的降压作用中等偏强。还能抑制胃肠道的分泌和运动，因此适用于兼患溃疡病的高血压患者。

可乐定对中枢神经系统还有镇静作用，减少自发性活动，并显著延长巴比妥类的催眠时间。

【作用机制】　动物实验证明微量可乐定注入椎动脉或小脑延髓池均可引起降压，但同等量作静脉注射却并不降压，据此推测引起降压作用的部位在中枢。通过分层切除脑组织，提示可乐定作用于延髓并降低外周交感神经功能而降压。现已证明可乐定引起血压下降的机制是激动了延髓腹外侧嘴部(rostral portion of the ventrolateral medulla)的 I_1-咪唑啉受体(I_1-imidazoline receptor)，降低外周交感张力致血压下降。而其激动中枢 $α_2$ 受体则是其引起镇静等副作用的原因。

此外，从动物脑中已提得内源性可乐定样物质，该物质作用于延髓腹外侧发挥类似可乐定样的作用。另有研究证明，可乐定降压涉及内源性阿片肽的释放，且可乐定具有镇痛效应，此效应可被阿片受体拮抗剂——纳洛酮所拮抗。可乐定也激动外周交感神经突触前膜的 $α_2$ 受体及其相邻的咪唑啉受体，引起负反馈而减少去甲肾上腺素的释放，可见其降压机制复杂。

【临床应用】　可乐定可治疗中度高血压，常于其他药无效时应用。此外，可作为吗啡类镇痛药成瘾者的戒毒药。

【不良反应】　常见不良反应有口干，由于作用于胆碱能神经末梢上的 $α_2$ 受体，减少 Ach 的释放和过量唾液的分泌所致。久用可引起水、钠潴留，是降压后肾小球滤过率降低的结果，合用利尿药可克服。此外还有镇静、嗜睡、头痛、便秘、腮腺痛、阳痿等，停药后能自行消失。少数患者在突然停药后可出现短时的交感神经功能亢进现象，如心悸、出汗、血压突然升高等，可能是久用后突触前膜 $α_2$ 受体敏感性降低，负反馈减弱，去甲肾上腺素释放过多所致，可用 α 受体阻断药酚妥拉明治疗。

甲 基 多 巴

甲基多巴(methyldopa)的降压作用与可乐定相似,属中等偏强,降压时也伴有心率减慢,心输出量减少,外周血管阻力明显降低。治疗中度高血压,适用于肾功能不良的高血压患者。

莫 索 尼 定

莫索尼定(moxonidine)为第二代中枢性降压药。口服易吸收,不受食物的干扰。主要通过激动延髓腹外侧区的咪唑啉 I_1 受体而降压。临床适用于治疗轻、中度高血压。因对 α_2 受体基本无影响,故口干、嗜睡等不良反应较可乐定少见,亦无停药反跳现象。

同属该类药物的还有胍法辛(guanfacine)、胍那苄(guanabenz)和第二代的中枢降压药利美尼定(rilmenidine)等。

二、影响肾上腺素能神经末梢递质的药物

本类药物主要作用于去甲肾上腺素能神经末梢,影响递质的再摄取、贮存、释放等过程而使血压下降。代表药物有利血平(reserpine)和胍乙啶(guanethidine)。利血平是印度萝芙木所含的一种生物碱,国产萝芙木所含总生物碱的制剂称降压灵(verticilum)。该药降压作用弱,不良反应较多,现已少用。作用较强的胍乙啶也因不良反应多而少用。

三、神经节阻断药

本类药物能与乙酰胆碱竞争 N_1 受体,阻断自主神经节,干扰交感和副交感神经的节后传导。由于小动脉、静脉和心脏以交感神经占优势,故阻断后可使血管扩张,外周阻力降低,回心血量减少,血压下降。神经节阻断药在阻断交感神经节的同时也阻断了副交感神经节,可引起口干、便秘、尿潴留、视力模糊等不良反应。

本类药降压作用迅速而强大,但不良反应较重,易产生耐受性,已很少应用,主要用于高血压危象或外科手术时控制性降压。代表药为美加明(mecamylamine)和樟磺咪吩(trime-taphan)等。

美加明降压作用快、强、持久,口服能完全吸收。经肾排泄时能被肾小管重吸收,故血中有效浓度维持较久,易透过血脑屏障,过量可致肌震颤和精神错乱。仅用于其他降压药无效的顽固性重症高血压。

第六节　血管扩张药

一、直接扩张血管平滑肌药

直接作用于血管平滑肌的抗高血压药肼屈嗪等,能直接松弛血管平滑肌,降低外周阻力,纠正血压上升所致的血流动力学异常。与其他类降压药不同的是,本类药物不抑制交感神经活性,不引起直立性低血压及阳痿等。久用后,其神经内分泌及自主神经的反射作用能

抵消药物的降压作用：① 激活交感神经，致心输出量和心率增加而抵消降压作用，其增加心肌耗氧量的作用，对有严重冠状动脉功能不全或心脏储备力差者则易诱发心绞痛。② 增强血浆肾素活性，肾素血症可增强交感活性导致循环中血管紧张素量增加而使血压上升，以上缺点必须合用利尿药及 β 受体阻断药加以纠正。

肼 屈 嗪

肼屈嗪（hydralazine，肼苯哒嗪）为扩张小动脉的口服降压药，对肾、冠状动脉及内脏血管的扩张作用大于对骨骼肌血管。适用于中度高血压，常与其他降压药合用。口服吸收约 65%～90%，给药 1 小时作用达峰值，维持约 6 小时。其不良反应有头痛、鼻充血、心悸、腹泻等。较严重时表现为心肌缺血和心衰。高剂量使用时可引起全身性红斑狼疮样综合征，用量 400 mg/日或更大，其发生率可达 10%～20%，可见与剂量有关。将剂量降至 200 mg/日，上述反应少见。

硝 普 钠

硝普钠（sodium nitroprusside）又称亚硝基铁氰化钠，属硝基扩张血管药，口服不吸收，需静脉滴注给药，起效快，约 1 分钟，停药 5 分钟内血压回升。其作用机制类似于硝酸酯类，能增加血管平滑肌细胞内 cGMP 水平而扩张血管。

用于高血压危象，特别对伴有急性心肌梗死者或左室功能衰竭的严重高血压患者。由于该药能扩张动、静脉，降低前、后负荷而改善心功能，也适用于难治性心衰。该药遇光易破坏，故滴注的药液应新鲜配制和避光。不良反应有呕吐、出汗、头痛、心悸，均是过度降压所引起。

二、钾通道开放剂

米 诺 地 尔

米诺地尔（minoxidil，长压定）为作用强大的小动脉扩张药，口服吸收完全，能较持久地贮存于小动脉平滑肌中。其不良反应有水、钠潴留，心悸及多毛症，促进毛发生长可能与皮肤及毛发滤泡的血流增多有关。

二 氮 嗪

二氮嗪（diazoxide，氯苯甲噻嗪）直接舒张血管平滑肌而降压，与米诺地尔一样，其降压机制部分是通过激活平滑肌细胞的 ATP 敏感性钾通道，促进钾外流，使胞膜超极化，Ca^{2+} 通道失活，Ca^{2+} 内流减少。

临床上主要作静脉注射用，用于高血压危象及高血压脑病。不宜长期用药。本药由于激活胰岛 β 细胞膜的 ATP 敏感性钾通道，减少胰岛素释放，可致高血糖症。连用几天后应检测血糖水平。

临床应用的钾通道开放剂还有吡那地尔（pinacidil）、莱马卡林（lemakalim）等。

三、5-羟色胺(5-HT)受体拮抗药

酮 色 林

酮色林(ketanserin,酮舍林,凯他色林)具有 5-HT 受体阻断作用和对 α_1 受体的微弱阻断作用,对组胺 H_1 受体也有一定抑制作用。可抑制由 5-HT 诱发的血管收缩,降低外周阻力而降压;还能抑制 5-HT 的血小板聚集作用和胺类物质的血管收缩效应;可降低总胆固醇和 LDL-胆固醇,升高 HDL-胆固醇;不影响糖代谢。用于高血压的治疗,长期应用不产生耐受性。

不良反应为头晕、疲乏、水肿、口干、胃肠不适等,大剂量(≥120 mg/d)可增加排钾利尿药的毒性,增加死亡率,故不宜与排钾利尿药合用。

第七节 抗高血压药物的应用原则

目前主张采用个体化治疗方案,其理论根据是:高血压的治疗目的不仅限于控制血压于正常水平,且应扩延为减少致死性及非致死性并发症,即药物也应能防止或逆转其他病理生理过程以延缓病程发展,最终延长患者生命。而高血压的生理病理过程却有很大个体差异。此外,个体化治疗还可照顾到相关的副作用,现分述如下:

1. 根据高血压程度选用药物 高血压的药物治疗主要选用利尿药、β 受体阻断药、钙通道阻滞药及 ACEI 四大类,再配合非药物治疗如改善患者的生活方式及习惯就有助于控制血压。

对于轻、中度高血压患者,首选单药治疗,用Ⅰ或Ⅱ均可。用药后如血压仍大于 18.7/12.0 kPa(140/90 mmHg)者,则二联用药,一般选Ⅰ+Ⅱ,或Ⅱ+Ⅲ,常用利尿药以抗水钠潴留;β 受体阻断药与Ⅲ类药合用,可阻止反射性肾素释放;ACEI 可阻断利尿药对 RAAS 的激活。若仍无效,则三联用药,如Ⅰ+Ⅱ+Ⅱ,或Ⅰ+Ⅱ+Ⅲ,即利尿药加 β 受体阻断药加扩血管药(肼屈嗪、α_1 受体阻断药、钙通道阻滞药);或利尿药加钙通道阻滞药加咪唑啉受体激动药;或 ACEI 加髓袢利尿药加钙通道阻滞药;或利尿药加米诺地尔加 β 受体阻断药均可。

必须指出现有抗高血压药物长期单独使用后常会失效,如加大剂量又易引起不良反应而难以继续应用,所以临床实践中常采用联合用药,以增强疗效及减少不良反应的发生。

2. 高血压危象及脑病时药物的选用 宜静脉给药以迅速降低血压,可选用硝普钠、二氮嗪等,也可用高效利尿药如呋塞米等,但应注意不可降压过快,以免造成重要器官灌流不足等。

3. 根据并发症选用药物 高血压合并心功能不全、心扩大者,宜用利尿药、卡托普利、哌唑嗪等,不宜用 β 受体阻断药;高血压合并肾功能不良者,宜用卡托普利、硝苯地平、甲基多巴;高血压合并窦性心动过速,年龄在 50 岁以下者,宜用 β 受体阻断药;高血压合并消化性溃疡者,宜用可乐定,不用利血平;高血压合并支气管哮喘、慢性阻塞性肺部疾患者,不用 β 受体阻断药;高血压伴有潜在性糖尿病或痛风者,不宜用噻嗪类利尿药;高血压伴有精神抑郁者,不宜用利血平或甲基多巴。

4. 个体化治疗 主要应根据患者的年龄、性别、种族、同时患有的疾病和接受的治疗等，使治疗个体化，要使患者得到最佳的抗高血压治疗，要防止动脉粥样硬化，控制其他危险因子(如高脂血症、糖尿病、吸烟等)，逆转靶器官的损伤，维持和改善患者的生活质量，降低心血管的发病率及死亡率等。

药物治疗时的剂量个体化也是比较重要的，因不同患者或同一患者在不同病程时期，所需剂量不同。如可乐定、普萘洛尔、肼屈嗪等药物的治疗量可相差数倍，所以也应根据"最好疗效最少不良反应"的原则，选择每一患者的最佳剂量。

复习思考题

1. 抗高血压药的分类及代表药物的药理作用是什么？哪几类为一线降压药？
2. 与 ACEI 比较血管紧张素 II 受体阻断药有哪些特点？
3. 何谓哌唑嗪的首剂现象？如何预防该现象的出现？
4. 抗高血压药为何常联合用药？
5. 普萘洛尔的抗高血压机制及其临床应用是什么？
6. 硝苯地平的降压特点有哪些？
7. 直接舒张血管药的主要不良反应有哪些？如何纠正？

（樊一桥 季 晖）

第二十三章 抗心绞痛药

【内容提要】 心绞痛是冠状动脉粥样硬化性心脏病(冠心病)的常见症状,是冠状动脉供血不足,心肌急剧的、暂时的缺血和缺氧所引起的临床综合征。发作时胸骨后部及心前区出现阵发性绞痛或闷痛,并可放射至左上肢,疼痛是由缺血、缺氧的代谢产物乳酸、丙酮酸或类似激肽的多肽类物质等刺激感觉神经所引起。缓解心绞痛的药物主要包括:(1) 硝酸酯类及亚硝酸酯类;(2) 肾上腺素 β 受体阻断药;(3) 钙拮抗药;(4) 其他抗心绞痛药。

心绞痛(angina pectoris)是冠心病的主要临床表现,多以发作性胸痛或胸部不适为常见症状,主要由于冠状动脉供血不足,心肌急剧的短暂性缺血和缺氧,心肌氧的供需失衡所致。根据世界卫生组织的相关指南,将心绞痛分为三种类型:

1. 稳定型心绞痛 最常见,多在剧烈运动时发病。

2. 不稳定型心绞痛 包括初发型、恶化型及自发型心绞痛,有可能发展为心肌梗死或猝死,也可逐渐恢复为稳定型心绞痛。

3. 变异型心绞痛 为冠状动脉痉挛所诱发。属于自发型心绞痛,休息时也可发病。心肌暂时性缺血缺氧是由于血和氧的供需失衡所致,心肌对氧的需求增加和冠状动脉痉挛两方面是心绞痛发生的重要病理生理机制。

决定氧耗的主要因素是心室壁肌张力、每分射血时间、心率和心肌收缩力。心室壁肌张力与心室容积和心室腔内压力成正比,张力愈高耗氧愈多;每分射血时间是每搏射血时间与心率的乘积,射血时室壁肌张力最高,所以,射血时间愈久,耗氧愈多;心肌收缩力的强弱也明显影响氧耗,强时耗氧多,反之耗氧少。药物可通过舒张冠状动脉、解除冠状动脉痉挛或促进侧支循环的形成而增加冠状动脉供血;也可通过舒张静脉、减少回心血量,降低前负荷;舒张外周小动脉、降低血压,减轻后负荷;降低室壁肌张力;减慢心率及减弱收缩力等作用而减少心肌对氧的需求。常用的抗心绞痛药正是通过对这两方面的影响,恢复氧的供需平衡而发挥治疗作用的。

目前常用于防治心绞痛的药物主要有硝酸酯类及亚硝酸酯类、肾上腺素 β 受体阻断药、钙拮抗药及丹参、葛根等其他抗心绞痛药。

第一节 硝酸酯类及亚硝酸酯类

硝酸酯类药物有硝酸甘油、硝酸异山梨酯、单硝酸异山梨酯、戊四硝酯,其中硝酸甘油最常用,亚硝酸酯类药物亚硝酸异戊酯因副作用较多,现已少用。所有硝酸酯类化合物均为硝酸多元酯结构,具有高脂溶性,它们结构中的 $O—NO_2$ 是发挥疗效的关键部分。

硝 酸 甘 油

【体内过程】 硝酸甘油(nitroglycerin)舌下含服易经口腔黏膜迅速吸收,2~5分钟出现作用,3~10分钟作用达峰值,维持20~30分钟,血浆$t_{1/2}$约为3分钟,舌下含服的生物利用度为80%,也可经皮肤吸收而达到治疗效果。分布容积为0.35 L/kg,在肝经有机硝酸酯还原酶脱硝酸而形成二硝酸或单硝酸盐而失效,最后与葡萄糖醛酸结合,从尿排出。

【药理作用】 硝酸甘油的基本药理作用是松弛平滑肌,尤以松弛血管平滑肌的作用最为明显。

1. 对血管的作用 能舒张全身静脉和动脉,但舒张毛细血管后静脉(容量血管)远较舒张小动脉的作用为强。对较大的冠状动脉也有明显舒张作用,对毛细血管括约肌则作用较弱。对血管作用的总结果是:血液贮积于静脉及下肢血管,使静脉回心血量减少,降低前负荷、心室充盈度与室壁肌张力。治疗量的硝酸甘油使动脉收缩压约降1.3~2.0 kPa(10~15 mmHg),舒张压不变,后负荷略降。也能舒张头、面、颈、皮肤血管及肺血管。

2. 对心脏的作用 硝酸甘油对心脏无明显作用。对正常人及无心功能衰竭的冠心病患者,却使每搏及每分输出量减少,心率不变或轻度加快;剂量加大,可致降压而反射性加快心率。心绞痛患者舌下含服硝酸甘油数分钟后,心脏负荷迅速减轻,表现为心室舒张末压下降,心室内径减小,外周血管阻力下降,使左心室功能改善,心肌耗氧量明显减少。

【抗心绞痛作用的机制】 一般认为硝酸甘油抗心绞痛作用机制如下:

1. 硝酸甘油使容量血管扩张而降低前负荷,心室舒张末压力及容量也降低。在较大剂量时也扩张小动脉而降低后负荷,从而降低室壁肌张力及耗氧量。

2. 硝酸甘油能明显舒张较大的心外膜血管及狭窄的冠状血管以及侧枝血管,此作用在冠状动脉痉挛时更为明显。对阻力血管的舒张作用微弱。当冠状动脉因粥样硬化或痉挛而发生狭窄时,缺血区的阻力血管已因缺氧而处于舒张状态。这样,非缺血区阻力就比缺血区阻力大,用药后将迫使血液从输送血管经侧支血管流向缺血区,而改善缺血区的血流供应(图23-1)。

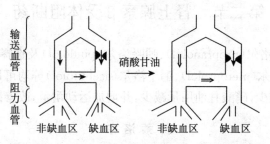

图23-1 硝酸甘油对冠状动脉的作用部位示意图

3. 硝酸甘油能使冠状动脉血流量重新分配。已知心内膜下血管是由心外膜血管垂直穿过心肌延伸而来的,因此内膜下血流易受心室壁肌张力及室内压力的影响,张力与压力增高时,内膜层血流量就减少。在心绞痛急性发作时,左心室舒张末压力增高,所以心内膜下区域缺血最为严重。硝酸甘油能降低左心室舒张末压,舒张心外膜血管及侧支血管,使血液易从心外膜区域向心内膜下缺血区流动,从而增加缺血区的血流量,放射微球法已证明硝酸甘油能增加心内膜下区的血液灌流量。用微型氧电极也测得给硝酸甘油后,心内膜层/心外膜层氧分压比值上升。

【临床应用】 对各型心绞痛均有效,能中止发作也可预防发作,是心绞痛急性发作的首选药。对急性心肌梗死不仅能减少耗氧量,尚有抗血小板聚集和黏附作用,使坏死的心肌得以存活或使梗死面积缩小,但应限制用量,以免过度降压。

【不良反应及耐受性】 多数不良反应是其血管舒张作用所继发。如短时的面颊部皮肤发红;脑膜血管舒张导致搏动性头痛;外周血管扩张出现体位性低血压及晕厥;眼内血管扩张则可升高眼内压。剂量过大可使血压过度下降,冠状动脉灌注压过低,并可反射性兴奋交感神经、加快心率、加强心肌收缩性,反使耗氧量增加而加重心绞痛发作。超剂量时还可引起高铁血红蛋白症。

连续用药后可出现耐受性,停药1~2周后耐受性可消失。耐受性的发生可能与“硝酸酯受体”中的巯基被耗竭有关。为克服耐受可采用下列措施:调整给药次数和剂量,不宜频繁给药;采用最小剂量;采用间歇给药法,无论采用何种给药途径,如口服、舌下、静注或经皮肤,每天不用药的间歇期必须在8小时以上;补充含巯基的药物,如加用卡托普利、甲硫氨酸等,可能对预防耐药现象有益。

硝酸异山梨酯

硝酸异山梨酯(isosorbide dinitrate)的作用及作用机制与硝酸甘油相似而作用较弱,与硝酸甘油相比作用出现较慢,作用持续2~6 h,属中效药。经肝代谢后可得两个活性代谢产物,仍具有扩血管及抗心绞痛作用。但剂量范围个体差异较大,不良反应较多。

5-单硝酸异山梨酯(isosorbide-5-mononitrate)有片剂和缓释剂型,于30~60 min起效,持续3~6 h;缓释片60~90 min起效,持续约12 h。临床用于冠心病的长期治疗,心绞痛的预防,心肌梗死后持续心绞痛。此外,尚有硝酸甘油贴剂(含5~10 mg),用时贴在胸前或上臂皮肤缓慢吸收,宜夜间贴,贴皮肤的时间不超过8小时。

第二节　肾上腺素 β 受体阻断药

β受体阻断药普萘洛尔(propranolol)、吲哚洛尔(pindolol)及选择性β₁受体阻断药阿替洛尔(atenolol)、美托洛尔(metoprolol)、醋丁洛尔(acebutolol)等均可用于心绞痛,能使多数患者心绞痛发作次数减少,硝酸甘油用量减少,并增加运动耐量,改善缺血性心电图的变化。

普 萘 洛 尔

【药理作用】 心绞痛时,交感神经活性增强,心肌局部和血中儿茶酚胺含量增高,更大程度地激动β受体,使心肌收缩力加强,心率加快,心肌耗氧量明显增加,因而加重了心肌缺血缺氧。普萘洛尔等β受体阻断药则能明显降低心肌耗氧量,也降低后负荷而缓解心绞痛。临床观察表明,用普萘洛尔后心率减慢和收缩力减弱较明显的患者,所获疗效最好。

普萘洛尔还能改善缺血区的供血,因用药后心肌耗氧量减少,非缺血区的血管阻力增高。促使血液向缺血区已舒张的阻力血管流动,从而增加缺血区的供血。其次,β受体阻断药能减慢心率,使舒张期延长,从而冠脉的灌流时间延长,这有利于血液从心外膜血管流向易缺血的心内膜区。普萘洛尔还能促进氧自血红蛋白的解离而增加全身组织包括心肌的供氧。

普萘洛尔抑制心肌收缩力而增大心室容积(增加前负荷),延长射血时间,而相对增加心肌耗氧量、部分抵消其降低氧耗量的有利作用,但多数患者用药后心肌总耗氧量是降低的,见表23-1。

表 23-1　硝酸酯类、β 受体阻断药及钙拮抗药对心肌耗氧量的影响

决定因素	硝酸酯类	β 受体阻断药	钙拮抗药
室壁张力	↓	±	↓
心室容量	↓	↑	±
心室压力	↓	↓	↓
心脏体积	↓	↑	±
心率	↑	↓	±
心肌收缩力	↑	↓	±

心绞痛的治疗提倡有益的联合用药,如普萘洛尔和硝酸甘油联合用药可相互取长补短,普萘洛尔可取消硝酸甘油所引起的反射性心率加快;硝酸甘油可缩小普萘洛尔所扩大的心室容积,两药对耗氧量的降低有协同作用,还可减少不良反应的发生。β 受体阻断剂与长效硝酸酯类联合应用是抗心绞痛的首选,β 受体阻断剂与长效二氢吡啶类钙通道阻滞剂联用也是常用组合,可以提高疗效。

【临床应用】　治疗稳定及不稳定型心绞痛,可减少发作次数,对兼患高血压或心律失常者更为适用。对心肌梗死也有效,能缩小梗死范围。普萘洛尔不宜用于与冠状动脉痉挛有关的变异型心绞痛,因冠脉上的 β 受体被阻断后,α 受体占优势,易致冠状动脉收缩。

普萘洛尔有效剂量的个体差异较大,一般宜从小剂量开始,以后每隔数日增加 10~20 mg,多数患者用量可达 80~240 mg/日。久用停药时应逐渐减量,否则会加剧心绞痛的发作,引起心肌梗死或突然死亡,可能是长期用药后 β 受体数量增加(向上调节),而突然停药时对内源性儿茶酚胺的反应有所增强所致。长期应用后对血脂也有影响,本类药物禁用于血脂异常的患者。

第三节　钙拮抗药

钙拮抗药对各型心绞痛均有不同程度的疗效,尤其对变异型心绞痛疗效最佳。常用的抗心绞痛钙拮抗药有硝苯地平(nifedipine)、氨氯地平(amlodipine)、左氨氯地平(levamlodipine)、非洛地平(feldipine)、拉西地平(lacidipine)等。

【药理作用及临床应用】　钙拮抗药通过阻断血管平滑肌电压依赖性钙通道,减少 Ca^{2+} 内流而扩张冠状动脉和外周动脉,并能使心肌收缩力减弱、心率减慢,减轻心脏负荷,从而降低心肌耗氧量。同时也能舒张冠状血管,增加冠状动脉流量而改善缺血区的供血供氧等。

上述作用使其具有"节能"效应，且有保护心肌细胞免受缺血的伤害。

钙拮抗药对冠状动脉痉挛及变异型心绞痛最为有效，对支气管平滑肌有一定的扩张作用，对伴有哮喘和阻塞性肺疾病患者更为适用。也可用于稳定型及不稳定型心绞痛，但硝苯地平对不稳定型心绞痛的治疗有一定的局限性，因其有引起心率加快而增加心肌缺血的危险。钙拮抗药对急性心肌梗死患者能促进侧支循环，缩小梗死面积，对心肌耗氧量的影响见表 23-1。

【不良反应】　主要的不良反应有踝部关节水肿、头痛、心悸、眩晕、麻木、耳鸣、颜面潮红、发热等。水肿的特点为晨轻午重，多见于踝关节、下肢、足部或小腿。如水肿严重可应用利尿剂减轻症状；或联合应用 ACEI，ACEI 主要扩张小静脉，并增加静脉床容量，减轻体液淤积，缓解下肢水肿。西咪替丁、环孢素、红霉素等大环内酯类药可减慢钙拮抗药的代谢，使生物利用度提高，降压效应增强和毒性增大，应适当减量。

第四节　其他抗心绞痛药

吗多明（molsidomine）的作用与硝酸甘油相似，主要能降低心脏前、后负荷，降低心室壁肌张力，因而降低心肌耗氧量，也能舒张冠状动脉，改善心内膜下心肌的供血。临床用于各型心绞痛，作用时间较硝酸甘油为久，一次口服或舌下含化 2 mg，可维持疗效 6～8 小时，且不易产生耐受性，与硝酸甘油交替应用可克服耐受性的产生。

曲美他嗪（trimetazidine）对缺血心肌的作用可能是直接对心肌细胞的保护作用。具有对抗肾上腺素、去甲肾上腺素及加压素的作用，促进心肌代谢及心肌能量的产生。同时能减少心肌耗氧量，改善心肌氧的供需平衡，亦能增加对强心苷的耐受性。适用于冠状动脉功能不全、心绞痛、陈旧性心肌梗死，对伴有严重心功能不全者可与洋地黄并用。

丹参（salvia miltiorrhiza）为唇形科植物丹参的干燥根。具有扩张冠脉、增强心肌收缩力、改善心脏功能、抑制凝血、促进组织修复、降低血脂、抑菌等作用。适用于心绞痛及急性心肌梗死，对改善心绞痛症状有一定疗效。

葛根（radix puerariae）为含黄酮类化合物，能扩张冠脉，增加冠脉血流量，降低心肌耗氧量，对脑血管也有一定扩张作用，并有降低胆固醇和较强的解热作用。临床用以心绞痛和改善高血压症状有一定疗效。个别有皮肤过敏，应及时停药。

复习思考题

1. 试述硝酸甘油抗心绞痛的作用与机制。
2. 试述普萘洛尔抗心绞痛的作用与机制。
3. 硝酸酯类药与 β 受体阻断剂合用是否合理？为什么？
4. 试述钙拮抗药抗心绞痛的作用与机制。
5. 长期使用普萘洛尔为何不能突然停药？

（季　晖　胡　梅）

第二十四章 调血脂药和抗动脉粥样硬化药

【内容提要】 动脉粥样硬化(AS)的发生与高脂血症有直接关系,可用于抗动脉粥样硬化的药物主要有调血脂药、抗氧化药、多烯脂肪酸类及动脉内皮保护药等。调血脂药中HMG-CoA还原酶抑制剂、贝丁酸类、胆汁酸螯合剂和烟酸类等分别可降低血浆 LDL-C、TC、TG 水平,升高 HDL-C 水平;抗氧化药可阻止 LDL 氧化为 ox-LDL;多烯脂肪酸类可降低血浆 TC、TG、LDL 及 apoB,保护血管内皮结构和功能的完整性,有助于抑制 AS 的形成和发展。

动脉粥样硬化(atherosclerosis,AS)是心脑血管病的病理基础,防治 AS 是防治心脑血管病的根本性战略措施。动脉粥样硬化病因、病理复杂,因此抗动脉粥样硬化药(antiatherosclerotic drugs)涉及面较广,本章主要介绍调血脂药、抗氧化药、多烯脂肪酸类及保护动脉内皮药。

第一节 调血脂药

血脂以胆固醇酯(cholesterolester,CE)和甘油三酯(triglyceride,TG)为核心,外包胆固醇(cholesterol,Ch)和磷脂(phospholipid,PL)构成球形颗粒。再与载脂蛋白(apolipoprotein,apo)相结合,形成脂蛋白(lipoprotein,LP)溶于血浆进行转运与代谢。脂蛋白可分为乳糜微粒(chylomicron,CM)、极低密度脂蛋白(very low density lipoprotein,VLDL)、中间密度脂蛋白(intermediate density lipoprotein,IDL)、低密度脂蛋白(low density lipoprotein,LDL)和高密度脂蛋白(high density lipoprotein,HDL)等。凡血浆中 VLDL、IDL、LDL 及 apo B 浓度高于正常者为高脂蛋白血症,易致动脉粥样硬化,HDL、apo A 浓度低于正常也为动脉粥样硬化危险因子。高脂蛋白血症可分为 6 型,见表 24-1。

表 24-1 高脂蛋白血症的分型

分型		脂蛋白变化		血脂变化
I	CM	↑	TG↑↑↑	TC↑
IIa	LDL	↑		TC↑↑
IIb	VLDL 及 LDL	↑	TG↑↑	TC↑↑
III	IDL	↑	TG↑↑	TC↑↑
IV	VLDL	↑	TG↑↑	
V	CM 及 VLDL	↑	TG↑↑↑	TC↑

对血浆脂质代谢紊乱,首先要调节饮食,食用低热卡、低脂肪、低胆固醇类食品,加强体育锻炼及克服吸烟等不良习惯。如血脂仍不正常,再用药物治疗。凡能使 LDL、VLDL、TC(总胆固醇)、TG、apo B 降低,或使 HDL、apo A 升高的药物,都有抗动脉粥样硬化作用。

一、HMG - CoA 还原酶抑制剂

3-羟基-3-甲基戊二酰辅酶 A(HMG - CoA,3 - hydroxy - 3 - methylglutaryl - coenzyme A)还原酶抑制剂最早是从霉菌培养液中提取,有美伐他汀(mevastatin)、洛伐他汀(lovastatin),美伐他汀因作用弱、不良反应多,故未用于临床。以后有美伐他汀的羟基化、甲基化衍生物普伐他汀(pravastatin)、塞伐他汀(simvastatin),现用于临床的主要有辛伐他汀(simvastatin)、阿托伐他汀(atorvastatin)、氟伐他汀(fluvastatin)、瑞舒伐他汀(rosuvastatin),简称为他汀类。

【药理作用】 HMG - CoA 还原酶是肝脏合成胆固醇的限速酶,他汀类药物对该酶的亲和力大,竞争性地抑制该酶的活性,从而阻断 HMG - CoA 向甲基二羟戊酸转化,使肝内胆固醇合成减少。由于肝内胆固醇含量下降,可解除对 LDL 受体基因抑制,使 LDL 受体合成增加,从而使血浆中 LDL、IDL 大量被摄入肝脏,使血浆 LDL - C、IDL - C 降低,由于肝脏胆固醇减少,使 VLDL 合成减少。每天服用 $10\sim40$ mg,血浆 TC 与 LDL - C 可下降 $20\%\sim40\%$,HDL - C 上升,对 TG 作用较弱,与胆汁酸螯合剂合用作用更强,也使 VLDL 明显下降。

【体内过程】 洛伐他汀和塞伐他汀口服后在肝脏将内酯环打开才转化成活性物质。用药后 $1.3\sim2.4$ 小时血药浓度达到高峰。原药和代谢活性物质与血浆蛋白结合率为 95% 左右。大部分药物分布于肝脏,随胆汁排出。可透过血脑屏障和胎盘屏障。他汀类药物经肝药酶代谢,洛伐他汀、辛伐他汀和阿托伐他汀被 CYP3A4 代谢;与 CYP3A4 诱导剂或抑制剂合用须注意调整剂量。普伐他汀不经 CYP3A4 代谢,不受此影响,适用于肝肾功能不全者。氟伐他汀是唯一主要经 CYP2C9 代谢的药物。

【临床应用】 他汀类药是目前调血脂药中作用最强的一类,对原发性高胆固醇血症、杂合子家族性高胆固醇血症、Ⅲ型高脂蛋白血症,以及糖尿病性、肾性高脂血症均为首选药物。对纯合子家族性高胆固醇血症无降低 LDL - C 的功效,但可使 VLDL 下降。晚餐或晚餐后服用他汀类药有助于提高疗效,主要因为肝脏合成脂肪峰期多在夜间,药物血浆峰浓度与达峰时间($2\sim3$ h)应与脂肪合成峰时同步。

【不良反应】 具有肝毒性、肌毒性,长期服用者中有 2% 可发生肝损伤,表现为无症状性、肝脏转氨酶 ALT 及 AST 一过性升高,约有 0.01% 可发生横纹肌溶解症和急性肾衰竭,应定期检测肝功能和肌磷酸激酶(CK)。血清 AST 及 ALT 升高至正常值上限 3 倍时应停药,有弥散性的肌痛、肌软弱及 CK 升高至大于正常值 10 倍以上时须立即停药。

洛伐他汀

洛伐他汀(lovastatin)为内酯环型,其口服后的代谢物才有药理活性,主要分布于肝脏。调血脂作用稳定可靠,$t_{1/2}$ 为 3 h,一般用药 2 周呈现明显效应,$4\sim6$ 周可达最佳治疗效果。口服后能剂量依赖性地降低血浆 LDL - C 和 TC 的水平,大剂量时可降低血浆 TG 并能略升

高 HDL-C。能抑制血管平滑肌细胞的增殖、迁移和减少胶原纤维的合成,该作用在此类常用药物中最强。长期服用可促进动脉粥样斑块消退,减轻冠脉狭窄的程度。临床主要治疗以 LDL-C 升高为主的高脂蛋白血症,即对杂合子家族性(LDL 受体缺如或异常)或非家族性Ⅱa 型高脂蛋白血症疗效较好,还可用于治疗Ⅱb 型、Ⅲ型、混合型和继发性高脂蛋白血症。对较严重的高甘油三酯血症和乳糜微粒血症疗效较差。

普 伐 他 汀

普伐他汀(pravastatin)为开环活性结构,以钠盐形式存在,口服吸收迅速,血浆蛋白结合率较低,不易通过血脑屏障,对中枢神经系统无影响,对肝脏仍有一定的选择性,饮食和酸性胃内容物可影响其吸收和生物利用度。主要降低血浆 LDL-C 和 TC,对血管平滑肌细胞增殖和迁移的作用较弱。临床主要用于经饮食控制无效的Ⅱa 型和Ⅱb 型高脂蛋白血症、杂合子家族性和以胆固醇升高为主的混合型高胆固醇血症,明显降低 TC 和 LDL-C 水平。

氟 伐 他 汀

氟伐他汀(fluvastatin)为第一个全人工合成的开环型他汀类药,制剂为钠盐。口服吸收迅速而完全,不受饮食的影响,有显著的肝脏首过效应。其血浆蛋白结合率高,$t_{1/2}$ 短,对肝脏有较好的选择性。适宜于长期治疗,轻中度肾脏损害者无须调整剂量,大量饮酒、肝病史、妊娠及哺乳期妇女慎用。可与贝特类、地高辛、环孢素合用。

阿 托 伐 他 汀

阿托伐他汀(atorvastatin)为合成的开环型他汀类,制剂为钙盐。口服吸收迅速,不受饮食影响,经肝脏代谢。此药与氟伐他汀有相似的作用特性与适应证。但是降 TG 作用较强,有报道大剂量对纯合体家族性高胆固醇血症也有效。

二、贝丁酸类

氯贝特(氯贝丁酯,clofibrate)又名安妥明(atromids),是最早应用的贝丁酸(fibric acid)衍生物,降脂作用明显,但不良反应多而严重。目前用于临床的主要有吉非贝齐(gemfibrozil)、非诺贝特(fenofibrate)、苯扎贝特(bezafibrate)、环丙贝特(ciprofibrate),药效强,毒性低。

【药理作用】 口服后能明显降低血浆 TG、VLDL、IDL 含量,升高 HDL 水平。对 LDL 作用与患者血浆中 TG 水平有关,对单纯高甘油三酯血症患者的 LDL 无影响,但对单纯高胆固醇血症患者的 LDL 可下降 15%。此外,也有抗血小板聚集、抗凝血和降低血浆黏度,增加纤溶酶活性等作用。

降低血浆 TG、VLDL、IDL 作用与增加脂蛋白酯酶活性,促进 TG 代谢有关,也与减少 VLDL 在肝脏中的合成与分泌有关。升高 HDL 作用是降低 VLDL 的结果。正常时 VLDL 中的甘油三酯与 HDL 中的胆固醇酯有相互交换作用。VLDL 减少,使交换减弱,胆固醇酯留于 HDL 中,使 HDL 升高。

【体内过程】 口服吸收迅速而完全,数小时即达血药浓度高峰,水解后放出有活性的酸基。血浆蛋白结合率较高,与华法林同用时可使华法林因游离型增加而产生出血倾向。大部分在肝脏被 CYP3A 酶代谢,与同样需要 CYP3A4 代谢的他汀类药物如辛伐他汀、洛伐他汀、阿托伐他汀同用可能增加横纹肌溶解症的风险。主要以葡萄糖醛酸结合物形式从肾脏排泄,与免疫抑制剂(环孢素)或其他具肾毒性的药物合用时,有致肾功能不全的危险,应减量或停药。

【临床应用】 以降低 TG、VLDL 及 IDL 为主,为高 TG 血症的首选药。临床用于Ⅱb、Ⅲ、Ⅳ型高脂血症,尤其对家族性Ⅲ型高脂血症效果更好。对 HDL - C 下降的轻度高胆固醇血症也有较好疗效,也可用于消退黄色瘤,有效降低冠心病的发病率和死亡率。

【不良反应】 典型的不良反应为肌痛、肌病、胆石症、胆囊炎、肝脏转氨酶 AST 及 ALT 升高、史蒂文斯-约翰综合征、多形性红斑、大疱型表皮坏死松解症。严重肾功能不全、胆石症及有胆囊病史者禁用。

三、胆汁酸螯合剂

本类药物考来烯胺(colestyramine,消胆胺)和考来替泊(降胆宁,colestipol)都为碱性阴离子交换树脂,不溶于水,不易被消化酶破坏,能抑制小肠对胆固醇的吸收。

【药理作用】 能明显降低血浆 TC 和 LDL - C(LDL -胆固醇)浓度,轻度增高 HDL 浓度。口服不被消化道吸收,在肠道与胆汁酸形成络合物随粪便排出,故能阻断胆汁酸的重吸收。由于肝中胆汁酸减少,使胆固醇向胆汁酸转化的限速酶- 7 - α 羟化酶更多地处于激活状态,肝中胆固醇向胆汁酸转化加强。胆汁酸也是肠道吸收胆固醇所必需的,树脂与胆汁酸络合,也影响胆固醇吸收。以上作用使肝中胆固醇水平下降,肝脏产生代偿性改变:一是肝细胞表面 LDL 受体数量增加,促进血浆中 LDL 向肝中转移,导致血浆 LDL - C 和 TC 浓度下降;另一改变是 HMG - Co A 还原酶活性增加,使肝脏胆固醇合成增多。因此,本类药物与 HMG - CoA 还原酶抑制剂合用,降脂作用增强。

【临床应用】 用于Ⅱa 型高脂血症,4～7 天生效,2 周内达最大效应,使血浆 LDL - C 水平下降 25％～35％,TC 水平下降 20％以上。纯合子(homozygous)家族性高脂血症患者肝细胞表面缺乏 LDL 受体功能,故本类药物无效。

【不良反应】 常致恶心、腹胀、便秘等。长期应用可引起脂溶性维生素缺乏。考来烯胺因以氯化物形式应用,可引起高氯性酸血症。可妨碍苯巴比妥、甲状腺素、叶酸、铁剂、噻嗪类、香豆素类、洋地黄类药物及某些抗生素等药物的吸收和疗效,这些药物应在本类药用前 1 小时或用后 4 小时服用。

四、烟酸类

烟 酸

烟酸(nicotinic acid)属于 B 族维生素,当用量超过作为维生素的剂量时,可有明显的降脂作用。对多种高脂血症有效,是一广谱的调血脂药,

【药理作用】 烟酸具有广谱调脂效应,可降低 TC、LDL - C、TG、Lp(a),升高 HDL - C。大剂量烟酸能使 VLDL 和 TG 浓度下降,1～4 天生效,血浆 TG 浓度可下降 20％～50％,作

用程度与原 VLDL 水平有关。5～7 天后 LDL - C 也下降。在现有调血脂药中,烟酸升高 HDL - C 的作用最强,也是唯一具有降低 Lp(a)作用的药物。与考来烯胺合用,降 LDL - C 作用加强。

降脂作用可能与抑制脂肪组织中脂肪分解,抑制肝脏 TG 酯化等因素有关。还能使细胞内 cAMP 浓度升高,有抑制血小板和扩张血管作用,也可使 HDL - C 浓度增高。烟酸也是唯一能降低 Lp(a)水平(下降约 25%)的降脂药。

【体内过程】　口服后吸收迅速,服用 1 g,经 30～60 分钟可达血药浓度高峰。血浆 $t_{1/2}$ 为 45 分钟,需多次给药。口服低剂量时,尿中排泄主要为代谢产物;用量超过 3 g,以原形自尿中排出增加。

【临床应用】　对Ⅱ、Ⅲ、Ⅳ型高脂血症均有效,对Ⅱ型和Ⅳ型更为适用。与胆汁酸螯合剂或 HMG - CoA 还原酶抑制剂合用可增强疗效,也可用于心肌梗死,长期应用可降低梗死复发率和死亡率。还可用于血管性偏头痛、脑动脉血栓、肺栓塞、内耳眩晕症、冻伤等。

【不良反应】　烟酸具有强烈的扩张血管作用,开始服用或剂量增大后可致恶心、呕吐、腹泻、发热、瘙痒、皮肤干燥、面部潮红等;大剂量可引起血糖升高、尿酸增加、肝功能异常,有时可发展为痛风。糖尿病、痛风、肝功能不全及消化性溃疡病患者禁用。

阿 昔 莫 司

阿昔莫司(acipimox,乐脂平)为烟酸的衍生物,药理作用与烟酸类似,但作用比烟酸强而持久。可降低血浆 LDL 水平,升高 HDL 水平。主要用于Ⅳ型和Ⅱ型高脂蛋白血症。禁用于溃疡病、肝功能严重损害和过敏者,不宜于孕妇和哺乳期妇女。肾功能不良者应调整剂量。

五、胆固醇吸收抑制剂

依折麦布是唯一被批准用于临床的选择性胆固醇吸收抑制剂,其选择性抑制小肠黏膜刷状缘的胆固醇转运蛋白的活性,有效减少肠道内胆固醇的吸收,降低血浆胆固醇水平以及肝脏胆固醇储量。

依折麦布可单独或联合用于以胆固醇升高为主的患者,特别适合作为不能耐受他汀治疗者的替代。他汀类作用于胆固醇的合成,依折麦布作用于胆固醇的吸收环节,两者作用机制互补,具有协同、增效作用。禁用于活动性肝病或肝酶持续升高者。

第二节　抗氧化剂

氧自由基可使血管内皮损伤,对 LDL 进行氧化修饰,可促进动脉粥样硬化的形成与发展。维生素 C、维生素 E 有抗氧化作用,动物实验表明有抗动脉粥样硬化形成的作用。普罗布考降脂作用较弱,而抗氧化作用较强,对动脉粥样硬化呈现良好的防治效应。

普 罗 布 考

普罗布考(probucol,丙丁酚)为兼有调脂与抗氧化作用的药物。其降脂作用弱,而抗氧化作用强。

【药理作用】 口服能使病人血浆 TC 下降 25%，LDL-C 下降 10%～15%，HDL-C 降低 30%，对 VLDL、TG 影响较少。LDL 经氧化修饰后具有细胞毒性，能损伤血管内皮，进而促进血小板、白细胞黏附并分泌生长因子等物质，造成平滑肌细胞移行和过度生长。普罗布考有高脂溶性，能结合到脂蛋白之中，抑制细胞对 LDL 的氧化修饰，能抑制动脉粥样硬化形成，并使病变消退。可缓解心绞痛，改善缺血性心电图，还能使纯合子家族性高胆固醇血症患者皮肤及肌腱的黄色瘤明显缩小。

【体内过程】 口服吸收差。用药后 24 小时血药浓度达高峰，1～3 天出现最大效应。主要分布于脂肪组织，血浆中以脂蛋白中最多。消除半衰期为 23～47 天，大部分经粪排出。

【临床应用】 用于杂合子及纯合子家族性高胆固醇血症，非家族性高胆固醇血症及糖尿病、肾病所致高胆固醇血症。与考来烯胺、烟酸、HMG-CoA 还原酶抑制剂合用作用加强。

【不良反应】 仅约 10% 病人有腹泻、腹胀、腹痛、恶心。偶有嗜酸粒细胞增多、感觉异常、血管神经性水肿。心电图 Q-T 延长、心肌损伤、心室应激增强的病人应避免使用。

维 生 素 E

维生素 E(vitamine E)为脂溶性维生素，具有很强的抗氧化性，可阻止 ox-LDL 的形成及与之有关的一系列病变过程。还可抑制血小板的黏附聚集和释放效应，抑制细胞平滑肌增生，抑制单核细胞黏附，增加 PGI_2 合成等。单用或与其他药组成复方可用于脂质代谢紊乱冠心病，防止 AS 发展和脂质素的堆积，降低心脏病的死亡率。临床主要用于 AS 的辅助治疗。一般无不良反应，长期大剂量可引起胃肠功能紊乱，皮肤皲裂和肌无力，视力模糊等，还可影响生殖功能。

维 生 素 C

维生素 C(vitamine C)为水溶性维生素，作用和维生素 E 相似，亦为强抗氧化剂。能清除自由基，防止 ox-LDL 的形成，阻止多烯脂肪酸的过氧化。保护动脉内皮，降低 TC 和升高 HDL-C。临床主要用于动脉粥样硬化性心脑血管病。无明显不良反应，剂量过大可引起腹泻、胃酸过多和皮疹等。溃疡病者慎用。

第三节　多烯脂肪酸类

多烯脂肪酸是指有 2 个或 2 个以上不饱和键结构的脂肪酸，也称多不饱和脂肪酸(polyunsaturated fatty acids，PUFAs)。根据第一个不饱和键位置不同，可分 ω-6、ω-3 两大类。

一、ω-6 多烯脂肪酸

ω-6PUFAs 包括亚油酸(linoleic acid)、γ-亚麻油酸(γ-linoleic acid)主要含于玉米油、葵花籽油、红花油、亚麻籽油等植物油中，降脂作用较弱。

亚 油 酸

亚油酸(ω-6-十八碳二烯酸)可与胆固醇结合成酯,使胆固醇易于转运至血管外组织,减少血管内胆固醇的沉积,还可促使胆固醇转化为胆汁酸而排出,还有抗血小板聚集、扩张血管等功能。可降低血浆 TC、TG、LDL 及 apo B。临床用于高脂蛋白血症及抗 AS,但疗效不明显。有轻度胃肠道反应,连续服药可逐渐消失。

二、ω-3 多烯脂肪酸

ω-3 PUFAs 除 α-亚麻油酸外,主要有二十碳五烯酸(eicosapentaenoic acid,EPA)和二十二碳六烯酸(docosahexaenoic acid,DHA)等长链 PUFAs。含于海洋生物藻、鱼及贝壳类中。

摄取长链 PUFAs 后,易结合到血浆磷脂、血细胞、血管壁及其他组织中,改变体内脂肪酸代谢。实验表明,口服 EPA、DHA 或富含 EPA 与 DHA 的鱼油,可使血浆 TG、VLDL 明显下降,TC 和 LDL 也下降,HDL 有所升高。并能抑制血小板聚集,全血黏度下降,红细胞可变性增加,出血时间略有延长。长期服用 ω-3 PUFAs 能预防动脉粥样硬化斑块形成,并使斑块消退。ω-3 PUFAs 也可使白细胞表面白三烯含量减少,血小板与血管内皮反应减弱,并能抑制血小板活化因子、血小板衍化生长因子的产生,可抑制移植血管增厚,有预防血管再造术后再梗阻作用。EPA、DHA 制品适用于高 TG 性高脂血症,亦用于糖尿病并发高脂血症的治疗。大剂量时会有消化道不适、出血时间延长等不良反应。有出血性疾病者慎用。

第四节 保护动脉内皮药

在动脉粥样硬化的发病过程中,血管内皮损伤有重要意义。机械、化学、细菌毒素等因素都可损伤血管内皮,改变其通透性,引起白细胞和血小板黏附,并释放各种活性因子,导致内皮进一步损伤,最终促使动脉粥样硬化斑块形成。所以保护血管内皮免受各种因子损伤,是抗动脉粥样硬化的重要措施。

硫 酸 多 糖

硫酸多糖(polysaccharide sulfate)是一类含有硫酸基的多糖,从动物脏器或藻类中提取或半合成的硫酸多糖如肝素(heparin)、硫酸类肝素(heparan sulfate)、硫酸软骨素 A(chondroitin sulfate A)、硫酸葡聚糖(dextran sulfate)等都有抗多种化学物质致动脉内皮损伤的作用,对血管再造术后再狭窄也有预防作用。这类物质具有大量阴电荷,结合在血管内皮表面,能防止白细胞、血小板以及有害因子的黏附,发挥血管保护作用,对平滑肌细胞增生也有抑制作用。

复习思考题

1. 常用的抗动脉粥样硬化药有哪几类? 各有哪些代表药物?

2. 试述他汀类药物的降脂作用机制。

3. 抗氧化药和血管内皮保护药防治动脉粥样硬化的机制是什么?

4. 治疗高胆固醇血症与高甘油三酯血症选用何药为优?

5. 烟酸降脂作用机理如何? 其不良反应有哪些?

6. 考来烯胺长期服用可引起什么后果?

(季 晖 胡 梅)

第二十五章　利尿药和脱水药

【学习提要】　强效利尿药呋塞米抑制髓袢升支粗段 $Na^+-K^+-Cl^-$ 同向转运系统,促使各种离子和水排出,作用强大而快速,用于各型水肿和急性肾衰。中效利尿药氢氯噻嗪干扰远曲小管近端 Na^+-Cl^- 转运系统,轻度抑制碳酸酐酶,临床用于各型水肿、降血压和尿崩症。两药均可引起水、电解质紊乱,高血氨,高尿酸等。弱效利尿药螺内酯通过拮抗醛固酮受体发挥作用,特点为保钾,碳酸酐酶抑制剂和集合管、远曲小管钠通道抑制剂也属弱效利尿药。

第一节　利尿药

利尿药(diuretics)是一类直接作用于肾脏,影响尿生成过程,促进电解质和水的排出,增加尿量,消除水肿的药物。临床用于治疗各种原因引起的水肿,也用于高血压、肾结石、尿崩症、高钙血症等其他疾病的治疗。常用的利尿药按照其效能和作用部位分为三类:高效利尿药、中效利尿药和低效利尿药。

一、利尿药作用的生理学基础

尿的生成过程包括肾小球滤过、肾小管和集合管的重吸收和分泌三个过程。

(一)肾小球的滤过

血液流经肾小球时,在肾有效滤过压的作用下,血液中除细胞和蛋白质以外的其他成分均可进入肾小囊,形成原尿。正常情况下,有效滤过压一般为 60 mmHg (8.0 kPa),因而肾小球滤过率也相对稳定。正常人每日形成的原尿量为 180 L,但排出的终尿约为 $1\sim2$ L,可见 99% 的原尿将在肾小管中被重吸收。因此,一般情况下增加肾小球滤过率的药物基本无利尿作用。

(二)肾小管和集合管的重吸收和分泌

1. 近曲小管　通过 Na^+、K^+-ATP 酶(Na^+ 泵)转运和 H^+-Na^+ 交换,原尿中 85%$NaHCO_3$、40%的 NaCl 及 60%的水在此段吸收。Na^+ 的再吸收通过 Na^+-H^+ 交换而实现,是一主动重吸收的过程,即肾小管细胞内在碳酸酐酶催化下形成的 H^+ 被分泌入小管液,而小管液中的 Na^+ 被换入细胞内继而进入肾小管周围的血管中。碳酸酐酶抑制剂乙酰唑胺减少 H^+ 生成,从而抑制 H^+-Na^+ 交换,产生弱的利尿作用,但是由于易导致代谢性酸中毒,现已少用。一些药物虽然可抑制近曲小管再吸收,但是近曲小管本身及以下各段均可以出现代偿性再吸收增多现象,不会产生明显的利尿作用,因此目前尚无高效的作用于近曲小管的利尿药。

2. 髓袢升支粗段 原尿通过近曲小管后进入髓袢,原尿中 30%～35% 的 Na^+ 在此段被再吸收,而不伴有水的再吸收,是高效利尿药作用的重要部位。髓袢升支细段由于 Na^+、Cl^- 及尿素向管外扩散造成了肾髓质间质液的高渗状态。髓袢升支粗段膜腔侧存在着 Na^+-K^+-$2Cl^-$ 同向转运机制,可将管腔内的一个 Na^+、一个 K^+ 和两个 Cl^- 同时转运至细胞内,Na^+ 再吸收入血,K^+ 则返回管腔内。当原尿经过该段时,由于该段对水不通透,随着 NaCl 的再吸收,原尿渗透压逐渐降低,此为肾对尿的稀释功能。而转运到髓质间液中的 NaCl 在逆流倍增机制作用下,与尿素一起共同形成髓质高渗区。当尿液流经集合管时,在抗利尿激素调节下,大量水被再吸收,这是肾对尿液的浓缩功能。因此,目前常用的高效及中效利尿药均作用于这一区域。

3. 远曲小管和集合管 在此段有 5%～10% 的 Na^+ 被重吸收。

(1) 远曲小管近端:该段存在 Na^+-Cl^- 同向转运机制,将 Na^+、Cl^- 同向转运至细胞内,其转运速率较粗段为慢。

(2) H^+-Na^+ 交换:该段分泌的 H^+ 除进行 H^+-Na^+ 交换外,还与小管上皮细胞产生的 NH_3 结合成 NH_4^+ 从尿中排出体外。

(3) K^+-Na^+ 交换:远曲小管远端腔膜侧存在着 Na^+ 和 K^+ 通道,Na^+ 经 Na^+ 通道从膜腔侧进入细胞内,而 K^+ 经 K^+ 通道排入管腔内,二者进行 K^+-Na^+ 反向交换。醛固酮调节该 K^+-Na^+ 交换。远曲小管远端和集合管在抗利尿激素的作用下,对水的通透性增加,促进水的重吸收,排出浓缩的终尿。

利尿药通过作用于肾小管的不同部位、不同环节而发挥作用。作用机制不同,其利尿强度不同。

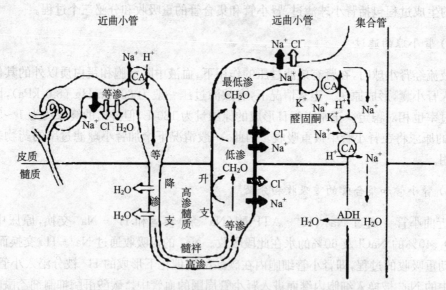

图 25-1 肾小管和集合管对水、电解质重吸收示意图

二、常用利尿药

利尿药按其作用强弱分为三类:

1. 强效利尿药 主要作用于髓袢升支粗段和皮质部,干扰 $K^+-Na^+-2Cl^-$ 转运,产生强大利尿作用,也称髓袢利尿药。常用药物有呋塞米、托拉塞米、依他尼酸、布美他尼等。

2. 中效利尿药 影响近曲小管近端的 Na^+-Cl^- 同向转运系统,产生中等强度的利尿作用。主要的药物有氢氯噻嗪、氯噻酮、美托拉宗、吲达帕胺等。

3. 低效利尿药 抑制远曲小管远端 K^+-Na^+ 交换或抑制碳酸酐酶。前者有螺内酯、坎利酮、氨苯蝶啶、阿米洛利等,后者为乙酰唑胺。

（一）强效利尿药

呋 塞 米

呋塞米(furosemide)又称为呋喃苯胺酸、速尿。

【药理作用】

1. 利尿作用 通过干扰髓袢升支粗段的 $Na^+-K^+-2Cl^-$ 同向转运系统,妨碍 NaCl 和水的重吸收;同时使肾髓质间液渗透压降低,导致尿液流经集合管时,水的重吸收减少而发挥利尿作用。还能抑制 Ca^{2+}、Mg^{2+} 的重吸收,促进 Ca^{2+}、Mg^{2+} 排出,而尿酸排出减少。此外,可使 Cl^- 的排泄量超过 Na^+。

2. 扩血管作用 能扩张小动脉,降低肾血管阻力,增加肾血流量。此外,在出现利尿作用之前,可降低充血性心衰患者左室充盈压,减轻肺淤血。以上作用机制未明,可能与前列腺素有关。

【体内过程】 口服吸收快,约 0.5 h 生效,1～2 h 达峰值,持续 6～8 h;静注后 5～10 min 起效,0.5～1.5 h 达高峰,持续 4～6 h;约 98% 与血浆蛋白结合,大部分以原形从尿中排出,不易蓄积。

【临床应用】

1. 严重水肿 静注后通过强大的利尿作用,可迅速降低血容量和水肿组织的细胞外液,对急性肺水肿和脑水肿有良好的疗效。呋塞米还能扩张血管、降低左心室舒张末期压,减少心脏前负荷,因而在利尿作用出现之前就能消除或减轻肺水肿。还可用于其他利尿药治疗失败的严重心源性、肾性、肝性水肿,但须与保钾利尿药合用,以免造成严重的电解质平衡紊乱。

2. 预防急性肾衰竭 能增加肾血流量及尿量,使缺血区得到血液和原尿的滋养。对急性肾衰早期的少尿及肾缺血有明显改善作用,可防止肾小管的萎缩和坏死。故用于急性肾衰早期的防治,也用于甘露醇无效的少尿患者,但禁用于无尿的肾衰病人。

3. 加速毒物排出 对经肾排泄的化合物有效。主要用于苯巴比妥、水杨酸类、溴化物等急性中毒的解毒。

【不良反应】

1. 水与电解质紊乱 由于 Na^+、K^+、Cl^-、Ca^{2+}、Mg^{2+} 和水的排出增加,可引起低血容量、低血钾、低血钠、低血镁、低氯性碱血症等。应及时补充钾盐或加服留钾性利尿药。长期用药还可引起高尿酸血症而诱发或加重痛风,也可引起高氮质血症。

2. 胃肠道反应 常见恶心、呕吐,停药后消失。重者可引起胃肠出血。

3. **耳毒性** 表现为眩晕、耳鸣、听力减退或暂时性耳聋、肾功能减退,快速注射时尤易发生。

4. **其他** 偶致皮疹、骨髓抑制。由于血浆蛋白结合率极高,与其他有同样性质的药物如华法林等合用,可使血浆游离药物浓度升高而引起不良反应或中毒。严重肝肾功能不全、糖尿病、痛风及小儿慎用,高氮质血症及孕妇忌用。

【用药注意事项】

1. **服药时间** 宜在每天上午服用,以免因尿频尿多影响睡眠。

2. **注意药物的利尿效果** 细心记录每日出入液体总量、水肿症状有无减轻,每日排便后进餐前称体重并记录。

3. **发现水、电解质紊乱的症状** 如肌无力、腹胀、心悸、心律失常等,应警惕低血钾的发生;如有血压降低,脉搏过快,皮肤、口唇干燥,应注意脱水和循环虚脱的可能,应及时向医生报告并作出处理。

4. **对神志正常的病人** 用药后嘱咐起床动作要慢,以免体位性低血压引起眩晕导致意外。

5. **补钾** 鼓励病人增加钾的摄入,多吃含钾丰富的食物。

【药物相互作用】

1. 氨基苷类抗生素及第一、二代头孢菌素等可增强其耳毒作用,应避免合用。

2. 非甾体抗炎药如吲哚美辛可削弱或抑制其排 Na^+ 作用,尤其在血容量降低时。

3. 华法林、氯贝丁酯等可与其竞争血浆蛋白结合部位,从而增加药物的毒性。

托拉塞米

【体内过程】 托拉塞米口服极易吸收,生物利用度约 $80\%\sim90\%$,血浆蛋白结合率约 $97\%\sim99\%$,分布容积约 0.2 L/kg,约 80% 经肝脏转化,仅 20% 以原形经肾脏排泄。t_{max} 约 1 h。$t_{1/2}$ 约 3.5 h,作用可持续近 24 h,肝硬化、充血性心力衰竭、严重肾衰竭时 $t_{1/2}$ 可程度不等延长。

【药理作用】 托拉塞米除能抑制髓袢升支 $Na^+ - K^+ - 2Cl^-$ 共同转运外,还能抑制醛固酮与其受体结合。与呋塞米相比,利尿作用强(是呋塞米的 3 倍)且持久。此外,托拉塞米还抑制 TXA_2 的缩血管作用,对糖代谢和脂代谢无不良反应。

【临床应用】 为治疗急性肾衰竭、肝硬化腹水及脑水肿的一线用药。治疗充血性心力衰竭总有效率高于呋塞米,也可用于原发性高血压等的治疗。

【不良反应】 口服给药未见严重不良反应的报道,发生电解质离子平衡紊乱、耳毒性等不良反应的概率低于呋塞米,对尿酸排泄无影响,耐受性好。经肾消除量小,肾衰患者用药安全,无积累作用。呋塞米、布美他尼和托拉塞米均含有磺酰胺结构,磺胺过敏者使用可发生交叉过敏反应。

本类药物还有依他尼酸(ethacrynic acid,利尿酸)和布美他尼(bumetanide,丁氧苯酸),其作用机制、用途、不良反应、禁忌等与呋塞米相似。

（二）中效利尿药

噻嗪类

噻嗪类（thiazides）是临床广泛应用的一类口服利尿药和降压药，其基本结构为杂环苯并噻二嗪与一个磺酰胺基（$-SO_2NH_2$）组成，在 2、3、6 位代入不同基团得到的一系列衍生物。因化学结构上的微小差异，使此类药物在效价强度和作用时间等方面产生差异。代表药物是氢氯噻嗪（hydrochlorothiazide，双氢克尿噻），其他还有氯噻酮（chlortalidone）、苄氟噻嗪（bendroflumethiazide）、环戊噻嗪（cyclopenthiazide）、美托拉宗（metolazone）等。

【体内过程】 除氯噻嗪外，本类药物脂溶性较高，口服吸收良好。吸收后部分与血浆蛋白结合，大部分以原形从肾排出，少量经胆汁分泌。故肾脏有重吸收者作用时间较长。

【药理作用】

1. 利尿作用 利尿强度中等，同时伴有 NaCl 和 K^+ 的丢失。噻嗪类主要作用于远曲小管近端，干扰 $K^+-Na^+-2Cl^-$ 转运系统，减少 NaCl 和水的重吸收而利尿。此外，还有轻度碳酸酐酶抑制作用，通过抑制 H^+-Na^+ 交换而利尿。当 H^+-Na^+ 交换受抑制时，K^+-Na^+ 交换增加，可导致低血钾。噻嗪类还可减少尿酸排泄、促进 Ca^{2+} 重吸收及促进 Mg^{2+} 排出。

2. 降压作用 为一类基础降压药，作用较弱。因利尿引起血容量下降，同时又因排钠较多，血管对儿茶酚胺的敏感性降低而发挥降压作用。

3. 抗利尿作用 噻嗪类可以抑制磷酸二酯酶，增加远曲小管及集合管细胞内 cAMP 的含量，后者能提高远曲小管对水的通透性。同时因增加 NaCl 的排出，造成负盐平衡，导致血浆渗透压的降低，减轻口渴感和减少饮水量，也使胞外容量减少和导致尿量减少。

【临床应用】

1. 水肿 可用于各类水肿，是轻、中度心性水肿的首选利尿药。对轻度肾性水肿效果较好，对严重肾功能不全者疗效较差。因噻嗪类可降低血容量和心输出量，使肾小球滤过率下降，故肾功能不全者慎用。对肝性水肿与螺内酯合用效果虽较好，但易致血氨升高，有加重肝昏迷的危险，应慎用。此外，噻嗪类药物在治疗高尿钙引起的肾结石中起重要作用。

2. 降血压 与其他降压药合用，治疗轻中度高血压。

3. 尿崩症 噻嗪类利尿药能明显减少尿崩症患者的尿量，主要用于肾性尿崩症及加压素无效的垂体性尿崩症。

【不良反应】

1. 电解质紊乱 毒性较小，但长期用药可引起低血钠、低血氯和低血钾，其中低血钾较常见，表现为恶心、呕吐、腹胀和肌无力。与排钾药物如强心苷、氢化可的松合用尤易发生，可导致心律失常，故应及时补钾。由于抑制碳酸酐酶，减少 H^+ 分泌，使 NH_3 排出减少，引起血氨升高，故肝功能不全、肝硬化患者慎用，以防引起肝昏迷。

2. 潴留现象 如高尿酸血症、高钙血症，主要是药物减少细胞外液容量，增加近曲小管对尿酸的再吸收所致，痛风患者慎用。又因其降低肾小球滤过率，加重肾功能不全，故禁用于严重肾功能不全患者。

3. 代谢变化 与剂量有关，可致高血糖、高脂血症。

4. 过敏反应　偶致过敏性皮炎、粒细胞及血小板减少。

（三）弱效利尿药

本类药物作用较弱，较少单用，一般不作为首选药，主要是和其他利尿药合用。根据作用机制的不同分为保钾利尿药和碳酸酐酶抑制剂两类。

氨苯蝶啶和阿米洛利

氨苯蝶啶（triamterene，三氨蝶呤）和阿米洛利（amiloride，氨氯吡咪）主要作用于远曲小管远端和集合管，直接抑制选择性钠通道，减少钠的重吸收，抑制 $K^+-Na^+-Cl^-$ 交换，使 Na^+ 排出增加而利尿，同时伴有血钾升高。单用疗效较差，常与噻嗪类合用疗效较好。

螺　内　酯

螺内酯（spironolactone，安体舒通，antisterone）利尿作用较弱，其化学结构与醛固酮相似，可竞争性地与胞浆中的醛固酮受体结合，拮抗醛固酮的排钾保钠作用，是保钾利尿药。其利尿作用与体内醛固酮水平有关。主要用于醛固酮升高的顽固性水肿，如充血性心力衰竭、肝硬化腹水及肾病综合征。常与排钾利尿药合用，增强利尿效果并预防低血钾。

不良反应小，但久用易致高血钾症，肾功能不良时更易发生。还可引起嗜睡、头痛、女性面部多毛、男性乳房女性化等，停药后上述反应可消失。

乙　酰　唑　胺

乙酰唑胺（acetazoamide，醋唑磺胺，diamox）和双氯非那胺（diclofenamide，双氯磺酰胺）两药主要通过抑制碳酸酐酶而产生弱的利尿作用，但临床主要用于治疗青光眼和脑水肿而不作为利尿药使用。长期应用可致代谢性酸血症及粒细胞缺乏症。

第二节　脱水药

脱水药又称渗透性利尿药（osmotic diuretics），特点为静脉注射后不易通过毛细管进入组织，体内不被代谢，肾小球可滤过，肾小管不能重吸收。

甘露醇（mannitol）为己六醇结构，临床主要用 20％的高渗溶液。

【药理作用】

1. 脱水作用　甘露醇口服不吸收，静脉注射后血浆渗透压升高，使组织间液水分向血浆转移引起组织脱水，可降低颅内压和眼内压。

2. 利尿作用　静注甘露醇后约 10 min 产生利尿作用，2～3 h 达高峰。利尿作用与其渗透性脱水导致血容量增加，提高肾小球滤过率有关。另外甘露醇进入肾小管后不能重吸收，使肾小管管腔渗透压升高，减少 Na^+ 和水的重吸收而利尿。静注后一般 10 分钟起效，2～3 小时达高峰，持续 6～8 小时，尿中 Na^+、K^+、Ca^{2+}，Mg^{2+}、Cl^-、HCO_3^- 等电解质排出增加。

【临床应用】

1. 预防急性肾衰竭　急性肾衰早期及时应用甘露醇通过其脱水、利尿及增加肾血流量作用可迅速消除水肿和排出有毒物质,从而防止肾小管萎缩、坏死及改善肾缺血等。

2. 脑水肿及青光眼　静注后通过其脱水作用可降低颅内压及眼内压,可用于各种原因所致的颅内压升高及青光眼手术前降眼压用。

【不良反应】　不良反应少见,注射太快可引起一过性头痛、头晕和视力模糊。心功能不全者、尿闭者禁用。

25％山梨醇(sorbitol)和50％葡萄糖(glucose)也作渗透性利尿药使用。但两者在体内均会被分解利用,故效果不及甘露醇。

复习思考题

1. 常用的强效利尿药有哪些? 简述其作用原理及主要不良反应。
2. 试述氢氯噻嗪的药理作用、作用机制及不良反应。
3. 保钾型利尿药有哪些? 它们的作用原理及在临床应用中的特点是什么?
4. 试述甘露醇的药理作用、机制及临床应用。
5. 利尿药引起低血钾症的机理及主要不良后果是什么?

(陈　真)

第二十六章　作用于血液系统的药物

【学习提要】　本章阐述了抗凝血药、促凝血药、纤维蛋白溶解药、抗血小板药及抗贫血药物等的作用机制及临床应用。抗凝血药主要有肝素与低分子肝素、香豆素类、直接凝血酶抑制剂和凝血因子 X 抑制剂四类。肝素可激活抗凝血酶Ⅲ（AT-Ⅲ），加速凝血因子灭活，体内外均显示强大的抗凝作用。华法林则干扰维生素 K 代谢而使肝脏不能合成凝血因子而发挥作用，用于防治血栓性疾病，其特点为起效慢，维持时间长，血浆蛋白结合率高。纤维蛋白溶解药有链激酶、尿激酶、阿替普酶和瑞替普酶，它们能促进纤溶酶形成，溶解血栓，用于急性血栓栓塞性疾病的治疗。抗血小板药按作用机制的不同分为环氧酶抑制剂、二磷酸腺苷 P2Y12 受体阻断剂、整合素受体阻断剂、磷酸二酯酶抑制剂、血小板腺苷环化酶刺激剂和血栓烷合成酶抑制剂六类，用于预防血栓形成。

第一节　促凝血药和抗凝血药

血液凝固是一个复杂的蛋白质水解活化的连锁反应，最终使可溶性的纤维蛋白原变成稳定、难溶的纤维蛋白，促使血液凝固。凝固过程有内源性和外源性两种，需体内多种凝血因子参加。促凝血药（coagulants）可通过激活凝血过程的某些凝血因子而加快血液凝固，而抗凝血药（anticoagulants）通过抑制某些凝血因子而阻止血栓形成。

一、促凝血药

维 生 素 K

维生素 K（vitamin K）的基本结构为甲萘醌，广泛存在于自然界，植物性中所含的是 K_1，由肠道细菌或腐败鱼粉产生的是 K_2，人工合成品亚硫酸氢钠甲萘醌称为 K_3（menadione sodium bisulfite），乙酰甲萘醌（menadione diacetate）称为 K_4。其中 K_1 和 K_2 是脂溶性的，需胆汁协助吸收，K_3、K_4 是水溶性的，不需胆汁协助吸收。

【药理作用与临床应用】　维生素 K 作为羧化酶的辅酶参与凝血因子Ⅱ、Ⅶ、Ⅸ、Ⅹ 等的合成，从而促进凝血过程，当维生素 K 缺乏时，上述凝血因子合成停留在前体状态，导致凝血障碍，凝血酶原时间延长而出血。

维生素 K 适用于其缺乏引起的出血，如梗阻性黄疸、胆瘘、慢性腹泻所致的出血，新生儿、早产儿出血，长期应用广谱抗生素、磺胺药引起的出血和过量应用香豆素类、水杨酸类所致的出血。K_1 和 K_3 尚有镇静止痛、缓解平滑肌痉挛作用，可用于胆石症和胆道蛔虫引起的绞痛。

【不良反应】　维生素 K 毒性较低，尤以 K_1 毒性更低。K_1 静注速度过快时，可出现面部潮红、出汗、胸闷、血压骤降，甚至发生虚脱，故一般宜用肌注。K_3、K_4 口服可引起恶心、呕吐;剂量较大时,对新生儿和早产儿可发生溶血及高铁血红蛋白症,在葡萄糖-6-磷酸脱氢酶缺乏的病人也可诱发溶血。

【用药注意事项】 应用维生素 K 期间,应定期检测凝血酶原作用,据此确定给药剂量和间隔时间。维生素 K 过量可诱发血栓栓塞性并发症,故用量宜小,当过量出现毒性反应时,可应用较大剂量的香豆素类解救。

抗纤维蛋白溶解药

抗纤溶剂(antifibrinolysin)能竞争性地对抗纤溶酶原激活因子,阻止纤维蛋白溶酶原吸附于纤维蛋白上,妨碍纤溶酶的生成而促进凝血,高浓度也直接抑制纤溶酶。临床常用的药物有氨甲苯酸(p-aminomethylbenzoic acid,PAMBA,对羧基苄胺,抗血纤溶芳酸)和氨甲环酸(tranexamic acid,AMCHA,抗血纤溶环酸,止血环酸,凝血酸)。临床主要用于纤溶亢进所致的出血,如肺、肝、脾、前列腺、甲状腺、肾上腺等手术后的异常出血及鼻、喉、口腔局部止血;用量过大可致血栓形成。

二、抗凝血药

抗凝血药(anticoagulants drugs)是一类通过影响凝血过程中的不同环节,抑制凝血酶的生成和活性,减少凝血酶作用的底物,或干扰凝血因子阻止血液凝固,从而降低血液凝固性以防止血栓形成和扩大的药物。目前,临床上常用的有肝素与低分子肝素、香豆素类、直接凝血酶抑制剂和凝血因子 X 抑制剂四类。

肝 素

肝素(heparin)结构为由 D-葡糖醛酸和 N-乙酰 D-葡糖胺残基交替排列,并经脱乙酰和硫酸化,D-葡糖醛酸转化为 L-艾杜糖醛酸等一系列修饰而成的直链黏多糖硫酸酯。相对分子质量范围为 5000~30000,其中硫酸根约占 40%。药用肝素是由猪小肠黏膜和牛肺提取的。

【药动学】 由于肝素带有大量的阴电荷,口服不能吸收;皮下注射血药浓度较低;肌注易致血肿;故常静脉给药,静注后立即生效。$t_{1/2}$ 为 40~90 min,肝硬化、肺栓塞患者 $t_{1/2}$ 相对延长。肝素进入体内后,大部分经单核-巨噬细胞系统破坏排出,部分被内皮摄取、贮存,极少以原形从尿排出。

【药理作用】 肝素在体内、体外均有迅速而强大的抗凝血作用。静注后 10 min 内灭活多种凝血因子,血液凝固时间、凝血酶及凝血酶原时间均延长。其机制主要为加速抗凝血酶 III(AT III)与凝血酶形成复合物,使之失活。一旦复合物形成,肝素就从复合物上解离出来,与另一分子 AT III 结合以重复利用;而复合物则被单核-巨噬细胞系统消除。

此外肝素还有降脂、抗炎、抑制血管平滑肌增生、抗血小板聚集、降低血黏度及促纤溶等作用。

【临床应用】

1. 血栓栓塞性疾病:可防止血栓的形成和扩大。临床用于急性心肌梗死、肺栓塞、脑血管栓塞、深静脉血栓、外周静脉血栓和心血管手术时栓塞等,为抗血栓的首选药。

2. 弥散性血管内凝血症(DIC):可防止纤维蛋白原和凝血因子耗竭而继发的出血。

3. 其他:体外抗凝,如小儿输血、透析和血液化验等的抗凝。

【不良反应】 过量应用肝素易致出血,应严格控制剂量,严密监测凝血时间,一旦出血立即停药并用带有阳电荷的硫酸鱼精蛋白对抗。可引发过敏反应,如发热、哮喘、荨麻疹、鼻炎、结膜炎。肝肾功能不全、消化性溃疡、严重高血压、脑出血及亚急性心内膜炎的病人、孕妇、先兆流产、外科手术后及血友病患者都禁用肝素。

依 诺 肝 素

依诺肝素(enoxaparin)为一种低相对分子质量肝素(low-molecular weight heparins,LMWHs),相对分子质量约 4000~6000 Da。半衰期长,皮下注射吸收较好,最大效应时间为 3~5 h,持续时间为 24 h,生物利用度为 92%。动物研究显示,依诺肝素在肾、肝和脾选择性聚集,分布容积(V_d)为 6~7 L/kg。主要通过肾脏排泄,其半衰期平均为 4.5 h(3~6 h),老年人为 6~7 h,肾衰患者平均延长 1.7 倍。

低分子肝素对血小板功能的影响明显小于普通肝素,引起血小板减少症(heparin-induced thrombocytopenia, HIT)可能性较小,故较少发生出血并发症。每日 1~2 次给药,不需要常规地监测抗凝疗效及调整剂量。

【临床应用】 用于预防深静脉血栓形成,治疗已经形成的急性深静脉血栓,还用于不稳定型心绞痛及非 ST 段抬高心肌梗死急性期的治疗,以及血液透析体外循环中防止血栓形成。

香豆素类抗凝剂

常用药物有双香豆素(dicoumarol, bishydroxycoumarin)、醋硝香豆素(aceno coumarol,新抗凝)、新双香豆素(ethyl biscoumacetate,双香豆素醋酸乙酯)和华法林(warfarin,苄丙酮香豆素)等,均有 4-羟基香豆素的结构,口服参与体内代谢,发挥抗凝作用。它们的药理作用和临床应用相似,仅使用剂量、起效快慢和维持时间长短不同。

【药动学】 各种药物的吸收代谢不尽相同,华法林口服吸收完全,而双香豆素吸收不规则,但血浆蛋白结合率都在 90%~99%。主要在肝肾中代谢,在肝内经微粒体酶代谢为无活性的化合物自尿中排出,但醋硝香豆素大部分以原形经肾排出。华法林因其在胃肠道吸收快而完全,故应用最广泛。

【药理作用】 香豆素类是维生素 K 拮抗剂,可竞争性抑制维生素 K 环氧化物还原酶,阻止其还原成氢醌型维生素 K,妨碍维生素 K 的循环再利用而产生抗凝作用。它们可以影响含有谷氨酸残基的凝血因子 Ⅱ、Ⅶ、Ⅸ、Ⅹ 的羧化作用,从而影响凝血过程,但对已经活化的凝血因子无影响,故起效慢,停药后抗凝作用尚可维持数天。体外无抗凝作用。

【临床应用】 香豆素类主要用于防治血栓性疾病,也可用于心肌梗死辅助用药,及风湿性心脏病、髋关节固定术、人工置换心脏瓣膜等手术后防止静脉血栓发生。其特点是口服有效、维持时间长,但起效慢、治疗窗窄、剂量不易控制,故应严格实行剂量个体化,用药次日起即根据凝血酶原时间调整剂量。

【不良反应】 应用过量易引起出血,可用维生素 K 对抗,必要时输送新鲜血浆或全血。

禁忌证同肝素,偶见有胃肠道反应、过敏等。

【药物相互作用】

1. 广谱抗生素使肠道细菌维生素 K 合成减少或维生素 K 缺乏,使体内维生素 K 的含量降低,加强本类药物的作用。

2. 肝素与阿司匹林及其他非甾体抗炎药合用,能抑制血小板功能,诱发胃肠道溃疡出血;与双嘧达莫、右旋糖酐等合用,可能抑制血小板功能,增加出血危险性。

3. 水合氯醛、羟基保泰松、甲磺丁脲、奎尼丁等竞争血浆蛋白结合,使其游离药物浓度升高,抗凝作用也加强。

4. 肝药酶诱导剂如巴比妥类、苯妥英钠等使药酶活性升高,加速其代谢,故抗凝作用减弱。丙米嗪、甲硝唑、西咪替丁等肝药酶抑制剂可使本类药物作用加强。口服避孕药因增加凝血作用可减弱其作用。

达比加群酯

达比加群酯(dabigatran etexilate)为小分子前体药物,本身不显示任何药理活性。口服给药后可被迅速吸收,并在血浆和肝脏经由酯酶催化水解转化为达比加群,后者为强效、竞争性、可逆性的直接凝血酶抑制剂(direct thrombin antagonists),也是血浆中的主要活性成分。

在凝血级联反应中,凝血酶(丝氨酸蛋白酶)使纤维蛋白原转化为纤维蛋白,因此抑制凝血酶可预防血栓形成。达比加群可抑制游离凝血酶、与纤维蛋白结合的凝血酶和凝血酶诱导的血小板聚集。其作用优势表现在:① 选择性高,可作用于凝血途径单酶的某一部位,同时抑制凝血酶活性时不依赖于 AT Ⅲ 和肝素辅助因子 Ⅱ 的参与。② 与肝素相比,直接凝血酶抑制剂不被血小板所灭活,有抑制凝血酶诱发的血小板聚集的作用,且不与血小板因子 Ⅳ 结合,在血栓附近仍有良好抗凝作用,治疗剂量下不会引起血小板减少。③ 对凝血酶的灭活作用和凝血酶的纤维蛋白的结合点无关,与纤维蛋白结合的凝血酶仍可被灭活。④ 较少与血浆蛋白结合,抗凝效果与剂量(以 APTT 为准)有较好的线性,可以预测抗凝效果,无须监测国际标准化比值(INR)。⑤ 长期口服安全性较好,抗凝作用与维生素 K 无关,与食物之间的相互作用较少。

达比加群酯临床可用于全膝关节置换术、预防静脉血栓和抗凝治疗、预防房颤的脑卒中发作的治疗。主要不良反应为出血,出血事件常与肾功能密切相关,目前尚无特效拮抗剂,且血浆半衰期长达 17 h,一旦发生用药过量,需通过输注新鲜成分血或适时外科介入进行干预。由于肾损害是达比加群酯发生出血风险的危险因素,故治疗前需对患者进行肾功能评估,以排除重度肾损害;用药期间还应注意监测凝血功能、肝功能。

利 伐 沙 班

凝血因子 Ⅹ 抑制剂(caogulation factor Ⅹ inhibitor)可选择性的间接或直接地抑制凝血因子 Ⅹ a,并与抗凝血酶 Ⅲ 结合,形成一种构象改变,使凝血酶抗 Ⅹ a 因子活性至少增强 270 倍,阻碍凝血酶(凝血因子 Ⅱ a)的产生,减少血栓形成。间接抑制剂包括磺达肝癸钠和依达肝素,直接抑制剂已有阿哌沙班、利伐沙班和贝替沙班。

利伐沙班(rivaroxaban)为直接凝血因子Ⅹa抑制剂,具有下列优势:① 作用直接,选择性高,竞争性地与因子Ⅹa的活性位点结合,可逆性抑制游离和结合的因子Ⅹa以及凝血酶原活性。② 既有强大的抗凝血作用,又不影响已形成的凝血酶的正常生理止血功能,保留足够的凝血酶活性以激活血小板;同时避免因为抑制凝血因子Ⅱa而干扰体内促凝、炎症、细胞增殖等多种生理过程,促使抗凝作用由多靶点向单靶点迈进,从而超越直接凝血酶抑制剂。③ 在抑制凝血酶形成和活化凝血瀑布中占有重要地位,在凝血瀑布上游抑制凝血因子可产生更强的抗凝作用。④ 治疗窗宽,无须监测 INR。⑤ 对肾脏依赖性小于达比加群酯,对肾功能不全者的出血、胃肠道的不良反应和出血率较小。⑥ 血浆半衰期较长,每日仅服用 1～2 次。临床主要用于预防髋关节和膝关节置换术后患者深静脉血栓(DVT)和肺栓塞(PE)的形成。也可用于预防非瓣膜性心房纤颤患者脑卒中和非中枢神经系统性栓塞,降低冠状动脉综合征复发的风险等。利伐沙班口服通过肝脏代谢,对肝功能有一定影响。用药过量可致出血并发症,目前尚无特异解毒剂。

第二节　纤维蛋白溶解药

纤维蛋白溶解药(fibrinolytic drugs)能激活纤溶酶,促进纤溶,故也称溶栓药(thrombolytic drugs),主要用于急性血栓栓塞性疾病的治疗,但对形成已久并已机化的血栓难以发挥作用,故有严格的治疗时间窗。早期问世的有链激酶和尿激酶,主要缺点是对纤维蛋白的作用没有特异性,溶解血栓的同时可诱发严重出血。阿替普酶和瑞替普酶分别为第二代和第三代溶栓药,优点是选择性地激活血栓部位的纤溶酶原,引起出血并发症较轻。

链　激　酶

链激酶(streptokinase, SK)是由 C 组 β 溶血性链球菌产生的一种蛋白质,相对分子质量 47kDa。静脉给药后迅速分布于全身,15 min 后主要分布于肝、肾、胃肠道,不通过胎盘屏障。链激酶能与纤溶酶原结合,形成链激酶-纤溶酶原复合物,促使纤溶酶原转变成纤溶酶,从而溶解纤维蛋白。链激酶-纤溶酶原复合物很快从血浆清除,但结合的纤溶酶则在血栓部位释出,使静脉给药后的溶栓效果可持续 24～36 h。

临床主要用于急性血栓栓塞性疾病,如急性肺栓塞、深部静脉栓塞以及导管给药所致的血栓及心梗早期治疗,血栓形成不超过 6 小时疗效最佳。受链球菌感染过的病人体内有抗链激酶抗体,可拮抗其作用,故首剂加大负荷量以中和抗体。主要不良反应为出血和过敏。

尿　激　酶

尿激酶(urokinase, UK)由人肾细胞产生,是从尿中提取的活性蛋白酶,无抗原性,在肝、肾中灭活。静脉注射后,纤溶酶的活性迅速上升,15 min 达高峰,半衰期 20 min,肝功能不全者其半衰期有所延长,停药后数小时溶栓作用消失。

尿激酶对新产生的血栓溶栓效果较好。临床用途和不良反应与链激酶相似,因价格昂贵,仅用于链激酶过敏或耐药者。

阿 替 普 酶

阿替普酶(alteplase)为第二代溶栓药,主要成分是糖蛋白,含 526 个氨基酸。静脉注射后迅速自血中清除,用药 5 min 后血中清除达 50%;用药 10 min 后体内剩余药量仅占总给药量的 20%;用药 20 min 后则剩余 10%,主要在肝脏代谢。

阿替普酶可通过其赖氨酸残基与纤维蛋白结合,并激活与纤维蛋白结合的纤溶酶原转变为纤溶酶。由于其选择性地激活血栓部位的纤溶酶原,故不产生应用链激酶时常见的出血并发症。临床用于急性心肌梗死、血流不稳定的急性大面积肺栓塞、急性缺血性脑卒中的溶栓治疗。静脉给药治疗急性心肌梗死时,可使阻塞的冠状动脉再通。但血浆半衰期短,须连续静脉给药;给药时间窗为发病后 3 小时内,一般剂量为 0.9 mg/kg(一般 50 mg,最大剂量 90 mg)静脉滴注,其中 10% 剂量在 1 min 内静脉注射,其余 1 h 静脉滴注,动脉溶栓剂量小于静脉溶栓,时间窗及适应证要求严格,否则易引起颅内出血。

最常见的不良反应为表浅部位的出血,如皮肤、黏膜和血管穿刺部位出血、淤斑,也可为内脏出血,如消化道出血、咯血、尿血、腹膜后出血、脑出血等。出血性疾病、颅内肿瘤、动静脉畸形或动脉瘤患者、已知为出血体质患者禁用。

瑞 替 普 酶

瑞替普酶(reteplase,rPA)为第三代溶栓药,与二代溶栓酶相比具有以下作用优势:① 血浆半衰期长,栓塞开通率高,溶栓作用迅速、完全和持久。② 具有较强的、特异的纤维蛋白选择性,可与纤维蛋白结合,迅速产生对纤溶酶原激活的催化作用。③ 全身纤溶活性小于链激酶,但大于阿替普酶。④ 治疗时间窗宽,溶栓效果好且安全。⑤ 除溶解纤维蛋白外,还可使凝血因子 Ⅰ、Ⅴ 和 Ⅷ 降解,降低心肌梗死的死亡率。

瑞替普酶只能静脉使用。静脉给药 30 min 起效,30~90 min 达峰值,10MU 缓慢静脉注射 2~3 min 以上,间隔 30 min 可重复 1 次。临床主要用于急性心肌梗死、肺栓塞的抢救,以及外周血管的血栓性疾病的治疗。对于心梗的治疗应在症状发生后 12 小时内尽早使用。发病后 6 小时内比发病后 7~12 小时之间使用效果更好。不良反应和禁忌证同阿替普酶。

第三节 抗血小板药

血小板的黏附、凝集和分泌作用参与动脉粥样硬化的形成与发展,参与急性心肌梗死、不稳定心绞痛、血管成形术后再狭窄等心脑血管病病理过程,故抗血小板聚集可预防血栓形成。本类药物主要干扰血小板的功能,近些年研究进展较快,按作用机制的不同分为 6 类:① 环氧酶抑制剂,以阿司匹林为代表;② 二磷酸腺苷 P2Y12 受体阻断剂,目前临床使用的有噻氯匹定、氯吡格雷、阿那格雷、普拉格雷、依诺格雷、替格雷洛和坎格雷洛;③ 整合素受体阻断剂(血小板膜糖蛋白受体阻断剂),又分为单克隆抗体如阿昔单抗、非肽类抑制剂如替罗非班、拉米非班及合成肽类抑制剂如依替非巴肽 3 个小类;④ 磷酸二酯酶抑制剂,以双嘧达莫、西洛他唑为代表;⑤ 血小板腺苷环化酶刺激剂,药物有肌苷、前列环素、依洛前列素和西卡前列素;⑥ 血栓烷合成酶抑制剂,以奥扎格雷钠为代表。

阿 司 匹 林

阿司匹林(aspirin)又名乙酰水杨酸(acetylsalicylic acid),可与环氧酶活性部分丝氨酸残基发生不可逆的乙酰化反应,使酶失活;抑制花生四烯酸代谢;减少对血小板有强大促聚集作用的血栓素 A_2(TXA_2)的产生,使血小板功能抑制。环氧酶的抑制,也抑制血管内皮产生前列环素(PGI_2),后者对血小板有抑制作用。由于阿司匹林对血小板中环氧酶的抑制是不可逆的,而血管内皮细胞中环氧酶因 DNA 合成而较快恢复,因此,每天口服 $50\sim75$ mg 的阿司匹林就能引起最大抗血小板作用。临床主要用于血小板功能亢进引起的血栓栓塞性疾病;对急性心肌梗死或不稳定型心绞痛患者,可降低再梗死率及死亡率;对一过性脑缺血也可减少发生率及死亡率。动物试验对血管损伤后内膜增生有明显抑制作用。最近有人提出阿司匹林对心血管病的疗效显著,除抑制血小板聚集外,与阿司匹林减少白介素-2、白介素-6 和干扰素等细胞因子的合成,阻止白细胞延血管壁低速流动(leukocyte rolling),抑制巨噬细胞诱导成纤维细胞活化和抑制血管去内皮后过度增生等非血小板抑制作用有关。影响阿司匹林应用的主要不良反应是诱发消化性溃疡及消化道出血。

氯 吡 格 雷

氯吡格雷(clopidogrel)对 ADP 尤其是内源性 ADP 释放诱导的血小板 Ⅰ 相和 Ⅱ 相聚集均有特异的强力抑制作用,且为不可逆反应,对其他血小板诱导剂所引起的血小板聚集也有抑制作用。临床可用于新近心肌梗死、脑卒中、周围动脉病变患者,以减少新的缺血性脑卒中、心肌梗死和死亡等心脑血管事件的复合终点,也可用于急性冠状动脉综合征患者,还可用于冠状动脉支架置入术后预防支架内血栓形成。对阿司匹林过敏或不耐受的患者,氯吡格雷可替代阿司匹林,也可与阿司匹林联合应用。

氯吡格雷为前药,在体内经 CYP2C19 分两步代谢(肝酶和脂酶),约 2% 的活性成分与血小板 P2Y12 受体结合,发挥抗血小板作用,即使受到极小干扰,均影响疗效和导致心血管不良事件。质子泵抑制剂奥美拉唑既是 CYP2C19 的底物,又是其强抑制剂,若与氯吡格雷同服可抑制氯吡格雷转化为活性代谢物,从而抵消氯吡格雷的心血管保护作用,显著增加心血管不良事件及其再住院率。

常见的不良反应是出血,包括鼻出血、胃肠道出血、咯血、皮下出血、视网膜出血、腹膜后出血等,白细胞及中性白细胞计数减少,粒细胞缺乏,血栓性血小板计数减少性紫癜,再生障碍性贫血,胃灼热,胃黏膜溃疡。

替格雷洛(ticagrelor)为第三代二磷酸腺苷 P2Y12 受体阻断剂,其特点是作用直接、迅速且可逆,不需经代谢激活,为第一个快速并在所有急性冠脉综合征人群中均能降低心血管事件发生和死亡的抗血小板药。适用于预防动脉粥样硬化血栓事件,急性冠脉综合征,急性心梗,不稳定性心绞痛,缺血性脑卒中,短暂性脑缺血发作,经皮冠脉介入的一、二级预防。

替 罗 非 班

二磷酸腺苷(ADP)、凝血酶、血栓素(TXA_2)等血小板聚集诱导剂引起血小板聚集,最终共同通路是暴露血小板膜表面糖蛋白 GPⅡb/Ⅲa 受体,血小板借助于纤维蛋白原,von Willebrand 因子、纤维连接蛋白(fibronectin)等配体联结一起，形成聚集。而引起血小板聚集的黏附蛋白大多含有 RGD 序列，也是 GPⅡb/Ⅲa 受体特异性的识别、结合位点。因此，阻断 GPⅡb/Ⅲa 受体即可有效抑制各种诱导剂激发血小板聚集。

替罗非班(tirofiban)为一种高选择性非肽类血小板膜糖蛋白Ⅱb/Ⅲa 受体阻断剂，可减少血栓负荷和继发的远端微循环栓塞，改善心肌组织水平的灌注。本品可与纤维蛋白原和血小板膜表面Ⅱb/Ⅲa 受体高度而特异性结合，从而阻断血小板聚集，控制血栓形成，作用快速、有效且可逆，发挥抗凝血作用。仅能静脉使用，静脉注射后 5 min 起效，作用持续 3～8 h。

替罗非班可与肝素联用，用于不稳定型心绞痛或非 Q 波心肌梗死患者，预防心脏缺血事件；也适用于冠脉缺血综合征患者进行冠脉血管成形术或冠脉内斑块切除术，以预防与经治冠脉突然闭塞有关的心脏缺血并发症。常见的不良反应是动脉出血、颅内出血、胃肠出血、腹膜后出血、心包积血、肺出血、鼻出血、血尿、大便隐血、脊柱硬膜外血肿、血小板计数减少、血红蛋白减少、血细胞比容下降。过敏者，有活动性内出血、颅内出血史、颅内肿瘤、动静脉畸形及动脉瘤，主动脉夹层患者禁用。

双 嘧 达 莫

双嘧达莫(dipyridamole)又名潘生丁(persantin)，能增强前列环素活性，抑制血小板聚集，故人体存在前列环素时才有效。当前列环素缺乏或应用了大剂量的阿司匹林时则无效。双嘧达莫可透过胎盘屏障，可分布进入乳汁。仅作为辅助抗血小板药，主要用于华法林等香豆素类抗凝药的辅助治疗，适用于植入人工瓣膜患者、口服抗凝血药仍有血栓栓塞患者、口服抗凝血药合并阿司匹林不能耐受或有出血倾向患者，以增强抗栓疗效；亦可与小剂量阿司匹林联合用于脑卒中的二级预防。

第四节　抗贫血药

贫血是指循环血液中的红细胞数或血红蛋白长期低于正常值的病理现象。常见的贫血类型有缺铁性贫血、巨幼红细胞性贫血和再生障碍性贫血。抗贫血药(antianemia drugs)主要用于贫血的补充治疗。

铁　剂

常用的铁剂有硫酸亚铁(ferrous sulfate)、枸橼酸铁铵(ferric ammonium citrate)、琥珀酸亚铁(ferrous succinate)和右旋糖酐铁(iron dextran)等。

正常情况下机体对铁的需要是补充生理性铁的损失，成年男子和绝经期妇女每日损失铁量约 1 mg，妇女因月经、妊娠、哺乳等原因平均每日需铁量约 1.5～5 mg，婴幼儿生长迅速，需铁量亦较高。我国食物中含铁丰富，一般不会缺乏。如果由于急慢性失血(如上消化道出血、钩虫病等)或需要量超过摄入量，造成缺铁性贫血可用铁剂治疗。

【药动学】 铁盐主要以 Fe^{2+} 形式在十二指肠和空肠上段吸收，吸收入肠黏膜细胞的 Fe^{2+} 一部分与黏膜细胞的去铁铁蛋白结合成铁蛋白贮留其中，另一部分进入血循环，立即氧化为 Fe^{3+}，并与血浆转铁蛋白(β_1球蛋白)结合，转运到肝、脾、骨髓等贮铁组织中，供机体利用。

人类细胞通过调节转铁蛋白受体和细胞内铁蛋白的表达以控制铁的吸收。当体内铁丰富时,转铁蛋白受体的合成减少而铁蛋白的产生增加;相反,铁缺乏时,转铁蛋白受体合成增加,铁蛋白减少,以此增加铁的摄取,减少向储存方向的转换。铁的排泄主要随小肠黏膜脱落,极少量经尿、胆汁及汗腺等排泄,每日约 1 mg。

【药理作用与临床应用】 铁是细胞成熟阶段合成血红素必不可少的物质,运入骨髓的铁先被有核红细胞的膜吸附并进入线粒体,与原卟啉结合形成血红素,后者再与球蛋白结合形成血红蛋白,进而使红细胞发育成熟。当机体缺铁时,血红蛋白合成减少,影响红细胞的成熟,形成缺铁性贫血。本类药物主要用于慢性失血、吸收障碍、营养不良、需要量增加等引起的缺铁性贫血。

铁剂用于防治各种原因引起的缺铁性贫血,其中硫酸亚铁吸收良好,价格较低,最为常用。枸橼酸铁胺为三价铁,吸收差,但可制成糖浆供小儿应用。右旋糖酐铁供注射应用,仅限于少数严重贫血而又不能口服者应用。

【不良反应与禁忌证】 口服铁剂有恶心、呕吐、上腹痛及腹泻等消化道刺激症状,亦可出现便秘,可能是铁与肠蠕动生理刺激物硫化氢相结合,减弱了肠蠕动所致。禁用于消化性溃疡、溃疡性结肠炎、溶血性贫血、肝硬化等。小儿误服 1 g 以上铁剂可引起急性中毒,表现为坏死性肠胃炎症状,可有呕吐、腹痛、血性腹泻,甚至休克、呼吸困难、死亡。急救措施以磷酸盐或碳酸盐溶液洗胃,并以特殊解毒剂去铁胺注入胃内以结合残存的铁。

【用药注意事项】 铁剂宜在餐后或用餐时服用。当服用液体铁剂时应当以无毒塑料管吸服,用后立即漱口,以免腐蚀牙齿。注射应用时应当精确计算剂量,以免过量引起毒性反应。服用本类药物会出现黑便,是由于铁和肠道中硫化氢结合成硫化铁,并非消化道出血。

铁剂不宜与抗酸药、消胆胺、四环素等可以减少铁剂吸收的药物合用;不宜与多钙、多磷食物、茶叶等可阻碍铁吸收的物质合用;铁剂应用于贫血患者时,多与稀盐酸合用以促进吸收。此外,维生素 C 等也可促进铁剂吸收。

叶　酸

叶酸(folic acid)是由蝶啶核、对氨苯甲酸及谷氨酸三部分组成,广泛存在于动植物中,以酵母、肝、绿叶蔬菜含量最多,不耐热,食物中的叶酸在烹饪过程中易被破坏。

【药动学】 正常机体每日最低需要叶酸量为 50 μg,食物中每天有 50～200 μg 叶酸在十二指肠和空肠上段吸收,妊娠妇女可增至 300～400 μg。食物中叶酸多为聚谷氨酸形式,吸收前必须在肠黏膜经 α-L-谷氨酰胺转移酶水解成单谷氨酸形式,并经还原和移甲基作用形成 5-$CH_3H_4PteGlu$ 后才吸收入肝与血液,与多种一碳单位(如—CH_3,—CHO,＝CH 等)结合成四氢叶酸类辅酶,参与氨基酸代谢,为合成 DNA、ATP 等提供原料。叶酸主要自肾脏排泄,大部分以原形、小部分以甲酰四氢叶酸排出。

【药理作用与临床应用】 叶酸用于治疗巨幼红细胞性贫血和恶性贫血(需与维生素 B_{12} 合用),对叶酸对抗药甲氨蝶呤、乙胺嘧啶、甲氧苄啶等所引起的巨幼红细胞性贫血需用甲酰四氢叶酸钙治疗。对于维生素 B_{12} 缺乏所致"恶性贫血",大剂量叶酸治疗可纠正血象,但不能改善各种神经症状。

维 生 素 B_{12}

维生素 B_{12}（vitamin B_{12}）是一类含钴化合物，广泛存在于动物内脏、牛奶、蛋黄中。药用维生素 B_{12} 为氰钴胺、羟钴胺，性质稳定。

【药动学】　口服维生素 B_{12} 必须与胃黏膜壁细胞分泌的"内因子"（糖蛋白）结合成复合物，使其不易被肠液消化，然后带入回肠进行吸收。内因子分泌缺乏者（如萎缩性胃炎、胃切除等）维生素 B_{12} 口服不吸收，引起"恶性贫血"，必须注射给药。进入血液的维生素 B_{12} 迅速与血浆蛋白结合并运至肝、肾等组织贮存。正常人每日需要维生素 B_{12} 约 $1\ \mu g$，因此成人每日摄入 $2\ \mu g$，孕妇每日摄入 $3\ \mu g$，即能满足需要；由于在肝有大量贮存，食物中即使无该类维生素，也不易造成缺乏。主要经肾排泄。

【药理作用与临床应用】　该类维生素为细胞分裂和维持神经组织髓鞘完整所必需，体内主要参与两种代谢过程。

维生素 B_{12} 能促进四氢叶酸的循环利用。甲基 B_{12} 参与同型半胱氨酸甲基化为甲硫氨酸的过程。故维生素 B_{12} 缺乏时，影响叶酸的活化，DNA 和蛋白质合成减少，导致与叶酸缺乏类似的巨幼红细胞性贫血。还有维持有髓鞘神经的功能，维生素 B_{12} 参与甲基丙二酰辅酶 A 变为琥珀酰辅酶 A 而进入三羧酸循环。维生素 B_{12} 缺乏时，甲基丙二酰辅酶 A 聚集，脂肪酸合成异常，神经髓鞘脂质合成受干扰，导致出现感觉异常等神经症状。

维生素 B_{12} 临床主要用于恶性贫血及其他巨幼红细胞性贫血的治疗，也作为神经系统疾病，如多发性神经炎、神经痛、神经萎缩和肝病的辅助治疗。

【不良反应】　维生素 B_{12} 可引起过敏反应，甚至过敏性休克。有过敏史、有家族遗传性球后视神经炎及弱视症者禁用。不宜与维生素 C 同服。

重组人促红素

促红细胞生成素（erythropoietin，EPO）是由肾脏和肝脏分泌的一种糖蛋白激素类内源性生理物质，能够促进自身红细胞的生成。重组人促红素（r-HuEPO）由 165 个氨基酸组成，通过 DNA 重组技术获得，具有与 EPO 相同的生理活性。可作用于红系组细胞表面受体，促进红细胞繁殖和分化，促进红细胞成熟，增加红细胞和血红蛋白含量。还能稳定红细胞膜，提高红细胞膜抗氧化酶功能。临床主要用于肾衰竭患者的贫血、非肾性贫血、早产儿伴随的贫血、外科手术前自体贮血等。

【不良反应及禁忌证】　偶见血压升高、脑出血、血栓形成、嗜酸性粒细胞及中性粒细胞增多、呼吸急促、类流感样综合征、肌痛、关节痛。难以控制的高血压患者、过敏患者禁用。重组人促红素有致畸作用，妊娠及哺乳期妇女不宜使用。

第五节　血容量扩充药

右 旋 糖 酐

右旋糖酐(Dextran)是高分子的葡萄糖聚合物,常用的有中分子右旋糖酐70、低分子右旋糖酐40和小分子右旋糖酐10。

【药动学】　不同相对分子质量的右旋糖酐的作用强度、维持时间依相对分子质量由大至小而逐渐减弱。右旋糖酐70在血液中留存时间较久,作用维持12小时,而右旋糖酐10仅3小时。

【药理作用及临床应用】　右旋糖酐相对分子质量较大,不易渗出血管,故静注后可提高血液的胶体渗透压而扩充血容量、维持血压。

静注后右旋糖酐能覆盖于红细胞、血小板和胶原周围,降低了血小板的黏附、凝集及血液黏稠度,阻止血栓形成和改善微循环。临床用于防止休克后期的弥散性血管内凝血、心肌梗死和脑血栓。本药还有渗透性利尿作用,用于治疗脑水肿。

【不良反应】　少数患者可能出现过敏反应,用量过大时会导致凝血障碍,禁用于血小板减少症和出血性疾病。心功能不全病人慎用。

复习思考题

1. 简述维生素K的临床用途?
2. 常用的抗凝血药有哪几类?列举各类的代表性药物。
3. 比较肝素与华法林药理作用和临床用途的异同。
4. 哪些药物可影响华法林的作用?为什么?
5. 简述阿替普酶和瑞替普酶的作用特点。
6. 抗血小板药有哪几类?列举各类的代表性药物。
7. 比较叶酸与维生素B_{12}的作用及用途。

(陈　真　季　晖)

第二十七章 作用于呼吸系统的药物

【学习提要】 呼吸系统疾病的主要症状是咳、痰、喘。治疗方法有对因治疗和对症治疗,包括镇咳、祛痰、平喘。镇咳药分为抑制延脑咳嗽中枢的中枢性镇咳药和抑制外周感受器的外周性镇咳药两类。祛痰药则通过稀释、分解痰液后使痰易于排出而发挥作用。平喘药包括 β 肾上腺素受体激动剂、M 胆碱受体阻断剂、磷酸二酯酶抑制剂、白三烯受体阻断剂、肥大细胞膜稳定药和糖皮质激素类。

咳、痰、喘是呼吸系统疾病常见的三大症状,作用于呼吸系统的药物包括镇咳药(antitussives)、祛痰药(expectorants)和平喘药(antiasthmatic drugs)。

第一节 镇咳药

咳嗽是机体的一种反射性保护机制,有利于呼吸道排出异物和分泌物,故轻度咳嗽不必应用镇咳药。但剧烈或频繁地咳嗽,不仅给病人造成痛苦,而且消耗能量,甚至使疾病发展,故此时在对因治疗的同时应适当使用镇咳药,以缓解症状。根据作用部位的不同可分为中枢性镇咳药和外周性镇咳药两类,有些药物兼有中枢和外周两种抑制作用。

一、中枢性镇咳药

可 待 因

可待因(codeine)为前药,又称为甲基吗啡,在体内经肝药酶 CYP2D6 代谢为吗啡而发挥镇痛和止咳作用,可选择性抑制延脑咳嗽中枢,镇咳作用强而迅速。镇咳剂量不抑制呼吸,成瘾性也较吗啡弱。临床适用于剧烈的刺激性干咳;对伴有疼痛的胸膜炎干咳尤为适用,也可用于中等强度的疼痛。不良反应有恶心、呕吐、便秘;大剂量(60 mg)也能明显抑制呼吸中枢,并可发生烦躁不安等中枢兴奋症状。对支气管平滑肌有轻度收缩作用,故支气管哮喘患者慎用。本药能抑制支气管腺体分泌,使痰液黏稠度增高难以咳出;多痰的咳嗽不宜用。久用也能成瘾,应控制使用。

右 美 沙 芬

右美沙芬(dextromethorphan,右甲吗喃)为中枢性镇咳药,作用强度与可待因相当,但无成瘾性,无镇痛作用,用于干咳。不良反应有头晕、嗳气。中毒剂量时才有中枢抑制作用。

喷 托 维 林

喷托维林(pentoxyverine,维静宁,咳必清)为人工合成的非成瘾性镇咳药。对咳嗽中枢有直接抑制作用,部分自呼吸道排出的药物对支气管黏膜产生微弱的局麻作用,可抑制支气管内感受器和传入神经末梢,有助于止咳;尚有轻度阿托品样作用,有利于缓解支气管平滑肌痉挛。镇咳作用比可待因弱,无成瘾性,适用于急、慢性支气管炎等上呼吸道感染引起的无痰干咳。不良反应有轻度头昏、口干、便秘等。多痰、青光眼病人慎用。

二、外周性镇咳药

苯 丙 哌 林

苯丙哌林(benproperine)为非成瘾性镇咳药。能抑制咳嗽中枢,也能抑制肺及胸膜牵张感受器引起的肺-迷走神经反射,且有平滑肌解痉作用,是中枢性和末梢性双重作用的强效镇咳药。其镇咳效力比可待因强 2～4 倍,临床用于各种原因引起的刺激性干咳,有轻度口干、头晕、胃部灼烧感和皮疹等不良反应。

苯 佐 那 酯

苯佐那酯(退嗽,benzonatate,tessalon)为局麻药丁卡因的衍生物。具有较强的局麻作用,可抑制肺牵张感受器及感觉神经末梢,从而抑制咳嗽冲动传入中枢,产生镇咳作用。镇咳剂量不抑制呼吸,反而能增加肺每分钟通气量。镇咳疗效较可待因弱,临床主要用于呼吸系统疾患引起的干咳和阵咳,也可用于支气管镜等检查前预防咳嗽。有轻度头晕、嗜睡、鼻塞等不良反应。服用时勿将药丸咬破,以免口腔产生麻木感。

第二节　祛痰药

祛痰药是指使呼吸道分泌增加,从而稀释痰液或降低其黏稠度,使痰易于咳出的药物。因痰可刺激呼吸道引发咳嗽,黏痰积于小气道内可使气道狭窄而致喘息,所以祛痰药也起到间接的镇咳、平喘作用。

乙 酰 半 胱 氨 酸

N-乙酰半胱氨酸(N-acetylcysteine,痰易净)分子中的巯基能使黏痰中黏蛋白肽链的二硫键断裂,黏蛋白变成小分子的多肽,因而痰的黏度降低、易于咳出。还可使脓性痰中的DNA 裂解,所以也能溶解脓性黏痰。临床雾化吸入用于治疗黏痰阻塞气道、咳痰困难者。紧急时气管内滴入,可迅速降低痰的黏稠度,便于吸引排痰。该药有特殊臭味,可引起恶心、呕吐、呛咳、支气管痉挛,应用异丙肾上腺素可以避免,支气管哮喘患者禁用。滴入气管可产生大量分泌液,故应及时吸引排痰。雾化吸入不宜与铁、铜、橡胶和氧化剂接触,应以玻璃或塑料制品作喷雾器。也不宜与青霉素、头孢菌素、四环素合用,以免降低抗生素的活性。

溴 己 新

溴己新(bromhexine,必消痰)可直接作用于支气管腺体,促使黏液分泌细胞的溶酶体释出,裂解黏痰中的黏多糖和抑制酸性糖蛋白的合成,使痰的黏稠度降低,痰液变稀而易于咳出。口服吸收迅速完全,1 h 血浆药物浓度达峰值,4～5 h 作用达峰值,持续 6～8 h,主要在肝脏中代谢。临床用于慢性支气管炎、哮喘和支气管扩张症黏痰不易咳出者。少数患者可有恶心、胃部不适,偶见血清转氨酶升高。消化性溃疡、肝功能障碍者慎用。

氨 溴 索

氨溴索(ambroxol)为多糖纤维素分解剂,可抑制黏液腺和杯状细胞中酸性糖蛋白的合成,使痰液中的唾液酸(酸性黏多糖成分之一)含量减少,痰中的黏多糖纤维素裂解,痰液黏度下降、变薄,易于咳出,祛痰作用比溴己新强。并促进呼吸道黏膜的纤毛运动,改善患者的通气状况。此外,还具有一定的镇咳作用,镇咳强度相当于可待因的 1/2。

氨溴索口服吸收迅速,服用或雾化吸入后 1 h 起效,作用持续 3～6 h。药物可进入脑脊液,也可透过胎盘屏障,生物利用度 70%～80%,主要在肝脏中代谢,90% 代谢产物经肾脏清除。严重肾功能不全时消除半衰期延长。临床可用于急、慢性支气管炎及支气管哮喘、支气管扩张、肺气肿、肺结核、肺尘埃沉着病、手术后的咳嗽困难等。注射给药可用于术后肺部并发症的预防及早产儿、新生儿呼吸窘迫综合征的治疗。

羧 甲 司 坦

羧甲司坦(carbocistein)为黏痰调节剂,主要在细胞水平上影响支气管腺体分泌,使黏液中黏蛋白的双硫链断裂,使低黏度的涎黏蛋白分泌增加,高黏度的岩藻黏蛋白分泌减少,从而使痰液的黏滞性降低,有利于痰液咳出。服用后起效快,广泛分布到肺组织,4 h 作用明显。临床用于慢性支气管炎、慢性阻塞性肺疾病及支气管哮喘等疾病引起的痰液稠厚、咳痰或呼吸困难,以及痰阻气管所致的肺通气功能不全等,亦可用于防治手术后咳痰困难和肺部并发症,及儿童非化脓性中耳炎。

氯 化 铵

氯化铵(ammonium chloride)口服后刺激呼吸道黏膜,反射性增加呼吸道腺体分泌,使痰液变稀,易于排出。常与其他药物配成复方制剂应用于急、慢性呼吸道炎症而痰多不易咳出的患者。口服后能酸化尿液,促进碱性药物的排泄。大量服用可引起恶心、呕吐等,过量可产生酸中毒。溃疡病及肝、肾功能障碍者慎用。

第三节　平喘药

哮喘是一种常见的呼吸道过敏性疾病,其特征是气道对刺激物的高反应性,除吸入特异性抗原引起 Ⅰ 型变态反应外,寒冷、烟尘等非特异性刺激也可诱发哮喘。哮喘的基本病理是炎症细胞浸润、黏膜下组织水肿、血管通透性增加、平滑肌增生、上皮脱落、气道反应性亢进。细胞浸润包括肥大细胞、嗜酸性粒细胞、巨噬细胞、淋巴细胞和嗜中性粒细胞。炎症介质包括组胺、肝素、蛋白酶、白三烯 C_4(LTC$_4$)、白三烯 B_4(LTB$_4$)、前列腺素 D_2(PGD$_2$)、血栓素 A_2(TXA$_2$)、血小板活化因子(PAF)等膜磷酯衍生物、各种白介素(IL)、肿瘤坏死因子(TNF - α)、GM - CSF 细胞因子等多种物质。

哮喘常用的防治药物主要有肾上腺素受体激动剂、M胆碱受体阻断剂、磷酸二酯酶抑制剂、白三烯受体阻断剂、肥大细胞稳定剂和吸入性糖皮质激素。

一、肾上腺素受体激动药

(一)非选择性 β_2 受体激动剂

本类药物主要通过激动支气管平滑肌的 β 受体,激活腺苷酸环化酶而使平滑肌细胞内cAMP浓度增加,从而松弛支气管平滑肌;同时也抑制肥大细胞释放炎性介质,可预防过敏性哮喘的发作。长期使用可使支气管平滑肌细胞 β_2 受体减少,对各种刺激反应性增高,发作加重。目前临床主要应用的是对 β_2 受体有高度选择性的药物,并以吸入给药,用于哮喘急性发作治疗和发作前预防用药。

肾 上 腺 素

肾上腺素(adrenaline)对 α 和 β 受体都有强大的激动作用。舒张支气管主要靠激动 β_2 受体。激动 α 受体可使呼吸道黏膜血管收缩,减轻黏膜充血水肿,有利于气道通畅。但激动 α 受体也可收缩呼吸道平滑肌,并使肥大细胞释放过敏介质,对哮喘不利。此外,激动 β_1 受体可引起心动过速,甚至心律失常等不良反应。现该药仅作皮下注射,用于缓解哮喘急性发作。

麻 黄 碱

麻黄碱(ephedrine)作用与肾上腺素相似,但作用缓慢、温和而持久,且口服有效,适用于轻症哮喘的治疗和预防。主要不良反应为中枢兴奋引起的失眠。

异丙肾上腺素

异丙肾上腺素(isoprenaline)选择性作用于 β 受体,对 β_1 和 β_2 受体都有较强的激动作用,支气管扩张作用比肾上腺素强;可吸入给药,能够迅速改善喘息症状,用于支气管哮喘急性发作。主要不良反应有心率加快、心悸、肌震颤等。哮喘患者如伴有严重缺氧或剂量过大易致心律失常,甚至心室颤动、突然死亡。

(二)选择性 β_2 受体激动剂

常用的短效 β_2 受体激动剂有沙丁胺醇和特布他林,平喘作用维持时间 4~6 h,是缓解轻、中度急性哮喘症状的首选药。长效 β_2 受体激动剂有福莫特罗、沙美特罗及丙卡特罗,平喘作用维持时间 10~12 h。采用吸入给药法几乎无心血管系统不良反应,吸入用的剂型有气雾剂、干粉剂和溶液。

沙 丁 胺 醇

沙丁胺醇(salbutamol,舒喘灵)口服有效,作用比较持久。口服后约30分钟起效,2~3小时作用达高峰,维持4~6小时。气雾吸入时大部分被吞咽,然后由胃肠道吸收,吸入10~15分钟内出现最大效应,维持3~4小时。经肝脏代谢,最后由尿、粪排泄。本品对 β_2 受体

的作用远大于 β_1，平喘作用与异丙肾上腺素相当，而对心脏兴奋作用小，是一种较理想的平喘药。临床用于支气管哮喘和哮喘型慢性支气管炎，制止发作多用气雾吸入，预防发作可口服。注射液易引起心悸，多用于严重哮喘，并且只在其他疗法无效时使用。

特布他林(terbutaline)作用与沙丁胺醇相似，可口服，也可注射，是选择性作用于 β_2 受体的药物中唯一能皮下注射的，作用持久，但是重复用药易致蓄积作用。

克 仑 特 罗

克仑特罗(clenbuterol，氨哮素)是一个强效选择性 β_2 受体激动药，具有强扩张支气管作用，约为沙丁胺醇的 100 倍，用药量极小即能发挥明显的平喘作用；能明显增加呼吸道纤毛运动，促进痰液排出；不论何种途径给药均能发挥平喘作用，直肠给药时作用维持时间长达 24 小时，可在临睡前用药一次；肌震颤和心脏不良反应均比沙丁胺醇少而轻。

沙 美 特 罗

沙美特罗(salmeterol)为长效选择性 β_2 受体激动剂，作用强而持久。吸入给药 $10\sim20$ min开始起效，支气管扩张作用持续 12 h。不适用于缓解支气管痉挛的急性症状，适用于慢性支气管哮喘(夜间哮喘和运动性哮喘)的预防和维持治疗，特别适用于防治夜间哮喘发作，也用于慢性阻塞性肺疾病(包括肺气肿和慢性支气管炎)伴气道痉挛的治疗。与糖皮质激素配伍使用，为目前治疗哮喘夜间发作和哮喘维持治疗的理想方案，例如沙美特罗替卡松粉吸入剂可使哮喘控制率达到 80%。

福莫特罗(formoterol)亦为长效选择性 β_2 受体激动剂，扩张支气管作用维持时间 12 h，并具有明显的抗炎活性，药效强，用量小，对治疗呼吸系统疾病有利。

二、M 胆碱受体阻断药

M 胆碱受体阻断剂可阻断节后迷走神经通路，降低迷走神经兴奋性，产生支气管平滑肌松弛作用，并减少痰液分泌。其舒张支气管的作用比 β_2 受体激动剂弱，起效也较慢，但长期应用不易产生耐药性，对老年患者的疗效不低于年轻患者，适宜用于有吸烟史的老年哮喘患者。目前用作平喘药的有异丙托溴铵和噻托溴铵。

异 丙 托 溴 铵

异丙托溴铵(ipratropium bromide)为季铵盐，口服不易吸收，制成气雾剂吸入后 5 min 起效，其最大效应发生于给药后 $30\sim60$ min，作用持续 $4\sim6$ h，一日给药 3 次通常能保持支气管舒张。

异丙托溴铵对支气管平滑肌 M 受体有较高的选择性，松弛支气管平滑肌作用较强，对呼吸道腺体和心血管系统的作用较弱。用药后痰量和痰液的黏滞性均无明显改变，但可促进支气管黏膜的纤毛运动，利于痰液排出。临床主要用于缓解慢性阻塞性肺病(COPD)引起的支气管痉挛、喘息症状，防治支气管哮喘和喘息性慢性支气管炎，尤其适用于因用 β 受体激动药产生肌肉震颤、心动过速而不能耐受此类药物的患者。青光眼、前列腺增生患者慎用。

噻 托 溴 铵

噻托溴铵(tiotropium bromide)为长效 M 胆碱受体阻断剂,能有效治疗 COPD,但不适用于缓解急性支气管痉挛。干粉吸入剂从肺吸收,生物利用度约 20%,用于慢性阻塞性肺部疾病的维持治疗,包括慢性支气管炎和肺气肿、伴随性呼吸困难的维持治疗及急性发作的预防。用药过程中应注意监护抗胆碱药的不良反应,如口干、便秘、瞳孔散大、视物模糊、眼睑炎、眼压升高、排尿困难、心悸等。

三、磷酸二酯酶抑制剂

本类药物为甲基黄嘌呤类衍生物,是一类常用的平喘药。常用制剂有氨茶碱(aminophylline)、二羟丙茶碱(diprophylline)和胆茶碱(choline theophylline)。氨茶碱为茶碱与乙二胺的复盐,增加茶碱的水溶性,可口服,也可注射,为茶碱类最常用的一种制剂。缺点是碱性强,局部刺激性大。二羟丙茶碱为中性物,对胃肠刺激小;但支气管扩张作用也较茶碱为弱。用于口服可加大剂量,提高疗效。适用于因胃肠道刺激症状明显,不能耐受氨茶碱的病例。胆茶碱为茶碱与胆碱的复盐,水溶性比氨茶碱更大,胃肠道刺激反应轻,病人易耐受,主要用于口服。

【体内过程】 各种茶碱制剂口服吸收完全,在体内释出游离茶碱发挥作用。茶碱主要在肝内通过氧化和甲基化而灭活,肝功能不良、肝血流减少可减慢茶碱的消除;肝药酶诱导剂则加速茶碱的消除。半衰期成人平均为 8~9 小时,儿童平均为 3.5 小时,6 个月以内的婴儿大于 24 小时。由于茶碱的生物利用度与在体内消除速率的个体差异大,故临床上要做到剂量个体化。

【药理作用】 茶碱类药物可抑制磷酸二酯酶使 cAMP 分解减少,从而提高细胞内 cAMP 浓度;可阻断腺苷受体,对抗内源性腺苷诱发的支气管收缩。可促进内源性肾上腺素和去甲肾上腺素释放,间接导致支气管扩张,且不产生耐受性。氨茶碱类可增强膈肌和肋间肌的收缩性,减少呼吸肌疲劳。严重性的慢性阻塞性肺疾患病人呼吸负荷增大,易致呼吸肌疲劳,对此,茶碱增强呼吸肌收缩力的作用有重要意义。该类药物还有强心、扩血管和利尿作用。

【临床应用】 主要用于治疗急、慢性哮喘及其他慢性阻塞性肺疾患。口服用于预防急性发作,静脉滴注或注射用于哮喘持续状态和 β 受体激动药不能控制的严重哮喘,有时也用于心源性哮喘。

【不良反应】 氨茶碱安全范围较小,口服可致恶心、呕吐、纳差,饭后服用可减轻反应;肌肉注射可致局部红肿、疼痛,现已少用;治疗量时可致失眠或不安等,可用镇静药对抗。氨茶碱静注太快,血药浓度过高时表现为严重的中枢症状和心脏毒性,如烦躁不安、惊厥、心律失常、循环衰竭等。

【用药注意事项】 ① 心脏病、高血压、甲状腺功能亢进、糖尿病、消化性溃疡、前列腺肥大、肝肾功能不全、妊娠期或哺乳期妇女慎用茶碱类药物;② 部分患者,尤其是老年人用药后可能产生头晕,应采取防护措施。肠衣片或控释剂型口服时不要弄碎或嚼碎,以免产生过量游离药物;③ 服药期间应戒烟,以免诱导肝药酶,加速药物代谢,否则应增加给药剂量;限制饮用含有茶碱的饮料如茶、咖啡、可可等;④ 不要将茶碱注射剂与其他药物的注射液混合使用,否则可产生浑浊、沉淀或降低其疗效;⑤ 静脉注射氨茶碱速度应慢,高度注意低血压、心律失常及惊厥等中毒症状的发生,以防猝死。儿童对茶碱的中枢作用比成人敏感,注射时更应谨慎做好监护,如有呕吐、不安、头晕、易激动等反应,可能为药物过量的早期症状。

四、白三烯受体阻断剂

白三烯是花生四烯酸的代谢产物之一,是白细胞重要的趋化剂和激动剂,可引起气道平滑肌收缩,增加血管通透性,增加黏液分泌,促进炎症细胞如嗜酸性粒细胞在气道的聚集,并能促进气道结构细胞的增殖,从而参与气道重塑,在炎症、哮喘和过敏反应中起着重要作用,是哮喘发病机制中最重要的炎症介质之一。白三烯受体阻断剂可通过拮抗半胱氨酸白三烯或多肽白三烯靶组织上的受体,缓解支气管的应激性和慢性炎症病变,有效防治哮喘的发作。常用药有孟鲁司特和扎鲁司特。

孟 鲁 司 特

孟鲁司特(montelukast)口服吸收迅速而完全,生物利用度约 64%,普通饮食对口服生物利用度和血药峰浓度无影响,血浆蛋白结合高。只有极少量通过血-脑屏障,孟鲁司特及其代谢物几乎全经由胆汁排泄。口服起效缓慢,一般连续应用 4 周后才见疗效,作用较弱,相当于色甘酸钠,因此不用于急性哮喘发作的治疗。主要用于 15 岁及 15 岁以上哮喘患者的预防和长期治疗,包括预防白天和夜间的哮喘症状,尤其是对阿司匹林敏感的哮喘,孟鲁司特能减少发作次数和症状,减少对糖皮质激素的依赖,并且对糖皮质激素已耐药的患者也有效。也用于减轻季节性过敏性鼻炎引起的症状。

白三烯受体阻断剂可抑制肝药酶 CYP1A2 活性,竞争性抑制氨茶碱的分解,而使茶碱血浆浓度升高。利福平、苯巴比妥等可减少孟鲁司特的生物利用度。

五、肥大细胞膜稳定药

色 甘 酸 钠

色甘酸钠(sodium cromoglycate,咽泰,intal)不能直接松弛支气管平滑肌,也不能拮抗组胺、白三烯等化学介质收缩支气管平滑肌的作用。但在接触抗原前用药,可预防Ⅰ型变态反应所致的哮喘,也能预防运动或其他刺激所致的哮喘。

【体内过程】 口服仅吸收 1%,采用特殊的吸入器粉雾吸入,微粉吸入给药时约 10% 可自肺吸收,血浆蛋白结合率约 60%～75%,半衰期为 1～1.5 小时,吸收后不被代谢,以原形经尿或胆汁排泄。

【药理作用】 选择性稳定肺组织肥大细胞膜,减少 Ca^{2+} 向细胞内转运,从而阻止肥大细胞脱颗粒释放介质;抑制过强的神经反射,因而可降低气道的高反应性并间接阻止肥大细胞释放介质。

【临床应用】 主要用于支气管哮喘的预防性治疗,能防止变态反应或运动引起的速发和迟发性哮喘反应。应用 2～3 天能够降低支气管较高的反应性,也可用于过敏性鼻炎、溃疡性结肠炎及其他胃肠道过敏疾病。

【不良反应】 毒性很低,不良反应少。少数患者吸入时,可因粉末的刺激而引起呛咳、气急,甚至诱发哮喘,与少量异丙肾上腺素合用可以预防。

奈 多 罗 米

奈多罗米(nedocromil)能抑制支气管黏膜炎症细胞释放多种炎症介质,作用比色甘酸钠强。吸入给药能降低哮喘患者的气道反应,改善症状和肺功能。可预防性治疗哮喘、喘息性支气管炎。偶见头痛。儿童、妊娠妇女慎用。

曲 尼 司 特

曲尼司特(tranilast)是一种过敏介质阻滞剂,可抑制变应原及其他刺激引起的肥大细胞脱颗粒和过敏介质的释放反应。具有稳定肥大细胞和嗜碱粒细胞细胞膜的作用,阻止其脱颗粒。从而抑制组胺和5-羟色胺过敏性反应物质的释放,对于IgE抗体引起的大白鼠皮肤过敏反应和实验性哮喘有显著抑制作用。

曲尼司特给药后2～3小时血药浓度达到峰值,半衰期为8.6小时左右,24小时明显降低。主要从尿中排出,体内代谢产物主要是曲尼司特的4位脱甲基与硫酸及葡萄糖醛酸的结合物。临床主要用于支气管哮喘及过敏性鼻炎的预防性治疗,也可用于特应性皮炎的治疗。

六、糖皮质激素

糖皮质激素具有强大的抗喘作用,其抗喘机理可能与其抗炎及抗过敏作用有关。糖皮质激素能抑制前列腺素和白三烯的生成;减少炎性介质的生成和反应;能使小血管收缩,渗出减少;能增加 β 受体的反应性。长期应用副作用多,仅适用于哮喘持续状态或其他药物难以控制的严重哮喘,为重要的抢救药物。近年采用气雾吸入给药,充分发挥了糖皮质激素对气道的抗炎作用,而避免了全身不良反应。治疗哮喘时发挥作用较缓慢,即使大剂量也需一定潜伏期。因此在危急发作的哮喘病例应用本类药物,开始必须合用其他平喘药或吸氧,以免发生窒息。吸入性糖皮质激素有丙酸倍氯米松、丙酸氟替卡松和布地奈德。

倍 氯 米 松

倍氯米松(beclomethasone)为局部应用的糖皮质激素类药物,具有强大的局部抗炎作用,比地塞米松强500倍。其突出特点是可气雾吸入直接作用于气道而发挥平喘作用,自肺吸收后迅速灭活,几无全身不良反应,长期应用对肾上腺皮质功能也无抑制作用。临床上主要用于需长期全身应用糖皮质激素或非激素类药治疗无效的慢性支气管哮喘患者,以防止哮喘急性发作,也可用于常年性、季节性过敏性鼻炎和血管收缩性鼻炎。

吸入性糖皮质激素通常需要长期、规范使用才能起预防作用,一般在用药1～2周后症状和肺功能才有所改善,对哮喘发作不能立即奏效,不适宜用于急性哮喘者,不应作为哮喘急性发作的首选药。部分患者吸入后出现声音嘶哑,可暂停吸入。长期连续吸入可发生咽部白色念珠菌感染,应在每次吸药后用氯化钠溶液漱口,漱去咽喉部的残留药物,则可明显减少口腔和咽部真菌继发感染的机会。必要时可应用抗真菌药治疗。

复习思考题

1. 常用的中枢性镇咳药和外周镇咳药有哪些？其临床用途有何不同？
2. 祛痰药分为哪几类？每类的代表药及其作用机制是什么？
3. 简述平喘药的分类、代表药物及其作用机制。
4. 简述沙丁胺醇和沙美特罗各自临床应用及不良反应方面的特点。
5. 简述氨茶碱的抗喘作用机制、临床应用及主要不良反应。
6. 简述白三烯受体阻断剂治疗哮喘的作用机制及临床应用。

（陈　真　季　晖）

第二十八章 作用于消化系统的药物

【内容提要】 消化系统药物包括抗消化性溃疡药、助消化药、止吐药、泻药和利胆药等。抗消化性溃疡药物通过增加黏膜保护因子、抑制损伤因子而起作用。按作用机制分为抗酸药、H_2受体阻断药、H^+泵抑制药、黏膜保护药和抗幽门螺杆菌药五类。

第一节 抗消化性溃疡药

消化性溃疡主要指发生于胃和十二指肠的慢性溃疡，是一多发病、常见病，病因尚未完全阐明。病理学认为由于致溃疡因素（胃酸、胃蛋白酶、幽门螺杆菌等）和抗溃疡因素（黏液分泌、黏液屏障、黏膜血流及内源性细胞保护因子等）二者之间的失衡所致。消除致溃疡因素一直是治疗该病的主要途径，近年来也开始重视增强抗溃疡因素的药物。

一、抗酸药及抑酸药

（一）抗酸药

抗酸药（antacids）都是弱碱性药物，常用的药物有氢氧化铝（aluminum hydroxide）、氢氧化镁（magnesium hydroxide）、三硅酸镁（magnesium trisilicate）、碳酸钙（calcium carbonate）和碳酸氢钠（sodium bicarbonate）等。口服后能中和胃内的酸度，从而缓解胃酸对胃、十二指肠黏膜的腐蚀作用和对溃疡面的刺激，缓解疼痛；又能抑制胃蛋白酶活性，减少胃液对溃疡面的自身消化，有利于溃疡愈合。氢氧化铝和三硅酸镁中和胃酸时可形成胶状物质覆盖在黏膜表面，将溃疡与胃液隔离，起机械性保护作用。氢氧化铝中和胃酸后产生三氯化铝，有收敛作用，利于溃疡面止血。

不良反应有引起便秘、轻泻、嗳气、腹胀、腹压增高，碱血症、钠潴留，高镁血症、高钙血症和低磷血症。所以应当饭后服用，选用合适的剂型和服用方法，主张联合用药。肾功能不全不应使用含镁或钙的制剂。对限盐病人（如心功能不全、水肿、高血压、妊娠等）伴溃疡者，应注意含钠的抗酸药剂量不宜过大。避免与四环素共用。

（二）H_2受体拮抗剂

抑制由进食、胃泌素、高血糖或迷走神经兴奋等刺激引起的胃酸分泌，尤其能有效地抑制夜间基础胃酸分泌，降低胃酸和胃蛋白酶的活性。常用药物有西咪替丁、雷尼替丁和法莫替丁等，为治疗消化性溃疡的首选药物（详见第二十九章）。

（三）胃壁细胞H^+泵抑制药

壁细胞通过受体（M_1、H_2受体，胃泌素受体），第二信使和 H^+、K^+- ATP 三个环节分泌胃酸。H^+、K^+ - ATP 酶(H^+ 泵或质子泵)位于壁细胞小管膜上,能将 H^+ 从壁细胞内转运到胃腔中,将 K^+ 从胃腔中转运到壁细胞内进行 H^+ - K^+ 交换。胃腔中的 H^+ 与 Cl^- 结合形成胃酸,抑制 H^+、K^+ - ATP 酶,就能抑制胃酸形成的最后环节,发挥治疗作用。临床应用的有奥美拉唑(omeprazole)、兰索拉唑(lansoprazole)、泮托拉唑(pantoprazole)和雷贝拉唑(rabeprazole)。

奥 美 拉 唑

奥美拉唑(omeprazole,洛赛克)是苯咪唑的衍生物。

【体内过程】 口服吸收迅速但不恒定,生物利用度可因剂量、胃内 pH 的不同而差异很大。重复给药因胃内 pH 升高,生物利用度可达 70%。平均血浓度峰值时间为 0.5 小时,血浆蛋白结合率为 95%,大部分药物经肝脏代谢后从尿排出,半衰期 0.5~1.5 小时。

【药理作用与临床应用】 奥美拉唑对于各种刺激(胃泌素、组胺、乙酰胆碱、食物等)引起的胃酸分泌均有抑制作用,是目前最强的胃酸分泌抑制药,量大时可导致无酸状态。口服后,可浓集于壁细胞小管周围,并转变为有活性的次磺酸和亚磺酰胺,后者与酶的巯基以共价结合,形成酶-抑制剂复合物,从而不可逆地抑制 H^+ 泵功能,直至新的酶合成。足够剂量的奥美拉唑可使每日胃酸降低 95% 以上,停药后 4~5 日才恢复用药前水平。本品不影响胃蛋白酶和内因子分泌。主要用于其他药物无效的难治性溃疡和胃泌素瘤,可与抗菌药物、铋剂联合用于幽门螺杆菌(Hp)感染的根除治疗。

【不良反应】 不良反应轻微,主要有头痛、头昏、口干、恶心、腹胀、失眠。偶有皮疹、外周神经炎,血清转氨酶或胆红素升高。长期超量用于动物可引起胃黏膜肿瘤样增生,尽管此现象尚未见于人体,长期使用仍应注意。

【药物相互作用】 奥美拉唑、兰索拉唑可竞争抑制肝药酶 CYP2C9 的活性,延长苯妥英钠、地西泮、华法林的消除。也可影响氯吡格雷代谢为有活性的产物,降低其疗效,增加血栓不良事件的发生。

(四)M 胆碱受体阻断药

M 受体阻断药如阿托品及其合成代用品可减少胃酸分泌、解除胃肠痉挛。但在一般治疗剂量下对胃酸分泌抑制作用较弱,增大剂量则不良反应较多,现已很少单独使用。

哌 仑 西 平

哌仑西平(pirenzepine,哌吡氮平)为合成的选择性 M_1 受体阻断药,通过阻断胃肠壁内副交感神经节的 M_1 受体。降低节后迷走神经末梢的兴奋性而抑制胃酸分泌,也抑制胃蛋白酶和胃泌素的分泌,对胃和十二指肠溃疡均有效,溃疡愈合率与 H_2 受体阻断药相近,但缓解症状不如 H_2 受体阻断药迅速,为治疗消化性溃疡的二线药物。剂量较大时有口干、视力模糊等不良反应,停药后症状消失。妊娠妇女忌用。

二、黏膜保护药

硫 糖 铝

硫糖铝(sucralfate,胃溃宁)是八硫酸盐蔗糖与聚氢氧化铝组成的碱式盐,在 pH 低于 4 时可聚合成胶冻,牢固地黏附于上皮细胞和溃疡基底部,覆盖溃疡面,抵御胃酸和消化酶的侵蚀;能与胃酸和胆汁酸结合,减少胃酶和胆汁酸对胃黏膜的损伤;能促进胃黏膜和碳酸氢盐分泌。临床治疗消化性溃疡、慢性糜烂性胃炎、反流性食道炎有较好疗效。硫糖铝在酸性环境下才有效,所以不能与抗酸药、抑酸药同用。不良反应轻微,主要有便秘、口干、恶心、胃部不适、腹泻、皮疹、瘙痒及头晕。

前列腺素衍生物

胃黏膜能合成前列腺素 E_2(PGE_2)及前列环素(PGI_2),有刺激胃黏液、碳酸氢盐分泌和抑制胃酸分泌的作用,能防止有害因子损伤胃黏膜,改善黏膜血液循环。常用的药物米索前列醇(misoprostol)为 PGE_1 衍生物,恩前列醇(enprostil)为 PGE_2 衍生物,二者均具有细胞保护作用和抑制胃酸分泌作用,并且克服了天然前列腺素 E 代谢快、不良反应多的缺点。本品属抗消化性溃疡二线药,但对阿司匹林等非甾体消炎药引起消化性溃疡、胃出血有特效。不良反应为腹泻,也能引起子宫收缩,孕妇禁用。

枸橼酸铋钾

枸橼酸铋钾(bismuth potassium citrate)又称三钾二枸橼酸铋(tripotassium dicitrate bismuthate),溶于水形成胶体溶液。本品不中和胃酸或抑制胃酸分泌,其对消化性溃疡的疗效主要在酸性环境下形成氧化铋胶体沉着于溃疡表面或基底肉芽组织,形成保护屏障而抵御胃液、胃蛋白酶、酸性食物对溃疡面的刺激。也能与胃蛋白酶结合而降低其活性,促进黏液分泌。还有抑制幽门螺杆菌的作用,对降低溃疡感染率,减少溃疡复发有一定意义。对消化性溃疡的愈合率达到或超过 H_2 受体阻断药,但溃疡复发率则明显低于后者。避免与抗酸药或牛奶同服,以免升高血铋;服药期间可使舌、粪便染黑,偶见恶心等消化道症状。肾功能不良者禁用。

三、抗幽门螺杆菌药

幽门螺杆菌(helicobacter pylori)是革兰氏阴性厌氧菌,在胃上皮表面生长,产生多种酶及细胞毒素,能损伤黏液层、上皮细胞、胃血流功能,与胃炎关系密切,也是胃、十二指肠溃疡的危险因素,根治此菌可明显增加溃疡愈合率,减少复发率。体外试验中证实该菌对多种抗菌药物敏感,但是体内尚无理想药物可以根治,可能与药物在胃内停留时间有限,难以透过黏膜层使感染部位到达有效浓度有关。临床常将阿莫西林、四环素、呋喃唑酮、罗红霉素、甲硝唑、枸橼酸铋钾等 2～3 种药物联合应用。

第二节　助消化药

助消化药物多为消化液中成分或促进消化液分泌的药物；能增强消化能力，促进食欲，用于消化不良、消化机能减退等。

胃蛋白酶

胃蛋白酶(pepsin)得自牛、猪、羊等胃黏膜，常与稀盐酸同服用于胃蛋白酶缺乏症。药理作用是促进消化蛋白质，临床用于消化不良、食欲减退及慢性萎缩性胃炎等。本品遇热不稳定，70℃以上易变质、失效；溶液在 pH 6.0 以上不稳定，不宜与碱性药物同服；宜餐前或进食时服用。

胰　酶

胰酶(pancreatin)得自牛、猪、羊等胰腺，为多种酶的混合物，含有胰蛋白酶、胰淀粉酶及胰脂肪酶，在中性或弱碱性条件下活性较强，与等量碳酸氢钠同服可增强疗效。胰酶在肠液中可消化蛋白质、淀粉和脂肪。临床用于治疗消化不良、食欲不振、胰液分泌不足、胰腺炎等引起的消化障碍。因在酸性环境中易被破坏，故一般制成肠衣片，口服时不要嚼碎，以免接触胃酸而失效。胰酶可干扰叶酸的吸收，长期服用者需补充叶酸。

乳　酶　生

乳酶生(biofermin,表飞鸣)为干燥活乳酸杆菌制剂，能分解糖类产生乳酸，使肠内酸度增高，从而抑制肠内腐败菌的繁殖，减少发酵和产气。常用于消化不良、肠胀气及小儿消化不良性腹泻。宜餐前服用，不宜与抗菌药物或吸附药合用，以免影响疗效。

第三节　止吐药

呕吐是临床常见的症状，是一种极其复杂的反射性活动，很多疾病都可以引起呕吐。皮层、小脑、催吐化学感受区(CTZ)、孤束核均有传入纤维与呕吐中枢相连。CTZ 含有 5 - HT₃、D₂、M₁受体，孤束核富含 5 - HT₃、D₂、M、H₁受体，前庭有胆碱能、组胺能神经经小脑与呕吐中枢相连。本节主要介绍 5 - HT₃受体阻断药和多巴胺受体阻断药的止吐作用。

一、5 - HT₃受体阻断药

5 - HT₃受体广泛分布于周围组织以及接受迷走神经传入纤维的孤束核、CTZ 等脑组织。肿瘤化疗、放疗引起呕吐可能与其引起肠嗜铬细胞分泌 5 - HT，激活腹腔迷走传入纤维有关。因此，5 - HT₃受体阻断剂的出现，对肿瘤化疗、放疗引起呕吐产生极佳的止吐作用。

昂　丹　司　琼

昂丹司琼(ondansetron,枢复宁)能选择性阻断中枢及迷走神经传入纤维 5 - HT₃受体，产生强大止吐作用。对抗肿瘤药顺铂、环磷酰胺、阿霉素等引起呕吐的止吐作用迅速、强大，明显优于甲氧氯普胺。但对晕动病及多巴胺激动剂去水吗啡引起的呕吐无效。昂丹司琼与 $5-HT_1$、肾上腺素 α_1、阿片 μ 受体也有弱亲和能力，但对 $5-HT_3$ 受体亲和力比其他受体强 $250\sim500$ 倍。既可口服，也可静脉注射。口服生物利用度为 60%，给药后 $30\sim60$ 分钟达到有效血药浓度。在肝脏代谢，代谢产物大多经肾脏排泄。血浆半衰期 $3\sim4$ 小时，半衰期虽较其他 $5-HT_3$ 受体阻断剂短，但一天给药一次即可。临床用于肿瘤化疗、放疗引起的恶心、呕吐，是目前化疗止吐的主要用药。不良反应轻，可有头痛、头晕、便秘或腹泻，偶见肝脏转氨酶 AST 及 ALT 增高。

$5-HT_3$ 受体阻断剂还有格拉司琼（granisetron）、多拉司琼（dolasetron）、托烷司琼（tropisetron）等，它们的化学结构各异，对 $5-HT_3$ 受体的选择性、亲和力不全相同，$t_{1/2}$ 分别为 $9.0\sim11.6$ 小时、$7\sim9$ 小时、7.3 小时，多拉司琼在肝内代谢为活性代谢物质氢多拉司琼才能发挥作用。大量临床试验表明，格拉司琼 3 mg、多拉司琼 100 mg、托烷司琼 5 mg 与昂丹司琼 8 mg 临床疗效相仿。

二、多巴胺受体阻断剂

新的多巴胺受体阻断剂除有阻断中枢 D_2 受体发挥止吐作用外，也阻断胃肠抑制性多巴胺受体，能促进胃肠运动，加速胃肠排空，称胃肠促进药（prokinetics）。

甲氧氯普胺

甲氧氯普胺（metoclopramide，胃复安）对多巴胺 D_2 受体有阻断作用。阻断 CTZ 的 D_2 受体，发挥止吐作用；高剂量也阻断 $5-HT_3$ 受体。多巴胺使胃体平滑肌松弛，幽门括约肌收缩，阻断胃肠道多巴胺受体，则可引起从食道至近段小肠平滑肌运动，加速胃的正向排空和加速肠内容物从十二指肠向盲部推进，发挥胃肠促动力药作用，口服生物利用度为 75%，易通过血脑屏障和胎盘屏障。$t_{1/2}$ 为 $4\sim6$ 小时。常用于包括肿瘤化疗、放疗所引起的各种呕吐。对胃肠的促动作用可治疗慢性功能性消化不良引起的胃肠运动障碍，包括恶心、呕吐等症状。大剂量静脉注射或长期应用，易引起锥体外系反应，常见嗜睡和倦怠。也可引起高泌乳素血症，男子乳房发育、溢乳等，对胎儿影响尚待深入观察，孕妇慎用。

多 潘 立 酮

多潘立酮（domperidone）又名吗丁啉（motilium），阻断多巴胺受体止吐。外周作用能阻断多巴胺对胃肠肌层神经丛突触后胆碱能神经元的抑制作用，加强胃肠蠕动，促进胃的排空与协调胃肠运动，防止食物反流，发挥胃肠促动力药的作用。对偏头痛、颅外伤、放射治疗引起的恶心、呕吐有效，对胃肠运动障碍性疾病也有效。不良反应较轻，偶有轻度腹部痉挛，注射给药可引起过敏。不易通过血脑屏障，没有锥体外系反应。主要经肝脏 CYP3A4 代谢，可引起心电图 Q-T 间期轻度延长。显著抑制 CYP3A4 酶并可能引起 Q-T 间期延长的药物（酮康唑、氟康唑、伏立康唑、红霉素、克拉霉素、胺碘酮）与多潘立酮合用，会增加发生尖端扭转型室性心动过速的风险。

西 沙 必 利

胃肠促动力药还有西沙必利(cisapride)，能促进食管、胃、小肠直至结肠的运动。无锥体外系、催乳素释放及胃酸分泌等不良反应，能促进肠壁肌层神经丛释放乙酰胆碱。$t_{1/2}$为10小时。用于治疗胃肠运动障碍性疾病，包括胃食管反流、慢性功能性和非溃疡性消化不良、胃轻瘫及便秘等，每日3次，每次10 mg。剂量过大时可引起尖端扭转型室性心动过速，有心力衰竭、传导阻滞、室性心律失常、心肌缺血等心脏病史者，电解质紊乱者(尤其低钾血症)慎用。属于同类药的还有莫沙必利(mosapride)。

第四节　泻　药

泻药(laxatives)是指能促进肠蠕动，增加粪便内水分，软化粪便或润滑肠道而使粪便易于排出的药物。临床主要用于功能性便秘，分为容积性泻药、刺激性泻药和润滑性泻药三类。

一、容积性泻药

为非吸收的盐类和食物性纤维素等物质。

硫 酸 镁

硫酸镁(magnesium sulfate)和硫酸钠(sodium sulfate)又称盐类泻药。口服后不易被肠道吸收，使小肠内渗透压升高，进而阻碍小肠吸收水分，增大肠内容积。肠腔扩大后刺激肠壁，引起小肠蠕动增加，小肠内容物迅速进入大肠而排便。本类药物泻下作用快而强，口服后1～6小时排出液体性粪便，主要用于排除肠内毒物及服驱虫药后的导泻。此外，高渗硫酸镁溶液(33%)可刺激十二指肠黏膜，反射性引起胆囊收缩，胆总管括约肌松弛，促进胆囊排空。可用于阻塞性黄疸、慢性胆囊炎等。口服过量可致呕吐、口渴感、腹痛、腹泻及干扰小肠吸收功能。心脏病患者或限钠患者禁用硫酸钠，肾功能不全者禁用硫酸镁。宜早晨空腹服用，同饮大量温开水，以便盐类溶液容易由胃排入小肠，从而加速和增强泻下作用。中枢抑制药中毒不宜用硫酸镁导泻，以免加重中枢抑制。本类药物可引起反射性盆腔充血、失水等，故月经期、孕妇及老人慎用。

乳 果 糖

乳果糖(lactulose)为半乳糖和果糖的双糖，在小肠内不被消化吸收，进入结肠后被细菌代谢成乳酸及其他有机酸，提高了肠腔内渗透压，从而促进肠蠕动，发生轻泻作用。因作用部位在结肠，泻下作用比盐类缓慢，多发生在用药1～2天后。主要用于治疗慢性便秘。乳果糖还能显著降低肠腔 pH 使其呈酸性状态，故能抑制肠内产氨细菌的活动，减少氨的生成，肠腔内的 H^+ 也可与已生成的氨形成难吸收的铵离子(NH_4^+)，从而降低血氨，可用于防治肝性脑病。过量可引起胃胀气、腹痛、腹泻。不宜与主要作用于肠道的抗菌药如新霉素等合用；可升高血糖，糖尿病患者禁用。不明原因的腹痛、阑尾炎、胃肠道梗阻、乳酸血症、尿毒症和糖尿病酸中毒患者均禁用乳果糖。

二、接触性泻药

(一)蒽醌类

包括含蒽醌苷的植物如大黄、番泻叶、鼠李皮、芦荟等及化学合成品二羟蒽醌（danthron）。口服后，其中所含蒽醌苷被大肠内细菌水解释出蒽醌而发挥作用。二氢蒽醌为游离蒽醌，不需要在大肠被细菌代谢即发生作用。大黄内含有鞣酸，具收敛作用，致泻后可有继发性便秘。蒽醌类可有少量吸收，经尿排出，碱性尿呈红色，酸性尿呈黄色，应预先向病人说明。

(二)二苯甲烷类

此类药物包括酚酞（phenolphthalein）和比沙可啶（bisacodyl）。

酚酞口服后遇碱性肠液形成可溶性钠盐，接触肠黏膜而产生缓和泻下作用。肠中药物约15％被吸收，部分经肝肠循环由胆汁排入肠腔，再对大肠发生作用，故作用持久，一次给药可维持3～4天。部分从尿排出，若尿为碱性则呈红色。用量过大可出现腹泻、腹痛，久用偶可引起过敏，出现皮疹、皮炎及肠炎。

比沙可啶基本作用与酚酞相仿，但刺激性较强，口服剂型多为肠衣片，不能嚼碎。亦可制成肛内栓剂，用后15～60分钟即可致泻，但常引起直肠局部刺激症状，肛门破裂或痔疮，消化性溃疡者忌用。临床用于急、慢性便秘，腹部X线检查或内窥镜检查前以及手术前后排空肠内容物。

三、润滑性泻药

本类药物通过润滑肠壁软化大便，使粪便易于排出，适用于老年人、儿童、术后排便困难者。

液 体 石 蜡

液体石蜡（liquid paraffin）为矿物油，口服后在肠内不被消化吸收，对肠壁和粪便起润滑作用，并妨碍肠内水分吸收，软化稀释粪便易于排泄。长期服用可干扰消化道对脂溶性维生素 A、D、K 以及钙、磷的吸收。

甘 油 栓

甘油栓剂（glycerol Suppositories，开塞露）为固体润滑性导便药，作用温和，塞入肛门后徐缓溶化，润滑并刺激肠壁，软化大便，促进肠蠕动，使大便易于排出。用药后数分钟即可引起排便。

四、泻药的应用原则

(1)长期慢性便秘者首先应养成定时排便习惯，多吃富含纤维素的食物如蔬菜、水果、粗面粉等,增加运动量,适当摄取液体。

（2）应根据不同情况选择不同类型泻药。长期服用泻药会影响营养物质吸收,引起过度腹泻以致水、电解质丢失,甚至对泻药产生依赖性,且常服泻药对肠壁产生经常性刺激,亦会进一步引起结肠痉挛性便秘。一般连续使用不宜超过 7 天。

（3）注意用药禁忌证。诊断未明的腹痛患者,炎症性肠道疾病或肠梗阻均禁用泻药。孕妇与经期妇女禁用剧烈泻药。授乳妇女用泻药应考虑药物是否从乳汁分泌影响乳儿。肾功能障碍者慎用含钾或镁的泻药。

第五节　止泻药

腹泻是多种疾病的常见症状,应针对病因采取治疗措施。但剧烈而持久的腹泻可引起脱水和电解质紊乱等,故在对因治疗的同时可适当使用止泻药。

地 芬 诺 酯

地芬诺酯（diphenoxylate,苯乙哌啶）为抗动力药,直接作用于肠壁的阿片受体,阻止乙酰胆碱和前列腺素的释放,抑制肠蠕动,延长肠内容物的通过时间,促进水、电解质及葡萄糖的吸收,具有收敛和减少肠蠕动作用,能有效控制各种原因引起的急、慢性功能性腹泻。

地芬诺酯本身具有中枢抑制作用,可加强中枢抑制剂的作用,不宜与巴比妥类、阿片类、水合氯醛或其他中枢神经抑制剂合用。无抗感染作用,对伴有感染的腹泻应联合应用有效的抗菌药物。具有阿片样的作用,长期大量服用可产生欣快感,并可出现药物依赖性。

洛 哌 丁 胺

洛哌丁胺（loperamide,苯丁哌胺）结构与地芬诺酯相似,除直接抑制肠道蠕动外,还可减少肠壁神经末梢释放乙酰胆碱。作用强而迅速,用于急、慢性腹泻。不良反应和注意事项同地芬诺酯。

双八面体蒙脱石

双八面体蒙脱石（dioctahedral smectite,思密达）为吸附药和收敛药,系从蒙脱石中提取而得,可覆盖消化道黏膜,与黏液蛋白结合,从质和量两方面增强黏液屏障;可促进损伤的消化道黏膜上皮的再生;可吸附消化道内的气体和各种攻击因子;平衡正常菌群;促进肠黏膜细胞的吸收功能。临床用于急、慢性腹泻,食管、胃及十二指肠疾病引起的相关疼痛症状的辅助治疗。食管炎患者于饭后服用;其他患者宜于两餐间服用,急性腹泻时立即服用,首剂加量。本品可能影响其他药物的吸收,必须合用时在服用本品之前 1 h 服用。

收敛剂（astringents）包括鞣酸蛋白（tannalbin）和次碳酸铋（bismuth subcarbonate）。口服后可与肠黏膜表面的蛋白质结合,形成一层保护膜,从而减少炎性渗出,减轻肠壁刺激,肠蠕动也相应减少。鞣酸蛋白需在肠内分解出鞣酸才能发挥收敛止泻作用。鞣酸能使各种消化酶失活,长期大量应用可造成消化酶缺乏,不宜长期使用。

第六节　利胆药

利胆药为促进胆汁分泌或促进胆囊排空的药物。

去 氢 胆 酸

去氢胆酸(dehydrocholic acid)可增加胆汁的分泌,使胆汁变稀,对脂肪的消化吸收也有促进作用。临床用于胆囊及胆道功能失调,胆汁淤滞,阻止胆道上行性感染,也可用于排除胆结石。对胆道完全梗阻及严重肝肾功能减退者禁用。

熊去氧胆酸

熊去氧胆酸(ursodeoxycholic acid)可促进胆汁分泌,减轻胆汁淤滞,减少胆酸和胆固醇吸收,抑制胆固醇合成与分泌,从而降低胆汁中胆固醇含量,不仅可阻止胆石形成,长期应用还可促使胆石溶解。临床用于治疗自体免疫性肝炎以及胆汁性肝硬化、硬化性胆管炎等各种胆汁淤积症,对胆囊炎、胆道炎也有治疗作用。但不能溶解胆色素结石、混合结石及不透X线的结石,对此类结石无效。用药期间常见腹泻。

复习思考题

1. 抗消化性溃疡药有哪几类? 作用机制有何不同?
2. 试述常用的胃黏膜保护药及其作用机制。
3. 试述硫酸镁的药理作用及临床应用。
4. 一个理想的抗酸药应具备哪些条件?
5. 试述奥美拉唑的药理作用及临床应用。
6. 试述昂丹司琼的药理作用和临床用途。
7. 试述泻药的分类及各类的主要用途。
8. 试述地芬诺酯的作用特点和不良反应。

(陈　真)

第二十九章　组胺和组胺受体阻断药

【内容提要】　组胺是广泛存在于人体各组织中的自身活性物质,与靶细胞膜上的受体结合产生生物效应。根据受体的分布及效应,主要分为 H_1、H_2 和 H_3 三个亚类。抗组胺药根据其对受体的选择性,可分为 H_1 受体阻断药和 H_2 受体阻断药。以苯海拉明为代表的 H_1 受体阻断药主要治疗过敏性疾病和晕动病,以西咪替丁为代表的 H_2 受体阻断药主要用于治疗消化道溃疡。

组胺(histamine)是最早发现的自体活性物质之一,在体内由组氨酸脱羧基而成,组织中的组胺是以无活性的结合型存在于肥大细胞和嗜碱性粒细胞的颗粒中,以皮肤、支气管黏膜、肠黏膜和神经系统中含量较多。当机体受到理化刺激或发生过敏反应时,可引起这些细胞脱颗粒,导致组胺释放,与组胺受体结合而产生生物效应。

组胺通过与靶细胞膜上特异受体结合而发挥药理效应。目前组胺受体主要分为 H_1、H_2 和 H_3 三类,兴奋时产生各种生理效应。

1. 对血管的作用:表现为血管扩张,毛细血管通透性增加,结果导致局部血流量增加,血浆从血管进入组织间隙,引起局部红肿及皮肤温热感。大剂量静脉注射时,可引起血压下降。H_1 和 H_2 受体均参与组胺的血管扩张作用,但 H_1 受体更为重要。毛细血管通透性增加系 H_1 受体激动所致。小剂量组胺引起的血管反应往往可被 H_1 受体阻断药拮抗,而大剂量组胺引起的血压下降,需同时用 H_1 和 H_2 受体阻断药,才能被完全取消。

2. 对平滑肌的作用:健康人支气管平滑肌对组胺不敏感,但支气管哮喘或其他肺部疾病患者接触少量组胺可发生支气管痉挛和呼吸困难。大剂量组胺可使胃肠平滑肌和妊娠子宫平滑肌收缩而导致腹泻和流产。组胺收缩平滑肌的作用主要与激动 H_1 受体有关。

3. 对胃腺的作用:小剂量即可激动胃黏膜壁细胞上的 H_2 受体,使胃酸分泌显著增加。

4. 对神经系统的作用:组胺对感觉神经末梢有强烈刺激作用,皮肤感觉神经末梢最为敏感,引起皮肤痛、痒感,这一作用也是由 H_1 受体介导的。此外,组胺是脑内神经递质之一,晕动病可能与半规管的 H_1 受体激动有关。

药用组胺是人工合成品,口服无效,注射后在体内迅速破坏,作用时间短暂。本身无治疗用途,仅作为诊断用药。但组胺的特异性拮抗药分别通过阻断 H_1 和 H_2 受体而产生不同的效应,具有很好的临床应用价值。

第一节　H_1 受体阻断药

人工合成的 H_1 受体阻断药多具有乙基胺的共同结构,其与组胺的侧链相似,对 H_1 受体有较强的亲和力,但无内在活性。

【药动学】　口服吸收良好,口服后 15～30 分钟发生作用,2～3 小时达高峰,多数药物一次给药后可维持 4～6 小时,在体内分布广泛,除第二代的特非那定、息斯敏外,大部分可通过血脑屏障。多数药物在肝内转化,以代谢物形式从尿排出。

【药理作用】 H₁受体拮抗剂根据其起效速度、药代动力学特征及对 H₁受体的选择性和镇静作用的有无可分为二代。第一代主要有苯海拉明、异丙嗪、氯苯那敏、赛庚啶、去氯羟嗪等,这类药的相对分子质量较小,并具有脂溶性,易透过血脑屏障进入脑组织对中枢神经系统产生镇静、嗜睡等抑制作用。第二代新型 H₁受体拮抗剂主要有氯雷他定、西替利嗪、特非那丁、阿斯咪唑、艾巴斯丁、非索那丁、阿化斯丁、甲喹吩嗪、咪唑斯丁、依巴斯丁等,几乎没有或仅有较轻的中枢抑制和抗胆碱作用,且作用持久,有逐步取代第一代 H₁受体阻断剂的趋势,尤其适用于慢性荨麻疹及驾驶员等特殊职业的患者。

1. 抗外周组胺 H₁型效应 竞争性地阻断 H₁受体,能完全对抗组胺收缩胃肠道、气管支气管平滑肌的作用,收缩小血管,抑制毛细血管通透性增加;部分对抗组胺舒张血管及其降压作用;不能阻断组胺刺激胃酸分泌的作用。

2. 中枢作用 第一代 H₁受体阻断药在治疗量能抑制中枢神经系统,产生镇静与嗜睡,其作用强度因药物和个体敏感性而异,其中苯海拉明和异丙嗪中枢镇静作用最强。苯海拉明、异丙嗪、氯苯甲嗪等尚有镇吐和防晕动病作用。

【临床应用】

1. 变态反应性疾病 对以组胺释放为主的皮肤黏膜变态反应性疾病,如荨麻疹、枯草热、过敏性鼻炎等为首选用药。对昆虫咬伤所致的皮肤瘙痒和水肿效果良好,对药疹和接触性皮炎也有止痒效果。H₁受体阻断药不能对抗其他活性物质,且作用缓慢,故对属于 I 型变态反应的支气管哮喘和过敏性休克无效。

2. 晕动病和呕吐 苯海拉明、异丙嗪、布可立嗪、美克洛嗪等可用于防治晕动病引起的呕吐、妊娠呕吐及放射病呕吐。防治晕动病时须于乘车、乘船前 15～30 分钟服用才有效,发作时用药效果不佳。

3. 镇静催眠 具有较强中枢镇静作用的 H₁受体阻断药如苯海拉明、异丙嗪常作为辅助药治疗焦虑、失眠等,尤其是因变态反应性疾病所致失眠。也可用于麻醉前给药,使病人镇静。

【不良反应】 最常见为镇静、嗜睡、无力等中枢抑制症状,故驾驶员或高空作业者在工作时不宜使用,少数患者有烦躁、失眠。其次是消化道反应,可见厌食、恶心、呕吐、便秘或腹泻等。由于外周抗胆碱作用可引起口干。氯苯吡胺对动物有致畸胎作用,孕妇不宜服用。局部外敷可致皮肤过敏。特非那定等第二代 H₁受体阻断药大剂量或长期应用,可能发生 Q-T 间期延长,产生尖端扭转型室性心动过速。

第二节 H₂受体阻断药

以含有甲硫乙脒的侧链代替 H₁受体阻断药的乙基胺链,获得有选择性的 H₂受体阻断药,能拮抗组胺引起的胃酸分泌,对 H₁受体几乎无作用。H₂受体阻断药是治疗消化性溃疡很有价值的药物。临床应用的有西咪替丁(cimetidine)、雷尼替丁(ranitidine)、法莫替丁(famotidine)、尼扎替丁(nizatidine)。新型 H₂受体阻断药乙溴替丁(ebrotidine)也已上市。

【药动学】 口服吸收迅速,由于首过消除生物利用度约为50%~60%,血药峰值浓度于服药后1~1.5小时出现,半衰期约为2~3小时。体内分布广泛,可通过血脑屏障和胎盘屏障。50%以原形经肾排泄。

【药理作用和临床应用】 对H_2受体有高度选择性,对H_1受体以及其他自身活性物质和神经递质受体几乎无作用。能显著抑制组胺引起的胃酸分泌;也能抑制五肽胃泌素、M受体激动剂和食物等引起的胃酸分泌;能明显抑制基础和夜间胃酸分泌。临床用于消化性溃疡可迅速缓解疼痛,用药4~6周后,能明显促进溃疡愈合。对十二指肠溃疡疗效优于胃溃疡。但停药后均易复发,为避免复发可用小剂量药物维持治疗。卓-艾(Zollinger-Ellison)综合征需用较大剂量。此外,也可用于胃泌素瘤以及其他病理性胃酸过多症。

【不良反应】 短期应用反应轻微,主要有头痛、眩晕、乏力、便秘或腹泻、皮疹等。老年人和肝、肾功能不良患者大量应用可出现神经系统症状,如精神错乱、语言含糊、谵妄、幻觉,甚至昏迷,可能与药物阻断中枢H_2受体有关。大剂量长期应用可引起男性乳房发育及性功能障碍,可能与其抑制二氢睾丸素与雄性激素受体相结合及抑制肝药酶对雌二醇水解,增加血液雌二醇浓度有关。

【注意事项】 西咪替丁对肝药酶有较强的抑制作用,能抑制华法林、普萘洛尔、安定、茶碱、苯妥英钠、苯巴比妥等药物的代谢,使其血药浓度升高,合用时应适当减小剂量。抗酸药可影响本药吸收,不应同服,如需同时使用,两药至少相隔1小时。静脉注射不宜过快(大于2分钟),否则将引起心律失常和低血压。

复习思考题

1. 组胺受体可分为哪几种亚型?激动后各产生什么效应?
2. 简述H_1受体阻断药的用途及不良反应。
3. 简述H_2受体阻断药的作用、用途及不良反应。

(陈 真)

第三十章　子宫平滑肌兴奋药和抑制药

【内容提要】　子宫平滑肌兴奋药是一类选择性兴奋子宫平滑肌、引起子宫收缩力增强的药物，包括缩宫素、麦角生物碱和前列腺素，其作用强度可因子宫的生理状态及用药剂量的不同而表现为节律性收缩和强直性收缩。使用子宫兴奋药时应根据不同的用药目的，掌握适应证并合理用药，以免产生不良后果。

第一节　子宫平滑肌兴奋药

子宫平滑肌兴奋药(oxytocics)是一类能选择性兴奋子宫平滑肌，引起子宫收缩增强的药物。临床常用的有缩宫素、垂体后叶素、麦角生物碱及前列腺素等。它们的作用性质随着子宫的生理状态、用药种类和剂量的大小而改变，使子宫产生节律性收缩，可用于催产或引产；使子宫产生强直性收缩，可用于产后出血或子宫复原。因此，根据产程进展治疗目的，正确选用药物及其剂量是获得良好疗效的重要环节。

缩　宫　素

缩宫素(oxytocin，催产素，pitocin)和加压素(vasopressin，抗利尿激素，antidiuretic hormone，ADU)是垂体后叶释放的两种激素。二者都是含有二硫键的 9 肽，只是 3 位和 8 位的氨基酸不同。故它们的作用既有各自的特点，又有一定的交叉，即缩宫素有较弱的抗利尿和加压活性，而加压素也有轻微的兴奋子宫作用。

【体内过程】　口服后在胃肠道被灭活，故无效。能经鼻腔及口腔黏膜吸收；肌内注射吸收好，一般在 5 分钟内生效，作用持续 20～30 min，大部分经肝肾灭活。可透过胎盘。

【药理作用】

1. 兴奋子宫　缩宫素对子宫平滑肌有直接兴奋作用，加强其收缩。其作用强度随剂量增大而增强。小剂量可加强子宫的节律性收缩，其收缩性质与正常分娩相似，即子宫底部肌肉发生节律性收缩，而子宫颈平滑肌松弛，以利胎儿娩出。随剂量加大，可引起子宫平滑肌张力持续性增加，最后可致强直性收缩，这将对胎儿和母体带来不利影响。

体内雌激素和孕激素的水平会影响子宫对缩宫素的敏感性。雌激素提高子宫对缩宫素的敏感性，而孕激素则降低之。在怀孕早期，体内孕激素水平较高，所以子宫对缩宫素的敏感性较低；而在妊娠后期，体内雌激素水平较高，对缩宫素的敏感性则较高。至临产时，子宫对缩宫素最敏感，分娩后敏感性逐渐下降。

妊娠期间子宫平滑肌上的缩宫素受体显著增加，现认为缩宫素通过激动缩宫素受体产生兴奋子宫作用。

2. 其他作用　缩宫素还收缩乳腺导管的肌上皮，促进排乳。此外还有轻微的抗利尿作用。

【临床应用】

1. 催产和引产 对宫口已开全、子宫收缩无力但产道和胎位正常的难产,可静滴小剂量缩宫素加强子宫节律性收缩,促进分娩。对过期妊娠、死胎或因其他原因必须提前终止妊娠者,可用缩宫素引产。

2. 产后出血 适用于胎盘已娩出后的产后出血、子宫收缩乏力。产后立即肌内或皮下注射较大剂量缩宫素,迅速引起子宫强直性收缩,可压迫子宫肌层内血管而止血,并促进子宫恢复。由于缩宫素的作用短暂,应加用麦角新碱制剂维持子宫的收缩状态。

【不良反应】 缩宫素最主要的不良反应是给药过量引起子宫持续性强直收缩,可导致子宫破裂和胎儿窒息。故需严格掌握剂量,根据子宫收缩情况调整用药速率;凡有头盆不称、胎位不正或其他产道阻碍时禁用;子宫收缩不协调时禁用,但采取措施恢复孕妇的节律性子宫收缩后仍可使用,有剖宫产史和三次以上的经产妇禁用。

麦角生物碱

麦角(ergot)是生长在黑麦上的一种真菌的干燥菌核,在麦穗上突出似角,故而得名,含有多种作用强大的化学成分,最主要的是麦角碱类。目前已用人工培养方法生产,其中麦角新碱已能人工合成。由于麦角新碱水溶性好,口服易吸收,作用迅速显著,为妇产科常用,其余几种成分作用缓慢,且口服吸收不良,临床上少用。

麦角生物碱均属麦角酸的衍生物,按其结构可分为两类:

1. 氨基酸麦角碱类 包括麦角胺(ergotamine)和麦角毒(ergotoxine),后者为麦角克碱(ergocristine)、麦角柯宁碱(ergocornine)及麦角环肽(ergocryptine)的混合物。它们都难溶于水,口服吸收不良且不规则,作用缓慢持久。

2. 氨基麦角碱类 以麦角新碱(ergometrine)为代表,口服易吸收且规则,作用迅速而短暂。

【药理作用】

1. 兴奋子宫 选择性兴奋子宫平滑肌,其作用的强弱取决于子宫的功能状态。妊娠子宫比未孕子宫敏感,临产时和新产后最敏感。其作用特点是:作用强而持久,小剂量能增加子宫的收缩频率和强度,剂量稍大即可引起子宫强直性收缩,且对子宫体和子宫颈的兴奋无选择性,不利于胎儿娩出,因而禁用于催产和引产,仅适用于产后出血和产后子宫复原。其中麦角新碱的作用最快最强。

2. 收缩血管 氨基酸麦角碱类静脉给药引起末梢血管收缩,血压升高,尤其是麦角胺的作用最强。剂量过大或反复应用,可损伤血管内皮细胞,使血流停滞、血栓形成,导致肢端干性坏疽。

3. 阻断 α 受体 氨基酸麦角碱类能阻断 α 肾上腺素受体,翻转肾上腺素的升压作用。因需很大剂量才起作用,易引起不良反应,无临床实用价值。

【临床应用】

1. 子宫出血 可用于产后(胎盘娩出后)、月经过多或其他原因引起的子宫出血,通过使子宫平滑肌强直性收缩,机械性压迫肌纤维间的血管而止血。

2. 产后子宫复原 产后子宫复原若进展缓慢,易引起子宫出血和感染。应用麦角生物碱类制剂(麦角流浸膏或麦角新碱)兴奋子宫,可加速其复原。

3. 偏头痛　偏头痛系因脑血管扩张和搏动幅度加大而引起。服用麦角胺和咖啡因合剂能收缩脑血管,减弱脑动脉的搏动,可用于治疗偏头痛,反复用药并无耐受性。

4. 中枢抑制　麦角毒的氢化物海得琴(hydergine)常与异丙嗪、哌替啶组成冬眠合剂。海得琴有抑制血管运动中枢和降低血压、扩张血管的作用。麦角新碱无此作用。

【不良反应】　麦角新碱注射可引起恶心、呕吐、血压升高等,伴有妊娠毒血症的产妇慎用。偶见过敏反应。麦角流浸膏中含麦角胺和麦角毒,长期应用可损伤末梢血管,冠心病、闭塞性血管疾病、肝肾功能不良者禁用。麦角生物碱制剂禁用于催产、引产和妊娠期妇女,血管硬化及冠状动脉疾病患者。

【注意事项】

1. 用药后注意病人的血压、脉搏和精神状态,发现麦角中毒的早期表现如恶心呕吐、头昏、头痛、嗜睡等应及时报告医生尽早处理。

2. 观察用药后宫体的位置和子宫的硬度以及恶露的情况,以判断子宫复旧。

前 列 腺 素

前列腺素(prostaglandins, PGs)是一类广泛存在于体内的不饱和脂肪酸,早期是从羊精囊提取,现在采用生物合成法或全合成法制备,对心血管、呼吸、消化道及生殖系统等有广泛的生理和药理作用。研究较多并与生殖系统有关的前列腺素有前列腺素 E_2(PGE$_2$)、前列腺素 $F_{2\alpha}$(PGF$_{2\alpha}$)和 15-甲基前列腺素 $F_{2\alpha}$(15-MePGF$_{2\alpha}$,卡波前列素,carboprost)等。

与缩宫素不同,上述几种前列腺素对各期妊娠子宫都有显著的兴奋作用,对分娩前的子宫更敏感些。故除用于足月引产外,对早期和中期妊娠子宫也能产生足以引起流产的高频率、大幅度收缩和宫颈扩张;尤其对中期妊娠流产效果好,安全可靠。除静脉滴注外,还可采用阴道内、宫腔内、羊膜腔内等途径给药。此外,前列腺素还有催经抗早孕的作用。

该类药物的主要不良反应有恶心、呕吐、腹痛等胃肠道兴奋症状,严重心、肝、肾疾病,青光眼及哮喘病人禁用。

垂体后叶素

垂体后叶素(pituitrin)是从牛、猪的垂体后叶中提取的粗制品,内含缩宫素和加压素,加压素主要具有抗利尿和缩血管作用,故对子宫平滑肌的选择性不高,作为子宫兴奋药的应用已经被缩宫素替代。

【药理作用与临床应用】

1. 兴奋子宫平滑肌　早期妊娠子宫对垂体后叶素不敏感,而妊娠末期敏感性大大增加,小剂量使子宫节律性收缩,大剂量能引起子宫强直性收缩。可用于产后出血、子宫复旧不良和不完全流产。

2. 抗利尿作用　垂体后叶素中的加压素是调节肾脏对水再吸收的主要激素,缺乏时引起多尿、尿崩症。垂体后叶素可增加肾集合管对水的重吸收,减少尿量,因而可用于治疗尿崩症,但现已多用加压素治疗。

3. 收缩血管　垂体后叶素能收缩肺血管、内脏血管,对毛细血管和小动脉作用尤为显著,从而降低肺静脉压和门静脉压,使血小板易于在血管破损处凝集形成血栓,产生止血效果。临床可用于肺出血、消化道曲张的静脉破裂所致的呕血。但也收缩冠状血管,冠心病禁用。

【不良反应】　常见用药后面色苍白,胃肠运动增加;还可见耳鸣、焦虑、胸闷、腹痛、心悸;有时可见过敏反应。冠心病人禁用。

【注意事项】

1. 用药后半小时内密切观察血压。
2. 注意给药后有无过敏反应,并准备好急救措施。

中　草　药

益母草(leonurus artemisia)临床用于产后止血和促使产后子宫复原。

当归(angelica sinensis)临床用于治疗痛经和月经不调。

第二节　子宫平滑肌抑制药

子宫平滑肌抑制药又称抗分娩药(tocolytic drugs),主要应用于痛经和防治早产。目前,具有子宫平滑肌抑制作用,并具有治疗价值的药物有 β 肾上腺素受体激动药、硫酸镁、钙拮抗剂、前列腺素合成酶抑制剂、催产素拮抗剂。

人的子宫平滑肌存在 β 肾上腺素受体,以 β_2 受体占优势。许多常见 β_2 受体激动药如沙丁胺醇(salbutamol,舒喘灵)、克仑特罗(clenbuterol)、利托君(ritodrine)等都具有松弛子宫平滑肌作用。其中利托君(ritodrine)专门作为子宫松弛药而设计开发,其化学结构与异丙肾上腺素相似,对非妊娠和妊娠子宫都有抑制作用,可用于防治早产。

复习思考题

1. 简述缩宫素的药理作用、临床应用及禁忌证。
2. 比较缩宫素与麦角新碱对子宫平滑肌作用之异同,各有哪些用途?
3. 简述麦角胺与咖啡因合用治疗偏头痛的药理基础。
4. 前列腺素对子宫有哪些作用? 有何用途?

(陈　真)

第三十一章 肾上腺皮质激素类药物

【学习提要】 肾上腺皮质激素包括糖皮质激素和盐皮质激素,临床常用的是糖皮质激素。糖皮质激素作用广泛而复杂,且随剂量不同而异。生理剂量的糖皮质激素主要影响糖、蛋白质、脂肪代谢,大剂量的糖皮质激素发挥抗炎、抗免疫、抗毒、抗休克、刺激骨髓的造血功能等作用。糖皮质激素用途广泛,但多是对症治疗。临床上用于严重感染性疾病、自身免疫性疾病、血液系统疾病、抗休克及替代疗法等。不良反应较多,在大剂量和长期使用时易发生,主要有类肾上腺皮质功能亢进症、医源性肾上腺皮质功能减退、反跳现象、诱发或加重溃疡、感染、糖尿病、精神病、高血压等。

肾上腺皮质激素(adrenocortical hormones)是肾上腺皮质所分泌激素的总称,其基本结构为甾核,属于甾体化合物。肾上腺皮质由内向外分为三层:网状带、束状带和球状带,分别合成性激素、糖皮质激素和盐皮质激素。通常所指肾上腺皮质激素不包括性激素。临床常用的皮质激素是指糖皮质激素。

第一节 糖皮质激素

糖皮质激素(GCs)作用广泛而复杂,且随剂量不同而异。生理剂量的糖皮质激素主要影响糖、脂肪、蛋白质等物质代谢过程。药理剂量的糖皮质激素则可产生抗炎、抗免疫、抗毒、抗休克等药理作用。其临床应用广泛,但长期大剂量应用可引起多种不良反应,甚至危及生命。

【体内过程】 糖皮质激素口服、注射均可吸收。氢化可的松在血浆中约有 90% 以上与血浆蛋白结合,肝、肾疾病时,血浆蛋白含量减少,从而使游离型药物增加,作用增强。可的松和泼尼松需在肝内分别转化成氢化可的松和泼尼松龙才有活性,故严重肝功能不全的病人宜选用氢化可的松或泼尼松龙。与肝微粒体酶诱导剂如苯巴比妥、苯妥英钠等合用时需加大皮质激素的用量。

糖皮质激素类药物按作用时间的长短,可分为短效、中效和长效三大类,见表 31-1。

表 31-1 糖皮质激素类药物分类及作用比较

类别	药物	水盐代谢(比值)	糖代谢(比值)	抗炎作用(比值)	等效剂量(mg)	持续时间(h)	$t_{1/2}$(h)
短效	氢化可的松	1.0	1.0	1.0	20	8~12	1.5
	可的松	0.8	0.8	0.8	25	8~12	1.5
中效	泼尼松	0.6	3.5	3.5	5	12~36	>3.3
	泼尼松龙	0.6	4.0	4.0	5	12~36	>3.3

续表

类别	药物	水盐代谢（比值）	糖代谢（比值）	抗炎作用（比值）	等效剂量（mg）	持续时间（h）	$t_{1/2}$(h)
中效	甲泼尼龙	0.5	5.0	5.0	4	12～36	>3.3
	曲安西龙	0	5.0	5.0	4	12～36	>3.3
长效	地塞米松	0	30	30	0.75	36～54	>5.0
	倍他米松	0	30～35	25～35	0.60	36～54	>5.0
外用	氟氢可的松	125		12			
	氟轻松			40			

【生理作用】

1. 糖代谢　促进糖原异生，减慢葡萄糖的分解，减少机体组织对葡萄糖的利用。有加重或诱发糖尿病的倾向。

2. 蛋白质代谢　促进蛋白质分解，抑制蛋白质的合成，增加尿氮排出，出现负氮平衡。久用可致生长减慢、肌肉萎缩、皮肤变薄、骨质疏松和伤口愈合延缓等。

3. 脂肪代谢　促进脂肪分解，抑制其合成。久用能增高血胆固醇含量，并激活四肢皮下的脂酶，使四肢脂肪减少，还使脂肪重新分布于面部、胸、背及臀部，形成向心性肥胖，表现为"满月脸、水牛背"。

4. 水和电解质代谢　糖皮质激素也有较弱的盐皮质激素的作用，保钠排钾。增加肾小球滤过率和拮抗抗利尿素，故可利尿。过多时还可引起低血钙，长期应用可致骨质脱钙。

【药理作用】

1. 抗炎作用　糖皮质激素有强大的抗炎作用，能对抗各种原因如物理、化学、生物、免疫等所引起的炎症。在炎症早期可减轻渗出、水肿、毛细血管扩张、白细胞浸润及吞噬反应，从而改善红、肿、热、痛等症状；在后期可抑制毛细血管和纤维母细胞的增生，延缓肉芽组织生成，防止粘连及疤痕形成，减轻后遗症。但必须注意，炎症反应是机体的一种防御功能，炎症后期的反应更是组织修复的重要过程。因此，糖皮质激素在抑制炎症、减轻症状的同时，也降低机体的防御功能，可致感染扩散，阻碍创口愈合。

2. 抗免疫作用　糖皮质激素对免疫过程的许多环节均有抑制作用。包括抑制巨噬细胞对抗原的吞噬和处理；干扰淋巴细胞的识别及阻断免疫母细胞的增殖；促进致敏淋巴细胞解体，使血液中的淋巴细胞重新分布，减少血中淋巴细胞；抑制 B 细胞转化为浆细胞，使抗体生成减少。治疗量糖皮质激素仅能抑制细胞免疫，大剂量糖皮质激素可抑制体液免疫。

3. 抗毒作用　糖皮质激素能提高机体对细菌内毒素的耐受力，但对外毒素无防御能力，也不能中和内毒素。对感染性毒血症所致的高热有退热作用。

4. 抗休克　大剂量糖皮质激素已广泛用于各种休克，特别是中毒性休克的治疗，其机制除与抗炎、抗免疫、抗毒作用有关外，还与下列因素有关：加强心肌收缩力，使心排出量增多；降低血管对缩血管物质的敏感性，扩张痉挛血管，改善微循环；稳定溶解酶体膜，减少心肌抑制因子的形成。

5. 其他作用

(1) 血液与造血系统:糖皮质激素能刺激骨髓的造血功能,使红细胞和血红蛋白含量增加,大剂量可使血小板增多并提高纤维蛋白原浓度,缩短凝血时间;促使中性白细胞数增多,但却降低其游走、吞噬、消化及糖酵解等功能,因而减弱对炎症区的浸润与吞噬活动,使血液中淋巴细胞、嗜酸性粒细胞数和嗜碱性粒细胞量减少。

(2) 中枢神经系统:糖皮质激素能提高中枢神经系统的兴奋性,出现欣快、激动、失眠等,偶可诱发精神失常。

(3) 消化系统:糖皮质激素能使胃酸和胃蛋白酶分泌增多,提高食欲,促进消化,但大剂量应用可诱发或加重溃疡病。

(4) 心血管系统:糖皮质激素增强血管对其他物质的反应性,增加血管壁肾上腺素受体的表达,长期使用可出现高血压。

【临床应用】

1. 替代疗法　用于急、慢性肾上腺皮质功能减退症(包括肾上腺危象)、脑垂体前叶功能减退及肾上腺次全切除术后作替代疗法。

2. 感染或炎症

(1) 严重感染:主要用于中毒性感染或同时伴有休克者,如中毒性菌痢、暴发型流行性脑膜炎、中毒性肺炎、重症伤寒、急性粟粒性肺结核、猩红热及败血症等,糖皮质激素能减轻症状,帮助病人度过危险期。因本类药物无抗菌作用,并且降低机体防御功能,故在治疗严重感染时必须与足量有效的抗菌药物合用,否则易致感染扩散。病毒性感染一般不用糖皮质激素,但对于严重的病毒感染,如重症肝炎、流行性脑炎、麻疹、流行性腮腺炎等,主张短期大量应用糖皮质激素,有缓解症状的作用。

(2) 防止某些炎症后遗症:对某些重要部位的炎症,如结核性脑膜炎、胸膜炎、心包炎、风湿性心瓣膜炎、损伤性关节炎、睾丸炎等,早期应用糖皮质激素可防止后遗症发生。对虹膜炎、角膜炎、视网膜炎和视神经炎等非特异性眼炎,应用后也可迅速消炎止痛,防止角膜浑浊和疤痕粘连的发生。

3. 自身免疫性及过敏性疾病

(1) 自身免疫性疾病:如风湿热、风湿性心肌炎、风湿性及类风湿性关节炎、全身性红斑狼疮、结节性动脉周围炎、皮肌炎、自身免疫性贫血和肾病综合征等应用糖皮质激素后可缓解症状。一般采用综合疗法,不宜单用,以免引起不良反应。也可用于异体器官移植手术后所产生的排异反应。

(2) 过敏性疾病:如荨麻疹、枯草热、血清热、血管神经性水肿、过敏性鼻炎、支气管哮喘和过敏性休克等,应先用肾上腺素受体激动药和抗组胺药治疗,病情严重或治疗无效时,也可应用糖皮质激素辅助治疗。

4. 抗休克　感染中毒性休克时,在有效的抗菌药物治疗下,可及早、短时间突击使用大剂量糖皮质激素,见效后即停药;对过敏性休克,糖皮质激素为次选药,可与首选药肾上腺素合用;对心源性休克,须结合病因治疗;对低血容量性休克,在补液补电解质或输血后效果不佳者,可合用大剂量的糖皮质激素。

5. 血液病　可用于急性淋巴细胞性白血病、再生障碍性贫血、粒细胞减少症、血小板减少症和过敏性紫癜等的治疗,但作用不持久,停药后易复发。

6. 局部应用　对接触性皮炎、湿疹、肛门瘙痒、牛皮癣等都有疗效。宜局部应用氢化可的松、曲安奈德、氟轻松或卤米松等。

【用法及疗程】　宜根据具体病人、病情、药物的作用和不良反应等特点确定制剂、剂量、用药方法及疗程:

1. 大剂量突击疗法　用于严重中毒性感染及各种休克。

2. 一般剂量长期疗法　用于自身免疫性疾病、肾病综合征、顽固性支气管哮喘、中心性视网膜炎、各种恶性淋巴瘤、淋巴细胞性白血病等。

3. 小剂量替代疗法　用于垂体前叶功能减退、阿狄森病及肾上腺皮质次全切除术后。

4. 隔日疗法　糖皮质激素的分泌具有昼夜节律性,每日上午 8～10 时为分泌高潮,随后逐渐下降,午夜 12 时为低潮,这是由 ACTH 昼夜节律所引起。临床用药可随这种节律进行,即长期疗法中对某些慢性病采用隔日一次给药法,将一日或两日的总药量在隔日早晨一次给予,此时正值激素正常分泌高峰,对肾上腺皮质功能的抑制较小,可避免或减轻医源性肾上腺皮质功能减退症。

【不良反应】

1. 长期大剂量应用引起的不良反应

(1) 类肾上腺皮质功能亢进症:因物质代谢和水盐代谢紊乱所致,表现为满月脸、水牛背、向心性肥胖、皮肤变薄、痤疮、多毛、水肿、低血钾、高血压、糖尿等。一般不需特殊治疗,停药后可自行消退。用药期间可采取低盐、低糖、高蛋白饮食,多摄入富含钾的食物。定期测量血压、血糖和体重,必要时用降压药、降血糖药等对症治疗。

(2) 诱发或加重感染:因糖皮质激素抑制机体防御功能所致。长期应用常可诱发感染或使体内潜在病灶扩散,特别是在原有疾病已使抵抗力降低如肾病综合征者更易产生。还可使原来静止的结核病灶扩散、恶化,故结核病患者必要时应并用抗结核药。

(3) 诱发或加重溃疡:糖皮质激素刺激胃酸、胃蛋白酶分泌增加,抑制胃黏液分泌,降低胃肠黏膜的抵抗力,故可诱发或加剧胃、十二指肠溃疡,甚至造成消化道出血或穿孔。少数患者可诱发胰腺炎或脂肪肝。

(4) 诱发高血压:长期应用后水钠潴留、血脂升高,可引起高血压和动脉粥样硬化。

(5) 诱发糖尿病:长期使用超生理剂量糖皮质激素,引发糖代谢紊乱,约半数患者可出现糖耐量异常或类固醇性糖尿病。

(6) 诱发精神失常:糖皮质激素能提高中枢神经系统的兴奋性,出现欣快、激动、失眠等,偶可诱发精神失常,促使癫痫发作,故精神病患者和癫痫患者慎用。大剂量对儿童能致惊厥。

(7) 其他:引起骨质疏松、肌肉萎缩、伤口愈合迟缓等,与激素促进蛋白质分解,抑制其合成及增加钙、磷排泄有关。骨质疏松多见于儿童、老人和绝经后妇女,严重者可有自发性骨折。因抑制生长素分泌和造成负氮平衡,还可影响生长发育。对孕妇偶可致畸胎。

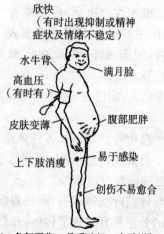

欣快
（有时出现抑制或精神
症状及情绪不稳定）

水牛背

高血压
（有时有）

满月脸

皮肤变薄

腹部肥胖

上下肢消瘦

易于感染

创伤不易愈合

还有：负氮平衡、骨质疏松、食欲增加、
低血钾、高血糖倾向、消化性溃疡

图 31-1　长期服用糖皮质激素后的不良反应示意图

2. 停药反应

（1）医源性肾上腺皮质功能不全：长期应用尤其是连日给药的病人，减量过快或突然停药，由于皮质激素的反馈性抑制脑垂体前叶对 ACTH 的分泌，可引起肾上腺皮质萎缩和机能不全。如突然停药可表现为全身不适、肌无力、低血糖、低血压和休克等，应及时抢救。对长期用药的患者停药时须逐渐减量直至停药，并适时辅以促皮质激素；停药后一年内如遇应激情况（如手术等），应及时给予足量的糖皮质激素。

（2）反跳现象：长期大剂量使用激素患者，若突然停药或减量太快，导致原有疾病复发或恶化，称为反跳现象。这可能与患者对激素产生了依赖性或病情未完全控制有关，此时需加大剂量再行治疗，待症状缓解后再逐渐减量至停药。

【禁忌证】　抗菌药不能控制的感染、肾上腺皮质功能亢进症、骨折或创伤恢复期、新近的胃肠吻合术、角膜溃疡、活动性消化性溃疡、孕妇、严重高血压、糖尿病、严重的精神病和癫痫等。

第二节　促肾上腺皮质激素及皮质激素抑制药

一、促肾上腺皮质激素

促肾上腺皮质激素（corticotrophin, adrenocorticotropic-hormone，ACTH）是维持肾上腺正常形态和功能的重要激素。它的合成和分泌是垂体前叶在下丘脑促皮质激素释放激素（CRH）的作用下，在腺垂体嗜碱细胞内进行的。糖皮质激素对下丘脑及垂体前叶起着长负反馈作用，抑制 CRH 及 ACTH 的分泌。在生理情况下，下丘脑、垂体和肾上腺三者处于相对的动态平衡中，ACTH 缺乏将引起肾上腺皮质萎缩、分泌功能减退。ACTH 还有控制本身释放的短负反馈调节。

ACTH 口服后在胃内被胃蛋白酶破坏而失效，只能注射应用。其主要作用是促进糖皮质激素分泌,但只有在皮质功能完好时方能发挥治疗作用。一般在给药后 2 小时,皮质才开始分泌氢化可的松。临床用于诊断脑垂体前叶-肾上腺皮质功能水平及长期使用糖皮质激素的停药前后,以防止发生肾上腺皮质功能不全。

二、皮质激素抑制药

皮质激素抑制剂可代替外科的肾上腺皮质切除术,临床常用的有米托坦、美替拉酮和氨鲁米特等。

米托坦(mitotane,双氯苯二氯乙烷,O,P′- DDD)为杀虫剂滴滴涕(DDT)一类化合物。它能选择性地使肾上腺皮质束状带及网状带细胞萎缩、坏死,但不影响球状带,故醛固酮分泌不受影响。用药后血、尿中氢化可的松及其代谢物迅速减少。主要用于不可切除的皮质癌、切除后复发癌以及皮质癌术后辅助治疗。可有厌食、恶心、腹泻、皮疹、嗜睡、头痛、眩晕、乏力、中枢抑制及运动失调等反应。

美替拉酮(metyrapone,甲吡酮,Su4885)能抑制 11β-羟化反应,干扰 11 -去氧皮质酮转化为皮质酮及 11 -去氧氢化可的松转化为氢化可的松。临床用于治疗肾上腺皮质肿瘤和产生 ACTH 的肿瘤所引起的氢化可的松过多症和皮质癌。还可用于垂体释放 ACTH 功能试验。不良反应较少,可有眩晕、消化道反应等。

氨鲁米特(aminoglutethimide)抑制氢化可的松和醛固酮的合成而发挥作用,临床主要与美替拉酮合用,治疗 ACTH 过度分泌诱发的库欣综合征。

复习思考题

1. 糖皮质激素的抗炎机制、药理作用、临床应用是什么?
2. 糖皮质激素与非甾体抗炎药在抗炎作用和临床应用上有何异同?
3. 糖皮质激素长期应用会产生哪些不良反应? 禁忌证是什么?
4. 病毒性感染能否用糖皮质激素治疗,为什么?
5. 长期应用糖皮质激素为何不能突然停药? 应采取何措施?

(樊一桥)

第三十二章　性激素类药及避孕药

【学习提要】　性激素是由性腺分泌维持人体正常生理所必需的激素,包括雌激素、孕激素和雄激素。雌激素类药物可用于绝经期综合征、卵巢功能不全和闭经、功能性子宫出血、乳房胀痛、晚期乳腺癌、前列腺癌、痤疮、避孕等;抗雌激素类药物可用于乳腺癌等的治疗;孕激素类药物可用于功能性子宫出血、痛经、先兆流产与习惯性流产、子宫内膜腺癌;雄激素类药物可用于睾丸功能不全、功能性子宫出血、晚期乳腺癌、再生障碍性贫血及其他贫血。

女性避孕药主要有抑制排卵和抗着床两类,前者由不同类型的雌激素和孕激素类组成,通过抑制排卵发挥避孕作用;后者又称探亲避孕药,主要使子宫内膜发生各种功能和形态变化,使之不利于孕卵着床而避孕。男性避孕药为棉酚,主要作用是损害生精细胞,使精子数量减少,直至无精子。

性激素(sex hormones)为性腺分泌的激素,包括雌激素、孕激素和雄激素,均属甾体(steroids)激素,其基本结构是甾核。目前临床应用的是人工合成品及其衍生物。常用的避孕药(contraceptives)大多属于雌激素和孕激素的复合制剂。

第一节　雌激素类药及抗雌激素类药

一、雌激素类药

天然雌激素(estrogens)主要为雌二醇(estradiol, oestradiol),由卵巢分泌,其代谢产物为雌酮(estrone)和雌三醇(estriol)等。以雌二醇为母体可人工合成许多高效的雌激素类药物,如炔雌醇(ethinylo estradiol)、炔雌醚(quinestrol)、己烯雌酚(diethylstilbestrol;乙蒽酚, stilbestrol)等。

【体内过程】　天然雌激素如雌二醇可经消化道吸收,但首过消除明显,故口服效果远较注射为差。在血液中大部分与性激素结合球蛋白结合,也可与白蛋白非特异性地结合。部分以葡萄糖醛酸及硫酸结合的形式从肾脏排出,也有部分从胆道排泄并形成肝肠循环。人工合成的炔雌醇、炔雌醚或己烯雌酚等在肝内破坏较慢,口服效果好,作用较持久。油溶液制剂或经酯化后肌注吸收缓慢,可延长其作用时间。

【生理及药理作用】

1. 促使女性第二性征和性器官发育成熟　如子宫发育、乳腺腺管增生及脂肪分布变化等。

2. 参与形成月经周期　使子宫内膜增殖变厚(增殖期变化),并在黄体酮的协同作用下,使子宫内膜进而转变为分泌期状态,提高子宫平滑肌对缩宫素的敏感性。同时使阴道上皮增生,浅表层细胞发生角化。

3. 抗排卵作用 较大剂量时,可作用于下丘脑-垂体系统,抑制促性腺激素释放激素(GnRH)的分泌,发挥抗排卵作用。也能抑制催乳素对乳腺的刺激作用,使乳汁分泌减少。此外还有对抗雄激素的作用。

4. 其他 在代谢方面,有轻度水、钠潴留作用。能增加骨骼钙盐沉积,加速骨骺闭合。大剂量可使三酰甘油和磷脂升高而胆固醇降低,也使糖耐量降低。尚有促进凝血作用。

【临床应用】

1. 绝经期综合征 绝经期综合征是更年期妇女因雌激素分泌减少,而垂体促性腺激素分泌增多,造成内分泌平衡失调的现象。雌激素可抑制垂体促性腺激素的分泌,从而减轻各种症状。绝经期和老年性骨质疏松症可用雌激素与雄激素合并治疗。

除绝经期综合征外,老年性阴道炎及女阴干枯症等,局部用药也能奏效。

2. 卵巢功能不全和闭经 原发性或继发性卵巢功能低下患者以雌激素替代治疗,可促进外生殖器、子宫及第二性征的发育。与孕激素类合用,可产生人工月经周期。

3. 功能性子宫出血 可用雌激素促进子宫内膜增生,修复出血创面,也可适当配伍孕激素,以调整月经周期。

4. 乳房胀痛 部分妇女停止授乳后可发生乳房胀痛,可用大剂量雌激素制剂抑制乳汁分泌,缓解胀痛,俗称回奶。

5. 晚期乳腺癌 绝经五年以上的乳腺癌可用雌激素制剂治疗,缓解率可达 40% 左右。但绝经期以前的患者禁用,因这时反可能促进肿瘤的生长。

6. 前列腺癌 大剂量雌激素类可使症状改善,肿瘤病灶退化。这是其抑制垂体促性腺激素分泌,使睾丸萎缩而抑制雄激素的产生所致,也有抗雄激素的作用参与。

7. 痤疮 青春期痤疮是由于雄激素分泌过多所致,故可用雌激素类治疗。

8. 避孕 与孕激素组成复合制剂用于避孕。

【不良反应】 常见恶心、食欲不振,早晨较多见。长期大量应用可引起子宫内膜过度增生及子宫出血。此外,还可因水钠潴留而发生水肿。本药在肝灭活,可引起胆汁郁积性黄疸,故肝功能不良者慎用。

二、抗雌激素类药

本类药物能与雌激素受体结合,发挥竞争性拮抗雌激素的作用。目前已用于临床的有氯米芬(clomiphene,克罗米酚)、他莫昔芬(tamoxifen, TAM,三苯氧胺)、雷洛昔芬(raloxifene)和托瑞米芬(toremifene)。

氯米芬为三苯乙烯衍生物,化学结构与己烯雌酚相似。具有较弱的雌激素活性,能与雌激素受体结合,发挥竞争性拮抗雌激素的作用。能促进垂体前叶分泌促性腺激素,从而诱使排卵。用于不孕症和闭经、乳房纤维囊性疾病和晚期乳腺癌等。连续服用大剂量可引起卵巢肥大,故卵巢囊肿患者禁用。

他莫昔芬为雌激素受体竞争性拮抗剂,而且对与肿瘤密切相关的蛋白激酶 C 有特异性的抑制作用。主要用于绝经期后进行性乳腺癌的治疗。

托瑞米芬为第二代雌激素受体拮抗剂,与他莫昔芬相比具有不良反应少,不易引起子宫内膜癌,且对雌激素受体阴性的乳腺癌患者也有效等优点。主要用于乳腺癌的治疗。

第二节 孕激素类药

孕激素(progestogens)主要由卵巢黄体分泌,妊娠 3～4 个月后,黄体逐渐萎缩而由胎盘分泌代之,直至分娩。天然孕激素为黄体酮(progesterone,孕酮)。临床应用的是人工合成品及其衍生物。

【分类】 孕激素类按化学结构可分为两大类:

1. 17α-羟孕酮类 从黄体酮衍生而得。如醋酸甲羟孕酮(醋酸甲孕酮,安宫黄体酮,medroxyprogesterone acetate)、甲地孕酮(megestrol)、氯地孕酮(chlormadinone)和羟孕酮己酸酯(17α-hydroxyprogesterone caproate)。

2. 19-去甲睾丸酮类 从妊娠素衍生而得。如炔诺酮(norethisterone,norethindrone,norlutin)、双醋炔诺醇(etynodiol diacetate)、炔诺孕酮(18-甲基炔诺酮,甲基炔诺酮,norgestrel)等。

【体内过程】 黄体酮口服后在胃肠及肝迅速破坏,效果差,故采用注射给药。人工合成的炔诺酮、甲地孕酮等在肝破坏较慢,作用较强,可以口服,是避孕药的主要成分。油溶液肌内注射可发挥长效作用。

【生理及药理作用】

1. 对生殖系统的影响

(1) 月经后期,在雌激素作用的基础上,使子宫内膜继续增厚、充血、腺体增生并分支,由增殖期转为分泌期,有利于孕卵的着床和胚胎发育。

(2) 抑制子宫的收缩,并降低子宫对缩宫素的敏感性。

(3) 一定剂量可抑制垂体前叶 LH 的分泌,从而抑制卵巢的排卵过程。

(4) 可促使乳腺腺泡发育,为哺乳作准备。

2. 对代谢的影响 竞争性地对抗醛固酮,从而促进 Na^+ 和 Cl^- 的排泄并利尿。

3. 升温作用 有轻度升高体温作用,使月经周期的黄体相基础体温较高。

【临床应用】

1. 功能性子宫出血 黄体功能不足时,可致子宫内膜不规则的成熟与脱落而引起子宫出血,应用孕激素类可使子宫内膜协调一致地转为分泌期,故可维持正常的月经。

2. 痛经和子宫内膜异位症 可抑制排卵并减轻子宫痉挛性收缩从而止痛,也可使异位的子宫内膜退化。与雌激素制剂合用,疗效更好。

3. 先兆流产与习惯性流产 用于黄体功能不足所致的先兆流产与习惯性流产。黄体酮有时也可能引起生殖性畸形,须注意。

4. 子宫内膜腺癌、前列腺肥大或癌症,还可用于避孕。

【不良反应】 不良反应较少,偶见头晕、恶心、呕吐及乳房胀痛等,可致胎儿生殖器畸形。

第三节 雄激素类药和同化激素类药

一、雄激素类药

天然雄激素主要是由睾丸间质细胞分泌的睾酮(testosterone,睾丸素)。临床常用人工合成品,如甲睾酮(methyltestosterone,甲基睾酮)、丙酸睾酮(testosterone propionate,丙酸睾丸素)等。

【体内过程】 睾酮口服易吸收,但在肝脏被迅速破坏,因此口服无效。大部分与蛋白结合。代谢物与葡萄糖醛酸或硫酸结合失去活性,经尿排泄。故需采用注射给药,也可做成片剂植于皮下,吸收缓慢,作用可长达6周。睾酮的酯类化合物极性较低,溶于油液中肌内注射后,吸收缓慢,持续时间也较长。

【生理及药理作用】

1. 生殖系统 促进男性性征和生殖器官发育,睾酮还可抑制垂体前叶分泌促性腺激素(负反馈),对女性可减少雌激素分泌。尚有抗雌激素作用。

2. 同化作用 雄激素能明显地促进蛋白质合成(同化作用),减少氨基酸分解(异化作用),使肌肉增长,体重增加,降低氮质血症,同时出现水、钠、钙、磷潴留现象。

3. 骨髓造血功能 在骨髓功能低下时,大剂量雄激素可促进细胞生长,是促进肾脏分泌促红细胞生成素所致,也可直接刺激骨髓造血功能。

【临床应用】

1. 睾丸功能不全 无睾症或类无睾症(睾丸功能不全)时作替代疗法。

2. 功能性子宫出血 利用其抗雌激素作用使子宫平滑肌及其血管收缩,内膜萎缩而止血。

3. 晚期乳腺癌 对晚期乳腺癌或乳腺癌转移者,采用雄激素治疗可使部分病例的病情得到缓解。这可能与其抗雌激素作用有关,也可能通过抑制垂体促性腺激素的分泌,减少卵巢分泌雌激素。

4. 再生障碍性贫血及其他贫血 丙酸睾酮或甲睾酮可使骨髓造血功能改善。

【不良反应】 女性病人如长期应用可能引起痤疮、多毛、声音变粗、闭经、乳腺退化、性欲改变等男性化现象。多数雄激素均能干扰肝内毛细胆管的排泄功能,引起胆汁郁积性黄疸。若发现黄疸或肝功能障碍则应停药,孕妇及前列腺癌病人禁用。因有水、钠潴留作用,肾炎、肾病综合征、肝功能不良、高血压及心力衰竭病人也应慎用。

小儿不宜长期使用甲睾酮,以免影响发育。与羟基保泰松合用,使血药浓度升高而致中毒。与苯巴比妥合用,使代谢加快、疗效降低。

二、同化激素类药

同化激素类药是一类由天然来源的雄性激素经结构改造,使雄激素活性减弱、蛋白同化作用增强的人工合成的睾酮衍生物。常用的有苯丙酸诺龙(nandrolone phenylpropionate)、癸酸诺龙(nandrolone decanoate)、司坦唑醇(stanozolol)、美雄酮(methandienone)等。主要用于蛋白质同化或吸收不足,以及蛋白质分解亢进或损失过多等情况,如严重烧伤、手术后慢性消耗性疾病、老年骨质疏松和肿瘤恶病质等病人。服用时应同时增加食物中的蛋白质成分。

长期应用可引起水钠潴留及女性轻微男性化现象。有时引起肝内毛细胆管胆汁郁积而发生黄疸。肾炎、心力衰竭和肝功能不良者慎用,孕妇及前列腺癌病人禁用。苯丙酸诺龙与口服抗凝药同用,可增加出血倾向。糖尿病人应注意调整胰岛素或口服降糖药用量。

第四节　避孕药

避孕药是一类能阻碍受孕和终止妊娠的药物。生殖过程是一个复杂的生理过程,包括精子和卵子的形成与成熟、排卵、受精、着床以及胚胎发育等多个环节,阻断其中任何一个环节都可以达到避孕和终止妊娠的目的。这些环节多发生在女性体内,这使女性避孕药较男性避孕药发展为快。

一、主要抑制排卵的避孕药

这是以孕激素为主、雌激素为辅的复方制剂,是目前最常用的女性避孕药。

【药理作用】

1. 抑制排卵　大剂量外源性雌激素和孕激素进入体内后,通过负反馈机制抑制下丘脑-垂体系统分泌卵泡刺激素和黄体生成素,使卵泡发育、成熟过程受阻,从而抑制排卵。

2. 改变宫颈黏液性质　孕激素可使宫颈黏液分泌减少,使之变得黏稠,精子难以穿透进入子宫。

3. 影响输卵管功能　避孕药改变了正常月经周期内雌激素和孕激素的水平,从而影响输卵管平滑肌的正常收缩活动,改变了受精卵在输卵管的运行速度,使之不能适时到达子宫着床。

4. 抗着床作用　大量的孕激素能影响子宫内膜的正常增殖,使其萎缩退化,不利于受精卵的着床。

【分类及用法】

1. 短效口服避孕药　如复方炔诺酮片(口服避孕药Ⅰ号)、复方甲地孕酮片(口服避孕药Ⅱ号)及复方炔诺孕酮甲片等。从月经周期第 5 天开始,每晚服药 1 片,连服 22 天,不能间断。一般于停药后 2～4 天就可发生撤退性出血,形成人工月经周期。下次服药仍从月经来潮第 5 天开始。如停药 7 天仍未来月经,则应立即开始服下一周期的药物。若偶尔漏服应于 24 小时内补服一片。

2. 长效口服避孕药　如复方炔诺孕酮乙片(长效避孕片)、复方氯地孕酮片、复方次甲氯地孕酮片,服法是从月经周期的第 5 天服一片,最初两次间隔 20 天,以后每隔 28 天或 30 天服一片。

3. 长效注射避孕药　如复方己酸孕酮注射液(避孕针 1 号),于月经周期的第 5 天深部肌注 2 ml,以后每隔 28 天或于每次月经周期的第 11～12 天肌注 1 ml。

4. 埋植剂　以己内酮小管(约$\varnothing$2 mm×30 mm)装入炔诺孕酮 70 mg,形成棒状物,植入臂内侧或左肩胛部皮下。

5. 多相片剂　为了使服用者的激素水平近似月经周期水平并减少月经期间出血的发生率,可将避孕药制成多相片剂,如炔诺酮双相片、三相片和炔诺孕酮三相片。

【不良反应】

1. 类早孕反应　少数妇女在用药初期可出现轻微的类早孕反应,如恶心、呕吐及择食等。一般坚持用药 2～3 个月后可减轻或消失。

2. 子宫不规则出血　较常见于用药后最初几个周期中,如出现不规则出血,可加服炔雌醇。

3. 闭经　约有 1‰～2‰ 服药妇女发生闭经,有不正常月经史者较易发生。如连续两个月闭经,应予停药。

4. 乳汁减少　少数哺乳妇女乳汁减少。长效口服避孕药可通过乳汁影响乳儿,使其乳房肿大。

5. 凝血功能亢进　国外报道本类药物可诱发血栓性静脉炎、肺栓塞或脑血管栓塞等凝血功能亢进性疾病,原因是本类药物有促凝血作用。

6. 其他　可能出现痤疮、皮肤色素沉着,个别人可能血压升高。

二、抗着床避孕药

抗着床避孕药也称探亲避孕药,主要使子宫内膜发生各种功能和形态变化,使之不利于孕卵着床。本类药物主要优点是应用不受月经周期的限制,无论在排卵前、排卵期或排卵后服用,都可影响孕卵着床。

常用药物有炔诺酮(norethisterone)或甲地孕酮(megestrol)、双炔失碳酯(anorethidrane dipropionate,53 抗孕片)等。一般于同居当晚或事后服用 1 片,以后每晚 1 片,连服 14 天。超过半个月,服完 14 片后,接着改服短效口服避孕药,直至探亲期结束。不良反应有恶心、呕吐、头晕、乏力、困倦等,一般较轻,不需处理。

三、男性避孕药

棉酚(gossypol)是棉花根、茎和种子中所含的一种黄色酚类物质。其主要作用是损害生精细胞,使精子数量减少,直至无精子。停药后可逐渐恢复。不良反应有乏力、食欲不振、恶心、性功能减退和肝功能障碍等。用药期间如发生低血钾肌无力症状,应补钾处理。

庚酸睾酮可引起无精子症,每周肌注 200 mg,连续 4 个月可进入无精子状态,并持续一年以上。目前每 4 个月注射一次取得很大成功。

四、外用避孕药

常用药物有壬苯醇醚(nonoxynol)、孟苯醇醚(menfegol)、烷苯醇醚(alfenoxynol)等。主要是在女性阴道内发挥杀灭精子、阻碍精子运动等作用。一般于房事前 5～10 分钟放入阴道深处。具有使用方便、避孕效果好、无明显不良反应等优点。

复习思考题

1. 雌激素在临床上的主要用途是什么?
2. 子宫内膜癌和前列腺癌分别可以用什么性激素类药物治疗,为什么?
3. 雄激素的临床应用是什么?

（樊一桥）

第三十三章　甲状腺激素及抗甲状腺药

【学习提要】　甲状腺激素具有维持生长发育和促进代谢等作用,临床上用于呆小病、黏液性水肿及单纯性甲状腺肿的治疗。抗甲状腺药有硫脲类、碘和碘化物等。硫脲类通过抑制甲状腺过氧化物酶的活性而抑制甲状腺激素的合成,适用于甲亢的内科治疗、甲亢术前准备及甲状腺危象的治疗。大剂量的碘和碘化物通过抑制蛋白水解酶的活性,减少甲状腺激素的释放而发挥抗甲状腺激素作用,临床上用于甲亢手术前准备和甲状腺危象的治疗。

第一节　甲状腺激素

甲状腺是人体内最大的内分泌器官,合成和分泌甲状腺激素。甲状腺激素包括甲状腺素(thyroxin,T_4,四碘甲状腺原氨酸)和三碘甲状腺原氨酸(T_3)。其中 T_3 是甲状腺激素的主要生理活性物质,其活性约为 T_4 的 4 倍,但 T_4 的含量较高,约占总量的 90%。

【甲状腺激素的合成、贮存和释放】　T_3、T_4 在体内的合成与贮存是在甲状腺球蛋白上(TG)进行的,过程如下:从食物中摄取的碘和碘化物被甲状腺细胞通过碘泵主动摄取,在过氧化物酶的作用下被氧化成活性碘(I^0),活性碘与 TG 上的酪氨酸残基结合,生成单碘酪氨酸(MIT)和双碘酪氨酸(DIT);在过氧化物酶作用下,一分子 MIT 和一分子 DIT 偶联生成T_3,两分子 DIT 偶联成 T_4,合成的 T_3、T_4 贮存于滤泡腔内的胶质中。在蛋白水解酶作用下,TG 分解并释放 T_3、T_4 进入血液。

【甲状腺激素的分泌调节】　甲状腺激素受下丘脑-腺垂体调节。下丘脑分泌促甲状腺激素释放激素(TRH),促进垂体前叶分泌促甲状腺激素(TSH),TSH 可促进甲状腺细胞增生及 T_3、T_4 的合成。当血中游离的 T_3、T_4 浓度过高时,又对下丘脑和腺垂体起负反馈调节作用。

【药理作用】

1. 维持生长发育　甲状腺激素为人体正常生长发育所必需,其分泌不足或过量都可引起疾病。甲状腺功能不足时,对儿童可致呆小病(克汀病),成人则可引起黏液性水肿。

2. 促进代谢　甲状腺激素能促进物质氧化,增加氧耗,提高基础代谢率,使产热增多。甲状腺功能亢进时有多汗、消瘦、兴奋等症状。

3. 神经系统及心血管效应　甲状腺激素能够提高机体对儿茶酚胺类的敏感性,使中枢神经系统兴奋性提高,心率加快,心肌收缩力增强等。

【临床应用】　甲状腺激素可用于治疗呆小病、黏液性水肿和单纯性甲状腺肿。对于呆小病,确诊后应尽早使用,则发育仍可正常。若治疗过晚,即使躯体能正常发育,智力仍然低下。

【不良反应】　过量可引起甲状腺功能亢进的临床表现,如多汗、心悸等,在老人和心脏病患者中,可发生心绞痛和心肌梗死,宜用 β 受体阻断药对抗,并应停用甲状腺激素。

第二节　抗甲状腺药

抗甲状腺药是一类能干扰甲状腺激素合成和释放,用于治疗甲状腺功能亢进(甲亢)的药物。目前常用的药物分为硫脲类、碘化物、放射性碘及 β 受体阻断药等四类。

一、硫脲类

硫脲类是临床最常用的抗甲状腺药,可分为两大类:① 硫氧嘧啶类,包括甲硫氧嘧啶(methylthiouracil)和丙硫氧嘧啶(propylthiouracil);② 咪唑类,包括甲巯咪唑(thiamazole,他巴唑)和卡比马唑(carbimazole,甲亢平)。

【药理作用】　通过抑制甲状腺过氧化物酶的活性,阻止碘离子的活化及 MIT 和 DIT 的偶联过程,从而抑制甲状腺激素的合成,对已合成的甲状腺激素无效,故作用缓慢。一般用药 2～3 周甲亢症状开始减轻,1～3 个月基础代谢率才恢复正常。本类药物长期应用后,可使血清甲状腺激素水平显著下降,反馈性增加 TSH 分泌而引起腺体代偿性增生,腺体增大、充血,严重者可产生压迫症状。此外,还具有抑制甲状腺球蛋白生成的作用,因此对甲状腺功能亢进症有一定的病因性治疗作用。

丙硫氧嘧啶可抑制外周组织 T_4 转化为 T_3,能较快控制血 T_3 水平,故可作为重症甲亢和甲状腺危象的首选药。

【临床应用】

1. 甲亢的内科治疗　适用于轻症和不宜手术或放射性碘治疗的患者。开始治疗时给大剂量以最大限度抑制甲状腺激素合成。经 1～3 个月后症状明显减轻,当基础代谢率接近正常时,药量即可递减至维持量,继续用药 1～2 年。

2. 甲亢手术前准备　为减少甲状腺次全切除手术病人在麻醉和手术后的并发症,防止术后发生甲状腺危象,在手术前应先服用硫脲类药物,使甲状腺功能恢复或接近正常。但用硫脲类后 TSH 分泌增加,甲状腺组织增生充血,不利于手术,故应在术前两周加服碘剂,使腺体变韧,减少充血肿胀,以利手术进行及减少出血。

3. 甲状腺危象的辅助治疗　感染、手术、外伤等应激诱因可使大量甲状腺激素突然释放入血,导致甲状腺危象,患者可因高热、虚脱、心力衰竭、肺水肿、电解质紊乱而死亡。此时除主要应用大剂量碘剂和采取其他综合措施外,大剂量硫脲类药物可作为辅助治疗,以阻断甲状腺激素的合成。

【不良反应】　常见的不良反应有瘙痒、药疹等过敏反应。严重者出现粒细胞缺乏症,一般发生在治疗后的 2～3 个月内,故应定期检查血象,若用药后出现咽痛或发热,立即停药则可恢复。其他不良反应可有头痛、关节痛、恶心、呕吐、黄疸等。与双香豆素类口服抗凝药合用,易导致出血倾向,不宜合用。

二、碘和碘化物

【药理作用】　小剂量的碘作为原料参与甲状腺激素的合成。大剂量碘产生抗甲状腺作用,可能是抑制了蛋白水解酶,使 T_3、T_4 不能和甲状腺球蛋白解离,从而阻止了甲状腺激素的释放。此外大剂量碘还可抑制过氧化物酶而影响甲状腺激素的合成。大剂量碘的抗甲状腺作用快而强,但疗效不持久,一般用药 1～2 天起效,10～15 天达最大效应。若继续用药,反使碘的摄取受抑制,胞内碘离子浓度下降,失去抑制激素合成的效应,甲亢症状又可复发甚至加重,故碘化物不能单独用于甲亢的内科治疗。

【临床应用】

1. 防治单纯性甲状腺肿　补充小剂量碘可获得满意的疗效,我国在食用碘盐后有效地防止了该病的发生。

2. 甲亢术前准备　用硫脲类控制病情后,术前 2 周加用大剂量复方碘溶液(卢戈液,Lugol's solution)以使甲状腺腺体缩小变韧、充血减少,利于手术进行及减少出血。

3. 甲状腺危象　应用大剂量碘剂可迅速抑制甲状腺激素释放,使甲状腺危象缓解,需同时使用硫脲类药物。

【不良反应】　少数病人对碘过敏,主要表现为血管神经性水肿、上呼吸道水肿及严重喉头水肿。长期服用碘化物可诱发甲亢和慢性毒性,后者表现为咽喉烧灼感、口腔铜腥味、唾液分泌增多,眼刺激症状等。碘还可通过胎盘并能进入乳汁引起新生儿甲状腺肿,故孕妇及哺乳期妇女应慎用。

三、放射性碘

临床应用的放射性碘是^{131}I,其 $t_{1/2}$ 为 8 天。利用甲状腺高度摄碘能力,^{131}I 可被甲状腺摄取,并可产生 β 射线(占 99％),在组织内的射程仅约 2 mm,因此其辐射作用只限于甲状腺内,破坏甲状腺实质,而很少波及周围组织,故可用于甲亢的治疗。适用于不宜手术或手术后复发及硫脲类药物无效或过敏者。^{131}I 还产生 γ 射线(占 1％),可在体外测得,故可用作甲状腺摄碘功能的测定。

放射性碘易致甲状腺功能低下,故应严格掌握剂量和密切观察有无不良反应,定期检查甲状腺功能,一旦发生甲状腺功能低下可补充甲状腺激素对抗之。

四、β 受体阻断药

普萘洛尔等 β 受体阻断药也是甲亢及甲状腺危象时有价值的辅助治疗药,用于不宜用抗甲状腺药,不宜手术及^{131}I 治疗的甲亢患者。主要通过阻断 β 受体的作用而改善甲亢患者的交感神经兴奋症状,又可适当减少甲状腺激素的分泌。此外还能抑制外周 T_4 脱碘成为T_3,因 T_3 是主要的外周激素,故这一作用有助于控制甲亢。

复习思考题

1. 甲状腺激素有哪些药理作用及临床应用?
2. 硫脲类药物的抗甲状腺作用机制是什么? 有哪些临床用途?
3. 比较小剂量碘与大剂量碘的作用特点。

(樊一桥)

第三十四章 胰岛素和口服降血糖药

【学习提要】 胰岛素通过增加血糖的去路,减少血糖来源而降低血糖。临床主要用于1型糖尿病、2型糖尿病经饮食控制或口服降糖药未能控制者以及糖尿病发生严重并发症患者。口服无效,以皮下注射为主。不良反应主要有过敏反应、低血糖症和胰岛素耐受。口服降血糖药有磺酰脲类、双胍类、α-葡萄糖苷酶抑制剂、胰岛素增敏剂、餐时血糖调节剂、DPP-4抑制剂及GLP-1受体激动剂等,主要用于2型经饮食控制无效的轻、中型糖尿病人或胰岛素抵抗者。

糖尿病是以慢性高血糖为主要特征的代谢紊乱综合征,是因体内胰岛素绝对或相对不足所致。

目前国际上通用WHO糖尿病专家委员会提出的病因学分型标准(1999年):

1. 1型糖尿病(T1DM) 是由于胰岛β细胞严重或完全破坏,常导致胰岛素绝对缺乏。

2. 2型糖尿病(T2DM) 是由于胰岛素分泌不足和/或机体对胰岛素敏感性下降即胰岛素抵抗引起的。90%以上糖尿病患者都属于2型糖尿病。

3. 特殊类型糖尿病 是指目前病因已明确的继发性糖尿病,包括胰岛β细胞功能的基因缺陷、胰岛作用的基因缺陷、胰腺外分泌疾病、内分泌病、药物或化学品所致糖尿病、感染、非常见型免疫介导糖尿病等。

4. 妊娠糖尿病(GDM) 是指在妊娠过程中初次发现的任何程度的糖耐量异常。

糖尿病需终身治疗,治疗目标是使血糖正常化,防止或减少并发症,提高生活质量。需在控制饮食和适当运动的基础上,合理应用胰岛素和口服降血糖药进行综合治疗。

第一节 胰岛素

胰岛素(insulin)是由胰岛β细胞分泌的相对分子质量为56kDa的酸性蛋白质。药用胰岛素一般多由猪、牛胰腺提得。目前可通过重组DNA技术利用大肠杆菌合成胰岛素,还可将猪胰岛素B链第30位的丙氨酸用苏氨酸代替而获得人胰岛素。

【体内过程】 胰岛素口服无效,因易被消化酶破坏,因此所有胰岛素制剂都必须注射给药,皮下注射吸收快,代谢快,作用时间短,$t_{1/2}$为9～10分钟,但作用可维持数小时。主要在肝、肾灭活,严重肝肾功能不良者能影响其灭活。为延长胰岛素的作用时间,用碱性蛋白质与之结合,使等电点提高到7.3,接近体液pH,再加入微量锌使之稳定,制成中效及长效制剂。这类制剂经皮下及肌肉注射后,在注射部位发生沉淀,再缓慢释放、吸收。所有中、长效制剂均为混悬剂,不可静注。常用胰岛素制剂的特性见表34-1。

表 34-1　常用胰岛素制剂的特性

分类	药物	注射途径	作用时间（小时）			给药时间
			开始	高峰	维持	
速效	普通胰岛素	静脉注射	立即	1/2	2	用于急救
		皮下注射	1/2～1	2～4	6～8	饭前半小时，剂量视病情而定
中效	低精蛋白锌胰岛素	皮下注射	3～4	8～12	18～24	早餐前半小时注射 1 次，必要时
	珠蛋白锌胰岛素	皮下注射	2～4	6～10	12～18	晚餐前加 1 次。剂量视病情而定
长效	精蛋白锌胰岛素	皮下注射	3～6	16～18	24～36	早餐或晚餐前 1 小时，一日 1 次

【药理作用】

1. 糖代谢　胰岛素可增加葡萄糖的转运，加速葡萄糖的有氧氧化和无氧酵解，促进糖原的合成和贮存，并能促进葡萄糖转变为脂肪，抑制糖原分解和异生而降低血糖。

2. 脂肪代谢　胰岛素能增加脂肪酸的转运，促进脂肪合成并抑制其分解，减少游离脂肪酸和酮体的生成。

3. 蛋白质代谢　胰岛素可增加氨基酸的转运和蛋白质的合成（包括 mRNA 的转录及翻译），同时又抑制蛋白质的分解。

4. 促进 K$^+$ 转运　促进 K$^+$ 进入细胞内，增加细胞内 K$^+$ 浓度。

【作用机制】　现认为胰岛素是通过胰岛素受体而发挥作用的。胰岛素受体是存在于细胞膜上的一种糖蛋白，其胞内部分含酪氨酸蛋白激酶，胰岛素与受体结合后，通过多种途径产生一系列的生物效应，从而降低血糖。

【临床应用】

1. 糖尿病　胰岛素制剂主要用于下列情况：① 1 型糖尿病；② 2 型糖尿病经饮食控制或用口服降血糖药未能控制者；③ 糖尿病发生各种急性或严重并发症者，如酮症酸中毒及糖尿病性昏迷；④ 糖尿病合并重度感染、消耗性疾病、高热、妊娠、创伤以及手术的各型糖尿病。

2. 纠正细胞内缺钾　胰岛素与氯化钾、葡萄糖组成 GIK 极化液，促进 K$^+$ 进入细胞内，可用于防治心肌梗死或其他心脏病变时的心律失常。

【不良反应】

1. 过敏反应　多数为使用牛胰岛素所致，它作为异体蛋白进入人体后可产生相应抗体并引起过敏反应。一般反应轻微而短暂，偶可引起过敏休克。症状轻者可用抗组胺药，重者须使用糖皮质激素治疗。

2. 低血糖症　为胰岛素过量所致，表现为饥饿感、出汗、心跳加快、焦虑、震颤等症状，严重者引起昏迷、惊厥及休克，甚至脑损伤及死亡。长效胰岛素降血糖作用较慢，不出现上述症状，而以头痛和精神情绪、运动障碍为主要表现。一旦出现低血糖症应进食或饮用糖水等。严重者应立即静脉注射 50% 葡萄糖。

3. 胰岛素抵抗　急性抵抗常由于并发感染、创伤、手术、情绪激动等应激状态所致。可能与血中抗胰岛素物质增多，或因酮症酸中毒时，血中大量游离脂肪酸和酮体的存在妨碍了葡萄糖的摄取和利用有关。慢性抵抗原因较为复杂，可能是体内产生了胰岛素抗体，也可能是胰岛素受体数量的变化,如高胰岛素血症时,靶细胞膜上胰岛素受体数目减少;还可能是靶细胞膜上葡萄糖转运系统失常。此时换用其他制剂或改用高纯度胰岛素,并适当调整剂量。

【药物相互作用】 胰岛素(普通胰岛素,正规胰岛素)注射剂与口服降糖药合用,有协同作用。与口服抗凝药、水杨酸盐、保泰松、磺胺类药和甲氨蝶呤合用,降血糖作用增强。与蛋白质同化激素合用,可增强胰岛素的作用。普萘洛尔与胰岛素合用时,应注意调整剂量,防止发生低血糖。乙醇有降血糖作用,如大量饮酒后用胰岛素,易导致低血糖昏迷或不可逆性脑损伤。糖皮质激素、甲状腺素、肾上腺素、利尿酸、呋塞米、苯妥英钠等可使胰岛素降血糖作用减弱。

第二节　口服降血糖药

口服降血糖药有磺酰脲类(sulfonylureas)、双胍类(biguanides)、α-葡萄糖苷酶抑制剂(α- glucosidase inhibitors)、胰岛素增敏剂、餐时血糖调节剂、DPP - 4 抑制剂及 GLP - 1 受体激动剂等。

一、磺酰脲类

本类药物具有磺酰脲结构,作用及毒性相似,但作用强度、起效及持续时间不同,目前已发展到第三代。

第一代以甲苯磺丁脲(tolbutamide,D_{860},甲糖宁)、氯磺丙脲(chlorpropamide)为代表,因不良反应大,现已少用。第二代磺酰脲类有格列本脲(glyburide,glibenclamide,优降糖)、格列吡嗪(glipizide,吡磺环己脲)、格列齐特(gliclazipe,达美康)、格列喹酮(gliquidone,糖适平)等,作用明显增强,且不良反应较轻。第三代以格列美脲(glimepiride)为代表,该类药物口服吸收迅速,维持时间长,对老年和伴有肾功能不全患者无特殊危害,不受食物影响,低血糖发生率低,目前已被广泛用于 2 型糖尿病的治疗。

【体内过程】 磺酰脲类药物在胃肠道吸收迅速而完全,与血浆蛋白结合率很高。其中多数药物在肝内氧化成羟基化合物,并迅速从尿中排出。

【药理作用及作用机制】 磺酰脲类药物对正常人和胰岛功能尚未完全丧失的糖尿病患者均有降血糖作用,作用机制主要是通过刺激胰岛 β 细胞释放胰岛素,长期应用还可抑制胰高血糖素的分泌及提高靶细胞对胰岛素的敏感性。

【临床应用】

1. 糖尿病　主要用于单用饮食控制无效的胰岛功能尚存的 2 型糖尿病患者。对胰岛素已产生耐受的患者使用后可刺激内源性胰岛素的分泌,因而与胰岛素合用时可减少胰岛素的用量。

2. 尿崩症　格列本脲、氯磺丙脲还有抗利尿作用,可使患者尿量明显减少,与噻嗪类合用可提高疗效。

【不良反应】 常见的不良反应为胃肠不适、恶心、腹痛、腹泻。大剂量氯磺丙脲还可引起中枢神经系统症状,如精神错乱、嗜睡、眩晕、共济失调。少数人也可引起粒细胞减少和胆汁郁积性黄疸及肝损害。较严重的不良反应为持久性的低血糖症,常因药物过量所致,尤以氯磺丙脲为甚。老人及肝、肾功能不良者较易发生,故老年糖尿病人不宜用氯磺丙脲。新型磺酰脲类较少引起低血糖。

【药物相互作用】 由于磺酰脲类的血浆蛋白结合率较高,因此在蛋白结合上能与其他药物(如保泰松、水杨酸钠、吲哚美辛、磺胺类药物、青霉素、双香豆素等)发生竞争,使游离药物浓度上升而引起低血糖反应。相反,氯丙嗪、糖皮质激素、噻嗪类利尿药、口服避孕药均可使其降血糖作用减弱。

二、双胍类

本类药物有二甲双胍(metformin,甲福明,降糖片)、苯乙双胍(phenformin,苯乙福明,降糖灵)等,苯乙双胍易致乳酸血症,现已不用或少用。

【药理作用】 双胍类对正常人血糖无影响,可明显降低糖尿病患者血糖,降血糖作用与胰岛功能无关,对胰岛功能完全丧失的糖尿病患者仍有降血糖作用。

【作用机制】 其降糖作用机制可能是促进组织摄取利用葡萄糖,促进肌肉组织内糖的无氧酵解,抑制肠道对葡萄糖的吸收,抑制糖原异生,抑制胰高血糖素的释放,增强外周组织对胰岛素的敏感性等使血糖降低。

【临床应用】 主要用于 2 型轻症糖尿病患者,尤其适用于肥胖、超重及单用饮食控制无效者。

【不良反应】 较常见的不良反应为食欲下降、口苦、口内金属味、恶心、腹部不适、腹泻等,长期使用易致乳酸血症,尤以苯乙双胍的发生率高,现已少用,二甲双胍一般不引起乳酸血症,为目前临床常用的双胍类药物。

三、α-葡萄糖苷酶抑制剂

目前临床使用的药物有阿卡波糖(acarbose)、伏格列波糖(voglibose)和米格列醇(migli-tol)。其降血糖的机制是通过在小肠上皮刷状缘竞争性抑制水解糖类的 α-葡萄糖苷酶,从而减慢碳水化合物的水解及产生葡萄糖的速度,并延缓葡萄糖的吸收,降低餐后血糖。

阿 卡 波 糖

阿卡波糖(acarbose)主要降低餐后高血糖,长期应用也可降低空腹血糖。临床用于治疗 2 型糖尿病,尤其适用于空腹血糖正常而餐后血糖升高的患者。主要不良反应为肠胀气、腹痛、腹泻等。

伏 格 列 波 糖

伏格列波糖(voglibose)竞争抑制小肠黏膜异麦芽糖酶、麦芽糖酶、糖苷酶等,减少双糖向单糖分解,降低血糖,尤其是餐后高血糖。主要用于 2 型糖尿病。不良反应有腹部胀满、排气增加等。

四、胰岛素增敏剂

噻唑烷酮类化合物(thiazolidinediones)为一类具有 2,4-二酮噻唑烷结构的化合物,包括罗格列酮(rosiglitazone)、吡格列酮(pioglitazone)、曲格列酮(troglitazone)、环格列酮(ciglitazone)、恩格列酮(englitazone)等,能改善胰岛β细胞的功能,显著改善胰岛素抵抗及相关代谢紊乱,对2型糖尿病及其心血管并发症均有明显疗效。

【药理作用】

1. 改善胰岛素抵抗和降低血糖　可降低骨骼肌、脂肪组织和肝脏的胰岛素抵抗,使患者空腹血糖、餐后血糖、血浆胰岛素水平明显降低。可单独应用,也可与磺酰脲类、双胍类或胰岛素联合应用。

2. 纠正脂质代谢紊乱　能显著降低2型糖尿病人血浆中游离脂肪酸(FFA)、甘油三酯(TG)水平,增加高密度脂蛋白(HDL)水平。

3. 防治2型糖尿病的血管并发症　可抑制血小板聚集、炎症反应和内皮细胞的增生,抗动脉粥样硬化。还可延缓蛋白尿的发生,使肾小球的病变明显减轻。

【临床应用】　主要用于治疗2型糖尿病,尤其是胰岛素抵抗者。

【不良反应】　该类药物具有良好的安全性和耐受性,低血糖发生率低。不良反应主要有嗜睡、水肿、肌肉和骨骼痛、头痛、消化道症状等。该类药物中的曲格列酮对极少数高敏人群具有明显的肝毒性,可引起肝功能衰竭甚至死亡,已被撤出临床。

五、餐时血糖调节剂

格列奈类为苯甲酸类衍生物,作用与磺酰脲类相似,主要通过阻断胰岛β细胞上ATP敏感性K^+通道(K_{ATP}),促进胰岛素分泌而起作用。现用于临床的有瑞格列奈(repaglinide)、那格列奈(nateglinide)、米格列奈(mitiglinide)等。该类药物起效快,作用时间短(2~4小时),因而磺酰脲类一天服一次,而这类药物需要在每餐前服用,一天三次。临床用于2型糖尿病患者,尤其适合餐后高血糖,并能预防糖尿病的心血管并发症。

瑞 格 列 奈

瑞格列奈(repaglinide)为一餐时血糖调节剂,能促使胰岛素分泌,优点是可模仿胰岛素的生理性分泌。口服后能够促进贮存的胰岛素分泌,并对功能受损的胰岛细胞起到保护作用。主要适用于2型糖尿病、老年糖尿病及糖尿病肾病等,与双胍类药物合用可增强疗效。不良反应主要为低血糖,但发生率较磺酰脲类低,且多在白天发生,而磺酰脲类则趋于晚上发生,对磺酰脲类药物过敏者仍可使用。此外,用药过程中可增加体重。

六、二肽基肽酶-4抑制剂

二肽基肽酶-4(dipeptidyl peptidase 4, DPP-4)抑制剂通过选择性抑制DPP-4,升高内源性胰高血糖素样肽-1(glucagon-like peptide-1, GLP-1)和葡萄糖依赖性促胰岛素释放多肽(glucose-dependent insulinotropic peptide, GIP)水平,从而增强胰岛素分泌,抑制胰高血糖素分泌而降血糖。目前在我国上市的DPP-4抑制剂有西格列汀、沙格列汀和维格列汀。研究表明,DPP-4抑制剂可有效降低空腹血糖和餐后血糖,且不会增加低血糖发生的风险,也不增加体重。

七、GLP-1 受体激动剂

GLP-1 受体激动剂通过激动 GLP-1 受体而降低血糖。GLP-1 受体激动剂以葡萄糖浓度依赖的方式增加胰岛素分泌、抑制胰高血糖素分泌，并能延缓胃排空，通过中枢性的食欲抑制来减少进食量。目前在我国上市的 GLP-1 受体激动剂有艾塞那肽和利拉鲁肽，均需皮下注射。可单独使用或与其他口服降糖药联合使用。GLP-1 受体激动剂有显著的降体重作用，单独使用无明显导致低血糖发生的风险。常见不良反应为胃肠道反应（如恶心、呕吐等），多为轻到中度，主要见于初始治疗时，不良反应可随治疗时间延长逐渐减轻。

复习思考题

1. 胰岛素的药理作用、临床应用和主要不良反应有哪些？
2. 比较双胍类和磺酰脲类口服降血糖药的作用机制及作用特点。
3. 阿卡波糖的降血糖作用机制是什么？
4. 罗格列酮的药理作用、临床应用和主要不良反应有哪些？
5. 瑞格列奈降血糖作用特点与磺酰脲类有何不同？

（樊一桥）

第三十五章 抗菌药物概论

【学习提要】 本章重点介绍了抗菌药物的常用术语如抗生素、抗菌谱、抗菌活性、抑菌药、杀菌药、化疗指数、抗菌后效应等。抗菌药物的主要作用机制：抑制细菌细胞壁合成，抑制细胞膜功能，抑制或干扰细菌蛋白质合成，抑制 DNA、RNA 的复制转录。还介绍了细菌耐药性，包括耐药性分类和产生的主要机制，避免耐药性产生的对策。简要介绍了抗菌药物合理应用的基本原则和联合用药。

对病原微生物、寄生虫及癌细胞所致疾病的药物治疗统称为化学治疗（chemotherapy，简称化疗）。理想的化疗药物应对病原体有高度的选择性，对宿主无害或无不良反应。抗菌药物对病原菌具有抑制或杀灭作用，是防治细菌性疾病的一类药物。本类药物在化疗药物中占主要地位。

在应用化疗药物治疗感染性疾病过程中，应注意机体、病原体与药物三者的相互关系。病原微生物对感染性疾病的发生起着重要作用，但病原体不能决定疾病的全过程，机体的反应性、免疫状态和防御功能对疾病的发生、发展与转归也有重要作用。当机体防御功能占主导地位时，就能抵御致病微生物，使它不能致病，或发病后迅速康复。抗菌药物的抑菌或杀菌作用是制止疾病发展和促进康复的外来因素，为机体彻底消灭病原体和导致疾病痊愈创造有利条件。但是事物总是有两面性的，矛盾是不断转化的，在某种条件下微生物对外来药物可产生耐药性，使药物减弱或失去抗菌作用。在治疗中药物的治疗作用是主要的，但使用不当时药物可产生不良反应，影响患者健康，甚至使治疗失败。

第一节 常用术语

抗生素（antibiotics） 是由某些微生物（细菌、真菌、放线菌等）或高等动植物在生活过程中产生的具有抑制病原体和其他细胞增殖的一类物质。目前抗生素还可用半合成或合成法制得。自从青霉素应用于临床，现已发现了上万种天然抗生素，常用于临床的也有几百种。

抗菌谱（antibacterial spectrum） 每种抗菌药物都有一定的抗菌作用范围，称为抗菌谱。某些抗菌药物仅作用于单一菌种或局限于某些属细菌，其抗菌谱窄，如异烟肼只对结核分支杆菌的分支菌酸合成有抑制作用，称此为窄谱抗菌药。另一些药物抗菌范围广泛，称之为广谱抗菌药，如四环素和氯霉素，它们不仅对革兰氏阳性细菌和革兰氏阴性细菌有抗菌作用，且对衣原体、肺炎支原体、立克次体及某些原虫等也有抑制作用。近年来研制开发的新一代青霉素类和头孢菌素类抗生素也有广谱抗菌作用。

抗菌活性（antibiotic activity） 是指药物抑制或杀灭微生物的能力。一般可用体外与体内两种方法来测定。另外，体外抗菌试验对指导临床用药也具有重要意义。能够抑制培养基内细菌生长的最低浓度称之为最低抑菌浓度（minimal inhibitory concentration，MIC）；能够杀灭培养基内细菌的最低浓度称之为最低杀菌浓度（minimal bactericidal concentration，MBC）。

抑菌药（bacteriostatic drugs）　是指仅有抑制微生物生长繁殖而无杀灭作用的药物，如磺胺类药物、四环素、氯霉素、红霉素、林可霉素等。

杀菌药（bactericidal drugs）　这类药不仅能抑制微生物生长繁殖，而且能杀灭之，如青霉素类、头孢菌素、氨基苷类等。

化疗指数（therapeutic index）　理想的化疗药物一般必须具有对宿主体内病原微生物有高度选择性的毒性，而对宿主无毒性或毒性很低，最好还能促进机体防御功能并能与其他抗菌药物联合应用消灭病原体。评价化疗药物的有效性和安全性常以动物半数致死量（LD_{50}）和治疗感染动物的半数有效量（ED_{50}）之比，或5％致死量（LD_5）与95％有效量（ED_{95}）的比来衡量。前者的比例关系称为化疗指数，后者则称为安全系数。安全系数愈大，表明药物的毒性愈小，疗效愈好，临床应用的价值也可能愈高。但也不是绝对的，如几无毒性的青霉素仍有引起过敏休克的可能。

抗菌后效应（postantibiotic effect，PAE）　当抗菌药物与细菌接触一短暂时间以后，即使药物浓度逐渐降低，当低于最低抑菌浓度或药物完全排出以后，仍然对细菌的生长繁殖继续有抑制作用，这种效应称之为抗菌后效应。几乎所有的抗菌药物都有PAE现象。PAE时间长短反映药物对其作用靶位的亲和力占据程度的大小，并与药物浓度及接触时间的长短有关。一般而言，PAE时间越长，其抗菌活性越强，故PAE是评价抗菌药物活性的重要指标之一。PAE与药物动力学相结合，在保证疗效的前提下，延长给药间隔，减少给药次数，从而可减少不良反应，节约药品，方便患者。

第二节　抗菌药物的主要作用机制

抗菌药物作用主要是通过干扰病原微生物的生理、生化和代谢过程产生抗菌作用。

一、抑制细菌细胞壁合成

革兰氏细菌的外层有坚韧而厚的细胞壁，完整地包围着细菌的细胞膜，抗御菌体内强大的渗透压，维持细菌的形态，保护着菌体。敏感细菌细胞壁肽聚糖合成受抑制后，细胞壁缺损，菌体因内部高渗，水分不断进入，引起菌体膨胀破裂死亡，有此机制的药物有β-内酰胺类药物、万古霉素等。

二、抑制细胞膜功能

通过抑制细胞膜功能发挥抗菌作用的抗生素，主要包括多黏菌素、两性霉素B和制霉菌素等。多黏菌素能与细菌胞浆膜中的磷脂结合，而两性霉素、制霉菌素只能与真菌胞浆膜中固醇类物质结合，使胞浆膜通透性增加，大分子和离子从细胞内向细胞外泄漏，细胞受到损伤而导致细菌死亡。

三、抑制或干扰细菌细胞蛋白质合成

抑制蛋白质合成的抗生素主要有氨基苷类、四环素类、大环内酯类、氯霉素类等。这类抗生素各自结合到细菌核糖体 70S 的 30S 亚基或 50S 亚基上,阻断肽链形成复合物的始动,导致错读或干扰新的氨基酸结合到新的肽链上,作用于蛋白质生物合成环节的某一部位,产生抑菌甚至杀菌作用。

四、抑制 DNA、RNA 的合成

抑制核酸合成的抗生素主要有喹诺酮类、乙胺嘧啶、利福平、磺胺类及其增效剂等。喹诺酮类抗菌药物是有效的核酸合成抑制剂,其抑制 DNA 螺旋酶(拓扑异构酶Ⅱ),阻碍 DNA 生物合成,从而导致细菌死亡;磺胺类药物为对氨基苯甲酸(PABA)的类似物,可与其竞争二氢叶酸合成酶,阻碍二氢叶酸的合成;磺胺增效剂甲氧苄氨嘧啶抑制细菌的二氢叶酸还原酶(较对哺乳动物的二氢叶酸还原酶抑制选择性高 5000 倍),阻止四氢叶酸的合成,两者合用依次抑制二氢叶酸合成酶和还原酶,起到双重阻断、抗菌增效作用。

第三节　细菌的耐药性

细菌的耐药性又称抗药性,一般是指细菌与药物多次接触后,对药物的敏感性下降甚至消失,致使药物对耐药菌的疗效降低或无效。细菌对某种抗菌药产生耐药性后,若对未接触过的其他抗菌药也具有耐药性,则称之为交叉耐药性。

一、耐药性的分类

从遗传角度出发,可以将细菌对抗菌药物的耐药性分为可遗传和不可遗传两种。

1. 可遗传的耐药性　可遗传耐药菌包括组成型和诱导型,其耐药机制往往直接与抗菌药物及其作用靶位有关。

2. 不可遗传的耐药性　即由"环境"引起(环境依赖型)的对抗菌药物产生"非遗传"性的耐药菌,通常被称之为"持留菌(persisters)",即非传统意义上的"抗性(resistance)",而是"持留性(persistence)",但无论是抗性还是持留性,其对抗菌药物都表现出一定程度的耐受(tolerance),宏观上都表现为耐药。持留菌是目前临床上细菌感染治疗失败的主要原因。

二、耐药性产生机制

1. 产生灭活酶　灭活酶有两种,一是水解酶,如 β-内酰胺酶可水解青霉素或头孢菌素。该酶可由染色体或质粒介导,某些酶的产生为体质性(组构酶);某些则可经诱导产生(诱导酶)。二是钝化酶,又称合成酶,可催化某些基团结合到抗生素的-OH 基或-NH$_2$ 基上,使抗生素失活。多数对氨基苷类抗生素耐药的革兰氏阴性杆菌能产生质粒介导的钝化酶,如乙酰转移酶作用于-NH$_2$ 基上,磷酸转移酶及核苷转移酶作用于-OH 基上。上述酶位于胞浆膜外间隙,氨基苷类被上述酶钝化后不易与细菌体内的核蛋白体结合,从而引起耐药性。

2. 细菌体内靶位结构的改变　链霉素耐药株的细菌核蛋白体 30S 亚基上链霉素作用靶位 P10 蛋白质发生改变；利福平的耐药性是细菌 RNA 多聚酶的 β-亚基发生改变，使其与药物的结合力降低而耐药。由质粒介导的对林可霉素和红霉素的耐药性，系细菌核蛋白体 23S 亚基的腺嘌呤甲基化，使药物不能与细菌结合所致。某些肺炎球菌、淋球菌对青霉素 G 耐药，以及金葡菌对甲氧苯青霉素耐药，乃因经突变引起青霉素结合蛋白（PBPs）改变，使药物不易与之结合。这种耐药菌株往往对其他青霉素（如苯唑或邻氯青霉素）和头孢菌素类也都耐药。

3. 增加代谢拮抗物　磺胺类药物与金葡菌接触后，后者自身产生对氨基苯甲酸（PABA）的能力可提高 2～100 倍，高浓度的 PABA 与磺胺药竞争二氢叶酸合成酶时占优势，从而使金葡菌产生抗药性。

4. 改变通透性　细菌可通过各种途径使抗菌药物不易进入菌体，如革兰氏阴性杆菌的细胞外膜对青霉素 G 等有天然屏障作用；铜绿假单胞菌和其他革兰氏阴性杆菌细胞壁水孔或外膜非特异性通道功能改变引起细菌对一些广谱青霉素类、头孢菌素类包括某些第三代头孢菌素的耐药；细菌对四环素耐药主要由于所带的耐药质粒可诱导产生三种新的蛋白，阻塞了细胞壁水孔，使药物无法进入。革兰氏阴性杆菌对氨基苷类耐药除前述产生钝化酶外，也可由于细胞壁水孔改变，使药物不易渗透至细菌体内。

5. 抗生素主动外排泵　某些细菌的外膜上存在药物外排泵系统，将进入细菌体内的药物泵出膜外，使菌体内的药物浓度不足，从而逃避抗生素的抗菌作用，获得耐药性。目前在不同的细菌中已发现数十种药外排系统，如大肠埃希菌的 AcrAB-Tolc 系统可导致细菌对四环素、氯霉素、红霉素、β-内酰胺类、氟喹诺酮类等产生耐药性；铜绿假单胞菌的 MexAB-OprM 系统的主动外排也是导致铜绿假单胞菌固有的多重耐药性的重要因素之一。

6. 生物被膜形成　当细菌黏附在黏膜上皮细胞以及人体内植入的各种人工医疗材料，如人工心脏瓣膜、气管插管等表面，易形成生物被膜。生物被膜是细菌通过分泌黏液相互聚集形成的膜状细菌群体，被膜不仅能抵抗宿主机体免疫系统对细菌的杀伤，还能阻止消毒剂、抗菌药物的渗入，逃避损伤。铜绿假单胞菌、表皮葡萄球菌等极易形成生物被膜，是引起感染的常见致病菌。膜内菌体之间更易发生信号传递、耐药基因和毒力基因的转移，使细菌具有极强的多重耐药性，导致慢性难治性感染。

三、避免细菌耐药性的措施

为了克服细菌对药物产生耐药性，临床医生要注意抗菌药物的合理应用，给予足够的剂量与疗程，必要的联合用药和有计划的轮换供药。此外，医药学专家还应努力开发新的抗菌药物，改造化学结构，使其具有耐酶特性或易于透入菌体。

第四节　抗菌药的合理使用

世界卫生组织（WHO）将抗菌药的合理应用定义为"抗菌药的应用需符合成本—效益原则，以最大限度地发挥其临床治疗作用，并将药物相关的不良反应和细菌耐药性的发生降低到最低限度"。美国卫生保健流行病学会（SHEA）和美国感染病学会（IDSA）将抗菌药合理使用的内涵定义为"抗菌药的合理应用包括选择最佳药物、剂量和疗程,而且须控制抗菌药的使用,以预防或延缓细菌耐药性的产生"。

由于抗菌药的使用,过去许多致死性的疾病已得到控制。但随着抗菌药物的广泛使用,特别是滥用,也给治疗带来许多新问题,如毒性反应、过敏反应、二重感染、细菌产生耐药性等。因此,合理使用抗菌药物日益受到重视。

一、抗菌药临床应用的基本原则

1. 严格按照适应证选药 每一种抗菌药物各有不同抗菌谱与适应证。临床诊断、细菌学诊断和体外药敏试验可作为选药的重要参考。此外,还应根据病人全身情况,肝、肾功能、感染部位,药物代谢动力学特点,细菌产生耐药性的可能性、不良反应和价格等方面因素综合考虑。

2. 病毒性感染和发热原因不明者 感冒、上呼吸道感染等病毒性疾病,发病原因不明者(除病情严重并怀疑为细菌感染外)不宜用抗菌药,否则可使临床症状不典型和病原菌不易被检出,以致延误正确诊断与治疗。

3. 抗菌药剂量及给药方案 剂量及给药方案需符合 PK/PD 原则。根据抗菌药的 PK/PD 特性可分为浓度依赖性(氟喹诺酮类、氨基糖苷类)和时间依赖性(β-内酰胺类、万古霉素等)。浓度依赖性抗生素的杀菌作用主要取决于 C_{max},与药物在体内持续的时间关系不大,因而,从药效学角度来看,提倡将剂量集中使用,将间隔时间延长。时间依赖性抗生素的杀菌作用主要取决于血与组织中药物浓度超过致病菌最低抑菌浓度(MIC)的时间,而与 C_{max} 关系不大,用药原则为缩短给药间隔时间,减少每次用量。一般认为,在给药间隔时间内至少需有大于 40%～50%时间药物浓度超过 MIC,有 60%的时间超过 MIC 即可获满意的临床疗效。

4. 皮肤黏膜等局部感染 应尽量避免局部应用抗菌药,因其易发生过敏反应和耐药菌的产生。

5. 预防应用及联合应用 对此均应严格掌握适应证,抗菌药物的预防应用仅限于少数情况,如经临床实践证明确有效果者;联合用药,也必须谨慎掌握指征、权衡利弊。

二、抗菌药物的选择

虽然从疾病的症状常可推断其病因,但对于极为严重的感染,培养和抗生素敏感试验仍是选择治疗用药物的基本依据。对极其严重的病人可能必须在培养和药敏试验完成之前就开始治疗,但不要忘记在治疗开始前取好培养标本。

一般情况下,试管中的药物活性可代表治疗效应。然而,某一细菌在试管中对某种抗生素的敏感度并不就是该药临床有效性的真正可靠指标,因为疗效还取决于下述各种因素:该药的药物学特性(吸收、分布、体液和组织中的浓度、与蛋白的结合、排泄和代谢的速率),药物相互作用或药物与抑制物质之间的相互作用,以及宿主防御机制的有效性。其他还应考虑疾病的性质、严重程度、该药的毒性、病人有无过敏或其他严重反应史,以及药物的价格等等。

一般认为青霉素、头孢菌素、万古霉素、氨基糖苷类、喹诺酮类和多黏菌素是杀菌药,而红霉素、四环素、氯霉素、克林霉素、林可霉素、克拉霉素、阿奇霉素和磺胺类为抑菌药。但是，杀菌药对某些细菌有时可能只起抑菌作用，反之，某些抑菌药对某些细菌有时却有杀菌作用。

对大多数感染来说，包括对肺炎双球菌性肺炎和尿路感染，杀菌药似乎并无优于抑菌药之处。但是，当感染发生在宿主全身或局部防御机制丧失，至少是部分丧失时，则似乎必须用杀菌药。如白细胞减少的病人患心内膜炎、脑膜炎，严重葡萄球菌感染和严重的革兰氏阴性杆菌感染。

三、抗菌药的联合应用

对于严重感染，常需在了解致病菌的敏感性之前就合并使用数种抗生素来治疗。在治疗混合感染时也常需联合使用抗生素。对某些感染，如结核，联合用药也比单一用药的效果好，因为这种细菌对单一药物较易产生耐药性。在治疗肠球菌性心内膜炎时应该联合用药，如用氨基糖苷类必须加用青霉素或万古霉素，这样能发挥充分的杀菌作用，否则易复发。在白细胞减少的病人发生严重铜绿假单胞菌感染时，联合用药也极为重要，用一种氨基糖苷（如妥布霉素）再加用一种抗铜绿假单胞菌的青霉素（如替卡西林），效果可能会比单用其中任一种药的效果都好。

1. 抗菌药联合应用的意义　① 发挥药物的协同抗菌作用以提高疗效；② 延迟或减少耐药菌株的出现；③ 对混合感染或不能作细菌学诊断的病例，联合用药可扩大抗菌范围；④ 联合用药可减少个别药剂量，从而减少毒副反应。

滥用抗菌药物的联合应用，可能产生不利后果：增加不良反应发生率；容易出现二重感染；耐药菌株更加增多；浪费药物；给人一种虚伪的安全感染，延误正确治疗。

2. 联合用药的指征　① 病原菌未明的严重感染；② 单一抗菌药物不能控制的严重混合感染，如肠穿孔后腹膜炎的致病菌常有多种需氧菌和厌氧菌等；③ 单一抗菌药物不能有效控制的感染性心内膜炎或败血症；④ 长期用药细菌有可能产生耐药者，如结核、慢性尿路感染、慢性骨髓炎等；⑤ 减轻药物毒性反应，如两性霉素 B 和氟胞嘧啶合用治疗深部真菌，前者用量可减少，从而减少毒性反应；⑥ 临床感染一般二药联用即可，通常不必三药或四药联用。

3. 联合用药可能产生结果　两种抗菌药联合应用在体外或动物实验中可获得无关、相加、协同和拮抗等四种效果。抗菌药物依其作用性质可分为四大类：一类为繁殖期杀菌剂，如青霉素类、头孢菌素类等；二类为静止期杀菌剂，如氨基苷类、多黏菌素等，它们对静止期、繁殖期细菌均有杀灭作用；三类为速效抑菌剂，如四环素类、氯霉素类与大环内酯类抗生素等；四类为慢效抑菌剂，如磺胺类等。第一类和第二类合用常可获得协同作用，例如青霉素与链霉素或庆大霉素合用治疗肠球菌心内膜炎；青霉素破坏细菌细胞壁的完整性，有利于氨基苷类抗生素进入细胞内发挥作用。传统观点认为，第一类与第三类合用可能出现拮抗作用。例如青霉素类与氯霉素或四环素类合用，由于后两药使蛋白质合成迅速被抑制，细菌处于静止状态，致使繁殖期杀菌的青霉素干扰细胞壁合成的作用不能充分发挥，使其抗菌活性减弱。但是与此相关的确切报道很少，而且近年来国内外大量的临床研究结果却与这种传统的观点不一致。例如，大环内酯类药物能抑制铜绿假单胞菌的生物被膜的生成，促进头孢菌素类、喹诺酮类等繁殖期杀菌药的渗透性而起协同作用。因此,繁殖期杀菌药与快速抑菌药的合用是否都会出现拮抗作用,不能一概而论。第二类和第三类合用可获得增强或相加作用。第四类慢效抑菌药与第一类可以合用,例如,治疗流行性脑膜炎时,青霉素可以和磺胺嘧啶合用而提高疗效。

应该指出上述资料多来自体外与动物试验在特定条件下的观察,与临床实际不尽相同,仅供参考。联合用药产生的作用也可因不同菌种和菌株而异,药物剂量和给药顺序也会影响效果。

复习思考题

1. 什么是化疗指数、抗菌后效应?
2. 抗菌药物作用的主要机制是什么?
3. 细菌产生耐药性的机制有哪些? 如何避免细菌耐药性的产生?
4. 简述抗菌药合理使用的原则及意义。
5. 抗菌药抑菌或杀菌的机制有哪几方面?

(龚国清)

第三十六章 β-内酰胺类抗生素

【内容提要】 β-内酰胺类抗生素包括青霉素类、头孢菌素类和非典型的β-内酰胺类三大类。本章重点介绍了β-内酰胺类抗生素的抗菌作用机制、影响因素和细菌耐药机制,青霉素的分类、抗菌谱、体内过程、临床应用、不良反应等,以及各代头孢菌素的药理作用特点。青霉素G为窄谱抗生素,抗菌谱包括G^+球菌、G^+杆菌、G^-球菌及螺旋体,不耐酸、不耐酶、过敏反应发生率高等缺点限制其应用。但对其敏感菌而言,仍是目前临床首选药物。利用青霉素母核在侧链上引入不同基团合成的半合成青霉素,分别具有耐酸、耐酶、广谱等特点,其抗菌活性强、毒性小、品种多、临床适应证广。头孢菌素属于广谱杀菌性抗生素,对G^+、G^-菌均有效,主要用于耐药菌及G^-杆菌感染。非典型的β-内酰胺类抗生素有头孢霉素类、氧头孢烯类、碳青霉烯类、青霉烯类、单环β-内酰胺类和β-内酰胺酶抑制剂等。

β-内酰胺类抗生素(β-lactams)系指化学结构中具有β-内酰胺环的一大类抗生素,包括临床最常用的天然和半合成青霉素与头孢菌素,以及新发展的头孢霉素类、碳青霉烯类、单环β-内酰胺类等其他非典型β-内酰胺类抗生素,此类抗生素具有杀菌活性强、毒性低、适应证广及临床疗效好等优点,是抗生素研发和应用的热点。

第一节 抗菌机制、作用影响因素及细菌耐药性

一、抗菌作用机制

各种β-内酰胺类抗生素的作用机制均相似,都能抑制细菌细胞壁黏肽合成酶,即青霉素结合蛋白(penicillin binding proteins,PBPs),它是存在于细菌膜表面的一类蛋白,在细菌细胞壁合成过程中,起到维持生理功能和促进黏肽合成的作用,相对分子质量及功能各不相同,如$PBP1A$、$1B$等,β-内酰胺类与之结合,抑制转肽酶,影响细胞壁黏肽的交联和延长,从而阻碍细胞壁黏肽合成,使细菌胞壁缺损,菌体膨胀裂解。哺乳动物无细胞壁,不受β-内酰胺类药物的影响,因而本类药具有对细菌的选择性杀菌作用,而对宿主毒性较小。各种细菌细胞膜上的PBPs数目、相对分子质量、对β-内酰胺类抗生素的敏感性不同,但分类学上相近的细菌,其PBPs类型及生理功能则相似。例如大肠杆菌有7种PBPs:PBP_{1A}、PBP_{1B}与细菌的延长阶段有关,青霉素、氨苄西林、头孢噻吩等与PBP_{1A}、PBP_{1B}有高度亲和力,可使细菌生长繁殖和延伸受抑制,并溶解死亡;PBP_2与细管形状有关,氮䓬脒青霉素、克拉维酸与亚胺培南能选择性地与其结合,使细菌形成大圆形细胞,对渗透压稳定,可继续生几代后才溶解死亡,而头孢吡普、头孢洛林对PBP_{2a}的亲和性远强于其他β-内酰胺类抗生素。

二、影响β-内酰胺类抗菌作用的因素

革兰氏阳性菌与阴性菌的结构差异很大,β-内酰胺类各药与母核相连接的侧链不同可

影响其亲脂性,有效药物必须进入菌体作用于细胞膜上的靶位 PBPs。影响抗菌作用的主要因素有:① 药物透过革兰氏阳性菌细胞壁或阴性菌脂蛋白外膜(即第一道穿透屏障)的难易程度;② 对 β-内酰胺酶(第二道酶水解屏障)的稳定性;③ 对抗菌作用靶位 PBPs 的亲和力大小。

根据这些因素,目前临床应用的 β-内酰胺类对革兰氏阳性与阴性菌的作用大致有 6 种类型。第一类主要为青霉素及口服青霉素 V,它们易透过革兰氏阳性菌胞壁黏肽层,但不能透过革兰阴性菌糖蛋白磷脂外膜,因而属窄谱,仅对革兰氏阳性菌有效。第二类包括像氨苄西林、羧苄西林、酰脲类青霉素、亚胺培南及一些头孢菌素,它们能适度透过革兰氏阳性菌的胞壁黏肽层,对革兰阴性菌的外膜透过性也很好,因而属广谱抗菌药物。第三类为易被革兰氏阳性菌的 β-内酰胺酶即青霉素酶破坏灭活的青霉素类,对产酶菌往往表现出明显的耐药性。第四类为异噁唑类青霉素,头孢菌素一、二代及亚胺培南等,它们对青霉素酶稳定,对革兰氏阳性的产酶菌有效,但当 PBPs 结构发生突变后,与之的亲和力下降或消失,因而无效。第五类包括酰脲类青霉素(阿洛西林与美洛西林等),羧苄青霉素及头孢菌素一、二代,当胞膜外间隙的 β-内酰胺酶少量存在时有抗菌效果,大量酶存在时则被破坏而无效。第六类包括第三代头孢菌素、氨曲南、亚胺培南等,对 β-内酰胺酶十分稳定,即使细菌产生大量β-内酰胺酶仍然有效,但对结构发生突变的 PBPs 则无效。

三、细菌耐药机制

细菌对 β-内酰胺类抗生素耐药机制可概括为:① 细菌产生 β-内酰胺酶(青霉素酶、头孢菌素酶等)使该类药物水解而灭活;② 对革兰阴性菌产生的 β-内酰胺酶稳定的广谱青霉素和第二、三代头孢菌素,其耐药发生机制不是由于抗生素被 β-内酰胺酶水解,而是由于抗生素与大量的 β-内酰胺酶迅速、牢固结合,使其停留于胞膜外间隙中,因而不能进入靶位(PBPs)发生抗菌作用。这种 β-内酰胺酶的非水解机制又称为"牵制机制"(trapping mechanism);③ PBPs 靶蛋白与抗生素亲和力降低、PBPs 增多或产生新的 PBPs 均可使抗生素失去抗菌作用。例如 MRSA(methicillin resistant staphylococcus aureus)具有多重耐药性,其产生机制是 PBPs 改变的结果,高度耐药性系由于原有的 PBP_2 与 PBP_3 之间产生一种新的 PBP_{2a};④ 细菌的细胞壁或外膜的通透性改变,使抗生素不能或很少进入细菌体内到达作用靶位;⑤ 由于细菌缺少自溶酶而出现细菌对抗生素的耐药性,即抗生素具有正常的抑菌作用,但杀菌作用差。

第二节 青霉素类

青霉素 G 是最早应用于临床的抗生素,由于它具有杀菌力强、毒性低、价格低廉、使用方便等优点,迄今仍是治疗敏感菌所致各种感染的首选药物。但是青霉素有不耐酸、不耐青霉素酶、抗菌谱窄和容易引起过敏反应等缺点,在临床应用上受到一定的限制。

一、天然青霉素

青霉素(penicillin G)又名苄青霉素(benzyl penicillin),为天然青霉素,侧链为苄基。常用其钠盐或钾盐,其晶粉在室温中稳定,易溶于水,水溶液在室温中不稳定,20℃放置 24 小时,抗菌活性迅速下降,且可生成具有抗原性的降解产物,故青霉素应在临用前配成水溶液。

【体内过程】 青霉素遇酸易被分解,口服吸收差,肌注 100 万单位后吸收快且甚完全,0.5 小时达血药浓度峰值,约为 20 U/ml,消除半衰期为 1/2 小时。6 小时内静滴 500 万单位青霉素钠,2 小时后能达到 20~30 U/ml 的血药浓度,血清蛋白结合率为 46%~58%。青霉素主要分布于细胞外液,并能广泛分布于各种关节腔、浆膜腔、间质液、淋巴液、胎盘、肝、肾、肺、横纹肌、中耳液等部位。青霉素的脂溶性低,进入细胞量减少;不易进入房水与脑脊液,但炎症时青霉素透入脑脊液和眼的量有所提高,可达有效浓度。青霉素几乎全部以原形迅速经尿排泄,约 10% 经肾小球过滤,90% 经肾小管分泌。丙磺舒可与青霉素竞争肾小管分泌,两药合用时能提高青霉素血药浓度,延长其半衰期。

为了延长青霉素的作用时间,还可采用难溶制剂普鲁卡因青霉素(procaine penicillin)和苄星青霉素(benzathine penicillin;长效西林,bicillin),其水悬剂或油制剂肌内注射后,在注射部位缓慢溶解吸收。普鲁卡因青霉素一次注射 40 万单位,可维持 24 小时,苄星青霉素溶解度极小,一次注射 120 万单位,可维持 15 天,这两种制剂的血药浓度很低,只用于轻症病人或预防感染。

【抗菌作用】 青霉素主要作用于革兰氏阳性菌、革兰氏阴性球菌、嗜血杆菌属以及各种致病螺旋体等。

青霉素对溶血性链球菌、草绿色链球菌、肺炎球菌等作用强,肠球菌敏感性较差。不产生青霉素酶的金葡菌及多数表葡菌对青霉素敏感,但产生青霉素酶的金葡菌对之高度耐药。革兰氏阳性杆菌,白喉杆菌,炭疽杆菌及革兰氏阳性厌氧杆菌如产气荚膜杆菌、破伤风杆菌、难辨梭菌、丙酸杆菌、真杆菌、乳酸杆菌等皆对青霉素敏感。革兰阴性菌中脑膜炎球菌对青霉素高度敏感,耐药者罕见。对青霉素敏感的淋球菌日益少见。百日咳杆菌对青霉素敏感。致病螺旋体,如梅毒螺旋体、钩端螺旋体对之高度敏感。

【临床应用】 青霉素为治疗 A 组和 B 组溶血性链球菌感染、敏感葡萄球菌感染、气性坏疽、梅毒、鼠咬热等的首选药。肺炎球菌感染和脑膜炎时也可采用,当病原菌比较耐药时,可改用万古霉素或利福平。青霉素也是治疗草绿色链球菌心内膜炎的首选药。还可作为放线菌病、钩端螺旋体病、梅毒、回归热等及预防感染性心内膜炎发生的首选药。破伤风、白喉病人采用青霉素治疗时,应与抗毒素合用。普鲁卡因青霉素只用于轻、中度感染。苄星青霉素适用于需要长期使用青霉素预防感染的患者,如慢性风湿性心脏病、风湿热以及心脏瓣膜病或瓣膜手术者因呼吸道、消化道、泌尿道手术或操作引起的感染性心内膜炎。

【不良反应】 青霉素的毒性很小,除其钾盐大量静注易引起高血钾症、肌内注射部位疼痛外,最常见的为过敏反应,有过敏性休克、药疹、溶血性贫血及粒细胞减少等。青霉素制剂中的青霉噻唑蛋白、青霉烯酸等降解产物,青霉素或 6-氨基青霉烷酸(6-APA)高分子聚合物是引起过敏反应的主要致敏原,为防止各种过敏反应,应详细询问病史,包括用药史、药物过敏史、家属过敏史,并进行青霉素皮肤过敏试验。应用青霉素及皮试时应作好急救准备,一旦出现,立刻用肾上腺素和氢化可的松注射抢救。

青霉素的另一不良反应是赫氏反应(herxheimer reaction),指在青霉素治疗梅毒或钩端螺旋体病时可出现症状加剧现象,故又称治疗矛盾,此反应一般发生于青霉素开始治疗后

6~8小时,于12~24小时消失,表现为全身不适、寒战、发热、咽痛、胁痛、心跳加快等;同时可有病变加重现象,甚至危及生命。此反应可能为螺旋体抗原与相应抗体形成免疫复合物的结果,或与螺旋体释放非内毒素致热原有关。此外,肌内注射局部可发生周围神经炎,鞘内注射和全身大剂量应用可引起青霉素脑痛。严重感染时宜静脉滴注给药,大剂量静注应监测血清离子浓度,以防发生高血钠、高血钾症。

二、半合成青霉素

1. 耐酸青霉素 苯氧青霉素包括青霉素 V(penicillin V)和苯氧乙基青霉素(phenithicillin)。抗菌谱与青霉素相同,耐酸,口服吸收好,但不耐酶,血药浓度低,抗菌活性不及青霉素,故仅用于敏感菌所致的轻度感染。

2. 耐酶青霉素 化学结构特点是通过酰基侧链(R1)的空间位障作用保护了 β-内酰胺环,使其不易被酶水解。抗菌谱较窄,主要用于对青霉素耐药的金葡菌感染。难以通过血脑屏障,不用于中枢神经系统的感染。

异噁唑类青霉素侧链为苯基异噁唑,耐酸、耐酶、可口服。常用的有苯唑西林(oxacillin,新青霉素Ⅱ)、萘夫西林(nafcillin)、甲氧西林(meticillin)、氯唑西林(cloxacillin)、双氯西林(dicloxacillin)与氟氯西林(flucloxacillin)。

3. 广谱青霉素 对革兰氏阳性及阴性菌都有杀菌作用,耐酸、可口服,但不耐酶。

氨苄西林(ampicillin)对青霉素敏感的金葡菌等的效力不及青霉素,但对肠球菌作用优于青霉素,对革兰阴性菌有较强的作用,与氯霉素、四环素等相似或略强,但不如庆大霉素与多黏菌素,对铜绿假单胞菌无效。口服后2小时达血药浓度峰值,经肾排泄,丙磺舒可延缓其排泄,体液中可达有效抗菌浓度,脑膜炎时脑脊液中浓度较高。主要用于伤寒,副伤寒,革兰氏阴性杆菌败血症,肺部、尿路及胆道感染等,严重者应与氨基苷类抗生素合用。

阿莫西林(amoxycillin, amoxil,羟氨苄青霉素,奥纳欣)为对位羟基氨苄西林,抗菌谱与抗菌活性与氨苄西林相似,但对肠球菌、沙门菌属、肺炎双球菌与变形杆菌的杀菌作用比氨苄西林强,对流感嗜血杆菌作用稍弱。经胃肠道吸收良好,血中浓度约为口服同量氨苄西林的2.5倍。阿莫西林用于治疗下呼吸道感染(尤其是肺炎球菌所致)效果超过氨苄西林。

匹氨西林(pivampicillin,匹呋氨苄青霉素,吡呋西林,吡呋氨苄青霉素)为氨苄西林的双酯,口服吸收比氨苄西林好,能迅速水解为氨苄西林而发挥抗菌作用。正常人口服250 mg,其血、尿浓度较相当剂量的氨苄西林分别高3倍和2倍。此类药物常用的还有巴氨西林(bacampicillin)。

4. 抗铜绿假单胞菌广谱青霉素

替卡西林(ticarcillin)抗菌谱与羧苄西林相似,抗铜绿假单胞菌活性较其强2~4倍。对革兰氏阳性球菌活性不及青霉素,口服不吸收,肌内注射后0.5~1.0小时达血药浓度峰值。分布广泛,胆汁中药物浓度高,大部分经肾排泄,主要用于铜绿假单胞菌所致各种感染。

哌拉西林(piperacillin)抗菌谱广,与羧苄西林相似,而抗菌作用较强,对各种厌氧菌均有一定作用。与氨基苷类合用对铜绿假单胞菌和某些脆弱拟杆菌及肠杆菌科细菌有协同作用。除产青霉素酶的金葡菌外,对其他革兰阴性球菌和炭疽杆菌等均甚敏感。不良反应较少,可供肌注及静脉给药,在临床已广泛应用。此类药物临床常用的还有美洛西林(mezlocillin)、美西林(mecillinam)、匹美西林(pivmecillinam)等。

羧苄西林(carbenicillin)抗菌谱与氨苄西林相似。特点是对铜绿假单胞菌及变形杆菌作用较强。口服吸收差,需注射给药,肾功能损害时作用延长,主要用于铜绿假单胞菌及大肠杆菌所引起的各种感染。单用时细菌易产生耐药性,常与庆大霉素合用,但不能混合静脉注射。毒性低,偶可引起粒细胞缺乏及出血。但因其抗菌作用较弱,目前较少应用。

磺苄西林(sulbenicillin)抗菌谱和羧苄西林相似,抗菌活性较强。口服无效,胆汁中药物浓度为血药浓度的 3 倍,尿中浓度尤高,主要用于治疗泌尿生殖道及呼吸道感染。副作用为胃肠道反应,偶有皮疹、发热等。

呋苄西林(furbenicillin)抗铜绿假单胞菌作用较羧苄西林强 6～10 倍,对金葡菌、链球菌、痢疾杆菌等也有强大抗菌作用。不良反应同羧苄西林。

阿洛西林(azlocillin)抗菌谱和羧苄西林相似,抗菌活性与哌拉西林相近,强于羧苄西林。对多数肠杆菌科细菌和肠球菌以及铜绿假单胞菌均有较强作用。对耐羧苄西林和庆大霉素的铜绿假单胞菌也有较好作用。主要用于治疗铜绿假单胞菌、大肠杆菌及其他肠杆菌科细菌所致的感染。

第三节　头孢菌素类

头孢菌素类抗生素是从头孢菌素的母核 7-氨基头孢烷酸(7-ACA)接上不同侧链而制成的半合成抗生素。本类抗生素具有抗菌谱广、杀菌力强、对酸及对 β-内酰胺酶稳定、过敏反应较少等优点。根据其抗菌作用特点、临床应用及上市的时间不同,目前分为五代头孢菌素。

第一代头孢菌素的特点有:① 对革兰氏阳性菌(包括对青霉素敏感或耐药的金葡菌)的抗菌作用较第二、三代强,对革兰阴性菌的作用较差;② 对青霉素酶稳定,但仍可被革兰阴性菌的 β-内酰胺酶破坏;③ 对肾脏有一定毒性。临床应用药物有头孢氨苄(cefalexin,先锋 4 号)、头孢唑林(cefazolin,先锋 5 号)、头孢拉定(cefradine,先锋 6 号,cephradine)、头孢羟氨苄(cefadroxil)、头孢克洛(cefaclor,头孢氯氨苄)、头孢噻吩(cefalotin)、头孢硫咪(cefathiamidine)等。该类药物的不良反应主要是过敏反应和肾脏毒性,与青霉素类有交叉过敏反应,发生率约 20%;大剂量使用或与氨基苷类抗生素联合应用时易造成肾功能障碍。

第二代头孢菌素的特点有:① 对革兰阳性菌作用与第一代头孢菌素相仿或略差,对多数革兰氏阴性菌作用明显增强,部分对厌氧菌有高效,但对铜绿假单胞菌无效;② 对多种 β-内酰胺酶比较稳定;③ 对肾脏的毒性较第一代有所降低。如头孢呋辛(cefuroxime,头孢呋新,头孢呋肟)、头孢克洛(cefaclor)、头孢呋辛酯(cefurxime axetil)、头孢孟多(cefamandole)、头孢西丁(cefoxitin)、头孢尼希(cefonicid)、头孢替安(cefotiam)、头孢丙烯(cefprozil)、头孢替坦(cefotetan)等,可作为一般革兰阴性菌感染的首选药物,适用于敏感菌引起的呼吸道、泌尿道、皮肤及软组织、骨组织、骨关节、妇科等感染以及耐青霉素的淋病的治疗。

第三代头孢菌素的特点有:① 对革兰氏阳性菌有一定的抗菌活性,但不及第一、二代头孢菌素,对革兰阴性菌包括肠杆菌属和铜绿假单胞菌及厌氧菌,如脆弱类杆菌均有较强的作用;② 血浆 $t_{1/2}$ 较长,体内分布广,组织穿透力强,有一定量渗入脑脊液中;③ 对 β-内酰胺酶有较高稳定性;④ 对肾脏基本无毒性。此类药物有头孢曲松(ceftriaxone,头孢三嗪)、头孢哌酮(cefoperazone,头孢氧哌唑)、头孢噻肟(cefotaxime)、头孢他啶(ceftazidime)、头孢克肟(cefixime)、头孢特仑酯(cefteram pivoxil)、头孢甲肟(cefmenoxime,头孢氨噻肟唑,bestcall)、头孢地嗪(cefodizime)、头孢米诺(cefminox)、头孢磺啶(cefsulodin)、头孢唑喃(cefuzonam)、头孢咪唑(cefpimizole)、头孢他美(cefetamet)、头孢地尼(cefdinir)、头孢布坦(ceftibuten)、头孢匹胺(cefpiramide)等。可用于呼吸道、泌尿道、胃肠道、胆道、胸腔、腹腔、盆腔、骨关节、皮肤软组织等部位的重症感染。较轻的感染可用其他抗菌药治疗时,不要使用第三代头孢菌素,否则可致耐药性的增加。

第四代头孢菌素的特点有:① 对革兰氏阳性菌的作用优于第三代头孢,对革兰阴性菌、铜绿假单胞菌、厌氧菌作用强;对某些第三代头孢菌素耐药的肠杆菌科细菌仍敏感,对铜绿假单胞菌的作用与头孢他啶相仿。② 对 β-内酰胺稳定性高,优于前三代头孢类。对临床重要的致病菌抗菌活性,较许多第三代头孢菌素为强;对葡萄球菌的抗菌活性较头孢他啶强 8～64 倍。对链球菌高度敏感,对肠球菌活性弱,但较其他头孢类强。③ 对 β-内酰胺酶稳定性高。④ 对肾无毒性。如头孢吡肟(cefepime)、头孢克定(cefclidin,头孢克定)、头孢匹罗(cefpirome)等。主要用于对第三代头孢菌素耐药的革兰阴性杆菌引起的重症感染。

第五代头孢菌素:代表药物头孢吡普、头孢洛林,由于其水溶性差,故而被分别开发为前药头孢吡普酯(ceftobiprole medocaril)和头孢洛林酯(磷酰头孢洛林,ceftaroline fosamil)。头孢吡普为繁殖期杀菌剂,其 3 位吡咯酮甲叉基侧链对 PBP_{2a} 作用非常强烈,形成多位点结合稳定的复合物,对耐药革兰阳性菌具有强效抗菌活性。头孢洛林是对革兰阳性和革兰阴性菌均具有抗菌活性的新型广谱头孢菌素类抗生素,对 PBP_{2a} 亲和力强于其他 β-内酰胺类抗生素,能与 PBP_{2a} 快速、高效地结合,进而形成抑制性酰基酶中间体。其对多重耐药革兰阳性菌(包括 MRSA、hVISA、VISA 和 VRSA)亦有良好的抗菌活性,对青霉素类、红霉素类、氟喹诺酮类敏感性下降的肺炎链球菌的疗效较好,包括革兰阳性菌的耐药菌株和呼吸道革兰阴性菌均具有较好活性。

【体内过程】 多为注射给药。但头孢氨苄、头孢羟氨苄和头孢克洛耐酸,胃肠吸收好,可口服。头孢菌素吸收后,分布良好,能透入各种组织中,且易透过胎盘。在滑囊液、心包积液中均可获得较高浓度。头孢呋辛和第三代头孢菌素可渗透进入前列腺组织。第三代头孢菌素还可透入眼部眼房水,胆汁中浓度也较高,其中以头孢哌酮为最高,其次为头孢曲松。头孢呋辛、头孢曲松、头孢噻肟、头孢他啶、头孢哌酮等可透过血脑屏障,并在脑脊液中达到有效浓度。多数头孢菌素的血浆 $t_{1/2}$ 均较短(0.5～2.0 小时),但头孢曲松的 $t_{1/2}$ 最长,可达 8 小时。

【抗菌作用及作用机制】 抗菌谱广,多数革兰氏阳性菌对之敏感,但肠球菌常耐药;多数革兰阴性菌极敏感,除个别头孢菌素外,铜绿假单胞菌及厌氧菌常耐药。本类药与青霉素类、氨基苷类抗生素之间有协同抗菌作用。头孢菌素类为杀菌药,抗菌作用机制与青霉素类相似,也能与细胞壁上的不同的青霉素结合蛋白(PBPs)结合。细菌对头孢菌素类与青霉素类之间有部分交叉耐药现象。

【临床应用】 第一代头孢菌素主要用于耐药金葡菌感染,其中口服头孢菌素主要用于轻、中度呼吸道和尿路感染。第二代头孢菌素用以治疗大肠杆菌、克雷伯菌、肠杆菌、吲哚阳性变形杆菌等敏感菌所致的肺炎、胆道感染、菌血症、尿路感染和其他组织器官感染。第三代头孢菌素主要用于新生儿脑膜炎、肠杆菌所致脑膜炎、革兰氏菌所致败血症、脑膜炎、骨髓炎、肺炎、尿路感染等严重感染。第四代头孢菌素主要作为第三代头孢菌素产生耐药品种的替代使用。第五代头孢菌素主要用于由革兰阴性菌及阳性菌引起的复杂性皮肤及其软组织感染。

【不良反应】　主要为过敏反应,偶有过敏性休克、哮喘及速发型皮疹等,青霉素过敏者约有5%～10%对头孢菌素有交叉过敏反应;静脉给药可发生静脉炎;第一代的头孢噻吩、头孢噻啶和头孢氨苄大剂量时可出现肾脏毒性。头孢孟多、头孢哌酮等可出现双硫仑(disulfiram)样反应,第三代头孢菌素偶见二重感染或肠球菌、铜绿假单胞菌和念珠菌的增殖现象。头孢孟多、头孢哌酮高剂量可出现低凝血酶原血症。第五代的头孢吡普较为常见的不良反应是味觉障碍及停药后的恶心呕吐,而头孢洛林常见不良反应为恶心、腹泻等。

第四节　非典型β-内酰胺类抗生素

一、头霉素类

头霉素(cephamycin)是自链霉菌获得的β-内酰胺类抗生素,有A、B、C三型,其中C型活性最强。抗菌谱广,对G^+、G^-菌作用较强,与第二代头孢菌素相似,对厌氧菌活性强,对β-内酰胺酶稳定,故对耐金葡菌及耐头孢的耐药菌有较强的活性。体内分布广泛,脑脊液中浓度高。头霉素化学结构与头孢菌素相仿,但其头孢烯母核的7位碳上有甲氧基。目前广泛应用的有头孢西丁(cefoxitin)和头孢美唑(cefmetazole),抗菌谱与抗菌活性与第二代头孢菌素相似,对厌氧菌包括脆弱拟杆菌有良好作用,适用于盆腔感染、妇科感染及腹腔等需氧与厌氧菌混合感染。

二、氧头孢烯类

拉氧头孢(latamoxef)又名羟羧氧酰胺菌素(moxalactam),化学结构属氧头孢烯,1位硫被氧取代,7位碳上也有甲氧基,抗菌谱广,抗菌活性与第三代头孢菌素相似,对革兰阳性和阴性菌及厌氧菌,尤其是脆弱拟杆菌的作用强,对β-内酰胺酶极稳定,血药浓度维持较久。此类药物常用的还有氟氧头孢(flomoxef)。

三、碳青霉烯类

碳青霉烯类是目前抗菌谱最广、抗菌活性最强的β-内酰胺类抗菌药物,包括亚胺培南(imipenem)、帕尼培南(panipenem)、美罗培南(meropenem)和厄他培南(ertapenem)等。此类药物对革兰阳性和阴性菌、需氧菌以及多重耐药或产ESBL的致病菌均具有很强的抗菌活性。主要用于包括院内获得性败血症、腹膜炎以及中性粒细胞减少等重症感染者;产ESBL菌株、产阿莫西林酶菌株或同时产内酰胺酶及产阿莫西林酶菌株等多重耐药菌感染的治疗;第三、四代头孢菌素及复合制剂疗效不理想的细菌引起的腹膜炎、肺炎、败血症等。

在病原体明确前,为了尽量覆盖可能的病原菌,常作为经验性治疗的首选药物;病原明确后可继续使用,也可用于降阶梯治疗。亚胺培南具有高效、抗菌谱广、耐酶等特点,对 G^+ 菌(包括 MRSA)、G^- 菌(包括铜绿假单胞菌、军团菌等)、厌氧菌均极有效。对 β-内酰胺酶稳定性极高。在体内易被肾去氢肽酶(DHP-1)水解失活。故本品常与肽酶抑制剂西司他丁(cilastatin)制成复方制剂,称为泰宁(tienam),稳定性好,供静脉滴注。

四、青霉烯类

将青霉素与头孢菌素融合,设计了青霉烯。初期化合物极不稳定,未显示良好活性。后来受硫霉素构效关系的启发,经过长期探索,1997 年有呋罗培南(fropenem)上市。与碳青霉烯类相似,抗菌谱广,活性强,对 β-内酰胺酶稳定,且有抑制作用,对超广谱 β-内酰胺酶产生菌、肠球菌、厌氧菌有良好作用。但化学性质不够稳定,在体内易代谢成低分子硫化物,有恶臭。呋罗培南抗菌谱广,对金葡菌、G^+ 和厌氧菌优于头孢类口服品种,对 G^- 菌与头孢相似,抗肺炎链球菌包括耐药肺炎链球菌(penicillin resistant streptococcus pneumoniae, PRSP)活性强,对粪肠球菌亦有作用。对绿脓和金黄色葡萄球菌(methicillin resistant staphylococcus aureus,MRSA)作用差,对酶稳定,但能被金属酶水解。

五、β-内酰胺酶抑制剂

1. 克拉维酸(clavulanic acid,棒酸)　为氧青霉烷类广谱 β-内酰胺酶抑制剂,抗菌谱广,对金黄色葡萄球菌产生的 β-内酰胺酶及肠杆菌科细菌、嗜血杆菌属、淋球菌等质粒介导的 β-内酰胺酶均有作用,但抗菌活性弱。与多种 β-内酰胺类抗生素合用时,抗菌作用明显增强。临床使用的奥格门汀(augmentin)和泰门汀(timentin),分别为克拉维酸与阿莫西林和替卡西林配伍制成的复方制剂。

2. 舒巴坦(sulbactam,青霉烷砜)　为半合成 β-内酰胺酶抑制剂,对金葡菌与革兰阴性杆菌产生的 β-内酰胺酶有很强且不可逆的抑制作用,抗菌作用略强于克拉维酸,但需要与其他 β-内酰胺类抗生素合用,有明显抗菌协同作用。优立新(unasyn)为舒巴坦和氨苄西林(1∶2)的混合物,可供肌肉或静脉注射。舒巴哌酮(sulperazone)为舒巴坦和头孢哌酮(1∶1)的混合物,可供静脉滴注。

3. 三唑巴坦(tazobactam,三唑烷砜)　为青霉烷砜类化合物。对产 A 类 β-内酰胺酶的细菌抑制作用远强于克拉维酸和舒巴坦,但对 B、C、D 类 β-内酰胺酶抑制活性较小。毒性低,抑酶活性强,稳定性好,是目前临床上使用的最有前途的一种 β-内酰胺酶抑制剂。临床常用合剂如哌拉西林/三唑巴坦。

六、单环 β-内酰胺类抗生素

氨曲南(aztreonam)是第一个成功用于临床的单环 β-内酰胺类抗生素,对需氧革兰阴性菌具有强大杀菌作用,并具有耐酶、低毒、对青霉素等无交叉过敏等优点,$t_{1/2}$ 为 1.7 h,主要经肾排泄。临床用于 G^- 杆菌所致严重感染,如肺炎、胸膜炎、腹腔感染、胆道感染、骨和关节感染、皮肤和软组织感染,常为氨基苷类的替代品。近年来还开发了卡芦莫南(carumonam)。

复习思考题

1. 简述 β-内酰胺类药物的作用机制、药物分类及耐药机制。
2. β-内酰胺类药物的主要临床应用及不良反应有哪些?
3. 简述五代头孢菌素类药物各自的特点。
4. 非典型的 β-内酰胺类抗生素有哪些?
5. 简述青霉素 G 的体内过程特点及抗菌谱。
6. β-内酰胺酶抑制剂与 β-内酰胺类抗生素组成复方制剂有何优点?

（龚国清）

第三十七章 大环内酯类、林可霉素类及其他抗生素

【内容提要】 红霉素作为 β-内酰胺类抗生素过敏患者的替代治疗药,主要用于耐药金葡菌引起的轻、中度感染,但是抗菌谱窄、血药浓度低、易产生耐药性等缺点限制了其临床应用。16 元环大环内酯类和第二代半合成大环内酯类药物如阿奇霉素、克拉霉素和罗红霉素以及第三代以泰利霉素为代表的大环内酯类药物等,在抗菌谱、抗菌活性、药动学、耐药性等方面有了不同程度的提高,还具有良好的 PAE,现作为治疗呼吸道感染的一线药物。克林霉素治疗敏感厌氧菌引起的严重感染效果较好。万古霉素主要用于治疗耐青霉素金葡菌引起的严重感染,具有耳毒性。

第一节 大环内酯类抗生素

大环内酯类抗生素是一类具有 12～16 碳内酯环共同化学结构的抗菌药。自 1952 年第一个大环内酯类抗生素红霉素 A 应用于临床以来,迄今为止发现的大环内酯类抗生素已逾百种,上市的产品已发展到第三代,在研品种也发展至第四代。第一代大环内酯类抗生素,是指红霉素及其酯类衍生物,产品包括红霉素、琥乙红霉素、硬脂酸红霉素、红霉素碳酸乙酯、硬脂酸红霉素、乳糖酸红霉素、依托红霉素等。第二代大环内酯类抗生素品种则包括阿奇霉素、罗红霉素、克拉霉素、地红霉素和氟红霉素等。而第三代大环内酯类抗生素上市品种目前仅有泰利霉素。经口服或胃肠外给药后,这些药物易弥散进入体液内,但不进入脑脊液。主要经胆汁排泄,对肾衰竭患者亦无须调整剂量。本类药的共同特点为:① 抗菌谱窄,比青霉素略广,主要作用于需氧革兰氏阳性菌和阴性球菌、厌氧菌,以及军团菌、衣原体和支原体等;② 细菌对本类各药间有不完全交叉耐药性;③ 在碱性环境中抗菌活性较强,治疗尿路感染时常需碱化尿液;④ 口服后不耐酸,酯化衍生物可增加口服吸收;⑤ 血药浓度低,组织中浓度相对较高,痰、皮下组织及胆汁中明显超过血药浓度;⑥ 不易透过血脑屏障;⑦ 主要经胆汁排泄,进行肝肠循环;⑧ 毒性小。口服后的主要副作用为胃肠道反应,静脉注射易引起血栓性静脉炎。

与红霉素相比,第二代大环内酯类抗生素具有以下特点:① 对胃酸稳定,口服生物利用度高;② 血浆药物浓度、组织液及细胞内药物浓度高且持久;③ 血浆半衰期延长,除罗他霉素、米欧卡霉素的半衰期与红霉素接近外,其余均较红霉素长,其中罗红霉素、阿奇霉素的血浆半衰期分别为 8.4～15.5 h 和 48～72 h,使患者的依从性增强;④ 所致的胃肠道不良反应也较轻。此外,第二代大环内酯类(阿奇霉素、罗红霉素、克拉霉素等)还具有抗幽门螺旋杆菌(Hp)的作用。

红 霉 素

红霉素(erythromycin)是从链丝菌(S. erythreus)分离而得,为 14 元大环内酯类。

【体内过程】 红霉素不耐酸,口服用糖衣片。无味红霉素是其丙酸酯的十二烷酸盐,耐酸、无味,适于儿童患者服用。红霉素口服吸收快,2 小时血药浓度达到高峰,可维持 6~12 小时,$t_{1/2}$ 约 2 小时。乙琥红霉素为酯化红霉素,在体内释出红霉素。红霉素吸收后可迅速分布于组织、各种腺体并易透过胎盘和滑膜囊腔等。药物在体内大部分经肝破坏,胆汁中浓度高,约为血浆浓度的 10 倍,仅少量药物(12%)由尿排泄。

【抗菌作用】 对革兰氏阳性细菌有强大抗菌作用,革兰阴性菌如脑膜炎球菌、淋球菌、流感杆菌、百日咳杆菌、布氏杆菌等及军团菌(legionella)对红霉素也都高度敏感。红霉素对某些螺旋体、肺炎支原体及螺杆菌也有抑制作用。金葡菌对红霉素可产生耐药性,大环内酯类抗生素之间有部分交叉耐药性。

红霉素的抗菌机制是与细菌核蛋白体的 50S 亚基结合,抑制转肽作用及(或)信使核糖核酸(mRNA)移位,从而抑制蛋白质合成。

【临床应用】 红霉素主要用于治疗耐青霉素的金葡菌感染和青霉素过敏患者。抗菌效力不及青霉素,且易产生耐药性,但停药数月后,又可恢复其敏感性。常用剂量的红霉素对铜绿假单胞菌无效,但近年对铜绿假单胞菌弥漫性细支气管炎长期应用小剂量红霉素取得显著疗效。弥漫性泛细支气管炎(diffuse panbronchiolitis,DPB)常合并铜绿假单胞菌感染和慢性鼻窦炎,红霉素为 DPB 一线治疗药物。红霉素是白喉带菌者、支原体肺炎、沙眼衣原体所致婴儿肺炎及结肠炎、弯曲杆菌所致败血症或肠炎及军团病的首选药。临床一般应用其肠溶衣或酯化物制剂,包括琥乙红霉素、依托红霉素和乳糖酸红霉素等。

【不良反应】 口服大剂量可出现胃肠道反应。无味红霉素或乙琥红霉素可引起肝损害,如转氨酶升高、肝肿大及胆汁郁积性黄疸等,一般于停药后数日可恢复。口服红霉素也可出现伪膜性肠炎,静脉滴注其乳糖酸盐可引起血栓性静脉炎。

吉 他 霉 素

吉他霉素(kitasamycin)又称柱晶白霉素(leucomycin),是由链丝菌(S. kitasatoensis)所产生的,抗菌谱与红霉素相似,但其抗菌活性不如红霉素,葡萄球菌也可产生耐药性,但比红霉素慢。吉他霉素可以口服,也可以注射,其体内过程与红霉素相似。临床应用与红霉素相同,优点是对大多数耐红霉素或耐青霉素的金葡菌仍有效,还可用于治疗百日咳、白喉、猩红热、胆道感染及支原体肺炎等,不良反应较少。

麦迪霉素与麦白霉素

麦迪霉素(medecamycin,麦地霉素)由链丝菌(S. mycarofaciens)产生,含有麦迪霉素 A_1、A_2 和少量 A_3、A_4 等组分。国内生产菌所得产品也为多组分,含较多量的白霉素 A_6,因而称为麦白霉素(meleumycin)。它们的抗菌性能与红霉素相似或稍弱。口服吸收后分布于各组织,以肝、肺、脾、肾较高,胆汁浓度也高。本品主要在体内代谢,仅少量经尿排出,不能透过正常脑膜。主要作为红霉素替代品应用于敏感菌所致的咽部、呼吸道、皮肤和软组织、胆道等部位感染。米欧卡霉素(miocamycin，乙酰麦迪霉素)为麦迪霉素的二醋酸酯，口服吸收较麦迪霉素好，血药浓度高，作用时间长，且味不苦，适合于儿童使用。

交沙霉素

交沙霉素(josamycin，角沙霉素)是单一组分的 14 碳大环内酯抗生素，抗菌谱与抗菌作用与红霉素相同，对革兰阳性菌和厌氧菌具有较好抗菌作用；对部分耐红霉素的金葡菌仍有效。体内分布较广，在痰、胆汁和组织中浓度较高，不能透过正常血脑屏障。适应证同麦迪霉素，胃肠反应小。

罗红霉素

20 世纪 90 年代以来开发出了一系列新的大环内酯类药物，如罗红霉素、阿奇霉素和克拉霉素等，称为新一代大环内酯类药物。与红霉素相比，新一代大环内酯类的主要特点是抗菌谱扩大，抗菌活性增强，如对流感菌、卡他莫拉菌、淋球菌，支原体、衣原体作用明显增强。具有良好的药动学特性，耐酸，生物利用度高，口服吸收好，体内分布广、组织血药浓度高、$t_{1/2}$ 延长、具有良好的 PAE 等。副作用较轻，易耐受。

罗红霉素(roxithromycin 朗素，乐喜清，罗利宁，罗力得，罗迈新，迈克罗德)的特点是血及组织浓度高，半衰期也较长(12～14 小时)，从而可减少用量和给药次数(每日 1～2 次)，减轻不良反应。

克拉霉素

克拉霉素(clarithromycin，甲基红霉素)是用甲氧基取代红霉素内酯环 6 位羟基，改善了其对酸的稳定性，口服吸收迅速完全，且在多种组织分布超过血浓度，$t_{1/2}$ 长(6 h)。其抗菌活性为大环内酯类抗生素中最强，对金黄色葡萄球菌和化脓性链球菌的 PAE 也比红霉素长 3 倍，其代谢产物 14-羟克拉霉素与克拉霉素具有协同抗菌活性，但首过消除大，生物利用度仅有 55%。不良反应的发生率较低，对细胞色素 P450 的影响也较红霉素轻。

阿奇霉素

阿奇霉素(azithromycin，阿齐红霉素，叠氮红霉素，希舒美，舒美特，泰力特，维宏，威宏)是在红霉素内酯环中加入了一个甲基化的氮原子的 15 元环的大环内酯类，不仅保留了红霉素的优点，还在对酸稳定、降低胃肠道刺激和抗嗜肺军团菌、嗜血流感杆菌、支原体、衣原体活性方面优于红霉素；具有口服吸收快、组织分布广、细胞内浓度高(约为同期血药浓度的 10～100 倍)、$t_{1/2}$ 长(68 h，是大环内酯类中最长者)、具有明显的 PAE 等优点，每日可仅给药一次。阿奇霉素对 G$^-$ 菌具有更高的抗菌活性，对肺炎支原体的作用则为大环内酯类中最强者。

泰利霉素

泰利霉素(telithromycin)是一个酮基内酯类(ketolides)抗生素，系由酮基取代红霉素内酯环 3 位上红霉支糖半合成而得的 14 元大环内酯类。口服吸收良好，不受食物干扰，组织和细胞穿透力强，主要在肝脏代谢，可经胆道和尿道排泄。其抗菌谱同红霉素，抗菌作用强于阿奇霉素。对β-内酰胺酶、大环内酯耐药菌和潜在的诱导耐药菌株均有活性。其酮内酯结构使得它对某些细菌核糖体的结合力高于其他大环内酯类，分别为红霉素和克拉霉素的10倍和6倍，且不易成为与细菌耐药相关的主动外排泵的底物，因而其对许多耐大环内酯类的菌株仍然有效。但因其严重的不良反应（如肝毒性等），美国食品药品管理局（FDA）取消了原批准的3个适应证中的2个（急性细菌性窦炎和慢性支气管炎急性加重期），仅保留了轻、中度社区获得性肺炎（community acquired pneumonia，CAP）这一适应证。

第二节　林可霉素及克林霉素

林可霉素（lincomycin）由链丝菌（S. lincolensis）产生，克林霉素（clindamycin）是林可霉素7位－OH为－Cl取代而成，两者具有相同的抗菌谱。由于克林霉素抗菌作用更强、口服吸收好且毒性较小，故临床较为常用。

【体内过程】　克林霉素较林可霉素口服吸收好，且不受食物影响。两药都能渗入骨及其他组织，前者的血药浓度约为后者的2倍，但不易透过血脑屏障，其 $t_{1/2}$ 为2～2.5小时，药物主要在肝代谢灭活，约90%经尿排出。

【抗菌作用】　两药对金葡菌（包括耐青霉素者）、溶血性链球菌、草绿色链球菌、肺炎球菌及大多数厌氧菌都有良好抗菌作用。对革兰阴性菌大都无效。两药的抗菌机制相同，能与核蛋白体50S亚基结合，抑制肽酰基转移酶，使蛋白质肽链的延伸受阻。红霉素与林可霉素能互相竞争结合部位而呈拮抗作用，故不宜合用。

【临床应用】　主要用于急、慢性敏感菌引起的骨及关节感染，对于厌氧菌也有较好疗效，林可霉素尤为常用。

【不良反应】　两药口服或注射均可引起胃肠道反应，一般反应轻微，表现为胃纳差，恶心、呕吐、胃部不适和腹泻，但也有出现严重的假膜性肠炎者，多见于林可霉素。在我国林可霉素类较常见的不良反应为休克，而且休克和死亡病例与静脉滴注过快、剂量大有密切关系。大剂量快速静脉注射可引起血压下降、心电图改变、潮红、发热感等心血管反应，甚至可致心搏骤停。因此，林可霉素不可直接静脉推注，宜稀释后静脉点滴，且滴速要慢。此外，林可霉素还可致转氨酶升高、黄疸等，肝功能不全者慎用，长期应用应定期检查血象和肝功能。

第三节　万古霉素及去甲万古霉素

万古霉素（vancomycin，万可霉素，稳可信）、去甲万古霉素（demethylvancomycin）和替考拉宁（teicoplanin）属多肽类化合物，化学结构相近，作用相似，杀灭 G^+ 菌作用强大，尤其对耐药的金葡菌和耐甲氧西林表皮葡萄球菌的感染有效。其抗菌机制为：（1）抑制细菌细胞壁的合成，主要抑制黏肽侧链形成的第2步，使细菌不能生长繁殖，对繁殖期细菌有快速杀菌作用；（2）损伤细菌细胞膜，改变细胞膜通透性，破坏其屏障作用；（3）阻碍细菌合成，影响遗传信息的复制。万古霉素的耐药性是由于操纵子编码的酶的存在合成低亲和力的前体，其中C末端的D-丙氨酸残基被D-乳酸或D-丝氨酸取代，这样就改变了万古霉素的作用位点,以至于消除了由宿主产生的具有高亲和力的前体,从而消除了与万古霉素结合的靶位,导致了耐万古霉素肠球菌(vancomycin-resistant enterococci,VRE)的产生。VRE 耐药表型和基因型均可分为 VanA、VanB、VanC、VanD、VanE 和 VanG 六型,其中五种类型(VanA、B、D、E 和 G)属于获得性耐药,而 VanC 型则是先天性耐药。

口服不吸收,粪便中浓度高,药物广泛分布于各组织,主要经肾排泄。静脉滴注正常人血浆 $t_{1/2}$ 为 5~11 小时,肾功能不全者 $t_{1/2}$ 可延长至 2~9 天。

万古霉素主要用于治疗耐青霉素金葡菌引起的严重感染,如败血症、肺炎、心内膜炎、结肠炎,及其他抗生素尤其是克林霉素引起的假膜性肠炎。临床上患者因其特殊的机体状态和体内代谢,有药代动力学过程中的显著个体差异,易出现药物蓄积现象,从而带来不良反应。静脉滴注时偶可发生恶心、寒战、药热、皮疹及皮肤瘙痒等。较大剂量时,严重者可致耳聋、耳鸣及听力损害。应用万古霉素应注意:(1)判断患者是否属发生肾毒性的高危人群,要对患者年龄、合并疾病、合并用药、肾脏功能等进行评价分析。(2)可根据患者的肌酐清除率,调整用药剂量和给药间隔,连续用药时间应短于 2 周。对于肾功能不全或者合并使用其他肾毒性药物的患者,必须进行血药浓度监测。(3)针对高危人群用药可采取减小剂量、给予常规维持剂量,延长给药间隔或先选择其他肾毒性较小的抗生素。(4)合并使用氨基糖苷类抗生素、环孢霉素 A、两性霉素 B、呋塞米等肾毒性药物要慎重。

去甲万古霉素是临床上首选的抗耐甲氧西林金葡菌的药物,其在药物性质、结构及作用机制等方面均与万古霉素存在一定的相似性。万古霉素和去甲万古霉素对革兰阳性菌的抗菌活性相仿,对葡萄球菌属、万古霉素敏感的肠球菌属、肺炎链球菌和 β 溶血链球菌均具有较强的抗菌作用。

替考拉宁的作用机制与万古霉素类似,对厌氧及需氧革兰阳性菌均有抗菌活性,敏感菌有金黄色葡萄球菌和凝固酶阳性葡萄球菌、链球菌、肠球菌、单核细胞增多性李司特菌和细球菌等,其活性谱范围与万古霉素相似。另外,对青霉素类及头孢菌素类、大环内酯类、四环素、氯霉素和氨基糖苷类等耐药的革兰阳性菌,对替考拉宁仍然敏感。去甲万古霉素与替考拉宁对重症监护室 MRSA 肺部感染的疗效相似,敏感率均很高,但替考拉宁敏感菌清除时间短,安全性更好。

复习思考题

1. 试述大环内酯类药物的共同药理特性和主要临床用途。
2. 大环内酯类药物的主要不良反应有哪些?
3. 试述红霉素的药理作用、临床应用和不良反应。
4. 新的半合成大环内酯类抗生素有哪些优点?
5. 试述克林霉素的临床用途。
6. 试述万古霉素的抗菌作用。

(龚国清)

第三十八章　氨基糖苷类抗生素及多黏菌素

【内容提要】　氨基糖苷类抗生素根据其来源不同可分为两大类：一类来源于天然的链霉菌培养提取物，包括链霉素、卡那霉素、妥布霉素、新霉素、大观霉素和来自小单孢菌的庆大霉素、西索米星、小诺米星、阿司米星等；另一类为半合成的，如阿米卡星、奈替米星等。抗菌作用相似，为静止期杀菌剂，对 G^- 的作用远强于对 G^+ 的，作用机制为干扰细菌蛋白质的合成，导致细菌死亡。阿米卡星对包括假单孢菌在内的许多细菌有强大的抗菌活性，广泛用于治疗敏感菌的感染，对耐卡那霉素和庆大霉素的菌株具有强大的杀菌活性，且其肾毒性和耳毒性弱，是目前临床最为常用的广谱氨基糖苷类药物。多黏菌素的不良反应较严重，除少数品种外，基本上不用于临床治疗。

第一节　氨基糖苷类抗生素

氨基糖苷类抗生素（aminoglycosides）都由氨基糖分子和氨基环醇或其他基团以苷键结合而成，包括链霉素（streptomycin）、卡那霉素（kanamycin）、妥布霉素（tobramycin，托霉素，乃柏欣）、阿米卡星（amikacin，丁胺卡那霉素）、庆大霉素（gentamicin，正泰霉素，艮他霉素）、西索米星（sisomicin，西苏霉素，紫苏霉素）、奈替米星（netilmicin）、小诺米星（micronomicin，小诺霉素，沙加霉素，相模霉素）、异帕米星（isepamicin）、核糖霉素（ribostamycin，威斯他霉素，威他霉素，维生霉素）、阿司米星（astromicin，阿司霉素，武夷霉素）、大观霉素（spectinomycin，壮观霉素，奇眺霉素，治淋，淋必治，眺霉素）、依替米星（etimicin）、地贝卡星（dibekacin，双去氧卡那霉素，双去氧卡那霉素 B，达苄霉素）、阿贝卡星（arbekacin）、奈替米星（netilmicin，奈替霉素，乙基西梭霉素，立克菌星）、新霉素（neomycin）、巴龙霉素（paromomycin）等。

一、氨基糖苷类抗生素的共性

氨基糖苷类抗生素具有共同特点：① 化学结构基本相似，都是由一个肌醇衍生物和至少一个氨基糖构成，完整的结构还包括数个自由羟基和至少两个氨基。因此统称氨基糖苷类抗菌素。碱性，易溶于水，性质稳定。② 抗菌谱极相似，仅对需氧菌有效，尤其对需氧革兰阴性杆菌的抗菌作用强；对革兰阴性球菌如淋球菌、脑膜炎球菌效果较差；对革兰氏阳性球菌作用微弱，但与青霉素合用效果较好，在碱性环境中作用增强，属静止期杀菌剂。③ 体内过程基本相似，口服难吸收，在肠内成高浓度；肌注或皮下注射给药吸收迅速；主要分布于细胞外液；在肾皮质及内耳外淋巴液中浓度较高，体内不被代谢，大部分以原形从肾排泄。④ 具有明显的抗菌后效应（PAE）。

【抗菌作用】　对各种需氧革兰阴性菌如大肠杆菌、克雷伯菌属、肠杆菌属、变形杆菌属等具有高度抗菌活性，此外，对沙雷菌属、产碱杆菌属、布氏杆菌、沙门菌、痢疾杆菌、嗜血杆菌及分枝杆菌也具有抗菌作用。氨基糖苷类对革兰氏阴性球菌如淋球菌、脑膜炎球菌的作用较差;对流感杆菌及肺炎支原体呈中度敏感,但临床疗效不显著;铜绿假单胞菌只对庆大霉素、阿米卡星、妥布霉素敏感,其中以妥布霉素为最强;对各型链球菌的作用微弱,肠球菌对之多属耐药,但金葡菌包括耐青霉素菌株对之甚为敏感;结核杆菌对链霉素、卡那霉素、阿米卡星和庆大霉素均敏感,但后者在治疗剂量时不能达到有效抑菌浓度。

【作用机理】 氨基糖苷类能影响蛋白质合成的全过程,为静止期杀菌药:① 起始阶段,抑制 70S 始动复合物的形成。② 肽链延伸阶段,选择性地与 30S 亚基上靶蛋白结合,使 mRNA 上的密码错译,导致异常的、无功能的蛋白质合成。③ 终止阶段,抑制肽链的释放并阻止 70S 核蛋白体的解离,最终造成菌体内核蛋白体的耗竭。此外,它还通过离子吸附作用附着于细菌体表面造成胞膜缺损使细胞膜通透性增加,细胞内钾离子、腺嘌呤核苷酸、酶等重要物质外漏,从而导致细菌死亡。

【体内过程】 氨基糖苷类在胃肠道不吸收或极少吸收。口服后血药浓度很低,可用于胃肠道消毒,但在肾功能损害时,多次口服或直肠内给药,血药浓度可蓄积至中毒水平。肌肉注射后氨基糖苷类吸收迅速且完全。30～90 分钟达到峰浓度。氨基糖苷类静脉内给药,其浓度高低随剂量而异,一般在静脉滴注 20～30 分钟后,血浆中浓度与肌肉注射者相同,本类药物中除链霉素外,与血浆蛋白很少结合。药物主要分布于细胞外液,组织与细胞内药物含量较低,分布容积大致与细胞外液容积相当,成人为 15 L(0.56 L/kg)。肾脏皮质内药物浓度可超过血药浓度 10～50 倍。消除 $t_{1/2}$ 平均可达 112～693 小时。肾脏皮质内药物蓄积浓度越高,肾毒性越大。氨基糖苷类可进入内耳外淋巴液,浓度与用药量成正比,其 $t_{1/2}$ 较血浆 $t_{1/2}$ 长 5～6 倍。当肾功能减退(无尿)时其浓度与 $t_{1/2}$ 均明显增加。氨基糖苷类在体内不被代谢,约 90% 以原形经肾小球过滤排出,尿药浓度极高,约为血浆峰浓度的 25～100 倍。

【不良反应】

1. 耳毒性 临床反应可分为两类:一为前庭功能损害,有眩晕、恶心、呕吐、眼球震颤和平衡障碍,其发生率依次为新霉素(已少用)＞卡那霉素＞链霉素＞西索米星＞庆大霉素＞妥布霉素＞奈替米星。另一为耳蜗神经损害,表现为听力减退或耳聋,其发生率依次为新霉素＞卡那霉素＞阿米卡星＞西索米星＞庆大霉素＞妥布霉素＞链霉素。必须注意的是,耳聋性的许多自觉症状并不明显,但经仪器监测显示有前庭功能或听力损害的"亚临床耳毒性"反应的发生率则可达 10%～20%,最先影响为高频听力,随后逐渐波及低频部分。耳毒性发生机制可能是内耳淋巴液中药物浓度过高,损害内耳柯蒂氏器内、外毛细胞的糖代谢和能量利用,导致内耳毛细胞膜上钾钠离子泵发生障碍,最终使毛细胞的功能受损。

为防止和减少耳毒性反应,在治疗过程中应注意观察耳鸣、眩晕等早期症状的出现,进行听力监测,并根据患者的肾功能(肌酐清除率等)及血药浓度来调整用药剂量。应避免与高效利尿药或其他耳毒性药物合用。

2. 肾毒性 氨基糖苷类主要经肾排泄并在肾脏(尤其是皮质部)蓄积,主要损害近曲小管上皮细胞,但不影响肾小球,临床检验可见蛋白尿、管形尿、尿中红细胞、肾小球过滤减少,严重者可发生氮质血症及无尿等。年老、剂量过高以及与其他肾毒性药物如呋塞米、多黏菌素、两性霉素 B 等合用时容易发生肾功能损害,在常用剂量时各药对肾的毒性顺序为新霉素＞卡那霉素＞妥布霉素＞链霉素,奈替米星肾毒性很低。

3. **神经肌肉阻断作用** 各种氨基糖苷类抗生素均可引起神经肌肉麻痹作用,虽较少见,但有潜在性危险。神经肌肉阻断作用与剂量及给药途径有关,如静脉滴注速度过快或同时应用肌肉松弛剂与全身麻醉药。重症肌无力者尤易发生,可致呼吸停止。其机制可能是乙酰胆碱的释放需 Ca^{2+} 的参与,药物能与突触前膜上"钙结合部位"结合,从而阻止乙酰胆碱释放。当出现神经肌肉麻痹时,可用钙剂或新斯的明治疗。不同氨基糖苷类抗生素引起神经肌肉麻痹的严重程度顺序依次为新霉素>链霉素>卡那霉素或阿米卡星>庆大霉素或妥布霉素。

4. **过敏反应** 氨基糖苷类可以引起嗜酸粒细胞增多,各种皮疹、发热等过敏症状,也可引起严重过敏性休克,尤其是链霉素引起的过敏休克发生率仅次于青霉素 G,应引起警惕。

【**耐药机制**】 细菌对氨基糖苷类抗生素耐药的机制主要有 3 种:① 膜通透性改变,是由于外膜膜孔蛋白的改变,降低了对氨基糖苷类的通透性,胞内药物浓度下降。细菌对庆大霉素的耐药性主要是通过这一机制实现的。② 药物作用靶位改变,使药物进入细菌后不能有效地与核糖体结合,亲和力降低而产生耐药性,这一机制主要发生于链霉素。③ 产生修饰氨基糖苷类的钝化酶,使药物灭活。简单来说,氨基糖苷类抗生素修饰酶包括乙酰基转移酶、腺苷转移酶和磷酸转移酶。细菌对氨基糖苷类抗生素产生耐药性以钝化酶的产生最为常见,由于具有底物特异性,因此细菌同时对氨基糖苷类产生持续性耐药比较少见。

二、常用的氨基糖苷类抗生素

链 霉 素

链霉素(streptomycin)是由链丝菌培养液提取而得,其硫酸盐性质稳定,水溶液在室温可保持一周。口服不吸收,肌肉注射吸收快,30~60 分钟达峰浓度,$t_{1/2}$ 为 2~3 小时,一次注射有效浓度可达 6~8 小时,年龄超过 40 岁 $t_{1/2}$ 可延长至 9 小时,主要分布于细胞外液,大部分经肾排泄,肾功能不全时,排泄减慢。

链霉素对多数革兰阴性菌有强大抗菌作用,但因毒性与耐药性问题,限制了它的临床应用。目前临床主要用于:① 鼠疫与兔热病,对此链霉素是首选药,特别是与四环素联合用药已成为目前治疗鼠疫的最有效手段。② 布氏杆菌病,链霉素与四环素合用也有满意的效果。③ 感染性心内膜炎,对草绿色链球菌引起者,以青霉素合并链霉素为首选;对肠球菌引起者,也需青霉素、链霉素合用治疗,但部分菌株对链霉素耐药,可改用庆大霉素或妥布霉素等。④ 结核病,链霉素为最早的抗结核药,现仍有应用,但必须与其他抗结核药联合应用,以延缓耐药性的发生。⑤ 链霉素与青霉素或氨苄西林合用,可用于预防常发的细菌性心内膜炎及呼吸、胃肠道及泌尿系统手术后感染。

链霉素治疗时常可出现头痛、头晕、呕吐、耳鸣、平衡失调和眼球震颤。多是可逆的,严重者可致永久性耳聋。对肾脏的毒性为氨基糖苷类中最轻者,但肾功能不全者仍应慎用。

庆 大 霉 素

庆大霉素(gentamicin)为较常用的广谱氨基糖苷类抗生素。庆大霉素水溶液稳定,水针剂常作肌肉或静脉滴注给药。体内过程与链霉素相仿。但其有效与安全的血药浓度较低

（4～8 mg/L）。药物主要经肾排泄，部分经胆汁入肠，胆汁药物浓度可达血药浓度的 60%～80%，$t_{1/2}$ 约 3 小时。

庆大霉素可用于治疗敏感菌的感染：① 严重革兰氏阴性杆菌的感染，如败血症、骨髓炎、肺炎、腹膜感染、脑膜炎等。② 铜绿假单胞菌感染，庆大霉素与羧苄西林合用可获协同作用，但两药不可同时混合滴注，因后者可使本药的活力降低。③ 病因未明的革兰氏阴性杆菌混合感染，庆大霉素与广谱半合成青霉素类（羧苄西林或哌拉西林等）或头孢菌素联合应用可以提高疗效。④ 与青霉素联合治疗肠球菌心内膜炎；与羧苄西林、氯霉素联合治疗革兰氏阴性杆菌心内膜炎。⑤ 口服可用于肠道感染或肠道术前准备。⑥ 局部用于皮肤、黏膜表面感染，眼、耳、鼻部感染，但因可致光敏感反应，大面积应用易致吸收毒性，故少作局部应用。

不良反应有前庭神经功能损害，但较链霉素少见，在氨基糖苷类抗生素中肾毒性最大、最常见。

妥 布 霉 素

妥布霉素（tobramycin）由链丝菌培养液中提得，也可由卡那霉素 B 脱氧而成，其水溶液非常稳定。

抗菌作用与庆大霉素相似，对绝大多数肠杆菌科细菌、铜绿假单胞菌及葡萄球菌具良好的抗菌作用。最突出的是对铜绿假单胞菌作用较庆大霉素强 2～4 倍，并且对庆大霉素耐药者仍有效，对肠球菌及除铜绿假单胞菌外的假单胞菌属及厌氧菌无效，对肺炎杆菌、肠杆菌属与变形杆菌属的作用较庆大霉素略强，但对沙雷菌和沙门菌的作用略差。

妥布霉素与庆大霉素相同，主要用于各种严重的革兰氏阴性杆菌感染，但一般不作为首选药。对铜绿假单胞菌感染或需较长时间用药者，如感染性心内膜炎选用妥布霉素为宜。

妥布霉素的耳毒性较庆大霉素略低，但仍应警惕。一般每日剂量不宜超过 5 mg/kg，血药浓度不宜超过 12 mg/L。在肾功能减退时还应根据血清肌酐清除率，调整剂量与给药间隔。

阿 米 卡 星

阿米卡星（amikacin，丁胺卡那霉素）是卡那霉素的半合成衍生物，其抗菌谱为本类药物中最宽的，临床应用也最广。其突出优点是对许多肠道革兰阴性菌和铜绿假单胞菌所产生的钝化酶稳定，因而主要用于治疗对其他氨基糖苷类耐药菌株（包括铜绿假单胞菌）所致的感染，如对庆大霉素、卡那霉素耐药株引起的尿路、肺部感染，以及铜绿假单胞菌、变形杆菌所致的败血症。与羧苄西林或头孢噻吩合用，连续静脉滴注治疗中性粒细胞减少或其他免疫缺陷者感染，可获得满意效果。阿米卡星仅可为革兰阴性菌所产生的一种乙酰转移酶 AAC(b') 所钝化而耐药，此外，由于细胞壁屏障作用，致使药物不能有效渗入细菌体也可导致耐药株产生。

西 索 米 星

西索米星（sisomicin）由小单孢菌发酵液中获得，药用其硫酸盐，易溶于水。抗菌谱及体内过程与庆大霉素很相似,抗铜绿假单胞菌作用比庆大霉素强两倍,对金葡菌、克雷伯菌属、球菌属、大肠杆菌、变形杆菌和化脓性球菌也有良效。临床上用于上述细菌引起的感染。毒性约比庆大霉素大两倍。

奈 替 米 星

奈替米星(netilmicin)是新的氨基糖苷类抗生素。其药动学特性与庆大霉素、妥布霉素相似,也像阿米卡星不被大多数钝化酶灭活。对一些革兰氏阴性杆菌,如大肠杆菌、克雷伯杆菌、沙雷杆菌、各型变形杆菌和铜绿假单胞菌都具有较强抗菌活性,对流感嗜血杆菌、沙门菌、志贺菌和奈瑟菌也有效。对某些耐其他氨基糖苷类的革兰氏阴性杆菌及耐青霉素类的金葡菌也有效。适用于尿路、肠道、呼吸道、皮肤软组织、骨和关节、腹腔及创口部分的感染。奈替米星的耳、肾毒性是氨基糖苷类抗生素中最低的,但仍应注意。

大 观 霉 素

大观霉素(spectinomycin)是由链霉菌所产生的一种氨基环醇类(aminocyclitols)抗生素,主要对淋球菌有高度抗菌活性,6.3 mg/L可抑制大多数淋球菌。肌注 2 g,1 小时血药浓度达峰值(100 mg/L),$t_{1/2}$约 2.5 小时。药物主要经尿排泄。临床的唯一适应证是无并发症的淋病,限于对青霉素、四环素等耐药的淋病或对青霉素过敏者。

三、药物相互作用

① 氨基糖苷类抗生素与青霉素类合用时,青霉素使细菌细胞壁通透性改变,氨基糖苷类抗生素易透过细胞壁进入菌体靶位发挥抗菌作用,两者获得协同作用。但两者联用时不宜在同一注射器混合或者同时注射。② 氨基糖苷类与利尿剂联用,不仅会加重对耳的损伤,引起耳鸣、耳聋等症状,也可能造成肾功能的损害。③ 氨基糖苷类与大环内酯类合用使两者药物作用增强。但随着药物作用增强,药物不良反应也大大增加。④ 氨基糖苷类药物之间合用对耳及肾脏毒性会成线性增加,因而不宜合用。

第二节　多黏菌素类

多黏菌素包括多黏菌素 B(polymyxin B)及多黏菌素 E(polymyxin E;黏菌素,colistin),两者具有相似的药理作用,是多肽类抗生素,由于静脉给药可致严重肾毒性,现已少用。

【体内过程】　口服不吸收。肌肉注射 50 mg 后 2 小时血药浓度达峰值(2~8 mg/L),有效血药浓度可维持 8~12 小时,$t_{1/2}$约 6 小时。肾功能不全者清除慢,$t_{1/2}$可达 2~3 天。分布于全身组织,以肝、肾为最高,并保持较长时间。不易弥散进入胸、腹腔、关节腔,即使在脑膜炎症时也不易透入脑脊液中,胆汁中浓度也较低。药物经肾缓慢排泄。

【抗菌作用】　属窄谱(某些 G⁻ 菌)慢效杀菌药。对多数 G⁻ 杆菌有效,尤其是对铜绿假单胞菌,各药间有交叉耐药性。多肽类抗生素具有表面活性,含有带阳电荷的游离氨基,能与革兰阴性菌细胞膜的磷脂中带阴电荷的磷酸根结合,使细菌细胞膜面积扩大,通透性增加,细胞内的磷酸盐、核苷酸等成分外漏,导致细菌死亡。多黏菌素对生长繁殖期和静止期的细菌都有效。

【临床应用】 过去曾用于对其他抗生素耐药的铜绿假单胞菌和革兰阴性杆菌所致感染,如败血症、脑膜炎、心内膜炎、烧伤后感染等,但现已被疗效好、毒性低的其他抗生素所取代。仍可局部用于敏感菌的眼、耳、皮肤、黏膜感染及烧伤铜绿假单胞菌感染。口服用于肠道手术前准备。

【不良反应】 毒性较大。主要表现在肾脏及神经系统两方面,其中多黏菌素 B 较 E 尤为多见,症状为蛋白尿、血尿等。大剂量、快速静脉滴注时,由于神经肌肉的阻滞可导致呼吸抑制。

复习思考题

1. 简述氨基糖苷类抗生素的共同药理特性和主要临床用途。
2. 氨基糖苷类药物的主要不良反应有哪些?
3. 氨基糖苷类抗生素药物的作用机理是什么?
4. 细菌对氨基糖苷类产生耐药性的机制是什么?
5. 简述庆大霉素的临床用途。

(龚国清)

第三十九章 四环素类及氯霉素

【内容提要】 四环素类抗生素属于抑菌性广谱抗生素,分为天然和半合成两大类,曾广泛用于临床。由于其日益严重的耐药性、较多的副作用,近年来仅限用于某些感染性疾病。近年上市的半合成药物如多西环素、米诺环素等逐渐取代了四环素,其抗菌谱与四环素相似,但作用较强,对耐药菌有效,副作用少,肾功能不全的患者也能适用。

氯霉素亦属抑菌性广谱抗生素,高浓度时亦能杀菌。抗菌作用与四环素类似,对伤寒和副伤寒杆菌作用强,但可引起骨髓抑制、灰婴综合征等严重毒性反应,加之耐药菌株的出现,故仅限于治疗某些严重感染。

四环素类和氯霉素的抗菌谱极广,包括革兰氏阳性和阴性菌、立克次体、衣原体、支原体和螺旋体,故常称为广谱抗生素。四环素类包括四环素、土霉素等天然品和多西环素、米诺环素等半合成品。本类药物口服能与 Mg^{2+}、Ca^{2+} 等多价阳离子络合而影响吸收。作用机制为与细菌核糖体 30S 亚单位 A 位点结合,抑制氨基酸-tRNA 进入 A 位点,抑制蛋白质合成,起抑菌作用。不良反应主要为二重感染,影响骨与牙组织的生长发育。氯霉素的抗菌作用机制是与核糖体 50S 亚基结合,抑制肽酰基转移酶,肽链延长受阻,从而抑制蛋白质合成。主要不良反应为抑制骨髓造血功能。

第一节 四环素类

四环素类(tetracyclines)抗生素是一类以菲烷(氢化骈四苯)作为共同基本母核的广谱抗生素,可与碱或酸结合成盐,在碱性水溶液中易降解,在酸性水溶液中稳定,故临床一般用其盐酸盐。

四环素类可分为天然品与半合成品两类。天然品主要有金霉素、土霉素、四环素和去甲金霉素等。半合成品有多西环素和米诺环素。

四环素与土霉素

四环素(tetracycline)和土霉素(oxytetracycline)曾长期广泛地用于临床,近年来由于耐药菌株日益增多,疗效较差,副作用较多,临床已很少应用。

【体内过程】 口服易吸收,但不完全,四环素吸收较土霉素好,2～4 小时血药浓度可达峰值,$t_{1/2}$ 约为 8.5 小时。土霉素血药浓度较低,$t_{1/2}$ 为 9.6 小时。由于四环素类能与食物或药物中的多价金属阳离子(如 Mg^{2+}、Ca^{2+}、Al^{3+} 及 Fe^{2+} 等)形成难溶性的络合物,使药物吸收减少。饭后服盐酸四环素较空腹服用血药浓度低 50% 左右,铁剂可使四环素的吸收率下降约 40%～90%,如需要两药合用,服药时间应间隔 3 小时。胃液中酸度高时,药物溶解完全,吸收较好。此外,口服四环素与土霉素吸收量有一定限度,一次服药量超过 0.5 g,血药浓度并不随剂量增加而提高,仅增加粪便中的排泄量。

　　吸收后在体内分布广泛,血浆蛋白结合率约为 20％～30％,四环素容易渗入胸腔、腹腔及乳汁中,经胎盘屏障影响胎儿,但不易透过血脑屏障,脑脊液中的药物浓度一般仅为血药浓度的 1/10,特别易沉积于骨及牙组织的釉质内。四环素、土霉素主要以原形经肾排泄,故尿药浓度较高,有利于治疗尿路感染。本类药物在肝浓缩,经胆汁分泌,形成肝肠循环。胆汁中药物浓度为血药浓度的 10～20 倍,有利于胆道感染的治疗。

　　【抗菌谱和作用机制】　抗菌谱极广,对革兰氏阳性菌和阴性菌以及立克次体、衣原体、支原体、螺旋体均有抑制作用,对阿米巴原虫也有间接抑制作用。对革兰氏阳性菌的作用不如青霉素和头孢菌素,对革兰阴性菌的作用不及氨基糖苷类和氯霉素。其中对革兰阳性细菌的肺炎球菌、溶血性链球菌、草绿色链球菌及部分葡萄球菌、破伤风杆菌和炭疽杆菌等有效;对革兰阴性细菌中的脑膜炎球菌、痢疾杆菌、大肠杆菌、流感杆菌、巴氏杆菌属、布氏杆菌等及某些厌氧菌(如拟杆菌、梭形杆菌、放线菌)都有效。对绿脓杆菌、结核杆菌、病毒和真菌感染无效。

　　四环素类属快速抑菌剂,在高浓度时也有杀菌作用。其抗菌机制主要是其与敏感细菌核糖体 30S 亚单位的 A 位点特异性结合,阻止氨基酰－tRNA 在该位置上的结合,从而阻止肽链延伸和蛋白质的合成。其次四环素类还可引起细胞膜通透性改变,使胞内的核苷酸和其他重要成分外漏,从而抑制 DNA 复制。

　　本类药物之间有交叉耐药性。耐药性主要通过耐药质粒介导,并可传递、诱导其他敏感细菌转成耐药菌。耐药机制为:① 耐药质粒可编码细菌细胞膜上的一种参与主动运输的载体蛋白,使四环素类药物泵出增加;② 产生核糖体保护蛋白质,干扰四环素与核糖体结合;③ 产生酶类灭活四环素。

　　【临床应用】　四环素类临床应用比较广泛。首选用于立克次体感染如斑疹伤寒、恙虫病以及支原体引起的肺炎。对革兰阳性菌和阴性菌感染,百日咳、痢疾、肺炎杆菌所致的尿道、呼吸道与胆道感染,可用半合成四环素类作为次选药。

　　【不良反应】

　　1. 局部刺激　口服可引起恶心、呕吐、上腹不适、腹胀、腹泻等胃肠道症状,尤以土霉素多见,与食物同服可以减轻。不宜肌注,静脉滴注易致静脉炎。

　　2. 二重感染　正常人的口腔、鼻咽、肠道等都有微生物寄生,菌群间维持平衡的共生状态。长期应用广谱抗生素,使敏感菌受到抑制,而不敏感菌乘机在体内繁殖生长,造成新的感染,又称菌群交替症。多见于婴幼儿、老人和体质衰弱、抵抗力弱的患者。此外,合并应用肾上腺皮质激素、抗代谢或抗肿瘤药物更易诱发二重感染。常见的二重感染有:① 真菌病:致病菌以白色念珠菌最多见。表现为口腔鹅口疮、肠炎等,可用抗真菌药治疗。② 伪膜性肠炎:过去认为由耐药金葡菌引起,但近年发现多为难辨梭状芽孢杆菌所致,表现为肠壁坏死、体液渗出、剧烈腹泻、导致失水或休克等症状,且有生命危险。此种情况必须停药,宜用万古霉素或甲硝唑治疗。

　　3. 影响骨、牙的生长　四环素类能与新形成的骨、牙中所沉积的钙相结合。妊娠五个月以上的妇女服用这类抗生素,可使出生的幼儿乳牙釉质发育不全并出现黄色沉积,引起畸形或生长抑制。

4. 其他　长期大量口服或静脉给予(每日超过 1～2 g)可造成肝脏损害,主要为肝脂肪变性,甚至肝坏死。也能加剧原有的肾功能不全,影响氨基酸代谢而增加氮质血症。此外,四环素类抗生素还可引起药热和皮疹等过敏反应。

多 西 环 素

多西环素(doxycycline,强力霉素)是半合成的长效四环素类,为土霉素的衍生物。易溶,遇光不稳定。

【体内过程】　脂溶性较大,口服吸收快而完全,不受食物的影响。分布于全身,脑脊液中浓度也较高。药物可经胆汁排入肠道形成肝肠循环,经肾小管时也可再吸收,因此 $t_{1/2}$ 长达 20 小时,可维持有效血药浓度 24 小时以上。一般细菌性感染每日服药一次即可。药物小部分从肾排泄,大部分以结合或络合的无活性代谢产物由粪便排泄,故对肠道菌群无影响,不易形成二重感染,肾功能不全时仍可使用。

【抗菌作用】　抗菌谱和四环素相似,但抗菌作用较四环素强 2～10 倍,且对土霉素、四环素耐药金葡菌有效。

【临床应用】　同四环素,用于呼吸道感染如老年慢性气管炎、肺炎、麻疹肺炎,也用于泌尿道感染及胆道感染等。对肾功能不良患者的肾外感染也可使用。

【不良反应】　常见胃肠道刺激性反应,如恶心、呕吐、腹泻、舌炎、口腔炎及肛门炎等,宜饭后服药。皮疹及二重感染少见。在静脉注射过程中可出现舌头麻木及口内特殊气味,个别可有呕吐。

【药物相互作用】　多西环素与肝药酶诱导剂苯巴比妥、苯妥英钠等同服,可使其 $t_{1/2}$ 缩短为 7 小时左右,并使血药浓度降低而影响疗效。

米 诺 环 素

米诺环素(minocycline)是长效、高效的半合成四环素,其抗菌谱与四环素相近,抗菌作用为四环素类中最强,对四环素耐药的金葡菌、链球菌和大肠杆菌对本品仍敏感。口服吸收迅速,药物在体内长时间存留于脂肪组织。

临床用于尿路、胃肠道、呼吸道感染、脓皮病、骨髓炎、耳鼻喉部感染、脑膜炎、胆囊炎和乳腺炎等。此外,对疟疾也有一定效果。

不良反应与其他四环素类基本相同,可致可逆性前庭反应,包括恶心、呕吐、头昏、眼花及运动失调等,常在服药初期出现,停药后 24～48 小时可消失。长期使用可出现皮肤色素沉着。

第二节　氯霉素

氯霉素(chloramphenicol)是由委内瑞拉链丝菌产生的抗生素,1949 年进行全合成,是第一个合成抗生素。分子中含有氯,药用氯霉素为左旋体,右旋体无效。

【体内过程】　氯霉素脂溶性高,自肠道上部吸收迅速而完全,广泛分布于各组织和体液中,可透过血脑屏障进入脑脊液中,脑脊液中的浓度较其他抗生素为高。氯霉素的溶解和吸收与制剂的颗粒大小及晶型有关。肌肉注射吸收较慢,血浓度较低,仅为口服同剂量的50%～70%,但维持时间较长。注射用氯霉素为琥珀酸钠盐(其制剂为琥珀氯霉素注射剂),水中溶解度大,在组织内水解产生氯霉素。

氯霉素在体内代谢大部分是与葡萄糖醛酸结合为无活性的氯霉素单葡糖醛酸酯,其原形药及代谢物迅速经尿排出,口服量5%～15%的有效原形药经肾小球过滤而排入尿中,并能达到有效抗菌浓度,可用于泌尿系统感染的治疗。肾功能不良者使用时应减量。

【抗菌作用】 氯霉素为抑菌性广谱抗生素,对革兰阳性、阴性细菌均有抑制作用,且对后者的作用较强。其中对伤寒杆菌、副伤寒杆菌、流感杆菌、沙门氏菌作用最强,对立克次体感染如斑疹伤寒也有效,但对革兰阳性球菌的作用不及青霉素和四环素。对流感嗜血杆菌、肺炎链球菌和脑膜炎奈瑟菌具有杀菌作用。抗菌作用机制是与核糖体50S亚基结合,抑制肽酰基转移酶,从而抑制蛋白质合成。

各种细菌都能对氯霉素产生耐药性,其中以大肠杆菌、痢疾杆菌、变形杆菌等较为多见,伤寒杆菌及葡萄球菌较少见。耐药的细菌主要是能产生乙酰转移酶(acetyltransferase)使氯霉素灭活,有些细菌因细胞膜通透性改变使氯霉素不能进入胞内而产生耐药。

【临床应用】 氯霉素因毒性大、耐药性问题以及其他有效药物的出现,故不作为常用药物,对其临床应用现有严格控制。可用于有特效作用的伤寒、副伤寒和立克次体病等及敏感菌所致的严重感染。氯霉素在脑脊液中浓度较高,也常用于其他药物疗效较差的脑膜炎患者。必要时可用静脉滴注给药,也可用于治疗立克次体感染,如Q热及敏感菌引起的眼科感染。

【不良反应】

1. 抑制骨髓造血机能 为主要不良反应。连续1～2周使用剂量超过50 mg/(kg·天)时,可引起可逆性红细胞减少,这一反应与剂量和疗程有关。一旦发现,应及时停药,可以恢复。不可逆的再生障碍性贫血虽然少见,但死亡率高。此反应属于变态反应,与剂量和疗程无直接关系。可能与氯霉素抑制骨髓造血细胞内线粒体中的与细菌相同的70S核糖体有关。为了防止造血系统的毒性反应,应定期检查血象,避免滥用。

2. 灰婴综合征 因新生儿与早产儿葡萄糖醛酸转移酶活性低,肾排泄能力差,使氯霉素的代谢、解毒过程受限制,导致药物在体内蓄积,使心、肝、肌肉中线粒体电子转运抑制,出现呼吸、循环功能衰竭。表现为呼吸急促、腹胀、呕吐、发绀、皮肤苍白等,称为灰婴综合征。因此,早产儿及出生两周以下新生儿应避免使用或减量使用。

3. 胃肠道反应和二重感染。

4. 过敏反应 少数患者可出现皮疹及血管神经性水肿等,但都比较轻微。

【应用注意】

1. 开始治疗前应检查血象(白细胞、分类及网织红细胞计数),随后每48小时再查一次,治疗结束还要定期检查血象,一旦出现异常,应立即停药。

2. 氯霉素治疗时,对用口服降血糖药的糖尿病患者或服抗凝血药者,尤其是老年人,应分别检测血糖及凝血酶原时间,以防药效及毒性增强。

3. 对肝肾功能不良、6-磷酸-葡萄糖脱氢酶(G6PDH)缺陷者、婴儿、孕妇、乳妇应慎用。

4. 用药时间不宜过长,一般不超过2个月,能达到防止感染复发即可,避免重复疗程。

复习思考题

1. 四环素和氯霉素为什么目前临床上很少使用？
2. 试述四环素和氯霉素的抗菌谱、抗菌作用及作用机制。
3. 试述米诺环素的抗菌作用特点和临床用途。
4. 试述四环素类药物的不良反应及其防治措施。
5. 氯霉素的不良反应有哪些？

（孙继红　季　晖）

第四十章　人工合成抗菌药

【内容提要】　人工合成抗菌药主要分为三大类:喹诺酮类药物、磺胺类药物和其他人工合成抗菌药。喹诺酮类药物具有杀菌作用,能抑制细菌 DNA 拓扑异构酶,阻止细菌 DNA 复制,导致细菌死亡。目前临床上常用的是氟喹诺酮类药物,其具有抗菌谱广、抗菌力强、组织浓度高、口服吸收好、与其他常用抗菌药无交叉耐药性、抗菌后效应较长、不良反应相对较少等特点,已成为临床治疗细菌感染性疾病的重要药物。磺胺类药物是一类广谱抗菌药,广泛抑制革兰氏阳性菌和阴性菌、衣原体、放线菌和疟原虫,主要通过抑制细菌二氢叶酸合成酶发挥抑菌作用。抗菌增效剂甲氧苄啶抑制二氢叶酸还原酶,与磺胺类药物合用可双重阻断细菌的叶酸代谢,使磺胺类抗菌活性增强数倍,耐药性明显减少。硝基呋喃类的呋喃妥因主要用于泌尿系统感染,呋喃唑酮主要用于肠道感染。硝基咪唑类主要用于厌氧菌引起的感染。

第一节　喹诺酮类药物

一、喹诺酮类药物概述

(一) 发展简史

喹诺酮类(quinolones)药物是指含有 4-喹诺酮类母核的人工合成抗菌药物,属于静止期杀菌剂,按问世先后次序和抗菌谱不同可分为四代。

萘啶酸(nalidixic acid)和吡哌酸(pipemidic acid)为第一代产品,前者是 1962 年用于临床的第一个喹诺酮类药,因抗菌谱窄,口服吸收差,副作用多,现已不用。后者抗菌活性强于萘啶酸,口服少量吸收,不良反应较萘啶酸少,可用于敏感菌的尿路感染与肠道感染。第二代为 6 位或 8 位氟取代的氟喹诺酮类(fluoroquinolones),代表药物为诺氟沙星(norfloxacin)、氧氟沙星(ofloxacin)、环丙沙星(ciprofloxacin)。对革兰阴性菌的活性超过青霉素类,与第一代、第二代头孢菌素作用相当。6 位氟取代显著改善了抗菌活性,被认为是此类药物发展的里程碑。第三代为 20 世纪 90 年代中后期上市的药物如司帕沙星(sparfloxacin)、左氧氟沙星(levofloxacin)等。它们的特点是抗菌谱扩大到革兰氏阳性菌、衣原体、支原体及细胞内致病菌,抗菌活性进一步提高,同时药代动力学及安全性也有很大改善。其中左氧氟沙星的安全性和有效性尤为显著,被认为是喹诺酮类发展史上的又一里程碑。第四代为 20 世纪 90 年代后期开始研制的产品,如加替沙星(gatifloxacin)、莫西沙星(moxifloxcin)等。第四代喹诺酮类药物的抗菌谱更广,在第三代的基础上增加了抗厌氧菌的活性,抗菌力也显著增强,对大部分致病菌的作用已达到或超过了 β-内酰胺类抗生素。

（二）抗菌作用机制

喹诺酮类通过抑制细菌 DNA 拓扑异构酶（DNA topoisomerase）的作用，阻碍细菌 DNA 复制而导致细菌死亡。细菌 DNA 拓扑异构酶分为两大类：第一类由拓扑异构酶Ⅰ和Ⅲ组成，主要参与 DNA 的解旋，对喹诺酮类药物不敏感。第二类由拓扑异构酶Ⅱ（又称 DNA 回旋酶，DNA gyrase）和Ⅳ组成，前者参与 DNA 超螺旋的形成，后者参与细菌子代染色质分配到子代细菌中，喹诺酮类药物分别抑制革兰阳性菌的拓扑异构酶Ⅳ和革兰阴性菌的拓扑异构酶Ⅱ起杀菌作用。第四代氟喹诺酮类抑制 DNA 回旋酶 A、B 亚单位和蛋白质合成，对第二类拓扑异构酶均有抑制作用。

细菌在进行 DNA 复制时，首先必须解开双螺旋结构，才能进行复制和转录。解旋会产生过多的正股超螺旋状 DNA，细菌的 DNA 拓扑异构酶能持续地修正此超螺旋，使 DNA 复制得以继续。大肠杆菌的 DNA 拓扑异构酶Ⅱ由 A、B 两个亚单位组成，A 亚单位负责切开正超螺旋的一条单链（后链），然后 B 亚单位使 DNA 的前链后移，A 亚单位再将切口封住，形成了负超螺旋。一般认为 DNA 拓扑异构酶的 A 亚单位为氟喹诺酮类药作用的靶点，抑制该酶的切割和封口活性，阻碍细菌 DNA 复制，导致细菌死亡。

真核细胞含有与细菌 DNA 拓扑异构酶相似的酶，称为Ⅱ型 DNA 拓扑异构酶（topoisomerase Ⅱ）。喹诺酮类药物对人体细胞Ⅱ型拓扑异构酶影响较小，故对细菌选择性高，不良反应较少。

（三）细菌耐药机制

氟喹诺酮类药物广泛应用后，已出现细菌耐药性。耐药机制主要是染色体突变，不存在质粒介导的耐药性。① gyrA 基因突变：引起细菌 DNA 拓扑异构酶 A 亚基变异，降低了 DNA 拓扑异构酶对氟喹诺酮类的亲和力，使细菌可逃脱氟喹诺酮类的抑菌作用。这种基因突变与细菌高浓度耐药有关。② 细菌对药物通透性降低：细菌细胞膜上的孔蛋白通道的改变或缺失，使外膜通透性下降，与低浓度耐药有关。③ 细菌通过外排泵（efflux pump）将抗菌药排出菌体外，也使氟喹诺酮类在菌体内积蓄减少。本类药物之间有交叉耐药性。

（四）氟喹诺酮类药物的共同特点

1. 抗菌谱广，尤其对革兰阴性杆菌包括铜绿假单胞菌在内有强大的杀菌作用，对金葡菌和产酶金葡菌也有良好抗菌作用；某些品种对结核杆菌、支原体、衣原体及厌氧菌也有作用。

2. 口服吸收良好，体内分布广。组织体液浓度高，可达有效抑菌或杀菌水平；血浆消除半衰期相对较长，大多为 3～7 小时以上。血浆蛋白结合率低，多数经尿排泄，尿中浓度高。

3. 适用于敏感致病菌引起的呼吸道感染、泌尿生殖系统感染、肠道感染以及骨、关节、皮肤软组织感染。

4. 细菌对本类药与其他抗菌药物间有交叉耐药性。

5. 具有较长的抗生素后效应（postantibiotic effect，PAE）。在体外对 G^+ 和 G^- 菌均有明显的 PAE，且随着抗菌药浓度的增加，PAE 随之延长。但当浓度高出最低抑菌浓度 10 倍时，浓度再增加则 PAE 无明显增加。体内 PAE 长于体外，故设计临床给药方案时，应根据血浆消除半衰期和 PAE,适当延长给药间隔。

6. 不良反应较轻。主要有胃肠道反应、光敏性皮炎、中枢神经系统反应和软骨损害。可引起未成年动物关节病,儿童会出现关节痛和肿胀,故禁用于青春期前儿童和妊娠妇女。

二、各种常用喹诺酮类药

诺 氟 沙 星

诺氟沙星(norfloxacin,氟哌酸)为第一个氟喹诺酮类药,抗菌谱广,抗菌作用强,对革兰氏阳性和阴性菌包括铜绿假单胞菌均有良好抗菌活性。口服吸收约 35%～45%;易受食物影响,空腹比饭后服药的血药浓度高 2～3 倍,血浆蛋白结合率为 14%,体内分布广,组织浓度高,药物消除半衰期为 3～4 小时。主要用于尿路及肠道感染。

氧氟沙星和左氧氟沙星

氧氟沙星(ofloxacin)口服吸收快而完全,血药浓度高而持久,血浆消除半衰期为 5～7 小时,药物体内分布广,尤以痰中浓度较高,主要经肾排泄,48 小时尿中药物浓度仍可达到对敏感菌的杀菌水平,胆汁中药物浓度约为血药浓度的 7 倍左右。抗菌作用强,不良反应少而轻。它的左旋异构体(左氧氟沙星,levofloxacin)抗菌活性更强,其体外抗菌活性约为氧氟沙星的两倍。不良反应更少。

环 丙 沙 星

环丙沙星(ciprofloxacin)是高效广谱杀菌药,对需氧革兰氏阴性杆菌的体外抗菌活性是目前临床上常用的氟喹诺酮类中最强者。对耐药铜绿假单胞菌、产青霉素酶淋球菌、产酶流感杆菌等均有良效,对肺炎军团菌及弯曲菌亦有效,一些对氨基糖苷类、第三代头孢菌素等耐药的革兰氏阴性和阳性菌对本品仍然敏感。口服吸收不完全,生物利用度 38%～60%,血浆消除半衰期为 3.3～5.8 小时,药物吸收后体内分布广泛。

洛 美 沙 星

洛美沙星(lomefloxacin)的抗菌谱广,体外抗菌作用与诺氟沙星、氧氟沙星、氟罗沙星相似,但比环丙沙星弱;体内抗菌活性比诺氟沙星与氧氟沙星强,但不及氟罗沙星。口服吸收好,生物利用度为 90% 以上,组织穿透性好,在组织(皮肤、扁桃体、胆囊、前列腺等)中的药物浓度高于或等于血药浓度,半衰期约 7 小时。体内分布广,药物经肾排泄。本品光敏反应的发生率较高。

氟 罗 沙 星

氟罗沙星(fleroxacin)的抗菌谱广,体外抗菌活性略逊于环丙沙星,对革兰阴性菌有较强的抗菌作用,对葡萄球菌属、溶血链球菌等革兰氏阳性球菌具有中等抗菌作用。口服吸收好,生物利用度达 99%,半衰期为 9 小时。体内分布广,药物经肾排泄,约为给药量的 50%～60%。

莫西沙星

莫西沙星(moxifloxacin)对金葡菌、肺炎球菌等革兰氏阳性菌具有很强的抗菌活性,比环丙沙星、左氧氟沙星等强4～8倍;对厌氧菌、结核分枝杆菌、衣原体和支原体的抗菌活性也强于环丙沙星、氧氟沙星、左氧氟沙星。对厌氧菌的抗菌活性与甲硝唑相当或稍强;对革兰氏阴性杆菌的作用也强于环丙沙星。口服吸收迅速,生物利用度约为90%,消除半衰期达12小时。不良反应发生率低,几无光敏反应。

加替沙星

加替沙星(gatifloxacin)对各种呼吸道病菌、革兰氏阳性菌MRSA、粪球菌和厌氧菌均具有良好的作用。临床上主要用于慢性支气管炎急性发作、急性鼻窦炎、社区获得性肺炎、泌尿道感染等。口服易吸收,组织浓度是血浆浓度的1.5倍以上。可引起血糖异常,故糖尿病患者禁用。

第二节　磺胺类药

磺胺类药早在20世纪30年代已被合成,是可有效防治全身性细菌性感染的第一类化疗药物。随着新抗生素的不断问世,现在临床上的应用范围很窄。但磺胺药对某些感染性疾病(如流脑、鼠疫)具有疗效良好、使用方便、性质稳定、价格低廉等优点,故在抗感染的药物中仍占有一席之地。磺胺类药与磺胺增效剂甲氧苄啶合用,使疗效明显增强,抗菌范围增大。

【药理学特点】

1. 抗菌谱广:对溶血性链球菌、脑膜炎球菌、志贺菌属、大肠杆菌、伤寒杆菌、产气杆菌、流感嗜血杆菌及变形杆菌等有良好的抗菌活性,此外对少数真菌、衣原体、原虫(疟原虫和弓形体)也有效。

2. 细菌对各种磺胺药间有交叉耐药性。

3. 磺胺药可分成三类:局部应用类、肠道难吸收类及肠道易吸收类,后者吸收完全,血药浓度高,组织分布广。

4. 磺胺嘧啶(SD)、磺胺甲噁唑(SMZ)脑膜通透性好,脑脊液内药物浓度高。

5. 主要经肝脏代谢灭活,形成乙酰化物后溶解度低,易引起血尿、结晶尿及肾脏损害。

6. 不良反应较多,常见有恶心、呕吐、皮疹、发热、溶血性贫血,粒细胞减少,肝脏损害、肾损害等。

【作用机制】　磺胺类药为广谱抑菌药,通过干扰细菌的叶酸代谢而抑制细菌的生长繁殖。对磺胺药敏感细菌的生长繁殖离不开叶酸,它是细菌合成嘌呤、胸腺嘧啶核苷和脱氧核糖核酸(DNA)的必需物质,但细菌不能直接利用现成的叶酸,只能以对氨苯甲酸(PABA)和二氢蝶啶为原料,在细菌体内经二氢叶酸合成酶的催化合成二氢叶酸,再经二氢叶酸还原酶形成四氢叶酸。后者的活化型作为一碳基团转移酶的辅酶参与核酸的合成,以供细菌生长的需要。磺胺类药物的结构与PABA相似,可与PABA竞争二氢叶酸合成酶,阻碍细菌利用 PABA 合成叶酸,抑制细菌生长繁殖。磺胺类药物对可利用现成叶酸的细胞无作用。

【常用磺胺类药物】

1. 用于全身性感染的磺胺药

口服易吸收,可用于治疗全身感染,根据血浆 $t_{1/2}$ 长短可分为三类:短效类(<10 小时)、中效类(10～24 小时)和长效类(>24 小时)。

磺 胺 嘧 啶

磺胺嘧啶(sulfadiazine,SD)属中效类磺胺药,口服易吸收,但吸收较缓慢,给药后 3～6 小时血药浓度达峰值,血浆 $t_{1/2}$ 为 10～13 小时。血浆蛋白结合率约为 45%,低于其他磺胺药,易透过血脑屏障,脑脊液浓度可达血浆浓度的 40%～80%,因而对治疗流行性脑脊髓膜炎有突出疗效。在尿中易析出结晶,碱化尿液,多喝水可加速排泄。

磺 胺 甲 噁 唑

磺胺甲噁唑(sulfamethoxazole,SMZ)又名新诺明(sinomin),属中效类磺胺药,血浆 $t_{1/2}$ 为 10～12 小时。蛋白结合率较高(60%～80%),脑脊液浓度不及 SD,尿中浓度与 SD 接近,故也适用于治疗尿路感染。

磺 胺 多 辛

磺胺多辛(sulfadoxine,SDM')属长效类磺胺药,血浆 $t_{1/2}$ 为 150～200 小时。在体内维持时间最长,可每 3～7 日服药一次,又名周效磺胺。抗菌力较弱,适于轻症感染及预防链球菌感染,与乙胺嘧啶合用预防和治疗氯喹耐药的恶性疟。

2. 用于肠道感染的磺胺药

柳 氮 磺 吡 啶

柳氮磺吡啶(sulfasalazine)属口服不易吸收的磺胺药,且本身无抗菌活性,在肠道微生物作用下分解成 5-氨基水杨酸和磺胺吡啶(sulfapyridine)。目前认为本品对炎症性肠病产生疗效的主要成分是 5-氨基水杨酸,其与肠壁结缔组织亲和力较强,起到抗菌消炎和免疫抑制作用。磺胺吡啶只对肠道菌群显示微弱的抗菌作用。主要用于治疗非特异性结肠炎,长期服用可防止发作。由于疗程长,易发生恶心、呕吐、皮疹及药热等反应。

3. 外用磺胺药

磺 胺 嘧 啶 银

磺胺嘧啶银(sulfadiazine silver)能发挥 SD 及硝酸银两者的抗菌作用,抗菌谱广,对铜绿假单胞菌抑制作用强大,尚有收敛作用,能促进创面的愈合,适用于二度或三度烧伤。

第三节　其他合成抗菌药

甲氧苄啶

甲氧苄啶(trimethoprim，TMP)又名磺胺增效剂,抗菌谱和磺胺药相似,对多种革兰氏阳性和阴性细菌有效,但抗菌作用较强,最低抑菌浓度常低于 10 mg/L。单用易引起细菌耐药性。其抗菌作用机制是抑制细菌二氢叶酸还原酶,使二氢叶酸不能还原成四氢叶酸,阻止细菌利用叶酸,从而抑制核酸的合成。因此,若与磺胺药合用,可从两个不同环节同时阻断细菌叶酸的合成代谢,增强磺胺药的抗菌作用达数倍至数十倍,甚至出现杀菌作用,而且可减少耐药菌株的产生,对磺胺药已耐药的菌株也可被抑制。此外,TMP 还可增强多种抗生素(如四环素、庆大霉素等)的抗菌作用。

口服吸收迅速而完全,服药后 1～2 小时内血浆浓度达峰值,并迅速分布至全身组织及体液中。大部分以原形由肾排泄,尿中浓度约高出血浆浓度 100 倍,血浆 $t_{1/2}$ 约为 10 小时,与 SMZ 相近。

TMP 常与 SMZ 或 SD 合用,治疗呼吸道感染、尿路感染、肠道感染和脑膜炎、败血症等。对伤寒、副伤寒疗效不低于氨苄西林,也可与长效磺胺药合用于耐药恶性疟的防治。

TMP 毒性较小,不易引起叶酸缺乏症。大剂量(0.5 g/日以上)长期用药可致轻度可逆性血象变化,如白细胞减少、巨幼红细胞性贫血,必要时可注射四氢叶酸治疗。

一、硝基呋喃类

本类药物特点是抗菌谱广,不易产生耐药性,口服后迅速被破坏,血药浓度低,不适宜治疗全身感染,主要用于治疗尿路感染。

呋喃妥因

呋喃妥因(nitrofurantion)又名呋喃坦啶(furadantin),口服吸收迅速而完全。在体内约50%很快被组织破坏,其余以原形迅速由肾排出。血浆 $t_{1/2}$ 约 20 分钟,血药浓度很低,不适用于全身感染的治疗。但尿中浓度高,一般剂量下可达 50～250 mg/L 以上。主要用于敏感菌所致急性肾炎、肾盂肾炎、膀胱炎、前列腺炎、尿道炎等尿路感染。酸化尿液可增强其抗菌活性。消化道反应较常见。剂量过大或肾功能不全者可引起严重的周围神经炎。偶见过敏反应。

二、硝基咪唑类

本类药物有甲硝唑、替硝唑、奥硝唑等,化学分子结构中均含有硝基。主要用于厌氧菌和原虫引起的感染,对需氧菌无效,对滴虫、阿米巴和蓝氏贾第鞭毛虫等原虫,以及脆弱拟杆菌等厌氧菌具强大抗菌活性,为治疗肠道和肠外阿米巴病、阴道滴虫病的首选药;亦广泛用于各种厌氧菌感染;口服也可用于艰难梭菌所致的假膜性肠炎,与其他药物联合用于幽门螺杆菌所致的胃窦炎及消化性溃疡;与其他抗菌药物联合用于盆腔、肠道、腹腔手术的预防用药。抗菌机制是其硝基在硝基还原酶的作用下生成一种具有细胞毒作用的自由基,损伤细菌的 DNA,抑制细菌的生长。抗原虫的作用机制是抑制其氧化还原反应,使原虫的氮链断裂。

甲 硝 唑

甲硝唑(metronidazole)口服吸收良好,生物利用度约为 80%,血浆蛋白结合率低于20%,广泛分布于组织和体液中。临床与抗需氧菌药物联用治疗各种厌氧菌和需氧菌的混合感染,包括腹腔感染、盆腔感染、肺脓肿、脑脓肿、皮肤及软组织感染等。亦可治疗滴虫性阴道炎、贾第鞭毛虫病等寄生虫病。常见不良反应为胃肠道反应。

替 硝 唑

替硝唑(tinidazole)是第二代硝基咪唑类药物,抗菌作用与甲硝唑相似。具有疗效高、疗程短、半衰期长、不良反应轻等优点。临床上广泛用于各种厌氧菌引起的感染。

奥 硝 唑

奥硝唑(ornidazole)是继甲硝唑、替硝唑之后的第三代新型硝基咪唑类衍生物,其特点是药效持续时间长,其血浆消除半衰期为 14.4 h,高于甲硝唑的 8.4 h 和替硝唑的 12.7 h,可减少患者服药次数,方便使用;其致突变和致畸作用低于甲硝唑和替硝唑;在抗厌氧菌感染方面,奥硝唑的最低抑菌浓度和最低杀菌浓度均小于甲硝唑和替硝唑,并且疗效优于甲硝唑和替硝唑。奥硝唑结构中含有一个带羟基的手性碳原子,研究发现其左旋体抗厌氧菌感染的临床疗效与奥硝唑相当,临床总不良反应发生率显著降低,仅为奥硝唑的 1/15,而右旋体则是奥硝唑产生神经毒性的主要根源。目前奥硝唑的左旋体被开发为左奥硝唑,用于治疗敏感厌氧菌引起的多种感染性疾病,以及手术前感染的预防。奥硝唑临床主要用于治疗急性阿米巴痢疾、肠外阿米巴病、泌尿生殖道滴虫感染及厌氧菌引起的产后盆腔感染、口腔急性感染和腹腔感染等。

复习思考题

1. 喹诺酮类药物的共同药理特性和主要临床用途是什么?
2. 磺胺类药物的主要不良反应有哪些?
3. 磺胺类药物与甲氧苄啶合用的意义与机制是什么?
4. 硝基咪唑类药物的临床用途有哪些?

(孙继红)

第四十一章　抗真菌药及抗病毒药

【内容提要】　真菌种类很多,按引起感染部位的不同,可分为浅部真菌感染和深部真菌感染。治疗浅部真菌感染的药物主要有灰黄霉素、咪康唑、特比萘酚;治疗深部真菌感染的药物有两性霉素 B、氟康唑、氟胞嘧啶;既可以用于浅部也可以用于深部感染的药物有酮康唑和伊曲康唑。病毒性疾病是一类常见疾病,发病率高、传播快、流行广、变异性大。本章介绍了临床常用抗病毒药的分类,各类药物的作用环节、药动学特点、药理作用、临床用途及主要不良反应。

目前真菌感染的发病率和严重性都在增加。真菌感染分浅部感染和深部感染。浅部真菌感染多由各种癣菌引起,如头癣、股癣、手足癣、体癣等,主要侵犯皮肤、毛囊、指(趾)甲等,常用药物中除灰黄霉素可口服外,其他大多供局部使用。灰黄霉素对表皮角质穿透力差,外用无效。深部真菌感染主要由致病性真菌引起,它们存在于正常机体内,正常情况下不引起疾病,在长期大量使用广谱抗生素、激素、免疫抑制剂和机体免疫力低下时才可致病。治疗药物以两性霉素 B 最有效,但其毒性较大,临床上常与毒性较小的氟胞嘧啶合用。唑类抗真菌药包括咪唑类和三唑类,具有相同的作用机制和抗菌谱。咪唑类药物常用者有酮康唑、咪康唑等,后者主要为局部用药。三唑类中有氟康唑和伊曲康唑,主要用于治疗深部真菌病。

第一节　抗真菌药

浅部真菌感染常由各种癣菌引起,主要侵犯表浅角化组织[如皮肤、毛发、指(趾)甲等],具有嗜角质的特征,侵入皮肤后在局部顽强地生长繁殖,发病率高,治疗药物有灰黄霉素、制霉菌素或局部应用的咪唑类抗真菌药。深部真菌感染常由白色念珠菌和新型隐球菌引起,主要侵犯内脏器官和深部组织,发病率虽低,但危害性大,往往引起慢性肉芽样炎症溃疡及坏死,常可危及生命,治疗药物有两性霉素 B 及咪唑类、三唑类抗真菌药等。

一、全身性抗真菌药

两性霉素 B

两性霉素 B(amphotericin B)是多烯类抗深部真菌药。国产庐山霉素含相同成分。

【体内过程】　口服和肌肉注射均难吸收,一次静脉滴注,有效浓度可维持 24 小时以上。蛋白结合率大于 90%,不易透过血脑屏障,体内消除缓慢,血浆 $t_{1/2}$ 约 24~48 小时。

【抗菌作用】　为广谱抗真菌药。对多种深部真菌如新型隐球菌、白色念珠菌、组织胞浆菌、球孢子菌、孢子丝菌、曲霉菌、毛霉菌、皮炎芽生菌及组织胞浆菌等有良好的抑制作用,高浓度有杀菌作用。能选择性地与真菌细胞膜的固醇结合形成孔道,增加膜的通透性,导致细胞内重要物质如钾离子、核苷酸和氨基酸等外漏,破坏细胞的正常代谢从而抑制其生长。因细菌的细胞膜不含固醇类物质,故对细菌无效。哺乳动物红细胞、肾小管上皮细胞的细胞膜含有类固醇,故可致溶血、肾损害等不良反应。

【临床应用】 首选用于敏感真菌引起的全身性深部真菌感染。

【不良反应】 静脉滴注不良反应较多且重,静滴过程中或静滴后发生寒颤、高热、严重头痛、食欲不振、恶心、呕吐,有时可出现血压下降、眩晕等。其肾毒性呈剂量依赖性,约80%患者发生氮质血症,与氨基糖苷类、环孢素合用肾毒性增加。此外,还可见低钾血症,由于尿中排出大量钾离子所致。血液系统毒性反应有正常红细胞性贫血,偶可有白细胞或血小板减少。肝毒性较少见,可致肝细胞坏死,急性肝功能衰竭亦有发生。可引起心室颤动或心脏骤停。偶见过敏性休克、皮疹等变态反应。应定期作血钾、血常规、尿常规、肝肾功能和心电图检查。

本品毒性大,不良反应多见,但又是治疗危重深部真菌感染的唯一有效药物,选用时必须权衡利弊后作出决定。

氟胞嘧啶

氟胞嘧啶(flucytosine)为合成抗深部真菌药,对隐球菌、念珠菌和拟酵母菌等具有较高的抗菌活性,对着色真菌、少数曲霉菌有一定抗菌活性,对其他真菌和细菌作用均差。本品为抑菌剂,高浓度时具有杀菌作用,作用机制为药物通过真菌细胞的渗透系统进入细胞内,脱氨基成为氟尿嘧啶,氟尿嘧啶与尿嘧啶结构相似,竞争性抑制尿嘧啶参与的核酸代谢,抑制真菌 DNA 和 RNA 的合成。哺乳动物细胞不能将氟胞嘧啶转化为活性代谢物。氟胞嘧啶与两性霉素 B 有协同作用,可能与后者增加真菌细胞膜的通透性有关。

本品口服吸收良好,3~4 小时血浓度达峰值,血中 $t_{1/2}$ 为 8~12 小时,可透过血脑屏障。经肾小球滤过排泄,约 90% 以上的药物以原形自尿中排出。临床上用于念珠菌和隐球菌感染,主要与两性霉素 B 合用,进入真菌细胞量增多发挥协同作用。单用易产生耐药性。不良反应有胃肠道反应,骨髓抑制导致白细胞、血小板减少。其他还有恶心、呕吐、腹泻和严重的小肠结膜炎等。

唑类抗真菌药

唑类(azoles)抗真菌药包括咪唑类(imidazoles)和三唑类(triazoles)两大类。具有相同的作用机制和抗菌谱。唑类抗真菌药能选择性抑制真菌细胞色素 P-450 依赖性的 14-α-去甲基酶,抑制细胞膜麦角固醇的合成,使细胞膜通透性改变,导致胞内重要物质丢失而使真菌死亡。与三唑类相比,咪唑类对此酶的选择性抑制作用较弱,导致其不良反应和药物相互作用发生率较高。唑类抗真菌药为广谱抗真菌药,对假丝酵母属感染、新型隐球菌感染、地方性流行性真菌病(芽生菌病、球孢子菌病、组织胞浆菌病)、皮肤真菌感染等均有效。此类药物一经问世即在全身性抗真菌病方面占有重要地位。咪唑类药物常用者有酮康唑、咪康唑等,后者主要为局部用药。三唑类中有氟康唑和伊曲康唑,主要用于治疗深部真菌病。见表 41-1。

表 41-1 三种唑类全身性抗真菌药药理学特性的比较

药物	水溶性	吸收	脑脊液/血清浓度比	$t_{1/2}$(小时)	消除途径	常用剂型
酮康唑	低	有差异	<0.1	7~10	肝脏	口服
伊曲康唑	低	有差异	<0.01	24~42	肝脏	口服
氟康唑	高	容易	>0.7	22~31	肾脏	口服、静脉

酮康唑(ketoconazole)是第一个口服唑类广谱抗真菌药。对念珠菌和表浅癣菌有强大抗菌力。由于能抑制人细胞色素 P-450 依赖性的 14-α-去甲基酶,一方面干扰肾上腺和性腺类固醇类激素的生物合成,出现内分泌紊乱,如男性乳房女性化、不育症和月经不调等。另一方面会影响其他药物的代谢,使药物毒性增加,如增加环孢素的血药浓度和西沙必利致心律失常作用。口服易吸收,胃液 pH 增加则吸收减少。血浆蛋白结合率达 80% 以上,不易透过血脑屏障,血浆 $t_{1/2}$ 为 7~8 小时。临床用于全身真菌感染、胃肠道酵母菌感染、局部治疗无效的慢性、复发性阴道念珠菌感染等。本品对中枢神经系统穿透性差,不宜用于治疗真菌性脑膜炎。不良反应呈高度剂量相关性,主要有胃肠道反应,一过性血清转氨酶升高,偶有严重肝毒性及过敏反应等。

氟康唑(fluconazole)为既能口服又可静脉给药的广谱抗真菌药,可渗入脑脊液,是唑类抗真菌药中药物相互作用最少的药物。抗菌谱与酮康唑相似,体外抗真菌作用不及酮康唑,但其体内抗真菌作用比酮康唑强 10~20 倍。口服吸收后,生物利用度高达 90%,蛋白结合率低,体内分布广,约 63% 以原形由尿液排出,血浆 $t_{1/2}$ 约 30 小时。主要用于念珠菌病与隐球菌病。不良反应在本类药中最低,有轻度消化系统反应、过敏反应、头痛、头晕、失眠。

伊曲康唑(itraconazole)为三唑类抗真菌药,作用与酮康唑相似,吸收受食物和胃液 pH 的影响。其对肝微粒体酶的作用比酮康唑轻,不影响哺乳动物类固醇的合成,对肝脏代谢药物的影响也比酮康唑小。与利福霉素类药物合用,伊曲康唑的生物利用度减少。临床用于治疗组织胞浆菌病、念珠菌病、皮肤真菌病、甲癣等,对曲霉菌属作用强。

灰 黄 霉 素

灰黄霉素(griseofulvin)为口服抗浅表真菌抗生素,脂溶性高,不溶于水。

【体内过程】 口服血药浓度差异大,吸收量与颗粒大小有关,血浆 $t_{1/2}$ 约 24 小时,含脂肪食物能促进药物吸收。吸收后分布于各组织,以脂肪、皮肤、毛发等组织含量较高,能沉积在皮肤角质层和新生的毛发、指(趾)甲角质部分,因此新生头发和指甲无癣菌。大部分在肝脏代谢为 6-去甲基灰黄霉素。

【抗菌作用】 对各种皮肤癣菌如皮癣菌属、小孢子菌属和毛癣菌属等有较强的抑制作用,但对深部真菌和细菌无效。灰黄霉素能抑制微管蛋白聚合,进而破坏有丝分裂时纺锤体的形成,抑制真菌增殖。

【临床应用】 主要用于治疗上述真菌引起的头癣、体癣、股癣、甲癣等。

【不良反应】 一般不严重。常见有胃肠道反应、皮疹、头痛、白细胞减少等。对肝有一定毒性。可诱导肝药酶,加速华法林和口服避孕药的代谢,合用时应注意。

二、局部应用抗真菌药

咪 康 唑

咪康唑(miconazole)口服吸收差,生物利用度约 25%～30%,不易透过血脑屏障。易透入皮肤角质层,常做成皮肤乳剂、喷雾剂、粉剂或洗剂,局部应用治疗皮肤黏膜真菌感染,疗效优于制霉菌素。不良反应少见。

制 霉 菌 素

制霉菌素(nystatin)属多烯抗真菌药,其体内过程和抗菌作用与两性霉素 B 基本相同,但毒性更大,不作注射用。口服仅用于防治消化道念珠菌病,局部用于口腔、皮肤、阴道念珠菌感染。较大剂量口服可致恶心、呕吐、腹泻。局部用药刺激性小。

特比萘酚(terbinafine)局部用药对体癣、股癣、脚癣有效。口服吸收可达 70%,主要分布于皮肤角质层,停药后维持时间长,毒副反应极低。

第二节　抗病毒药

一、概述

病毒是病原微生物中最小的一种,其结构简单,只含有一种核酸(核糖核酸 RNA,或脱氧核糖核酸 DNA),外壳是蛋白质,不具有细胞结构。大多数病毒缺乏酶系统,不能单独进行新陈代谢,必须依赖宿主的酶系统才能生存繁殖。病毒在宿主细胞内的增殖过程包括病毒吸附并进入宿主细胞、脱壳、复制、装配和释放五个环节,抗病毒药物通过影响这些环节起作用,同时抗病毒药物必须具有高度选择性地作用于细胞内病毒的代谢过程,并对宿主细胞无明显损害,目前临床上应用的抗病毒药根据作用机制主要分为以下六大类,分别为:① 病毒吸附与进入抑制剂:恩夫韦地;② 病毒脱壳抑制剂:金刚烷胺;③ 病毒基因组复制抑制剂:拉米夫定等;④ 病毒成熟抑制剂:沙喹纳韦;⑤ 病毒释放抑制剂:扎那米韦;⑥ 其他抗病毒药:利巴韦林、干扰素。本章重点介绍病毒基因组复制抑制剂。

二、病毒脱壳抑制剂

金 刚 烷 胺

金刚烷胺(amantadine,金刚胺)能特异性地抑制甲型流感病毒,作用机制为干扰 RNA 病毒进入宿主细胞以及抑制病毒脱壳及核酸的释放,主要用于甲型流感的防治,但对乙型流感病毒、麻疹病毒、腮腺炎病毒和单纯疱疹病毒(HSV)无效。还有抗震颤麻痹作用。口服易吸收,不良反应有胃肠道不适和中枢神经系统症状,如头痛、眩晕、失眠、共济失调、注意力不集中等。

三、病毒基因组复制抑制剂

以病毒的 DNA 聚合酶或反转录酶为靶点,这些病毒包括人疱疹病毒(herpes simplex virus,HSV)、人类免疫缺陷病毒(human immunodeficiency virus,HIV)、乙型肝炎病毒(hepatitis B virus,HBV)。此类药物多为核苷(酸)类似物,根据化学结构的不同分为核苷(酸)类和非核苷类(膦甲酸钠)基因组复制抑制剂,前者又可根据病毒种类不同分为抗 HSV 核苷(酸)类似物(阿昔洛韦、伐昔洛韦、更昔洛韦)、抗 HIV 和 HBV 核苷(酸)类似物(齐多夫定、拉米夫定、替诺福韦、阿德福韦酯、恩替卡韦)。

(一)核苷(酸)类 DNA 聚合酶抑制剂

阿 昔 洛 韦

阿昔洛韦(acyclovir)又名无环鸟苷,是核苷类抗 DNA 病毒药。

【体内过程】　口服吸收差,生物利用度为 $15\% \sim 20\%$,正常肾功能患者的血浆 $t_{1/2}$ 约 $3 \sim 4$ 小时,无尿患者可延长至 20 小时。血浆蛋白结合率很低,易透过生物膜。药物部分经肝代谢,主要以原形自肾排出。

【药理作用】　主要对抗疱疹病毒,尤其对单纯疱疹病毒(HSV)Ⅰ型和Ⅱ型作用最强,对带状疱疹病毒作用较差。对牛痘病毒和 RNA 病毒无效。其在感染细胞内依次经病毒特异性胸苷激酶和细胞激酶催化,生成三磷酸无环鸟苷,抑制病毒 DNA 聚合酶。耐药性的形成与病毒胸苷激酶的基因突变有关。

【临床应用】　用于治疗疱疹病毒引起的原发或复发性皮肤、黏膜、外生殖器感染以及免疫缺陷者发生的 HSV 感染,还用于带状疱疹、EB 病毒、艾滋病患者并发水痘带状疱疹等。

【不良反应】　偶见恶心、呕吐、头痛。口服几乎无毒,静脉给药会出现中枢毒性,但不常见。

伐昔洛韦(valacyclovir)为阿昔洛韦前体药。口服后迅速完全转化为阿昔洛韦,使阿昔洛韦的生物利用度明显提高。作用机制和用途与阿昔洛韦相同。

更昔洛韦(ganciclovir)作用与阿昔洛韦类似,但其抗巨细胞病毒(CMV)作用比阿昔洛韦强 100 倍。

(二)非核苷类 DNA 聚合酶抑制剂

膦 甲 酸 钠

膦甲酸钠(foscarnet sodium)为非竞争性 DNA 多聚酶抑制剂,可以非竞争性地阻断病毒 DNA 多聚酶的磷酸盐结合部位,阻止焦磷酸盐从三膦酸去氧核苷中分离及病毒 DNA 链的延长。本品在细胞内不需依靠病毒的胸腺嘧啶激酶激活,停用后病毒复制仍可恢复。主要用于免疫缺陷者发生的巨细胞病毒性视网膜炎的治疗。也可用于对阿昔洛韦、更昔洛韦耐药的巨细胞病毒(CMV)感染以及耐药的 HSV 感染。

（三）核苷（酸）类反转录酶抑制剂（nucleotide reverse transcriptase inhibitors，NRTIs）

齐多夫定

齐多夫定（zidovudine，叠氮胸苷，AZT）是世界上第一个批准上市用于治疗 HIV 感染的药物。

AZT 经细胞内胸苷激酶作用磷酸化为三磷酸盐，竞争性地抑制 HIV 反转录酶，干扰 DNA 合成。口服易吸收，可通过血脑屏障。临床上用于治疗不同病期的 HIV 感染患者，可改善临床症状。单独使用易产生耐药性。与拉米夫定及蛋白酶抑制剂合用可大大提高疗效，延缓耐药性的产生，并减少毒性反应。不良反应有胃肠道不适、头痛、骨髓抑制、肌肉痛、感觉异常等。

拉米夫定

拉米夫定（lamivudine，3TC）为核苷类反转录酶抑制剂，对 HBV 和 HIV－1 有较强的抑制作用。拉米夫定可在感染细胞和正常细胞内代谢生成有活性的拉米夫定三磷酸盐，其渗入到病毒 DNA 链中，阻断病毒 DNA 的合成。适用于乙型肝炎病毒复制的慢性乙型肝炎和 HIV 感染的成人和儿童。严重不良反应有乳酸性酸中毒。

替诺福韦

替诺福韦（tenofovir）是一种新型核苷酸类反转录酶抑制剂。

【体内过程】 几乎不经胃肠道吸收，因此，临床上使用的是其酯化和成盐后的替诺福韦酯富马酸盐。替诺福韦酯可迅速被吸收并降解为活性物质替诺福韦，进一步在细胞内转化为替诺福韦二磷酸盐。替诺福韦及其二磷酸盐均不经 CYP450 酶系代谢，主要经肾小球滤过和肾小管主动转运系统排泄。

【药理作用和临床应用】 活性成分替诺福韦二磷酸盐直接竞争性地与天然脱氧核糖底物结合，从而抑制病毒 DNA 聚合酶。为广谱抗病毒药，主要用于治疗 HIV、HBV 感染。需长期服药，停药可导致病情复发。

【不良反应】 常见不良反应为轻、中度胃肠道反应，头晕等。偶见乳酸性酸中毒，严重肝肿大伴脂肪变性，肾功能损害如急性肾衰和肾小管损伤伴低磷酸血症。

阿德福韦酯（adefovir dipivoxil）是阿德福韦的前体药，在体内水解为阿德福韦发挥作用。作用与替诺福韦类似，但不良反应较严重，易产生耐药性。

恩替卡韦（entecavir）为鸟嘌呤核苷类似物，其三磷酸盐可选择性抑制 HBV 多聚酶，目前临床上作为 HBV 的一线治疗药物。主要以原形通过肾脏清除。疗效优于拉米夫定，与拉米夫定存在交叉耐药，但耐药株对阿德福韦酯和替诺福韦敏感。

（四）非核苷类反转录酶抑制剂（non-nucleotide reverse transcriptase inhibitors，NNRTIs

这类药物有地那韦定（delavirdine）、依法韦仑（efavirenz）和奈韦拉平（nevirapine）。NNRTIs 通过与反转录酶直接结合，破坏催化位点，抑制酶的活性，但与 NRTIs 的作用位点不同,在细胞内无须磷酸化激活。临床上用于 HIV 的治疗,单用迅速产生耐药性,因此不能单用,必须与 NRTIs 和蛋白酶抑制剂合用。

四、病毒成熟抑制剂

此类药物通过抑制 HIV 编码的蛋白酶,抑制蛋白前体的分解,病毒的结构蛋白无法形成,从而抑制病毒的成熟,根据其作用机制又称为蛋白酶抑制剂,主要有利托那韦(ritonavir)、奈非那韦(nefinavir)、沙奎那韦等。其对 HIV 病毒复制有很强的抑制作用,但对人细胞蛋白酶的亲和力弱,与 NRTIs 合用有协同作用。

五、病毒释放抑制剂

扎 那 米 韦

扎那米韦(zanamivir)属于流感病毒神经氨酸酶抑制剂,使病毒难以从感染的细胞释放,用于甲型和乙型流感的预防和治疗。临床采用经口吸入给药。慎用于严重哮喘患者。

与扎那米韦作用类似的已上市药物还有奥司他韦(oseltamivir),商品名为达菲,用于成人和 1 岁以上儿童的甲型和乙型流感的治疗,13 岁以上青少年的甲型和乙型流感的预防。在使用减毒活流感疫苗两周内不应服用本品,以免影响活疫苗病毒的复制而失效。

六、其他抗病毒药

利 巴 韦 林

利巴韦林(ribavirin)又名病毒唑(virazole),为嘌呤核苷类似物,其磷酸化产物能竞争性地抑制病毒核酸的合成,具有广谱抗病毒活性,对 RNA 和 DNA 病毒均有抑制作用。主要用于甲、乙型流感病毒,腺病毒肺炎,甲型肝炎,疱疹,麻疹等的防治。口服吸收良好,局部用药疗效显著。毒性低,偶见结膜炎和低血压。

复习思考题

1. 深部真菌感染和浅部真菌感染可各用哪些药物进行治疗?
2. 唑类抗真菌药的作用机制和抗菌谱是什么?
3. 简述两性霉素 B 抗真菌作用及临床应用特点。
4. 常用的抗病毒药有哪几类?
5. 病毒基因组复制抑制剂分为哪几类?

(孙继红)

第四十二章 抗结核病药及抗麻风病药

【内容提要】 异烟肼、利福平、链霉素、吡嗪酰胺和乙胺丁醇为一线抗结核病药物,对氨基水杨酸、卡那霉素等为二线药物。异烟肼是抗结核病的首选药,利福平和乙胺丁醇也是当前治疗结核病的主要药物,但任一药物单独使用均易产生耐药性,因此,联合用药是治疗各种结核病的重要原则之一。二线药物虽然抗结核作用不如一线药,但是与一线药合用能有效延缓结核杆菌耐药性的产生,增强疗效。因此,结核病的联合用药是非常重要的。氨苯砜是治疗麻风病的主要药物。

结核病是由结核分枝杆菌引起的慢性传染病,可累及全身各器官和组织,其中以肺结核最常见。临床上常用的抗结核病药(antituberculosis drugs)可分为两大类:一线药物主要有异烟肼、利福平、链霉素、吡嗪酰胺和乙胺丁醇,具有疗效高、不良反应少、患者易于接受等优点。二线药物包括对氨基水杨酸、卡那霉素、环丝氨酸、氧氟沙星、环丙沙星、莫西沙星、乙硫异烟胺等,抗菌作用弱或毒性较大,主要用于对一线药物产生耐药性时的替换治疗。结核杆菌对药物易产生耐药性,故临床上常采用联合用药方式,以提高疗效,减少或延缓耐药性的产生。吡嗪酰胺作用特点是可进入细胞内,且在偏酸性的细胞内抗菌作用更强,常作为结核病短程疗法的必需药。结核病的治疗原则主要包括早期用药、联合用药和规律用药。

第一节 抗结核病药

一、常见的抗结核病药

异 烟 肼

异烟肼(isoniazid,INH)又名雷米封(rimifon),为异烟酸的酰肼类化合物,性质稳定,易溶于水。其疗效高、毒性小、口服方便、价廉,是抗结核病的首选药。

【体内过程】 口服吸收快而完全,1~2小时后血药浓度达高峰。吸收后广泛分布于全身体液和组织内,脑脊液中的浓度可与血浆浓度相近。穿透力强,易渗入纤维化或干酪化的结核病灶中和细胞内。异烟肼主要在肝脏经乙酰化代谢,代谢物为乙酰异烟肼、异烟酸等,它们与少量原形药由肾排泄。

异烟肼乙酰化的速率受遗传因素的影响,存在明显的人种和个体差异。分为快代谢型和慢代谢型,中国人以快代谢型者居多,约占50%,尿中乙酰化异烟肼较多,慢代谢型约占26%。白种人慢代谢型者居多,占50%~60%,尿中游离异烟肼较多。慢代谢型者肝中乙酰化酶活性低,服药后异烟肼血药浓度较高,起效较快,$t_{1/2}$为2~5 h。快代谢型的$t_{1/2}$约为70 min。

【抗菌作用】　异烟肼对各型结核杆菌都有高度选择性,是目前杀菌作用最强的抗结核病药物,对静止期细菌有抑菌作用,对繁殖期细菌有杀菌作用。单用时易产生耐药性,但与其他抗结核病药无交叉耐药性。与其他抗结核病药联用,可延缓耐药性的产生,疗效增强。其抗菌机制可能与抑制分枝菌酸(mycolic acid)的生物合成有关,该酸只存在于分枝杆菌中,因此异烟肼对结核杆菌具有高度选择性,而对其他细菌无作用。

【临床应用】　适用于各种类型的结核病,除预防应用外,均与其他第一线药联合应用。

【不良反应】　发生率与剂量有关,治疗量下发生率低。

1. 神经系统毒性　周围神经炎常见于用药剂量大、维生素 B_6 缺乏者及慢乙酰化型患者,表现为四肢麻木、共济失调,甚至出现肌肉萎缩。产生的原因可能是异烟肼与维生素 B_6 结构相似,竞争同一酶系或使维生素 B_6 排泄增加,导致维生素 B_6 缺乏。其他中枢神经系统副反应还有兴奋、惊厥、神经错乱等,服用维生素 B_6 可治疗及预防上述反应。

2. 肝毒性　以快代谢型患者和老年人较多见,毒性可能与乙酰化代谢产物有关。用药时应定期检查肝功能,肝病患者慎用。

利 福 平

利福平(rifampicin)又名甲哌力复霉素(rifampin),是力复霉素 B 的半合成衍生物,为橘红色结晶性粉末,是目前治疗结核病最有效的药物之一。

【体内过程】　口服吸收迅速而完全,吸收后广泛分布于全身各组织,包括脑脊液。穿透力强,能进入细胞、结核空洞、痰液及胎儿体内。主要经肝脏代谢为脱乙酰基的利福平,其抑菌作用约为利福平的 $1/8 \sim 1/10$。主要从胆汁排泄可形成肝肠循环,30％经尿排泄,约 60％经粪排泄,用药过程中,患者的尿、粪、泪液、痰、汗液等均可染成橘红色,宜事先告知服药者。$t_{1/2}$ 差异较大,$1.5 \sim 5$ 小时不等。利福平有肝药酶诱导作用,长期服用可加快自身及其他药物的代谢,使 $t_{1/2}$ 缩短。

【抗菌作用】　利福平为广谱抗生素。对结核杆菌、麻风杆菌和大多数革兰阳性球菌特别是耐药性金葡菌和凝固酶阴性葡萄球菌均有很强的抗菌作用,对革兰阴性菌、某些病毒和沙眼衣原体也有抑制作用。对静止期、繁殖期结核杆菌均有作用,属于杀菌剂。其抗结核作用与异烟肼相近,较链霉素强。利福平的抗菌机制是特异性地抑制细菌依赖于 DNA 的 RNA 多聚酶,抑制细菌 RNA 合成的起始阶段,阻碍 mRNA 合成,对动物细胞的 RNA 多聚酶则无影响,但很高浓度时可能抑制哺乳动物线粒体内的 RNA 多聚酶。单用利福平结核杆菌会迅速产生耐药性,故宜与其他抗结核病药合用,既产生协同作用,又能延缓耐药性的产生。与其他抗结核病药无交叉耐药性。

【临床应用】　主要与其他抗结核病药合用,治疗各种结核病及重症患者。还用于麻风病及耐药性金葡菌感染的治疗。

【不良反应】　不良反应较多,但发生率不高,一般不会中断治疗。较常见的为恶心、呕吐、腹痛、腹泻等胃肠道刺激症状;少数病人可见肝脏损害而出现黄疸,有慢性肝病、酒精成瘾或与肝毒性药物如异烟肼合用时较易发生;过敏反应如皮疹、药热、血小板和白细胞减少等多见于间歇疗法,出现过敏反应时应停药。利福平为肝药酶诱导剂,可激活肝微粒体酶,加速皮质激素和雌激素等的代谢,因而它能降低肾上腺皮质激素、口服避孕药、双香豆素和甲苯磺丁脲等的作用。对动物有致畸胎作用,妊娠早期的妇女和肝功能不良者慎用。

乙 胺 丁 醇

乙胺丁醇(ethambutol)为一线抗结核药。

【体内过程】 口服吸收良好,迅速分布于组织与体液。在体内各组织中分布广泛,可浓集在红细胞(红细胞内浓度可达血药浓度的2～3倍)。2～4小时血药浓度可达峰值,$t_{1/2}$为3～4小时,肾功能减退者可延长至7～15小时。主要经肝脏代谢,排泄缓慢,24小时内尿排泄口服量的50%,肾功能不全时可引起蓄积中毒,应禁用。

【抗菌作用】 乙胺丁醇为合成的抑菌抗结核药。其作用机理尚未完全阐明,可能为抑制敏感细菌的代谢,抑制RNA的合成,干扰结核杆菌蛋白代谢,从而导致细菌死亡。对生长繁殖期细菌具有较强活性,对静止期细菌几无作用。

【不良反应】 最主要的毒性反应是视神经炎,多发生在服药后2～6月内,表现为视力模糊、眼痛、红绿色盲或视力减退、视野缩小,出现中央及周围盲点。反应发生率与剂量、疗程有关,早期发现及时停药,数周至数月可自行消失,永久性视觉功能丧失极少发生。此外,有胃肠道不适、恶心、呕吐、肝功能损害、周围神经炎和过敏反应等。

吡 嗪 酰 胺

吡嗪酰胺(pyrazinamide,异烟酰胺)口服后在胃肠道内吸收迅速而完全,分布于各组织与体液,2小时血药浓度达峰值,$t_{1/2}$为9～10小时,主要在肝中代谢,水解成吡嗪酸,为具有抗菌活性的代谢物,继而羟化成无活性的代谢物,经肾小球滤过排泄。

吡嗪酰胺对人型结核杆菌有较好的抗菌作用,在pH 5～5.5时杀菌作用最强,尤其对处于酸性环境中缓慢生长的吞噬细胞内的结核菌是目前最佳的杀菌药物。结核杆菌对吡嗪酰胺易产生耐药性,但与其他抗结核药无交叉耐药。现已列为抗结核病基本药,在短程化疗中应用,避免了高剂量、长疗程应用时常见的肝毒性与关节痛等不良反应,低剂量、短程疗法不良反应明显减少。

对氨基水杨酸

对氨基水杨酸(para-aminosalicylic acid, PAS)其钠盐和钙盐口服吸收快而完全。分布于全身组织、体液及干酪样病灶中,但不易透入脑脊液及细胞内。本品的结构类似于对氨基苯甲酸,通过影响结核杆菌叶酸合成而发挥抑菌作用,对细胞外的结核杆菌有抑制作用;因不易产生耐药性,常与链霉素或异烟肼联用,能延缓耐药性的产生。最常见的不良反应为恶心、呕吐、厌食、腹痛及腹泻。饭后服药或加服抗酸药可以减轻不良反应。如发生结晶尿,应使尿液保持中性或稍偏碱性。

二、抗结核药的治疗原则

1. 应遵循抗结核化学药物治疗的"十字方针":

(1) 早期:应尽量早发现和早治疗。

(2) 联合:联合应用多种抗结核病药物,提高杀菌力,延缓耐药性的发生。

（3）适量：剂量适当，减少不良反应和细菌耐药性的产生。

（4）规则：按照化疗方案，按时、规范服药。

（5）全程：必须教育患者坚持完成全疗程治疗。

2. 化疗方案的制订与调整用药的基本原则

（1）按照患者不同的病变类型选用国际和国内推荐的标准化疗方案。

（2）对获得性耐药患者的化疗方案中，至少包含有2种或2种以上患者未曾用过或病原菌对之敏感的药物。

（3）切忌中途单一换药或加药，亦不可随意延长或缩短疗程。掌握好停药或换药的原则。

（4）治疗过程中偶尔出现一过性耐药，无须改变正在执行的化疗方案。

（5）合并人类免疫缺陷病毒感染或艾滋病患者避免使用利福平。

3. 痰结核菌阳性的肺结核病患者是治疗的主要对象，痰菌阴性但病灶活动者亦应予以治疗。

第二节 抗麻风病药

麻风病是由麻风杆菌所引起的慢性传染病，主要侵犯皮肤、周围神经、黏膜和淋巴结。临床表现为麻木性皮肤损害、神经粗大，严重者甚至肢端残废。根据其病理变化分为结核样型（少杆菌型）、瘤型（多杆菌型）、混合型及界线型四型，其中以结核样型最多。由于麻风杆菌和结核杆菌同属于抗酸性分枝杆菌，对药物的反应两者往往相似，故不少抗结核药物也常具有抗麻风作用。抗麻风病药（antileprotic drugs）主要有氨苯砜、利福平等。目前多采用多种药物联合治疗，以减少耐药性的发展和缩短疗程。

氨苯砜（dapsone，DDS）属砜类化合物，临床上应用的所有砜类都是氨苯砜的衍生物，如苯丙砜（phenprofen，solasulfone）、醋氨苯砜（acedapsone），它们均须在体内转化为氨苯砜或乙酰氨苯砜而显效。

【体内过程】 氨苯砜口服吸收较慢，但完全，蛋白结合率为50%～90%。吸收后广泛分布于全身组织和体液中，病损皮肤的浓度比正常皮肤高10倍。在肝内经 N-乙酰转移酶代谢，存在肝肠循环，所以排泄缓慢，消除半衰期为10～50小时（平均为28小时）。停药后在血液中仍可持续存在达数周之久。70%～80%经尿排泄，故易蓄积，宜周期性地短暂停药。

【抗菌作用和临床应用】 其抗菌机制与磺胺类相似，对麻风杆菌有较强的抑制作用。麻风杆菌在砜类的治疗过程中可产生耐药性，故须采用多药联合疗法，以延缓耐药性的发生，并缩短疗程。对多杆菌型麻风病建议采用 WHO 推荐的方案为氨苯砜 100 mg/日自服，利福平及氯法齐明每月一次，分别为 600 mg 与 300 mg 监服，疗程至少两年或查菌阴转后，再继续治疗一年并随访观察。少杆菌型麻风病治疗方案为氨苯砜 100 mg/日自服，利福平 600 mg 每月一次监服，疗程为六个月。

【不良反应】

1. 治疗初期部分患者可产生轻度不适，如恶心、上腹不适、纳差、头痛、头晕、失眠、无力等，但不久均可自行消失。

2. 贫血,可发生溶血性贫血和发绀,G-6-PDH 缺乏者较易发生。亦可有粒细胞缺乏、白细胞减少等血液系统反应。

3. 药疹,严重者表现为剥脱性皮炎,如有发热,淋巴结肿大,肝、肾功能损害和单核细胞增多,称为"氨苯砜综合征"。

4. 急性中毒,一次大剂量服用可使血红蛋白转为高铁血红蛋白,造成组织缺氧、紫绀、中毒性肝炎、肾炎和神经精神等损害,如未及时治疗可致死亡。

利福平对麻风杆菌包括对氨苯砜耐药菌株有快速杀菌作用,单独使用易产生耐药性,常与其他抗麻风病药联用。

复习思考题

1. 比较异烟肼与利福平的抗菌作用、抗菌原理及不良反应的异同。
2. 抗结核药物治疗原则是什么?
3. 一线抗结核病药中哪些药物有肝脏损害作用? 如何避免其肝毒性?
4. 抗麻风病药有哪些? 各有哪些不良反应?
5. 为什么异烟肼对结核杆菌以外的细菌无效?
6. 抗结核药联合用药的目的是什么?

(孙继红)

第四十三章　抗疟原虫和阿米巴原虫药物

【学习提要】　疟疾和阿米巴病分别是由疟原虫和溶组织内阿米巴原虫引起的寄生虫病。氯喹为控制症状的抗疟药,具有强效、速效、长效的红内期裂殖体杀灭作用。乙胺嘧啶能够杀灭红外期速发型子孢子,主要用于病因性预防。伯氨喹对红外期迟发型子孢子和各型疟原虫的配子体有杀灭作用,可有效控制良性疟复发和中断各型疟疾传播。抗阿米巴病药根据作用部位的不同,分为作用于肠道内、肠道外或两者兼有作用三种类型。卤化喹啉类在肠腔内浓度较高,主要治疗肠阿米巴病;氯喹在肝、肺组织中浓度较高,仅对肠外阿米巴病有效;甲硝唑、替硝唑等在肠内外组织都有较高浓度,对肠内和肠外阿米巴病都有效。

疟疾(malaria)是由疟原虫(plasmodium)经按蚊叮咬传播的一种寄生虫传染病,临床上以周期性定时性发作的寒战、高热、出汗退热,以及贫血和脾大为特点。感染人体的疟原虫主要有三种:恶性疟原虫(p.falciparum)、间日疟原虫(p.lasmodium)和三日疟原虫(p.malarial),分别引起恶性疟、间日疟和三日疟。后两者合称良性疟,三日疟症状轻微,恶性疟较重,可有生命危险。

抗疟药(antimalarial drugs)是防治疟疾的重要手段,可分为三类:① 主要用于控制症状的抗疟药,如氯喹、奎宁、青蒿素等;② 主要用于控制复发和传播的抗疟药,如伯氨喹;③ 主要用于病因性预防的抗疟药,如乙胺嘧啶。目前尚无一种抗疟药能对疟原虫生活史的各个环节都有杀灭作用。因此,必须了解各种抗疟药对疟原虫生活史不同的作用环节,以便根据不同目的正确选择药物。

第一节　概　述

一、疟原虫的生活史和药物作用环节

疟原虫的生活史可分为在雌性按蚊体内进行的有性生殖阶段和人体内进行的无性生殖阶段(图43-1)。

(一)疟原虫在人体内的发育增殖

疟原虫在人体内发育增殖分为两个时期,即寄生于肝细胞内的红细胞外期和寄生于红细胞内的红细胞内期。

1. 红细胞外期(exoeryghrocytic stage):当雌性按蚊叮咬人时,疟原虫子孢子随蚊唾液进入人体,约半小时全部侵入肝细胞。间日疟原虫的子孢子在遗传学上有两种类型,即速发型和迟发型。速发型子孢子在较短时间内即进行发育、繁殖成裂殖体。乙胺嘧啶对红细胞外期速发型子孢子的裂殖体有杀灭作用,用于病因预防。迟发型子孢子经过一段时间的休

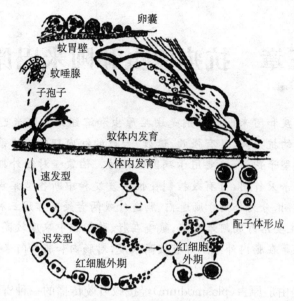

图 43-1 疟原虫生活史

眠后才发育、繁殖成裂殖体,因此,迟发型子孢子是疟疾复发的根源。伯氨喹对红细胞外期迟发型子孢子(休眠子)有杀灭作用,可阻止间日疟复发,亦称根治药。恶性疟和三日疟原虫无迟发型子孢子,故无复发,也无须用药进行根治。在肝细胞内裂体增殖的疟原虫,经过 5～40 天发育成熟,胀破肝细胞逸出成千上万的裂殖子(merozoite)进入血流,血流中的裂殖子一部分被吞噬细胞吞噬杀灭,一部分侵入红细胞并在其内发育增殖,称为红细胞内期。

2. 红细胞内期(eryghrocytic stage):侵入红细胞的裂殖子发育成滋养体、裂殖体,最后红细胞被胀破裂解,释放出大量裂殖子及其代谢物,还有红细胞破坏产生的变性蛋白刺激机体,引起寒战、高热、出汗等临床症状。红细胞释放的裂殖子一部分被吞噬细胞吞噬杀灭,一部分再侵入其他红细胞,如此反复循环,大量破坏红细胞,引起疟疾临床症状的反复发作。每完成一个无性生殖周期,则引起一次症状发作。不同种的疟原虫完成无性生殖周期所需的时间不同,恶性疟 36～48 小时,间日疟 48 小时,三日疟 72 小时。对此期疟原虫有杀灭作用的药物有氯喹、奎宁、青蒿素等,可用于控制临床症状的发作,也可用于预防症状的发作,即病人高热时,提前用药症状可不出现。

3. 配子体形成:红细胞内的疟原虫经过 3～5 次裂体增殖后,部分裂殖子不再进行无性分裂,而逐渐发育成为雌、雄配子体,它们不引起症状。配子体在人体内可生存 2～3 个月,此期间如被雌性按蚊吸入胃内,则在蚊体内进行有性增殖。因此,配子体是疟疾传播的根源。伯氨喹能杀灭各型疟原虫的配子体,有控制疟疾传播的作用。

(二)疟原虫在蚊体内的发育

雌性按蚊叮咬疟疾患者后,雌、雄配子体进入蚊胃内,二者结合发育成合子,进而发育成动合子,它穿过胃壁发育成囊合子。成熟的孢子囊内含上万个子孢子,囊破裂子孢子逸出并进入唾液腺,此按蚊叮咬人时子孢子即随唾液进入人体引起感染。乙胺嘧啶在人体内虽对配子体无杀灭作用,但其随人血进入蚊体能抑制疟原虫在蚊体内的发育,从而阻断疟疾的传播。

二、疟原虫的耐药性

当前防治疟疾所遇到的最大困难是恶性疟原虫对抗疟药,特别是对氯喹,其次是对奎宁、乙胺嘧啶等产生耐药性。而且耐氯喹的虫株常对乙胺嘧啶和周效磺胺等有交叉耐药性。恶性疟是流行最广、对人类危害性最大的一种疾病。

第二节　常用抗疟药

一、主要用于控制症状的抗疟药

氯　喹

氯喹(chloroquine)是人工合成的 4-氨喹啉类衍生物。

【体内过程】口服后在肠道吸收快而完全,血药浓度达峰时间为 1~2 小时。广泛分布于全身组织,在红细胞中的浓度比血浆浓度高约 10~20 倍,而被疟原虫入侵的红细胞又比正常红细胞高出 25 倍,在肝、脾、肾、肺组织中的浓度常达血浆浓度的 200~700 倍,在脑组织及脊髓中的浓度为血浆浓度的 10~30 倍。氯喹在肝脏代谢转化,其脱羟基代谢物仍有抗疟作用。小部分(10%~15%)以原形经肾排泄,酸化尿液可加速其排泄。约 8% 随粪便排泄,也可由乳汁排出;$t_{1/2}$ 为 2.5~10 日,随用药剂量加大而延长,具有长效的特点。

【药理作用与临床应用】

1. 抗疟作用　氯喹对间日疟原虫、三日疟原虫以及敏感的恶性疟原虫的红细胞内期裂殖体有杀灭作用,能迅速治愈恶性疟,有效地控制间日疟的症状发作,具有作用强、起效快、疗效持久的特点,是控制疟疾临床症状的首选药物。一般服药后 24~48 小时体温恢复正常,发作停止,48~72 小时内血中裂殖体消失。氯喹抗疟作用机制较复杂,一般认为其并不能直接杀死疟原虫,但能干扰疟原虫的分裂繁殖。

氯喹临床用于良性疟和恶性疟的急性发作,控制症状,也能预防性抑制疟疾症状发作,与伯氨喹合用可根治间日疟、三日疟。由于 Ca^{2+} 和钙调素对疟原虫生长发育和侵入红细胞的能力有重要作用,故钙拮抗剂能增强氯喹的抗疟效果,如维拉帕米能逆转恶性疟原虫对氯喹的耐药,增强氯喹的抗疟作用。

2. 抗肠外阿米巴作用　氯喹在肝中浓度很高,能杀灭肠外阿米巴原虫,是治疗阿米巴肝炎和肝脓肿的主要药物,但对阿米巴痢疾无效。

3. 免疫抑制作用　可用于治疗自身免疫性疾病,如氯喹偶尔用于类风湿性关节炎,也常用于红斑狼疮、肾病综合征等,但对后者的疗效尚无定论。

【不良反应】氯喹用于治疗疟疾时一般能良好耐受,仅有轻度头晕、头痛、胃肠不适和皮疹等,停药后迅速消失。大剂量、长疗程用药可引起角膜浸润,表现为视力模糊,少数病人影响视网膜,引起视力障碍,用药期间应定期作眼科检查。偶可引起窦房结抑制,导致心律失常、休克,严重时可发生阿-斯综合征。有致畸作用,孕妇禁用,肝肾功能不良者慎用。

奎　宁

奎宁(quinine,金鸡纳霜,鸡纳碱)是从茜草科植物金鸡纳树皮中提取所得的一种生物碱,属喹啉类衍生物。金鸡纳树原产南美洲,自古当地居民即用其树皮治疗疟疾。1820年分离出奎宁后迅即用于临床,曾是治疗疟疾的主要药物。自合成氯喹等药后,因奎宁不良反应多,已不作首选抗疟药之用。

【体内过程】　口服后吸收迅速而完全。吸收后分布于全身组织,以肝脏中浓度最高,肺、肾、脾次之,骨骼肌和神经组织中最少。蛋白结合率约70%。一次服药后1~3小时血液浓度达到峰值,$t_{1/2}$为8.5小时。大部分经肝脏代谢失活,只有10%以原形药物经肾排出。服药后15分钟即出现于尿中,24小时后几乎全部排出,故奎宁无蓄积性。

【药理作用与临床应用】　奎宁的抗疟作用与氯喹相似,对各种疟原虫的红细胞内期裂殖体均有杀灭作用,能控制临床症状,但疗效不及氯喹而毒性较大,作用时间短。主要用于耐氯喹或耐多药的恶性疟,尤其是严重的脑型疟。奎宁在肝内迅速氧化失活,由肾排出,因此奎宁体内消除快、作用时间短、易复发。对红细胞外期无效,对配子体亦无明显作用。奎宁还有微弱的解热镇痛作用及抑制心肌和兴奋子宫的作用。

【不良反应】　奎宁不良反应较多。常见的有金鸡纳反应,表现为恶心、呕吐、耳鸣、头痛、听力和视力减退、精神不振等,甚至发生暂时性耳聋。对心肌有抑制作用,降低心肌收缩力,减慢传导和延长心肌不应期。静脉注射时可致血压下降和致死性心律失常。可发生特异质反应,少数恶性疟患者应用很小剂量也能引起急性溶血,发生寒战、高热、背痛、血红蛋白尿和急性肾衰竭(又称黑尿热),甚至死亡。奎宁对妊娠子宫有兴奋作用,故孕妇忌用。

青　蒿　素

青蒿素(artemisinin)是从菊科植物黄花蒿及其变种大头黄花蒿中提取的一种新型的倍半萜内酯过氧化物,是根据中医"青蒿截疟"的记载而发掘出的新型抗疟药。由于对耐氯喹虫株感染有效,青蒿素受到国内外广泛重视,为世界卫生组织所推荐。

【体内过程】　口服吸收快而完全,吸收后广泛分布于各组织,以肠、肝、肾中的含量较多。脂溶性高,易透过血脑屏障进入脑组织,也可通过胎盘屏障。在体内代谢快,代谢产物经肾排泄也快,24小时可排出84%,72小时仅少量残留,$t_{1/2}$约为4小时。由于代谢与排泄均快,有效血药浓度维持时间短,不利于彻底杀灭疟原虫,故复发率较高。

【药理作用与临床应用】　青蒿素对红细胞内期裂殖体有强大而快速的杀灭作用,能迅速控制临床发作及症状,具有高效、速效和低毒的特点。对红外期疟原虫无效。主要用于治疗间日疟和恶性疟,症状控制率可达100%。与氯喹只有低度交叉耐药性,故对耐氯喹虫株感染仍有良好疗效。易透过血脑屏障,对凶险的脑型疟有良好抢救效果。但青蒿素治疗疟疾最大的缺点是复发率高,口服给药时近期复发率可达30%以上。这可能与其在体内消除快,代谢产物无抗疟活性有关。与伯氨喹合用,可使复发率降至10%左右。

青蒿素抗疟机制可能是血红素或Fe^{2+}催化青蒿素结构裂解产生自由基,破坏疟原虫膜和线粒体结构,导致疟原虫死亡。青蒿素也可诱发耐药性,但比氯喹慢。与周效磺胺或乙胺嘧啶合用,可延缓耐药性的发生。

【不良反应】 不良反应少见,偶见恶心、呕吐、四肢麻木和心动过速,停药后立即消失。有致畸作用,孕妇禁用。

蒿 甲 醚

蒿甲醚(artemether,青蒿素甲醚)为青蒿素的 12 - β - 甲基二氢衍生物,抗疟作用及作用机制同青蒿素,抗疟活性较青蒿素强 6 倍,近期复发率比青蒿素低,与伯氨喹合用可进一步降低复发率,具有速效、高效、低毒等特点。临床可用于耐氯喹恶性疟的治疗以及危重病例的抢救。蒿甲醚具有一定的胚胎毒性。

双氢青蒿素

双氢青蒿素(dihydroarteannuin)是青蒿素及其衍生物的活性代谢产物。对红细胞内期疟原虫有强杀灭作用,能迅速控制症状。可用于各类疟疾,尤其适用于耐氯喹的恶性疟和危重型脑型疟疾的救治。

二、主要用于控制复发和传播的药物

伯 氨 喹

伯氨喹(primaquine)是人工合成的 8 - 氨喹啉类衍生物。

【体内过程】 口服后在肠内吸收快而完全,2~3 小时达血峰浓度,生物利用度约 96%。主要分布在肝组织内,其次为肺、脑和心等组织。大部分在体内代谢,仅 1% 由尿排出,一般于 24 小时内完成,$t_{1/2}$ 约 7 小时。由于消除较快,血中浓度维持较短,故需反复多次服药才能见效。

【药理作用与临床应用】 伯氨喹对间日疟红细胞外期迟发型子孢子(休眠子)和各型疟原虫的配子体有较强的杀灭作用,可根治间日疟,控制复发和阻止各型疟的传播。抗疟作用机制可能是通过其损伤线粒体以及代谢产物喹啉醌衍生物,阻碍疟原虫电子传递而发挥作用。疟原虫对此药很少产生耐药性。

【不良反应】 毒性较大,但目前尚无合适药物来替代。治疗量时出现头晕、恶心、呕吐、发绀、腹痛等,停药后可消失。

严重的不良反应是少数特异质患者因先天性缺乏葡萄糖 - 6 - 磷酸脱氢酶(G - 6 - PD),会出现急性溶血性贫血和高铁血红蛋白血症,出现发绀、胸闷、缺氧等严重的毒性反应。因为伯氨喹的氧化代谢产物能引起氧化应激反应(oxidative stress),产生高铁血红蛋白、自由基和过氧化物,以及氧化型谷胱甘肽(GSSG)。正常时,在 G - 6 - PD 催化下,可迅速补充 NADPH,后者使 GSSG 还原为谷胱甘肽(GSH)。GSH 对红细胞膜、血红蛋白和红细胞内的某些含巯基的酶有保护作用,使之免受伯氨喹氧化代谢物引起的氧化应激反应的损害。但红细胞内缺乏 G - 6 - PD 的个体不能迅速补充 NADPH,因此不能保护红细胞而发生溶血。另一方面,也不能将高铁血红蛋白还原为血红蛋白,引起高铁血红蛋白血症。轻者停药可恢复,重者需静注美蓝解救。

三、主要用于病因性预防的抗疟药

乙 胺 嘧 啶

乙胺嘧啶(pyrimethamine,达拉匹林,息疟定)是用于病因性预防的首选药,为非喹啉类抗疟药。

【体内过程】 口服后在肠道吸收较慢但完全,6 小时内血浆浓度达高峰,抗叶酸作用可持续 48 小时以上。主要分布于红细胞、白细胞及肺、肝、肾、脾等器官中。能通过胎盘,经肾脏缓慢排出。服药后 5～7 日内约有 10%～20%的原形物自尿中排出,可持续 30 日以上,也可由乳汁排出,仅少量从粪便排出。$t_{1/2}$ 为 80～100 小时。

【药理作用与临床应用】 乙胺嘧啶对恶性疟和间日疟的红细胞外期速发型子孢子有抑制作用,用作病因预防药。排泄缓慢,作用持久,服药一次可维持一周以上。对红细胞内期的未成熟裂殖体也有抑制作用,对已成熟者则无效,因此不能迅速控制症状,常需在用药后第二个无性增殖期才能显效。不能直接杀灭配子体,但含药血液随配子体被按蚊吸入后,能阻止疟原虫在蚊体内的有性生殖,发挥控制传播的作用。

【作用机制与联合用药】 疟原虫不能直接利用环境中的叶酸和四氢叶酸,必须自身合成叶酸并转变为四氢叶酸后,才能在合成核酸的过程中被利用。乙胺嘧啶能抑制疟原虫的二氢叶酸还原酶,阻止四氢叶酸的生成,阻碍核酸的合成。与二氢叶酸合成酶抑制剂磺胺类或砜类合用,干扰叶酸合成的不同阶段,起双重抑制作用,疗效有协同作用,又可延缓耐药性的发生。因此,此药常与半衰期相近的周效磺胺或氨苯砜合用。

【不良反应】 治疗量时不良反应较少。乙胺嘧啶略带甜味,易被儿童误服而中毒,表现为恶心、呕吐、发热、发绀、惊厥,甚至死亡。成人长期大量服用时,可因二氢叶酸还原酶受抑制出现叶酸缺乏症,引起巨幼红细胞性贫血。动物实验证明乙胺嘧啶有致畸胎作用,妊娠期妇女禁用。可由乳汁排出,干扰婴儿的叶酸代谢,故哺乳期妇女亦禁用。

第三节 抗阿米巴病药

阿米巴病是由溶组织内阿米巴原虫引起的传染性寄生虫病。以阿米巴包囊为感染体,在肠腔内脱囊形成小滋养体,在结肠内与肠道菌丛共生。在机体抵抗力较强时,小滋养体在随宿主肠内容物下移过程中,逐渐转变成包囊,此时并无症状,称为无症状排包囊者,为阿米巴病重要的传染源。小滋养体在一定条件下侵入肠壁,发育为大滋养体,不断破坏肠壁黏膜和黏膜下层组织,引起阿米巴痢疾、阿米巴肠炎等肠阿米巴病。大滋养体可经血流至肝和其他器官,引起阿米巴炎症和脓肿,统称为肠外阿米巴病。溶组织内阿米巴生活史见图 43-2。抗阿米巴病药根据其在体内的分布和对原虫作用方式的不同分为四类。

一、作用于肠内外阿米巴病药

甲 硝 唑

甲硝唑(metronidazole)又称灭滴灵,为人工合成的 5-硝基咪唑类化合物。

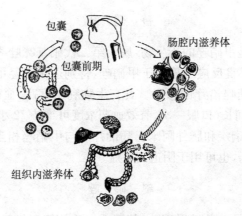

包囊

包囊前期

肠腔内滋养体

组织内滋养体

图 43-2　溶组织内阿米巴生活史

【体内过程】

甲硝唑口服吸收迅速而完全,生物利用度可达 90％～100％,血浆蛋白结合率为 10％～20％。在体内分布广,广泛分布于各组织和体液中,且能通过血脑屏障和胎盘,在唾液、胎盘、胆汁、乳汁、羊水、精液、尿液、脓液、脑脊液和牙槽骨中均能达到有效浓度。口服后 1～2 小时血药浓度达高峰,$t_{1/2}$ 为 8～14 小时,通常 8 小时给药一次。主要在肝中代谢,代谢产物与原形药经肾排泄,亦可由阴道分泌液、乳汁、唾液中排出。

【药理作用与临床用途】

1. 抗阿米巴作用　甲硝唑对肠内、外阿米巴大滋养体均有很强的杀灭作用,为目前治疗阿米巴病的首选药物。但对肠腔内阿米巴原虫和包囊无明显作用,不适用于排包囊者。因其肠腔浓度较低,治疗阿米巴痢疾时与抗肠腔阿米巴药交替使用效果好。

2. 抗滴虫作用　甲硝唑对阴道滴虫有直接杀灭作用,是治疗滴虫病的特效药。口服后可出现于阴道分泌物、精液和尿中,故对女性和男性泌尿生殖道滴虫感染都有良好疗效。治疗量时对阴道内正常菌群无影响。

3. 抗贾第鞭毛虫作用　甲硝唑是目前治疗贾第鞭毛虫病最有效的药物,治愈率在 90％以上。

4. 抗厌氧菌作用　其代谢产物乙酰胺和 N-2-羟乙基具有抗厌氧菌作用,对厌氧性革兰阳性或阴性杆菌和球菌都有较强的杀灭作用,尤其对脆弱杆菌敏感。耐药菌株少。长期应用不诱发二重感染。对口腔、盆腔和腹腔内厌氧菌感染及由此引起的败血症以及气性坏疽等均有良好的防治作用。

【不良反应】　甲硝唑不良反应少而轻。最常见者为恶心和口腔金属味,偶见呕吐、腹泻、腹痛、头痛、眩晕、肢体麻木。少数患者可出现白细胞暂时性减少,重复疗程前应作白细胞计数。极少数人可出现脑病、共济失调和惊厥。因为严重的感觉障碍恢复甚慢且不完全,如发生四肢麻木和感觉异常应立即停药。甲硝唑干扰乙醛代谢,如服药期间饮酒,可出现急性乙醛中毒,引起腹部不适、恶心、呕吐、头痛和味觉改变等。

啮齿类动物试验证明,甲硝唑长期、大量口服有致癌作用,对细菌有致突变作用。因此,妊娠早期禁用,以防引起胎儿畸形。

替 硝 唑

替硝唑(tinidazole)是甲硝唑的衍生物,属于第二代硝基咪唑类抗厌氧菌药。与甲硝唑相比,疗效优于甲硝唑,不良反应明显少于甲硝唑,特别适用于经甲硝唑治疗效果不显著或因不良反应难以接受甲硝唑治疗的患者。具有生物利用度高、血药浓度达峰快、半衰期长(12~24 小时)和维持时间长(口服一次,有效血药浓度可维持 72 小时)的优点。临床适应证与甲硝唑相同,对阿米巴痢疾和肠外阿米巴病的疗效与甲硝唑相当,而毒性略低,可作为治疗阿米巴肝脓肿的首选药,也可用于阴道滴虫症。

奥 硝 唑

奥硝唑(ornidazole)是一种继甲硝唑、替硝唑之后的第三代新型硝基咪唑类衍生物,具有良好的抗厌氧菌、抗阿米巴原虫、抗阴道毛滴虫和贾第鞭毛虫的作用。奥硝唑的原药和中间代谢物均有活性,作用于厌氧菌、阿米巴原虫、贾第鞭毛虫和阴道毛滴虫细胞的 DNA,使其螺旋结构断裂或阻断其转录复制而致死亡。临床可用于厌氧菌感染引起的多种疾病,男女泌尿生殖道毛滴虫感染,贾第鞭毛虫感染以及阿米巴虫病的治疗。

服药期间会出现轻度胃部不适、口中异味、胃痛、头痛及困倦,偶尔会出现眩晕、颤抖、四肢麻木、痉挛、皮疹和精神错乱,但极罕见。禁用于对本品及硝基咪唑类药物过敏的患者、脑和脊髓发生病变的患者、癫痫及各种器官硬化症患者。

二、主要作用于肠腔内阿米巴病药

卤化喹啉类

本类药物为 8-羟基喹啉类的衍生物,主要用于治疗肠腔内阿米巴病,尤以轻型痢疾及无症状带虫者为主,而对溶组织内阿米巴病无效。本类药物包括喹碘方(chiniofon)、氯碘羟喹(clioquinol)和双碘喹啉(diiodohydroxy quinoline)等。

此类药物有直接杀灭阿米巴作用,口服吸收较少,在肠腔中浓度较高,曾广泛用作肠腔内抗阿米巴药,用于排包囊者,或与甲硝唑合用于急性阿米巴痢疾。此类药物毒性低,但可致腹泻。每日量超过 2 g,疗程较长或儿童用药时危险性较大。在日本曾见引起亚急性脊髓-视神经病,可致视神经萎缩和失明。许多国家已禁止或限制其应用。对碘过敏、甲状腺肿大及肝功能不良者慎用。

抗 生 素 类

溶组织内阿米巴必须依靠肠道内大肠杆菌等细菌菌体及其代谢产物为营养来源而生存。四环素类(tetracyclines)和巴龙霉素(paromomycine)口服吸收差,肠腔内浓度高,停留时间长,通过抑制肠道共生细菌而影响原虫的生长繁殖,间接发挥抗阿米巴作用,对伴有细菌感染时效果尤佳。

四环素类和巴龙霉素适用于治疗急性阿米巴痢疾,后者还能直接杀灭阿米巴滋养体,效果更好。常见的不良反应为胃肠道不适、恶心呕吐等,长期服用可致二重感染。

三、主要作用于肠腔外阿米巴病药

氯　喹

氯喹(chloroquine)为抗疟药(详见第二节),也有杀灭阿米巴滋养体的作用。口服吸收后在肝、肾、脾、肺内的浓度较血浆内高数百倍,而肠壁组织内的分布量很少,故对肠阿米巴病无效。适用于肠腔外阿米巴病,如阿米巴肝脓肿、肺脓肿,常用于甲硝唑无效或禁忌的病人。

依米丁和去氢依米丁

依米丁(emetine)是吐根中提取的异喹啉类生物碱,又名吐根碱。其衍生物去氢依米丁(dehydroemetine)抗阿米巴作用更强,毒性较低。由于两药刺激性很强,口服可致吐,只能深部肌肉注射。

【药理作用与临床用途】　依米丁和去氢依米丁能干扰溶组织阿米巴滋养体的分裂与繁殖,作用机制为抑制肽酰基 tRNA 的移位,抑制肽链的延长,阻碍蛋白质的合成。对组织中的阿米巴滋养体有直接杀灭作用,但不能杀灭肠腔中的滋养体。治疗浓度对包囊无杀灭作用,故不能消除其传播感染能力,对慢性阿米巴痢疾和带虫者基本无效。由于毒性较大,故仅在急性阿米巴痢疾和肠外阿米巴病病情严重,甲硝唑疗效不满意时才考虑使用。使用时必须住院,在严密监护下给药。

【不良反应】　常见的不良反应有胃肠道反应,如恶心、呕吐、腹痛、腹泻等。具有神经肌肉阻断作用,表现为肌无力、疼痛、震颤等。对心肌有严重毒性,表现为血压下降、心前区痛、脉细弱、心律失常、心力衰竭等,如有心电图变化,应立即停药,否则易致急性心肌炎而引起死亡。注射部位可出现蜂窝组织炎。

四、主要杀灭包囊的抗阿米巴病药

二 氯 尼 特

二氯尼特(diloxanide)通常用其糠酸酯(diloxanide furoate),能杀死肠内外阿米巴,特别是能有效地杀灭包囊,是目前最有效的杀包囊药。口服后主要靠其未吸收部分杀灭阿米巴原虫,作用机制为阻断虫体蛋白合成,主要杀灭阿米巴原虫的囊前期,故对无症状或仅有轻微症状的排包囊者有良好疗效。对中度或重度肠内、肠外阿米巴病常与其他药物联合应用,对于急性阿米巴痢疾,在甲硝唑控制症状后,再用二氯尼特杀灭肠腔内的小滋养体,可有效预防复发。单独使用本品对肠外阿米巴病无效,与甲硝唑合用治疗阿米巴肝脓肿,可根除再感染。

二氯尼特毒性小,不良反应轻微,常见的有腹胀、轻度恶心、呕吐、厌食、腹泻、皮疹等,很大剂量时可致流产,但无致畸作用。

五、抗阿米巴病药的合理选用

抗阿米巴病药的选用主要根据感染部位和类型。急性阿米巴痢疾和肠外阿米巴病首选甲硝唑;而依米丁和氯喹只在甲硝唑无效或禁忌时使用。对于排包囊者肠腔内的小滋养体和阿米巴痢疾急性症状控制后肠腔内残存的小滋养体,则宜选用主要分布于肠腔内的二氯尼特,偶可考虑应用卤化喹啉类、巴龙霉素和四环素等。各型阿米巴病的常用药物和备用药物见表 43 - 1。

表 43 - 1　各型阿米巴病常用药物和备用药物

临床类型	阿米巴寄生部位	常用药物				备用药物			
		甲硝唑	替硝唑	依米丁	氯喹	二氯尼特	卤化喹啉类	泛喹酮	巴龙霉素
无症状携带者	肠腔					√	√	√	√
慢性/轻型肠病	肠腔/肠壁	√	√			√	√	√	
急性肠病	肠壁	√	√	√		√			√
阿米巴肉芽肿	肠壁	√	√	√					
肝脓肿	肝	√	√	√	√				
脑、皮肤脓肿	其他肠外组织	√	√	√					

附:抗滴虫病药

滴虫病主要指阴道滴虫病,阴道毛滴虫也可寄生于男性尿道内。甲硝唑是治疗滴虫病最有效的药物(详见第三节)。偶遇抗甲硝唑株滴虫感染时,可考虑改用乙酰胂胺局部给药。此外还可以选用尼莫唑(nimorazole)。

乙酰胂胺(acetarsol)为五价胂剂,其复方制剂称滴维净。将其片剂置于阴道穹窿部有直接杀滴虫作用。此药有轻度局部刺激作用,使阴道分泌物增多。

复习思考题

1. 根治良性疟用何药?说明其理由。应注意哪些不良反应?
2. 试述氯喹的药理作用及其临床用途。
3. 抗氯喹恶性疟可选用哪些替代药?试述其特点。
4. 临床性预防和病因性预防的药理学基础及各选用的药物有何不同?
5. 设计根治间日疟的治疗方案,并说明用药理由。
6. 根据抗疟药的作用环节及临床应用可将药物分为哪几类?各类有哪些主要药物?
7. 伯氨喹有哪些作用和用途?
8. 抗阿米巴病药可分为哪几类?各类的代表药物是哪些?
9. 阿米巴肝脓肿可选用哪些药物治疗?阿米巴痢疾伴肠阿米巴病选用何药最好?为什么?
10. 卤化喹啉类药物抗阿米巴原虫的作用机制是什么?

(孙继红　季　晖)

第四十四章　抗肠蠕虫和血吸虫病药物

【内容提要】　抗肠蠕虫药可分为抗肠线虫药和抗绦虫药。哌嗪对蛔虫、蛲虫有较强驱虫作用,左旋咪唑、噻嘧啶对蛔虫、蛲虫、钩虫均有效。甲苯咪唑、阿苯达唑较广谱,对蛔虫、蛲虫、钩虫、鞭虫及绦虫均有良好的驱虫作用。抗绦虫药有氯硝柳胺等。吡喹酮是目前使用的主要抗血吸虫病的药物,为广谱抗虫药,对多种吸虫如日本血吸虫、华支睾吸虫、肺吸虫、姜片虫均有显著的杀虫作用,对多种绦虫病甚至囊虫病亦有效。

寄生在人体肠道内的蠕虫包括线虫、绦虫和吸虫,线虫主要有蛔虫、钩虫、鞭虫、蛲虫和粪类圆线虫,绦虫主要有猪肉绦虫和牛肉绦虫,吸虫有姜片虫等。抗肠蠕虫药(antihelmintic drugs)是指可杀灭或驱除上述寄生虫的药物,主要为抗肠线虫药和抗绦虫药。

第一节　广谱抗肠蠕虫药

甲苯达唑

甲苯达唑(mebendazole,甲苯咪唑)为苯并咪唑类衍生物。

【体内过程】　由于口服吸收差和明显的首过效应,约有给药量的 20% 进入循环系统,因此肠道内药物浓度高。主要通过胆汁由粪便排出,仅 5%～10% 由尿液排泄。

【药理作用】　甲苯达唑为高效、广谱杀虫药,对蛔虫、蛲虫、鞭虫、钩虫(十二指肠及美洲钩虫)的成虫及幼虫均有较好疗效,同时对钩虫卵、蛔虫卵和鞭虫卵有杀灭作用,具有控制传播的重要意义。对蛔虫、蛲虫、鞭虫、钩虫、绦虫感染的疗效常在 90% 以上,尤其适用于上述蠕虫的混合感染。显效缓慢,给药后数日才能将虫排尽。

甲苯达唑通过影响虫体多种生化代谢途径发挥抗蠕虫作用,其对寄生虫的 β-微管蛋白的亲和力远高于哺乳动物,通过与虫体 β-微管蛋白结合抑制微管聚集,从而抑制分泌颗粒转运和其他亚细胞运动。也选择性抑制虫体线粒体延胡索酸还原酶的活性,抑制葡萄糖的转运,并使氧化磷酸化脱偶联,减少 ATP 生成,抑制虫体生存和繁殖。

【临床应用】　用于治疗蛔虫、蛲虫、鞭虫、钩虫引起的单独感染或混合感染,是治疗蛔虫、美洲钩虫和鞭虫病的首选药。

【不良反应】　因本品吸收少,排泄快,无明显不良反应。少数病例有短暂的呕吐、腹泻。大剂量时偶见过敏反应、脱发、粒细胞减少等。动物实验有胚胎毒作用和致畸作用,故孕妇禁用。2 岁以下儿童和对本品过敏者禁用。

阿苯达唑

阿苯达唑(albendazole,肠虫清)与甲苯达唑化学结构类似,同属苯并咪唑类衍生物,具有广谱、高效、低毒的特点,作用机制与甲苯达唑相同,不同适应证的用量差别大。

【药理作用与临床应用】 阿苯达唑对肠道寄生虫有驱杀作用,临床可用于线虫、绦虫等引起的肠道感染。另外,对肠道外寄生虫亦有明显的杀灭及驱除作用,可用于囊虫病、包虫病和旋毛虫病的治疗。对于脑囊虫病应住院治疗,如出现癫痫大发作,应停药2~3周。如出现颅内压增高,应先行降低颅内压,尤应警惕脑疝的发生。

【不良反应】 副作用轻,一般耐受良好。主要有消化道反应和头晕、嗜睡、头痛等。多在数小时内自行缓解。孕妇禁用。

左 旋 咪 唑

左旋咪唑(levamisole)为四咪唑的左旋体,药用其盐酸盐。

【驱虫作用】 为广谱驱肠虫药,作用强度依次为蛔虫＞钩虫＞蛲虫。可选择性地抑制虫体肌肉中的琥珀酸脱氢酶,使延胡索酸不能还原为琥珀酸,从而影响虫体肌肉的无氧代谢,减少能量的产生。虫体肌肉麻痹后,易随粪便排出体外。后经研究发现,其具有免疫调节作用,现已作为免疫增强剂应用于临床。

【临床应用】 主要用于驱蛔虫及钩虫。

【不良反应】 可引起头晕、恶心、呕吐、腹痛等,多数在数小时后自行恢复。偶见流感样症状,如头痛、肌肉酸痛、全身不适等。个别病人可有白细胞减少症、剥脱性皮炎及肝功能损伤。肝炎活动期者忌用。

噻 嘧 啶

噻嘧啶(pyrantel)其枸橼酸盐称驱虫灵,为一广谱驱线虫药,具有高效、广谱和副作用小的特点,对蛔虫、钩虫、蛲虫和毛圆线虫感染均有较好疗效,但对鞭虫无效。该药为去极化型肌松药,可抑制虫体肌肉细胞去极化,还能抑制胆碱酯酶的活性,造成乙酰胆碱堆积,增强其痉挛和麻痹作用,从而使虫体排出体外。

口服不易吸收。不良反应轻而短暂,主要为胃肠不适,其次为头昏、发热。本药与哌嗪类药物相互拮抗,不能合用。

伊 维 菌 素

伊维菌素(ivermectin)是一种广谱、高效、低毒抗生素类抗寄生虫药。对线虫和节肢动物均有良好驱杀作用,但对绦虫、吸虫和原生动物无效。其作用机制在于增加虫体内谷氨酸门控性氯离子通道的通透性,使氯离子大量内流,细胞膜出现超极化,阻断神经信号的传递,神经出现麻痹,使肌肉细胞失去收缩能力,最终导致虫体死亡。因吸虫和绦虫不以谷氨酸为递质,故本品对其无效。对哺乳动物的配体-氯离子通道亲和力低,且不易通过血脑屏障,因此对哺乳动物影响极小,对人比较安全。

临床适应证为盘尾丝虫病和类圆线虫病及钩虫、蛔虫、鞭虫、蛲虫感染,是目前治疗旋盘尾线虫感染的首选药,可减少此感染引起的河盲症的发生率。

常见不良反应有厌食、呕吐、腹痛、发热、头晕、嗜睡、皮疹等。孕妇及哺乳期妇女禁用。

第二节　其他抗肠蠕虫药

哌　嗪

哌嗪(piperazine)其枸橼酸盐称驱蛔灵,对蛔虫和蛲虫有较强的驱除作用。主要能阻断神经肌肉接头处的胆碱受体,抑制神经-肌肉传递,致虫体发生弛缓性麻痹而随肠蠕动排出。本品致虫体肌肉松弛之前无兴奋作用,因此较为安全。治蛔虫,1～2 天疗法的治愈率可达70%～80%。对蛲虫,需用药 7～10 天,远不如使用阿苯达唑等方便。不易吸收,副作用少见。

恩波维铵

恩波维铵(pyrvinium embonate)为一腈胺染料。具有杀蛲虫作用,对鞭虫和钩虫作用弱,对蛔虫无效,为治疗蛲虫病的首选药。其作用原理可能为抑制虫体的有氧呼吸,并阻碍肠虫对葡萄糖的吸收,影响虫体的生长和繁殖。

毒性低,不良反应偶有恶心、呕吐、肌痉挛、腹痛、腹泻和荨麻疹等反应。胃肠道有炎症时不宜用,以免增加吸收而造成严重反应。本品可染红大便,故应事先告知患者。

氯硝柳胺

氯硝柳胺(niclosamide)原为杀钉螺药,后发现其对绦虫感染有良好疗效,是一种高效、安全和广谱的抗绦虫药。主要抑制绦虫线粒体内 ADP 的无氧磷酸化和抑制葡萄糖摄取,从而杀死其头节和近端节片,但不能杀死节片中的虫卵。为防止服药后产生呕吐,引起节后碎虫卵倒流入胃及十二指肠,导致囊虫病,故应在服用前先服用镇吐药。服药后 2 小时再用硫酸镁导泻。

口服不易吸收,也无直接刺激作用,仅偶见消化道反应。

第三节　抗肠蠕虫药的合理使用

不同蠕虫对不同药物的敏感性不同,驱虫时必须针对不同的蠕虫感染选择其敏感的药物,其中有些对多种肠蠕虫感染均有效,又称为广谱驱肠虫药,各药的适应证见表 44-1。

表 44-1　抗肠蠕虫药的适应证和合理选用

药物	蛔虫	蛲虫	钩虫	鞭虫	圆线虫	绦虫	姜片虫
阿苯达唑	++++	++++	++～++++	+++	++～++++	+++～++++	
甲苯达唑	++++	+++	++～++++	+++	+	+	
左旋咪唑	++++	++～+++	+～+++				
噻嘧啶	++++	+++	+++				
哌嗪	+++～++++	+++	+	+	+++		
氯硝柳胺		++++				+++～++++	

++++、+++、++、+:表示疗效由强到弱。

第四节 抗血吸虫病药

血吸虫也称裂体吸虫(Schistosoma)。寄生于人体的主要有日本血吸虫(S.japonicum)、曼氏血吸虫(S.mansoni)和埃及血吸虫(S.haematobium)三种。我国仅有日本血吸虫,流行于长江以南流域,流行情况虽基本得到控制,但目前仍有流行和蔓延,因此,积极开展防治工作仍很有必要。

日本血吸虫的生活史比较复杂,包括在终宿主体内的有性世代和在中间宿主钉螺体内的无性世代的交替。生活史分成虫、虫卵、毛蚴、母胞蚴、子胞蚴、尾蚴、童虫等 7 个阶段。人体感染血吸虫是由于接触了含有尾蚴的水后,尾蚴经皮肤侵入,脱去尾部发育为童虫。童虫穿入小静脉或淋巴管,随血流或淋巴液带到右心、肺,穿过肺泡小血管到左心并运送到全身。大部分童虫再进入小静脉,顺血流入肝内门脉系统分支继续发育。当性器官初步分化时异性童虫开始合抱,并移行到门脉-肠系膜静脉寄居,逐渐发育成熟交配产卵。血吸虫对人体的损害主要由虫卵引起,虫卵沉着在宿主的肝及结肠肠壁等组织,引起虫卵肉芽肿和组织纤维化,最终导致门静脉高压,出现肝、脾肿大,侧支循环,腹壁、食管及胃底静脉曲张,以及上消化道出血与腹水等症状。日本血吸虫生活史见图 44-1。

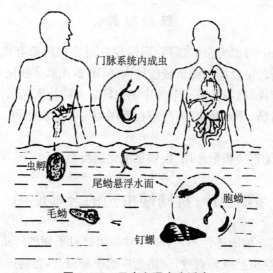

图 44-1 日本血吸虫生活史

20 世纪 70 年代以前,酒石酸锑钾是治疗血吸虫病的特效药,但其有毒性大、疗程长、必须静脉注射等缺点。高效、低毒、疗程短、口服有效的吡喹酮的问世是血吸虫病防治史上的一个突破,完全取代了酒石酸锑钾。

吡 喹 酮

吡喹酮(praziquantel)为吡嗪异喹啉衍生物,广谱抗吸虫药和驱绦虫药,尤以对血吸虫有杀灭作用而受重视。对线虫和原虫感染无效。

【体内过程】 口服吸收迅速而完全,服药 2 小时后血药达峰浓度。由于首过效应,限制了其生物利用度。吸收后迅速分布于多种组织,其中以肝、肾中含量最高,门静脉血中浓度可较周围静脉血药浓度高 10 倍以上。脑脊液中浓度为血药浓度的 15%～20% 左右,哺乳期患者服药后,其乳汁中药物浓度相当于血清中的 25%。主要在肝内羟化而失活,经肾排出,24 小时内排出用药量的 90%。消除 $t_{1/2}$ 健康人为 1～1.5 小时,晚期血吸虫病患者则明显延长。

【药理作用】 对多种血吸虫有杀灭作用,对成虫作用强,童虫作用弱,是目前治疗血吸虫病的首选药。抗虫作用机制可能是:(1) 通过 5－HT 样作用和钙离子内流使虫体肌肉兴奋、收缩,产生痉挛性麻痹。虫体不能附着于血管壁,被血流冲入肝,出现肝转移。(2) 使虫体皮层破溃,其体表抗原暴露,易遭受宿主的免疫攻击,同时影响虫体的吸收与排泄功能,大量嗜酸粒细胞浸润皮损处,促使虫体死亡。(3) 抑制虫体葡萄糖的摄取,使内源性糖原耗竭。(4) 抑制虫体核酸与蛋白质的合成。吡喹酮对哺乳动物细胞膜则无上述作用,由此表现出其作用的高度选择性。

【临床应用】 吡喹酮为广谱抗蠕虫药。主要用于血吸虫病的治疗,对急性、慢性和晚期血吸虫病均为首选药物。具有药量小、疗程短、副作用轻及近期疗效高等优点。此外,对华支睾吸虫、肺吸虫、姜片虫亦有显著的杀虫作用。

【不良反应】 副作用较多,但一般较轻微和短暂,主要为头晕、头痛、乏力、肌肉震颤、腹痛、恶心等。极少数患者出现心电图 T 波降低、心律失常等。冠心病、心肌炎患者和有严重心、肝、肾病及精神病史者慎用。

硝 硫 氰 胺

硝硫氰胺(nithiocyamine)为合成的二苯胺异硫氰酸类衍生物,橙黄色粉末,不溶于水。

【体内过程】 脂溶性高,口服易吸收。口服后 2 小时血药浓度达高峰,72 小时内仍可维持较高浓度。体内分布广,以肝脏中浓度最高,为血中的 4 倍,其次为肾、胃、肺、心和脑。主要经消化道排泄,存在肝-肠循环,故消除较慢,连续给药易致蓄积中毒。

【药理作用】 硝硫氰胺为广谱杀虫药,对三种血吸虫成虫和虫卵均有杀灭作用,但对童虫无效。作用机制可能是由于药物干扰虫体三羧酸循环与糖原代谢而杀灭成虫。另外,硝硫氰胺对钩虫、姜片虫及蛔虫亦有效。

【临床应用】 临床上可用于各型血吸虫病。对急性血吸虫病病人,退热较快,有确切疗效。对慢性血吸虫病效果也好,6 个月后阴转率约为 80%～85.4%。对有并发症的病人也可应用。此外,还可用于钩虫病、姜片虫病等。

【不良反应】 不良反应较多且严重,主要是对神经系统和肝脏有毒性,停药后可恢复。有精神病史及神经官能症患者、妊娠期和哺乳期妇女禁用。偶见阿斯综合征,器质性心脏病者慎用。肝炎病人转氨酶升高,大便多次孵化阴性者不宜用。

附:抗丝虫病药

丝虫病(filariasis)是由丝虫寄生于人体淋巴系统所引起的疾病,蚊子是其重要的传播媒介。丝虫病早期以淋巴管炎及淋巴结炎为主,晚期则以淋巴回流障碍为主,出现淋巴管扩张及象皮肿等。我国仅有班氏丝虫和马来丝虫流行。

乙胺嗪(diethylcarbamazine)的枸橼酸盐称海群生(hetrazan)。口服后在肠内迅速吸收,3小时内血药浓度达峰值。广泛分布于除脂肪以外的各组织。代谢快,连续给药无蓄积作用。对班氏丝虫和马来丝虫的微丝蚴均有杀灭作用,能迅速使虫体从血液中减少或消失。对淋巴系统中的成虫也有毒杀作用,但疗效稍差,需较大剂量或较长疗程。与卡巴肿合用,可提高对成虫的疗效。临床用于班氏丝虫病及马来丝虫病的治疗,也可用于嗜伊红细胞增多症的治疗。

乙胺嗪本身毒性较低而短暂,偶可引起厌食、恶心、呕吐、头痛、无力等。此外,丝虫成虫和蚴虫死亡释出大量异体蛋白引起的过敏反应较明显,表现为皮疹、淋巴结肿大、血管神经性水肿、畏寒、发热、哮喘,以及心率加快、胃肠功能紊乱等。用药几天后由于成虫死亡,尚可出现局部淋巴结炎及淋巴管炎。

复习思考题

1. 抗肠蠕虫药主要分为哪两类?包括哪些药物?
2. 比较哌嗪、左旋咪唑、噻嘧啶、甲苯咪唑、阿苯达唑和伊维菌素的抗虫谱及作用机制。
3. 用氯硝柳胺治疗绦虫感染时,应注意哪些问题?
4. 合理应用抗肠蠕虫药的意义是什么?
5. 治疗各型血吸虫病首选何药?有何优点?

（孙继红 季 晖）

第四十五章　抗恶性肿瘤药

【内容提要】　肿瘤组织主要由增殖细胞群、非增殖细胞群（G_0）和无增殖能力细胞群三部分组成。根据对增殖周期中各阶段的敏感性的不同，抗肿瘤药常分为周期非特异性药物和周期特异性药物两类，前者如烷化剂、抗癌抗生素，后者如抑制核酸合成的羟基脲、阿糖胞苷等主要作用于 S 期；影响纺锤丝形成的长春碱等主要作用于 M 期。根据作用机制的不同，抗肿瘤药又可分为下述几类：抑制核酸生物合成的药物，如 5-氟尿嘧啶、6-巯基嘌呤、阿糖胞苷、羟基脲、甲氨蝶呤等；直接破坏 DNA 并阻止其复制的药物，如环磷酰胺、丝裂霉素 C 以及铂类等；干扰转录过程阻止 RNA 合成的药物，如放线菌素 D、柔红霉素、阿霉素等；影响蛋白质合成的药物，如长春碱类、紫杉醇、三尖杉酯碱等；影响激素平衡发挥抗癌作用的药物，如他莫昔芬、肾上腺皮质激素、性激素等。

　　恶性肿瘤是一类威胁人们身体健康、危及生命的主要疾病，每年全球死于癌症的人数超过 800 万，是人类的一种多发病和常见病。目前治疗恶性肿瘤的方法有手术、放射疗法、化学治疗和生物疗法等，其中化学治疗仍是当今主要的治疗手段。但现有的化疗药物对肿瘤细胞的选择性不高，大多通过干扰细胞分裂过程的某些环节而杀死肿瘤细胞，因此抗肿瘤药除杀死了肿瘤细胞，同时也对正常的体细胞有杀死作用，在使用过程中出现严重的不良反应，有的导致治疗无法继续。同时，随着抗肿瘤药的不断应用，肿瘤细胞对一些药物产生了耐药性，降低了药物的治疗效果，因此开发高效安全的新型抗肿瘤药物是当前治疗恶性肿瘤工作的一个重要任务。近年来，已研制出一批新的抗肿瘤药物，加上肿瘤的生物治疗和先进仪器的问世，在征服恶性肿瘤这一顽疾方面已取得了可喜的进步。

第一节　抗恶性肿瘤药的作用及分类

一、抗恶性肿瘤药对生物大分子的作用及药物分类

　　大多的抗肿瘤药物通过作用于肿瘤细胞增殖周期中蛋白质合成的不同阶段，杀伤肿瘤细胞，阻止其分裂和增殖。

　　1. 抑制核酸（DNA、RNA）生物合成的药物

　　核酸是一切生物的重要生命物质，所以这类药物主要是抗代谢药，它们分别于不同环节对 DNA 的合成有抑制作用，有些药物也影响 RNA 的合成，这一类型的药物又可分为以下几种。

　　（1）阻止嘧啶类核苷酸形成的抗代谢药，如 5-氟尿嘧啶等。

　　（2）阻止嘌呤类核苷酸形成的抗代谢药，如 6-巯基嘌呤等。

　　（3）DNA 多聚酶抑制剂，如阿糖胞苷等。

（4）核苷酸还原酶抑制剂,如羟基脲。

（5）二氢叶酸还原酶抑制剂,如甲氨蝶呤。

2. 直接破坏 DNA 并阻止其复制的药物　本类药物有烷化剂、某些抗癌抗生素以及铂类。

3. 干扰转录过程阻止 RNA 合成的药物　主要有抗癌抗生素,如放线菌素 D、柔红霉素、阿霉素等。

4. 影响蛋白质合成的药物　按作用环节可分为干扰纺锤丝形成的药物,如长春碱类、紫杉醇等;干扰蛋白体功能的药物,如三尖杉酯碱;干扰氨基酸供应的药物,如 L-门冬酰胺酶。

5. 影响激素平衡发挥抗癌作用的药物　此类药物有肾上腺皮质激素、性激素等。

二、细胞增殖动力学及药物对细胞增殖动力学的影响

肿瘤组织主要由增殖细胞群、非增殖细胞群(G_0)和无增殖能力的细胞群三部分组成(图 45-1)。

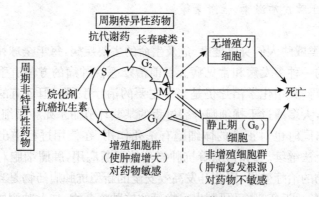

图 45-1　细胞增殖周期及药物作用

1. 增殖细胞群　指正处于按指数分裂增殖阶段的细胞群,这部分细胞在肿瘤全部细胞群的比例称为生长比率(growth fraction, GF)。增长迅速的肿瘤其 GF 值较大,接近于 1,对药物较敏感,药物疗效好,如急性白血病等;增长慢的肿瘤其 GF 值较小,在 $0.01\sim0.5$ 之间,对药物敏感性低,疗效较差,如多数实体瘤。

2. 非增殖细胞群(G_0)　这类细胞有增殖能力,对药物不敏感,处于细胞的非增殖阶段,只有当在增殖周期中的肿瘤细胞因药物治疗或其他原因明显减少时,该细胞群可进入增殖周期,因此,该类细胞既是肿瘤药物治疗的障碍,又是肿瘤细胞反复增殖的根源。

3. 无增殖能力细胞群　这类细胞不进行分裂,最后自然死亡。

细胞增殖周期指细胞从一次分裂结束到下一次分裂完成。每一细胞增殖周期根据其 DNA 的变化又分为 4 期:① G_1 期(DNA 合成前期),此期的分裂子细胞继续增大,主要为 DNA 合成作准备。② S 期(DNA 合成期),此期的细胞进行 DNA、RNA 及蛋白质的合成。③ G_2 期(DNA 合成后期),此期中其 DNA 合成停止,但继续合成 RNA 和蛋白质,为细胞分裂作准备。④ M 期(分裂期),这期又可分为前、中、后、末 4 个时相,经过此期后一个细胞又可分裂成两个子细胞。子细胞一部分进入增殖周期,另一部分处于 G_0 期。

根据抗肿瘤药物对增殖周期中各阶段的敏感性的不同,常分为下列两类:

1. 周期非特异性药物(cell cycle non-specific agents,CCNSA)　指对增殖细胞群中各期细胞均有杀灭的药物,如烷化剂、抗癌抗生素。

2. 周期特异性药物(cell cycle specific agents,CCSA)　指仅对增殖周期中的某一期有较强作用的药物,如抑制核酸合成的药物,如羟基脲、阿糖胞苷等主要作用于 S 期;影响纺锤丝形成的药物,如长春碱等主要作用于 M 期。

三、药物治疗在肿瘤治疗中的地位

肿瘤的药物治疗已取得了较大的进步,尤其在白血病、恶性淋巴瘤等方面的治疗上,但对危害人类生命健康最严重的、占恶性肿瘤 90% 以上的实体瘤的治疗尚未取得令人满意的效果。近年来,分子药理学、组合化学、药物基因组学等学科的发展,加速了抗肿瘤药物的研究。抗肿瘤药物已从传统的细胞毒性药物转向于针对肿瘤作用的新靶点和相应的新型抗肿瘤药物的开发研究,如蛋白酪氨酸激酶抑制剂、新生血管生成抑制剂、端粒酶抑制剂、生物反应调节剂等。

第二节　常用的抗恶性肿瘤药物

一、影响核酸生物合成的药物

这类药物属细胞周期特异性药物,主要作用点为 DNA 的 S 期,通过抑制肿瘤细胞核酸的生物合成起作用,故又称抗代谢药。其结构大多与嘌呤、嘧啶或叶酸相似,因此能与有关代谢物发生特异性拮抗,影响核酸尤其是 DNA 的生物合成,阻止肿瘤细胞的分裂增殖。

5-氟尿嘧啶

5-氟尿嘧啶(5-fluorouracil,5-FU,癌肤治)为尿嘧啶 5 位的氢被氟取代的衍生物,是阻止嘧啶类核苷酸形成的抗代谢药。

【体内过程】　口服吸收不完全且不规则,故需注射给药,静注后迅速分布到全身各组织,尤其于脑脊液和肿瘤组织中为高。主要在肝脏代谢,在二氢嘧啶还原酶的作用下最终被代谢成 α-氟-β-丙氨酸,经肾排出,该酶缺乏或肝功能异常者其毒性增强。

【药理作用】　需经过酶转化为 5-氟脱氧尿嘧啶核苷酸(5F-dUMP)而具有抗肿瘤活性,它可抑制胸腺嘧啶核苷酸合成酶而抑制 DNA 的合成。此外,5-FU 的代谢物 5-氟尿嘧啶苷(5-FUR)也可以伪代谢物形式掺入到 RNA 和 DNA 中,影响 RNA 和蛋白质的合成,产生细胞毒性。5-FU 是一种不典型的细胞周期特异性药,除了主要作用于 S 期外,对其他各期的细胞亦有作用。

【临床应用】　5-FU 抗瘤谱广,对多种肿瘤如消化道肿瘤、乳腺癌、卵巢癌、绒毛膜上皮癌、子宫颈癌、肝癌、膀胱癌等均有一定疗效。单独或与其他药物联合应用于乳腺癌和胃肠道肿瘤手术辅助治疗,也用于一些非手术恶性肿瘤的姑息治疗,尤其是胃肠道、乳腺、头颈部、肝、泌尿系统和胰腺的恶性肿瘤。5-FU 局部外敷治疗皮肤基底细胞癌有效,对严重的难治性牛皮癣亦有效。

【不良反应】 主要有骨髓抑制、消化道反应、脱发等，严重者可有腹泻，局部注射部位静脉炎，少数可有神经系统反应如小脑变性、共济失调。口服别嘌呤醇可降低 5 - 氟尿嘧啶引起的骨髓抑制。

阿糖胞苷

阿糖胞苷(cytarabine，AraC，爱力生，赛德萨)为脱氧胞嘧啶类似物。

【体内过程】 不稳定，易在消化系统内脱氨失活，口服吸收少，仅有 20% 进入血液循环。静脉注射后迅速从血中消失，$t_{1/2}$ 为 3～15 分钟，消除相的 $t_{1/2}$ 为 2～3 小时。主要在肝中由胞苷酸脱氨酶催化为无活性的阿糖尿苷经尿排出，24 小时的排出量达 70%～90%。

【药理作用】 在体内必须先经活化才能起作用，即在脱氧胞苷激酶的催化下先转化为二或三磷酸胞苷(AraCDP 和 AraCTP)，AraCTP 的积聚可强烈抑制许多细胞的 DNA 合成，过去认为这是 AraCTP 竞争性抑制 DNA 多聚酶的结果。现在发现低浓度的 AraCTP 即可抑制哺乳动物 DNA 合成，以及 AraC 掺入到 DNA 内有降低 DNA 作为模板的功能。因此，认为 AraC 和其他胞嘧啶类似物一样是肿瘤细胞的强分化诱导剂。AraC 为细胞周期特异性药物，作用于 S 期，并对 G/S、S/G_2 边界有延缓作用。

【临床应用】 主要用于治疗急性白血病和消化道癌，对多数实体肿瘤无效，是治疗急性髓细胞性白血病中最重要的抗代谢药之一，缓解率可达 20%～40%，常为首选药物，亦联合应用于非霍奇金淋巴肉瘤，以及治疗急性淋巴细胞白血病的复发。

【不良反应】 主要为骨髓抑制，可引起白细胞减少、血小板减少和巨幼红细胞性贫血，白细胞减少以粒细胞为主，淋巴细胞较少受影响。消化道反应常见，恶心、呕吐在静滴快时极易出现，少数病人可有肝功异常、发热、皮疹。此外，可出现口腔溃疡、血栓静脉炎和肝功能受损，肝功能不全患者慎用。

6 - 巯基嘌呤

6 - 巯基嘌呤(6 - mercaptopurine，6 - MP，巯嘌呤，乐疾宁，巯基嘌呤)是腺嘌呤 6 位上的 NH_2 被 SH 取代的衍生物，是阻止嘌呤类核苷酸形成的抗代谢药。

【体内过程】 吸收较好但不规则，可广泛地分布于各组织，约 20% 与血浆蛋白结合，在脑脊液中浓度很低。静脉注射的 $t_{1/2}$ 为 90 分钟左右，口服的半衰期约为 1.5 小时。药物在肝内被代谢为无活性的硫尿酸，24 小时内约有 50% 由尿中排出。本品个体差异大，口服时应进行血药浓度监测。

【药理作用】 在体内先转化成 6 - 巯基嘌呤核苷酸才有作用，阻止嘌呤核苷酸的合成。由于抑制嘌呤的生物合成，对 DNA 和 RNA 的合成都有作用。6 - 巯基嘌呤核苷酸还可抑制次黄嘌呤核苷酸转为腺嘌呤核苷酸及鸟嘌呤核苷酸，并可作为 6 - 硫代鸟嘌呤掺入 DNA 及 RNA，从而对瘤细胞产生细胞毒作用。本品主要作用于 S 期，对其他各期细胞亦有作用。

【临床应用】 对急性白血病、绒毛膜上皮癌和恶性葡萄胎有效，对恶性淋巴病和多发性骨髓瘤也有一定疗效。

【不良反应】 主要为骨髓抑制和胃肠道反应，成人中厌食、恶心或呕吐的发生率约为

25%,此外可有脱发和致畸胎作用。偶可出现高尿酸血症。

甲氨蝶呤

甲氨蝶呤(methotrexate,MTX)又名氨甲蝶呤(amethopterin),结构与叶酸相似,为二氢叶酸还原酶抑制药。

【体内过程】 吸收良好,1～4 小时在血浆中达高峰,$t_{1/2}$ 为 1～2 小时,血浆蛋白结合率为 50%,其分布容积占体重的 67%～91%,在组织中的分布取决于细胞运转的能力和二氢叶酸还原酶在细胞内的水平。药物主要以原形经肾排出,24 小时内尿中排出量为 50%～90%。

【药理作用】 甲氨蝶呤对二氢叶酸还原酶有强大且持久的抑制作用,使 5,10 - 亚甲基四氢叶酸形成减少,脱氧胸苷酸(dTMP)合成受阻,影响 DNA 合成,同时也阻止嘌呤核苷酸的合成,故能干扰 RNA 和蛋白质的合成。甲氨蝶呤选择性地作用于 DNA 合成期(S 期),也可作用于 G_1/S 期。

【临床应用】 对儿童急性白血病、绒毛膜上皮癌、骨肉瘤、乳腺癌、睾丸肿瘤等都有效。

【不良反应】 主要有骨髓抑制、口腔炎、恶心呕吐、腹泻、皮疹、肝肾功能损伤、脱发、肺炎、骨质疏松、色素沉着等不良反应,妊娠早期可致畸胎。选用叶酸或亚叶酸钙辅助治疗药同时碱化尿液,增加尿量可解毒及防止药物在肾脏蓄积。

羟 基 脲

【体内过程】 口服给药吸收良好。无论口服或静脉注射给药,血中药物浓度均在 1～2 小时内很快达到高峰,$t_{1/2}$ 为 1.5～5 小时。在肝中代谢形成尿素由尿中排出,12 小时内的排出量约 80%。

【药理作用】 羟基脲(hydroxycarbamide,HU)为核苷酸还原酶抑制剂,阻止胞苷酸转变为脱氧胞苷酸,从而阻止 DNA 合成。选择性地杀伤 S 期细胞,为 S 期特异性药物,可使细胞停止于 G_1/S 边界,使细胞同步化集中于 G_1 期,因为 G_1 期的细胞对放射线是高度敏感的,故与放疗有协同作用。

【临床应用】 主要用于黑色素瘤和慢性粒细胞白血病的治疗,与放疗联合应用对脑瘤也有一定的疗效。偶尔亦用于治疗一些实体瘤,如头颈部和泌尿生殖系统的肉瘤,与放疗联合应用有协同作用。

【不良反应】 主要为骨髓抑制,偶有胃肠道反应,肾功能不全慎用。

此类药物常用的还有培美曲塞二钠(pemetrexed disodium)、替加氟(tegafur,喃氟啶,呋氟啶,替加氟)、双喃氟啶(FD-1, tegadifur, tegadifurum)、卡莫氟(carmofur)、去氧氟尿苷(doxifluridine)、氟尿苷(floxuridine,氟铁龙)、卡培他滨(capecitabine)、吉西他滨(gemcitabine)、安西他滨(ancitabine,环胞苷)、咪唑立宾(mizoribine)、雷替曲塞(raltitrexed)、羟基胍(hydroxy guanidine)等。

二、直接破坏 DNA 并阻止其复制的药物

(一) 烷化剂

烷化剂(alkylating agents)是一类在体内能形成具有活泼的亲电性基团的化合物,它与生物大分子(如 DNA、RNA 或某些重要的酶类)中含有丰富电子的基团(如巯基、羧基、氨基、磷酸基等)发生共价结合,以烷基取代这些基团中的氢原子而起烷化反应,使其丧失活性或 DNA 分子发生断裂,造成 DNA 功能和结构损害,因此烷化剂属于细胞毒类药物,属细胞周期非特异性药物。该类药物选择性差,在抑制和毒害增生活跃的肿瘤细胞的同时,对其他增生较快的正常细胞,如骨髓细胞、肠上皮细胞、毛发细胞和生殖细胞也同样产生抑制作用,因而会产生许多严重的不良反应,如恶心、呕吐、骨髓抑制和脱发等。

氮 芥

【体内过程】 仅能静脉注射给药,作用迅速且短暂,持续仅数分钟,90% 在 1 分钟内由血中消失,24 小时内 50% 以代谢物形式经尿排出。

【药理作用】 氮芥(chlormethine,恩比兴)为双氯乙胺类烷化剂的代表,属高度活泼的化合物,在中性或弱碱条件下迅速与多种有机物质的亲核基团(如蛋白质的羧基、氨基、巯基、磷酸基团)结合,产生 DNA 双链内的交叉联结或 DNA 同链内不同碱基的交叉联结。氮芥为周期非特异性药物,对 G_1 期及 M 期细胞最为敏感,对静止期细胞亦有杀灭作用。

【临床应用】 主要用于恶性淋巴瘤和霍奇金病,疗效显著,对慢性白血病、肺癌、鼻咽癌、卵巢癌、绒癌、乳腺癌和精原细胞瘤等亦有一定疗效。

【不良反应】 最常见的毒性反应为消化道反应,注射 1 h 即可出现严重的恶心呕吐,严重的不良反应为骨髓抑制,其他不良反应有脱发、眩晕、黄疸、性腺萎缩及高尿酸血症等。

环 磷 酰 胺

环磷酰胺(cyclophosphamide,CTX,安道生,癌得星)为氮芥和磷酰胺基结合而成的抗肿瘤药物。

【体内过程】 口服吸收良好,1 小时后血药浓度即达峰值,$t_{1/2}$ 约为 6.5 小时,约有 50% 的原形药物与血浆蛋白结合。在肝中及肝癌组织中分布较多。主要在肝脏被微粒体酶代谢,约有 30% 以活性型由尿排出,对肾和膀胱有一定刺激性。

【药理作用】 环磷酰胺体外无活性,在体内经肝微粒体混合功能氧化酶作用,氧化、裂环生成中间产物醛磷酰胺(aldophosphamide),它经血循环转运到肿瘤细胞内,分解出有强大烷化作用的磷酰胺氮芥(phophamide mustard),与 DNA 发生烷化,形成交叉联结,影响 DNA 功能,抑制肿瘤细胞的生长繁殖。对肿瘤细胞各期均有杀伤作用,属细胞周期非特异性药物。

【临床应用】 抗瘤谱较广,对恶性淋巴瘤疗效显著,对多发性骨髓瘤、急性淋巴细胞病、卵巢癌、乳腺癌等也有效。也常用于免疫抑制剂治疗自身免疫性疾病。

【不良反应】 不良反应较氮芥为轻,主要有骨髓抑制、胃肠道反应、尿路刺激和脱发等。膀胱炎是环磷酰胺较特殊的不良反应,与其代谢产物丙烯醛经尿排出有关,较为严重且有血尿,发生率可高达 40%,大量饮水和使用巯乙磺酸钠(静注 0.4~0.5 g/m²)可使发生率降低,症状减轻。大剂量应用时应水化、利尿,加用尿路保护剂美司钠防治代谢产物丙烯醛所致的泌尿道反应。偶见肝功能损害、皮肤色素沉着、月经不调、精子无活力、肺纤维化、心肌损害及抗利尿激素分泌不足等。此外,环磷酰胺还有致癌、致畸和致突变作用。

塞 替 派

【体内过程】　塞替派(thiophosphoramide，TSPA)在酸性环境中不稳定，不宜口服。静脉注射后在肝脏经肝微粒体混合功能氧化酶的作用，5 分钟内即可变为三亚乙基磷酰胺(TEPA)，并迅速在血中消失，1～4 小时内血浆浓度降低 90％，24～48 小时内大部分以代谢物形式由尿中排出，原药不足 1％。可透过血脑屏障，脑脊液中的浓度为血浆的 60％～100％。

【药理作用】　塞替派是乙烯亚胺类烷化剂的代表，作用原理类似氮芥，在肝内经混合功能氧化酶系作用转变为三亚乙基磷酰胺(TEPA)，其含三个烷化基团，都可将含氮环质子化，打开氮丙啶环成为活化分子，与 DNA 碱基结合发生交联，影响细胞分裂，为细胞周期非特异性药物。

【临床应用】　抗瘤谱广，主要用于乳腺癌、卵巢癌、膀胱癌等治疗，虽然氮芥类药物已大部分取代了乙撑亚胺类药物，但本品仍有其特殊的用途，即膀胱内灌注治疗膀胱癌。

【不良反应】　主要不良反应为骨髓抑制，即使停药 30 天后仍可发生，且有的可发生不可逆的再生障碍性贫血。胃肠道反应一般较轻，其他可有头痛、眩晕、过敏反应等。同时本品为一潜在的致突变、致畸和致癌剂，用药期间须定期检查血象和肝、肾功能。

白 消 安

【体内过程】　白消安(busulfan，myleran，马利兰)口服吸收良好，迅速分布到各组织中，$t_{1/2}$ 约 2～3 小时。绝大部分经代谢后以甲烷磺酸形式自尿中排出，24 小时排出不足 50％，反复用药可引起蓄积。静脉注射后 2～3 分钟内有 90％的药物自血中消失。长期使用可促进其自身代谢。

【药理作用】　白消安属磺酸酯类药物，在体内可解离出具有烷化作用的甲烷磺酸和丁烷基团，它们与 DNA 双链发生交联。本品对粒细胞膜具有较好的通透性，在小剂量时对粒细胞生成有明显的抑制作用，对慢性粒细胞性白血病有显著疗效。然而，随着剂量的升高，也会出现血小板和红细胞成分的抑制，某些病人可发生严重而长期的各类血细胞减少。本品为周期非特异性药，主要作用于 G_1 及 G_0 期细胞，对非增殖细胞也有效。

【临床应用】　主要用于慢性粒细胞白血病的治疗，第一疗程后，其缓解率可达 85％～90％；对放疗失效者仍常有效。对其他骨髓增殖性疾病也有效，包括真性红细胞增多症、有髓组织变形的骨髓纤维变性等，但对急性白血病、淋巴瘤和实体瘤无效。

【不良反应】　主要为骨髓抑制和消化道反应，常见有白细胞、血小板减少，骨髓抑制，肺纤维化等。偶见阳痿、不育、停经、畸胎。

临床应用的药物还有异环磷酰胺(ifosfamide，holoxan，和乐生)，左旋溶肉瘤素(melphalan，美法仑)，甲酰溶肉瘤素(formylmerphalan，氮甲)，苯丁酸氮芥(chlorambucil，苯瘤可宁，氯氨布西)，甘磷酰芥(glyfosfin)，二溴甘露醇(mitobronitol)，去水卫矛醇(dianhydrodulcitol)，雌莫司汀(estramustine)，硝卡芥(nitrocaphane，消瘤芥)，卡莫司汀(carmustine，卡氮芥)，洛莫司汀(lomustine，罗氮芥)，尼莫司汀(nimustine，宁得朗)，司莫司汀(semustine)，雷莫司汀(ranimustine)，福莫司汀(fotemustine，佛替姆丁)，替莫唑胺(temozolomide)等。

（二）抗生素类

丝裂霉素 C

【体内过程】 丝裂霉素 C(mitomycin C,自力霉素)在胃肠道吸收不规则,常用于静脉给药。静注后很快从血内消失,分布广泛但不能透过血脑屏障。主要在肝内代谢失活,少量也存在于胆汁和粪便中。

【药理作用】 从放线菌属的培养液中分离出的抗肿瘤药物,为乙基亚胺类结构。含有亚乙基亚胺及氨甲酰酯基团,具有烷化作用,它们均可参与 DNA 间的烷化反应,形成链间交叉联结,亦可与胞嘧啶碱基结合,与其他碱基的结合较少,抑制 DNA 的复制,也能使部分 DNA 断裂。主要作用于晚 G_1 期和早 S 期,属细胞周期非特异性药物。对细菌有抗菌作用,对革兰阳性菌的作用比对革兰阴性菌的作用强。

【临床应用】 抗肿瘤谱广,对多种实体肿瘤有效,常用于胃、肺、乳腺癌、慢性粒细胞性白血病、恶性淋巴瘤等,特别是对消化道癌为目前常用的抗肿瘤药物之一。

【不良反应】 主要为持久的骨髓抑制,使白细胞和血小板减少。恶心、呕吐、腹泻、胃炎、皮炎发热和不适等亦有发生。最危险的毒性表现为溶血性尿毒综合征,当总剂量高于 70 mg/m^2 时,肾衰的发生率高达 28%,对此无有效的治疗方法。肾功能损害或凝血性疾病患者忌用。

博 来 霉 素

博来霉素(bleomycin,争光霉素)为多种糖肽类抗生素的混合物,约有 13 种成分,其中 A_2 是其主要成分。

【体内过程】 胃肠道吸收差,静脉给药后分布广泛,在皮肤和肺中浓度相对较高,但几乎不能通过血脑屏障。除皮肤及肺外,大多数组织能使本品酶促水解而降解,约有 60%～70% 以活性药物形式由尿排出。

【药理作用】 本品与铁离子络合形成一复合物,该复合物可使氧分子转化为氧自由基,使 DNA 单链断裂,阻止 DNA 的复制,抑制 DNA、RNA 及蛋白质合成。本品为细胞周期非特异性药物,但对 G_2 期作用最明显,使细胞积聚于 G_2 相,许多细胞的染色体异常,包括染色单体断裂、缺陷、碎片以及易位等。

【临床应用】 对鳞状上皮细胞癌、睾丸癌和恶性淋巴瘤有较好疗效。前者包括头颈部癌、食管癌、宫颈癌以及肺癌中的鳞癌,这主要与它能较多地渗入到这些组织细胞并较少被代谢失活有关。

【不良反应】 对骨髓抑制程度较低,皮肤和肺是主要的毒性器官,尤其是肺,严重的可引起肺纤维化。

（三）铂类

顺铂(cisplatin,顺氯氨铂)先将氯解离成双叉矛状,再与 DNA 两条链作链内或链间交联,或一方与 DNA,另一方与蛋白质结合,破坏 DNA 而杀伤肿瘤细胞,属细胞周期非特异性药物。对睾丸癌、卵巢癌、非小细胞肺癌、头颈癌、食管癌等有效。但易致恶心、呕吐,肾毒性较大。使用甘露醇、生理盐水、5%葡萄糖输液水化治疗,禁用呋塞米利尿剂以防加重肾毒性。由于充分水化治疗可增加铂金属的肾排泄、降低血药浓度,可防治肾毒性。

卡铂(carboplatin,碳铂,卡波铂)为第二代铂类化合物,1986 年在英国上市,其生化特征与顺铂相似,但肾毒性、耳毒性、神经毒性尤其是胃肠道反应明显低于顺铂,主要用于小细胞肺癌、卵巢癌、睾丸肿瘤、头颈部鳞癌等。奥沙利铂(oxaliplatin, eloxatin,乐沙定)常用于转移性结直肠癌的治疗,或辅助治疗原发性肿瘤完全切除后三期(Dukes C)结肠癌。奈达铂(nedaplatin)适用于头颈部癌、小细胞癌、非小细胞肺癌、食管癌、卵巢癌等实体瘤。

三、干扰转录过程阻止 RNA 合成的药物

放线菌素 D

放线菌素 D(actinomycin D,更生霉素)属多肽类抗生素,结构上含有一个三环发色基团,其上连接两个环状五肽,是一个典型的 DNA 嵌合剂。

【体内过程】　口服吸收差,静注后迅速分布到全身组织,其中肝、肾浓度最高,不易透过血脑屏障。代谢极少,在 24 小时内仅有 12%～25%的药物由肾脏排出,50%～90%经胆汁排出。血浆消除半衰期长,$t_{1/2}$ 约 36 小时。

【药理作用】　能插入 DNA 双螺旋中的鸟嘌呤和胞嘧啶碱基之间,与 DNA 结合成复合物,妨碍 RNA 多聚酶的功能,阻止 RNA 特别是 mRNA 的合成,干扰蛋白质合成而抑制肿瘤细胞生长。此外,亦引起 DNA 单链断裂,这可能通过游离基中介或通过抑制拓扑异构酶(Topo I)的作用。本品为细胞周期非特异性药物,主要作用于 G_1 期细胞,为已知的最强的抗癌药之一,可增强放射治疗作用,亦有免疫抑制作用。

【临床应用】　抗瘤谱较窄,主要用于霍奇金病、绒毛膜上皮癌和肾母细胞瘤的治疗,对睾丸肿瘤、横纹肌肉瘤、骨肉瘤、卡波齐肉瘤、软组织肉瘤、内皮细胞骨髓瘤和其他肉瘤也有缓解作用。治疗肾母细胞瘤时常与放疗和长春新碱合用,以增强疗效。

【不良反应】　主要为血小板减少和粒细胞减少等骨髓抑制,厌食、恶心和呕吐常发生在用药后几小时,在用药前给予止吐剂可减轻。其他不良反应有腹痛、腹泻、胃炎、舌炎、唇炎、口腔炎、直肠炎、脱发和皮肤脱屑等。

阿　霉　素

【体内过程】　阿霉素(adriamycin,多柔比星)静脉注射后,血浆浓度迅速下降,广泛分布于肝、脾、肾、肺和心,主要在肝脏代谢,产物为阿霉素醇,大部分由胆汁排出,48 小时由尿中排出仅有 10%。

【药理作用】　阿霉素为 Streptomyces peucetis 的发酵液的一种糖苷类抗生素,属醌类抗生素。它具有一个蒽环平面,可直接嵌入 DNA 核碱基对之间,抑制 DNA 和 RNA 的合成,影响转录,所以对细胞周期各阶段均有作用,为一细胞周期非特异性药物,但对 S 期细胞更为敏感。

【临床应用】　为广谱抗肿瘤抗生素,对急性白血病、淋巴瘤、乳腺癌、肺癌及多种其他实

体肿瘤均有效。

【不良反应】 常见的不良反应有骨髓抑制、脱发、消化道反应。同时应注意其心脏毒性,可出现各种心律失常。一般认为阿霉素可导致自由基的生成,能与金属离子结合,与细胞膜结合,从而造成心脏毒性。轻的表现为心电图室上性心动过速、室性期外收缩及 ST-T 改变,重者可出现心肌炎而发生心力衰竭,与所用总剂量相关。充分水化、碱化尿液、口服别嘌呤醇可防治高尿酸血症,降低肿瘤溶解综合征导致的并发症风险。

此类药物还有平阳霉素(bleomycin A5,PYM),光辉霉素(plicamycin,MTM,普卡霉素),链脲霉素(streptozocin,链唑霉素,链佐星),表阿霉素(pharmorubicin,法玛新,epirubicin,表柔比星),柔红霉素(daunorubicin,正定霉素,红卫霉素),阿克拉霉素(aclarubicin,阿柔比星),吡喃阿霉素(pirarubicin,吡柔比星),去甲氧基柔红霉素(idarubicin,伊达比星),培洛霉素(peplomycin,派来霉素)等。

四、影响蛋白质合成的药物

长 春 碱 类

【体内过程】 口服吸收差。静注后,迅速从血中消失,在肝内代谢,可被代谢成一种具有活性的去乙酰基长春碱产物。主要由胆汁排出。

【药理作用】 长春碱(vinblastine)和长春新碱(vincristine)均系从夹竹桃科长春花植物中提取而得的抗肿瘤生物碱。微管是细胞有丝分裂纺锤丝形成中的关键成分。本类药物通过与微管蛋白结合,阻止微管装配,从而阻碍纺锤丝形成,使细胞有丝分裂停止于 M 期,故属 M 期细胞周期特异性药物。

【临床应用】 长春碱主要用于白血病、霍奇金病、绒毛膜上皮癌、恶性淋巴瘤、淋巴肉瘤和网状细胞肉瘤的治疗,对乳腺癌、脑瘤、头颈部癌、卵巢癌、肾母细胞癌、肺癌、口咽部癌、恶性黑色素瘤以及皮肤癌等也有一定疗效。长春新碱对急性及慢性白血病、恶性淋巴瘤、小细胞肺癌及乳腺癌有效,亦用于治疗睾丸肿瘤、卵巢癌、消化道癌及恶性黑色素瘤等。

【不良反应】 长春碱的不良反应主要有骨髓抑制、白细胞及血小板减少,其他不良反应有脱发、胃炎、口腔黏膜炎、皮炎、静脉炎。长春新碱不引起严重的骨髓抑制,但其神经毒性比长春碱严重,最早表现为耳鸣和肢体麻木,然后有神经肌肉酸痛、肌腱反射消失、肌无力、声嘶、头痛、眼睑下垂和腹鸣等,20%以上病人可发生脱发。

鬼 臼 毒 素 类

鬼臼毒素(podophyllotoxin)是植物西藏鬼臼的有效成分,经改造半合成又得鬼臼乙叉苷(etoposide,VP16,依托泊苷)。鬼臼毒素能与微管蛋白相结合而破坏纺锤丝的形成。依托泊苷的作用靶点为 DNA 拓扑异构酶,它与 TopoⅡ和 DNA 可形成复合物,结果引起细胞的 DNA 断裂,细胞死亡。亦有认为,本品在肝线粒体酶和过氧化酶作用下发生去甲基化,产生中间产物,形成自由基,破坏 DNA,发挥细胞毒作用。S 期和 G_2 期细胞对其最为敏感,属细胞周期特异性药物。临床上依托泊苷常与其他化疗药物组成联合化疗方案,可起到协同抗癌,增加疗效的作用。如与环磷酰胺、阿霉素和长春新碱联合应用,可使小细胞肺癌的有效率提高到 80%。

同类药鬼臼噻吩苷(teniposide，VM26，替尼泊苷)对脑瘤有效，不良反应主要为骨髓抑制及胃肠道反应。

三尖杉酯碱类

本类药物是从三尖杉属植物的叶、枝和树皮中提取得到的系列生物碱。主要有三尖杉酯碱(harringtonine)、高三尖杉酯碱(homoharringtonine)、异三尖杉酯碱(isoharringtonine)及脱氧三尖杉酯碱(deoxyharringtonine)等。本类药物对蛋白质合成有抑制作用，还能诱导细胞分化，提高细胞 cAMP 的含量，抑制其糖蛋白合成。高三尖杉酯碱主要应用于急性非淋巴细胞白血病，也可用于真性红细胞增多症、慢性粒细胞性白血病及早幼粒细胞性白血病等。不良反应主要为白细胞数减少，少数可出现心悸、心肌损害和房室传导阻滞。有心律失常、器质性心脏病和肝肾功能不全者慎用。

紫 杉 醇

紫杉醇(taxol，pacilitaxel，泰素)属紫杉类药物(taxoids)，是从紫杉的树干、树皮或针叶中提取或半合成的有效成分。早在 1971 年 Wall 等分离到紫杉醇，体外研究发现其对卵巢癌、乳腺癌和大肠癌、黑色素瘤、肺癌细胞等有明显抑制作用，且对很多耐药病人有效，成为较有前途的一类抗肿瘤药物。

【体内过程】 静脉滴注后，很快从血中消除，血浆内消除呈二室模型，平均 $t_{1/2A}$ 为 0.27 小时，$t_{1/2B}$ 为 6.4 小时，与血浆蛋白结合率为 95%～98%。剂量增大时，其 AUC 和 C_{max} 并不与剂量增加成正比，可能与其清除的饱和性有关。主要在肝内代谢，经肾排泄。

【药理作用】 紫杉醇可与微管蛋白多聚体结合，促进微管蛋白装配成微管，形成稳定的微管丝束，使微管束动力学发生改变，微管不能解聚形成纺锤体，最终导致细胞死亡。此外，紫杉醇尚可激活巨噬细胞起杀灭肿瘤的作用，当其与 γ-干扰素合用时，对激活巨噬细胞溶解肿瘤有增强作用。

【临床应用】 紫杉醇主要用于卵巢癌和乳腺癌的治疗，是这些肿瘤治疗的一线药物，对肺癌、大肠癌、黑色素瘤、头颈部癌、淋巴瘤、脑瘤也有一定疗效。

【不良反应】 主要有骨髓抑制和神经毒性。其中骨髓抑制表现为中性粒细胞减少，而对血小板和红细胞毒性小，抑制程度与药物剂量相关。另外尚有过敏反应，可发生呼吸困难和低血压、血管神经性水肿、全身荨麻疹等严重过敏反应。因此，接受紫杉醇治疗的病人应先使用糖皮质激素、苯海拉明等进行预防。此外约有 30% 病人使用后可有心电图异常。预服地塞米松、肌内注射苯海拉明、静脉注射西咪替丁，用以预防过敏反应及胃肠道反应。

L-门冬酰胺酶

L-门冬酰胺是一种重要的氨基酸，某些肿瘤细胞不能自行合成，如急性淋巴细胞白血病，需从细胞外摄取。L-门冬酰胺酶(L-asparaginase)可将血清中的门冬酰胺水解，使肿瘤细胞缺乏门冬酰胺供应，其蛋白质合成受阻。正常细胞能合成门冬酰胺，故毒性较小。本品主要用于急性淋巴细胞白血病，缓解率约 60%，但不持久。常见的不良反应有胃肠道反应、精神症状及过敏反应。

此类药物常用的还有长春地辛(vindesine,长春酰胺,癌的散),长春瑞滨(vinorelbine),羟喜树碱(hydroxycamptothecin),多西他赛(docetaxel,多西紫杉醇)等。

五、激素类

乳腺癌、前列腺癌、甲状腺癌、宫颈癌、卵巢癌及睾丸肿瘤等均与相应的激素失调有关,应用某一方面的激素或拮抗药物可改变这种失调状态,抑制肿瘤生长。激素有广泛的药理作用,使用不当可导致各种危害,但没有骨髓抑制等不良反应。

肾上腺皮质激素

本类药物能抑制淋巴组织,使淋巴细胞溶解。对急性淋巴细胞白血病及恶性淋巴瘤的疗效较好,起效快但短暂,且易产生耐药性。对慢性淋巴细胞白血病,除降低其淋巴细胞数目外,还可缓解伴发的自身免疫性贫血。对其他肿瘤无效,且可能因抑制免疫功能而助长肿瘤的扩散。

常用的有泼尼松、泼尼松龙、地塞米松等。

雌 激 素

用于前列腺肿瘤的治疗,因其可抑制下丘脑及垂体,降低促间质细胞激素的分泌,从而减少睾丸间质细胞分泌睾丸酮,减少肾上腺皮质分泌雄激素。还可用于绝经7年以上的乳腺癌且有内脏或软组织转移者。

雄 激 素

对晚期乳腺癌,尤其是已有骨转移者效果较好。同时因其可抑制促卵泡激素的分泌,在肿瘤细胞对抗乳腺促进激素的促进作用,抑制乳腺癌细胞的生长。

他 莫 昔 芬

他莫昔芬(tamoxifen,三苯氧胺)为雌激素受体拮抗剂,可在靶组织上拮抗雌激素受体(ER)。他莫昔芬结构中存在Z型和E型两种异构体,Z型具有抗雌激素作用,E型则具微弱雌激素活性。Z型进入细胞内与ER竞争性结合,形成受体复合物,抑制雌激素作用和乳腺癌细胞增殖。对雌激素受体或孕激素受体阳性者易出现疗效。临床主要用于乳腺癌(ER阳性者,绝经前后均可使用)、化疗无效的晚期卵巢癌和晚期子宫内膜癌的治疗,与雄激素的疗效相当,但无后者的男性化副作用。

他莫昔芬为前药,主要在肝脏经CYP2D6代谢,应先监测CYP2D6的基因多态性。有阴道出血、月经不调等不良反应。可促进排卵,有导致怀孕的可能,未绝经妇女不宜应用。

同类药物有托瑞米芬(toremifene),其抗肿瘤活性与他莫昔芬相当或略高,但不良反应较少。

氨 鲁 米 特

氨鲁米特(氨基导眠能,aminoglutethimide)为催眠药格鲁米特的衍生物,为芳香化酶的抑制剂,抑制孕烯醇酮的生成,从而抑制多种甾体激素的生成,具有抑制肾上腺皮质激素合成及阻止雄激素转变为雌激素的作用。可用于绝经后晚期乳腺癌。

其他常用药物还有亮丙瑞林(leuprorelin),阿那曲唑(anastrozole),依西美坦(exemestane),来曲唑(letrozole,femara,弗隆),戈舍瑞林(goserelin),曲普瑞林(triptorelin),尼鲁米特(nilutamide),比卡鲁胺(bicalutamide),福美坦(formestane)等。

第三节 抗肿瘤药物联合使用的原则

合理用药是肿瘤化学治疗成功的关键,根据抗肿瘤药物的作用机制和细胞增殖动力学,设计出一套联合用药方案,不仅可提高疗效、延缓肿瘤细胞耐药性的产生,而且药物本身的毒性还会有所降低。以下几方面用药原则在联合用药时应加以考虑。

1. 根据细胞增殖动力学规律 增长缓慢的实体瘤 G_0 期细胞较多,宜先用周期非特异性药物,杀灭增殖期及部分 G_0 期细胞,瘤体缩小而促使 G_0 期细胞进入增殖周期,这时再用周期特异性药物将其杀死。反之,对生长比率高的肿瘤如急性白血病,应先用杀灭 S 期或 M 期的周期特异性药物,控制病情后,再用周期非特异性药物杀灭肿瘤的各期细胞。等 G_0 期细胞再次进入周期时,重复上述过程。总之,肿瘤细胞群中的细胞往往处于不同时期,因此可将作用于不同时期的药物联合应用,分别打击各期细胞。

2. 联合使用不同抗肿瘤机理的药物 不同作用机制的抗肿瘤药联合使用可增强疗效:① 阻断同一代谢物合成的各个不同阶段,如甲氨蝶呤与 6-巯基嘌呤合用。② 阻断合成同一代谢物的几条不同途径,如阿糖胞苷与 6-巯基嘌呤合用。③ 直接损伤生物大分子的药物与抑制核苷酸合成的药物合用,如阿糖胞苷与烷化剂合用。

3. 使用毒性不同的药物 大多抗肿瘤药均可抑制骨髓,而激素类药物、长春新碱及博来霉素等对骨髓抑制较少,合用可以降低毒性,提高疗效。

4. 根据抗瘤谱的不同合理选药 胃肠道腺癌宜用氟尿嘧啶、塞替派、环磷酰胺、丝裂霉素等。鳞癌可用博来霉素、甲氨蝶呤等。肉瘤可用环磷酰胺、铂类、阿霉素等。

5. 给药方法 一般均采用机体能耐受的最大剂量,尤其是病期较早、健康状况较好的肿瘤病人,大剂量间歇用药法往往较小剂量连续法的效果为好。不仅可杀灭更多的肿瘤细胞,而且大剂量间歇用药有利于造血系统等正常组织的修复和补充,减少其毒性和耐药性。

复习思考题

1. 根据药物对增殖周期中各期肿瘤细胞作用的不同,抗肿瘤药可分为哪几类?各类的药物有哪些?
2. 抗肿瘤药常见的不良反应有哪些?如何合理使用抗肿瘤药物?
3. 说明抗肿瘤药物的联合使用原则。
4. 甲氨蝶呤抗肿瘤的机制是什么?
5. 大剂量间歇疗法有哪些优点?

(龚国清)

第四十六章 免疫抑制剂和免疫增强剂

【内容提要】 影响机体免疫功能的药物可分为免疫抑制剂和免疫增强剂两大类。本章重点介绍了它们的药动学特点、药理作用、临床应用和主要的不良反应。临床常用的免疫抑制剂主要有环孢素、肾上腺皮质激素、抗代谢药,主要用于器官移植排斥反应和自身免疫性疾病。免疫增强剂则主要用于治疗免疫缺陷疾病、慢性细菌或病毒感染和肿瘤的辅助治疗,临床常用药物有左旋咪唑、异丙肌苷等。

参与免疫反应的各种细胞、组织和器官,如胸腺、骨髓、淋巴结、脾、扁桃体及分布在全身组织中的淋巴细胞和浆细胞等构成机体的免疫系统。这些组分及其正常功能是机体免疫功能的基础,任何因素的异常都可导致免疫功能障碍。正常的免疫功能对机体的防御反应、自我稳定及免疫监视等诸方面是必不可少的。影响机体免疫功能的药物可分为免疫抑制剂和免疫增强剂,后者也称为免疫调节剂。

第一节 免疫应答和免疫病理反应

一、免疫应答反应

免疫系统的主要生理功能是识别、破坏和清除异物,以维持机体的内环境稳定。免疫反应可分为特异性免疫和非特异性免疫。非特异性免疫为先天具有,由吞噬细胞、补体、干扰素等组成,参与吞噬作用、清除异物、介导和参与特异性免疫的杀伤反应。特异性免疫包括细胞免疫和体液免疫,分别由 T 细胞和 B 细胞介导,并有多种与免疫系统功能有关的细胞因子参与。

机体免疫系统在抗原刺激下所发生的一系列变化称为免疫应答反应,可分三期:① 感应期:是巨噬细胞和免疫活性细胞处理和识别抗原的阶段;② 增殖分化期:免疫活性细胞被抗原激活后分化增殖并产生免疫活性物质的阶段;③ 效应期:致敏淋巴细胞或抗体与相应靶细胞或抗原接触,可产生细胞免疫或体液免疫效应(见图 46-1)。

二、免疫病理反应

正常的免疫应答反应在抗感染、抗肿瘤及抗器官移植排斥方面具有重要意义。但当机体免疫功能异常时,可出现免疫病理反应,包括变态反应(过敏反应)、自身免疫性疾病和免疫缺陷病等,表现为机体的免疫功能低下或免疫功能过度增强,严重的甚至导致机体死亡。影响免疫功能的药物正是通过影响以上一个或多个环节而发挥免疫抑制或免疫增强作用从而起到防治免疫功能异常所致疾病的作用。

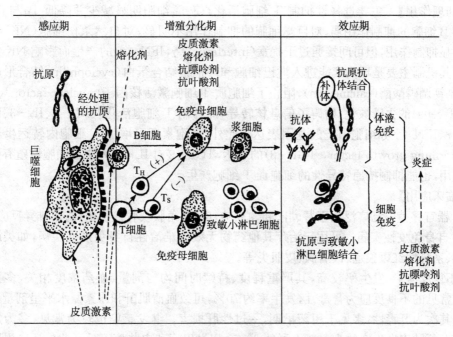

图 46 - 1　免疫反应的基本过程和药物作用环节

T：细胞主要有两个亚群；T_H：辅助性 T 细胞（Helper T cell）能促进 B 细胞增殖分化；

T_S：抑制性 T 细胞（Suppressor T cell）能抑制 B 细胞分化

第二节　免疫抑制剂

免疫抑制剂（immunosuppressant）是一类具有免疫抑制作用的药物。临床主要用于器官移植的排斥反应和自身免疫反应性疾病。常用的免疫抑制剂的作用有其共同的特点：① 大多数药物缺乏选择性和特异性，对正常和异常的免疫反应均有抑制作用，长期应用除各药的特有毒性外，还容易降低机体抵抗力而诱发感染，肿瘤发生率增加及影响生殖系统功能等。② 对初次免疫应答反应的抑制作用较强，对再次免疫应答反应抑制作用较弱。③ 药物作用与给药时间、抗原刺激时间间隔和先后顺序密切相关，如糖皮质激素在抗原刺激前24～48 h给药，免疫抑制作用最强，可能与干扰免疫反应的感应期有关等。④ 多数免疫抑制剂尚有非特异性抗炎作用。

一、环孢素

环孢素（cyclosporin）又名环孢菌素 A（cyclosporin A，CsA），是由真菌的代谢产物中提取得到的含 11 个氨基酸组成的环状多肽，现已能人工合成。

【体内过程】　口服吸收慢而不完全，生物利用度为 20％～50％，3～4 h 达峰值。在血液中约 50％被红细胞摄取，30％与血红蛋白结合，4％～9％结合于淋巴细胞，血浆中游离药物仅 5％，$t_{1/2}$ 为 14～17 h，主要在肝脏代谢，自胆汁排出，有明显的肠肝循环，体内过程有明显的个体差异。

【药理作用】 主要选择性抑制 T 细胞活化,使 T_H 细胞明显减少并降低 T_H 与 T_S 的比例。对 B 细胞的抑制作用弱,对巨噬细胞的抑制作用不明显,对自然杀伤细胞(NK)细胞活力无明显抑制作用,但可间接通过干扰素(interferon-γ,IFN-γ)的产生而影响 NK 细胞的活力。其机制主要是环孢素能进入淋巴细胞和环孢素结合蛋白(cyclophilin)结合形成复合体,抑制钙调磷酸酶(calcineurin),阻止了细胞质 T 细胞激活核因子(nuclear factors of activated T cells)的去磷酸化,妨碍了信息核转导,而抑制 T 细胞活化及 IL-2、IL-3、IL-4、TNF-α、IFN-γ 等细胞因子的基因表达。此外,环孢素还可增加 T 细胞内转运生长因子(transforming growth factor,TGF-β)的表达,TGF-β 对 IL-2 诱导 T 细胞增殖有强大的抑制作用,也能抑制抗原特异性的细胞毒 T 细胞产生。

【临床应用】

1. 器官移植 已广泛用于肾、肝、胰、心、肺、皮肤、角膜及骨髓移植,防止排异反应。

2. 自身免疫性疾病 可用于治疗其他药物无效的难治性自身免疫性疾病,如类风湿性关节炎、系统性红斑狼疮、银屑病、皮肌炎等。

【不良反应】 发生率较高,其严重程度、持续时间均与剂量、血药浓度相关,多为可逆性。最常见的不良反应为肾毒性,发生率约 70%,可致血清肌酐和尿素氮水平呈剂量依赖性升高。其次为肝毒性,多见于用药早期,一过性肝损害。继发感染也较为常见,多为病毒感染。继发肝肿瘤发生率约为一般人群的 30 倍,以淋巴瘤和皮肤瘤多见。此外还有胃肠道反应、过敏反应、牙龈增生等。

二、肾上腺皮质激素类

肾上腺皮质激素(adrenocortical hormones)常用泼尼松、泼尼松龙和地塞米松等,作用广泛而复杂,且随剂量不同而异。生理情况下所分泌的糖皮质激素主要影响物质代谢过程,超生理剂量则发挥抗炎抗免疫等药理作用。

【体内过程】 口服、注射均可吸收。口服可的松或氢化可的松后 1~2 h 血药浓度可达峰值。一次给药持续 8~12 h。药物吸收后,在肝分布较多。主要在肝中代谢,与葡萄糖醛酸或硫酸结合,与未结合部分一起随尿排出。可的松和泼尼松在肝中分别转化为氢化可的松和泼尼松龙而生效,故严重肝功能不全的病人只宜应用氢化可的松或泼尼松龙。与肝微粒体酶诱导剂合用时需加大用量。

【药理作用】 作用于免疫反应的各期,对免疫反应多个环节都有抑制作用。能抑制巨噬细胞对抗原的吞噬和处理,抑制白介素-1(IL-1)的合成和分泌;抑制淋巴细胞 DNA 合成和有丝分裂,破坏淋巴细胞,使外周淋巴细胞数量减少;抑制辅助性 T 细胞和 B 细胞,使抗体生成减少;抑制细胞因子如 IL-2、IL-6、INF-γ 和 TNF-α 等的基因表达,减轻效应期的免疫性炎症反应等。

【临床应用】 用于器官移植的抗排斥反应和自身免疫疾病。

【不良反应】 较大剂量易引起糖尿病、消化道溃疡和类库欣综合征症状,对下丘脑-垂体-肾上腺轴抑制作用较强。并发感染为主要的不良反应。

三、抗代谢药类

此类药物主要包括硫唑嘌呤(azathioprine,Aza)、甲氨蝶呤(methotrexate,MTX)、6-

巯嘌呤(6‐mercaptopurine,6‐MP)等。

其中 Aza 最为常用,它通过干扰嘌呤代谢的所有环节,抑制嘌呤核苷酸合成,进而抑制细胞 DNA、RNA 及蛋白质的合成而发挥抑制 T、B 两类细胞及 NK 细胞的效应,故能同时抑制细胞免疫和体液免疫反应,但不抑制巨噬细胞的吞噬功能。T 细胞较 B 细胞对该类药物更为敏感,但不同亚群 T 细胞敏感性有差别。主要用于肾移植的排异反应和类风湿性关节炎、系统性红斑狼疮等多种自身免疫性疾病的治疗。不良反应主要有骨髓抑制、胃肠道反应、口腔食道溃疡、肝损害等。

四、烷化剂

环磷酰胺(cyclophosphamide,CTX)是一种常用的烷化剂,免疫抑制作用强而持久,抗炎作用较弱。

【体内过程】 口服易吸收,服后 1 h 血药浓度达峰值。粪便中有相当量的原形药排出,血浆 $t_{1/2}$ 约 7 h,与别嘌呤醇合用时,$t_{1/2}$ 可明显延长。环磷酰胺可经肝中混合功能氧化酶系转化为活性代谢物,后者经去毒可形成无活性代谢物迅速由尿排出。

【药理作用】 环磷酰胺不仅杀伤增殖期淋巴细胞,而且亦影响某些静止细胞,故使循环中淋巴细胞数目减少;B 细胞较 T 细胞更为敏感,因而能选择性地抑制 B 淋巴细胞;还可明显降低 NK 细胞的活性,从而抑制初次和再次体液与细胞免疫反应。但在免疫抑制剂量下不影响已活化巨噬细胞的细胞毒性。

【临床应用】 临床常用于防止排斥反应与移植物抗宿主反应和糖皮质激素不能长期缓解的多种自身免疫性疾病,与其他抗肿瘤药物合用时对一些恶性肿瘤有一定的疗效。此外,尚可用于流行性出血热的治疗,通过减少抗体产生,阻断免疫复合物引起的病理损伤,从而阻断病情的发展。

【不良反应】 有骨髓抑制、胃肠道反应、出血性膀胱炎及脱发等不良反应。偶见肝功能障碍。

五、抗淋巴细胞球蛋白

抗淋巴细胞球蛋白(antilymphocyte globulin,ALG)采用人淋巴细胞或胸腺细胞、胸导管淋巴细胞或培养的淋巴母细胞免疫动物(马、羊、兔等)获得抗淋巴细胞血清,经提纯得到抗淋巴细胞球蛋白,其中用人的胸腺细胞免疫动物得到的制品又称为抗胸腺细胞球蛋白(antithymocyte globulin,ATG)。

【药理作用】 ALG 选择性地与 T 淋巴细胞结合,在血清补体参与下,使外周血淋巴细胞裂解,对 T、B 细胞均有破坏作用,但对 T 细胞的作用较强或封闭淋巴细胞表面受体,使受体失去识别抗原的能力。能有效抑制各种抗原引起的初次免疫应答,对再次免疫应答作用较弱。

【临床应用】 防治器官移植的排斥反应,可与硫唑嘌呤或糖皮质激素等合用预防肾移植排斥反应,临床还试用于白血病、多发性硬化症、重症肌无力及溃疡性结肠炎、类风湿性关节炎和系统性红斑狼疮等疾病的治疗。

【不良反应】 常见不良反应有寒战、发热、血小板减少、关节疾病和血栓性静脉炎等。

静脉注射可引起血清病及过敏性休克,还可引起血尿、蛋白尿,停药后可消失。

六、他克莫司

他克莫司(tacrolimus)又名 FK506,是从链霉素属(streptomyces tsukubaensis)分离提取的二十三元环大环内酯类抗生素。作用机制与环孢素相似。他克莫司结合细胞内结合蛋白(FK506 binding protein,FKBP)形成复合物,抑制 IL-2 基因转录,产生强大免疫抑制作用。他克莫司口服吸收很快,口服生物利用度在 25% 左右,达峰时间 $1\sim2$ h,$t_{1/2}$ 为 $5\sim8$ h,经肝代谢后排出体外,主要用于肝脏、肾脏、心脏及骨髓移植的排斥反应,不良反应与环孢素相似。

七、霉酚酸酯

霉酚酸酯(mycophenolate mofetil,麦考酚酸酯)是霉酚酸(mycophenolic acid,MPA)的酯类衍生物,在体内水解为 MPA,而 MPA 是次黄嘌呤单核苷磷酸脱氢酶(inosine 5-monophosphate dehydrogenase,IMPDH)的抑制剂。可抑制 T 细胞和 B 细胞的增殖和抗体生成;能快速抑制单核巨噬细胞的增殖,减轻炎症反应;减少细胞黏附分子,抑制血管平滑肌的增生。免疫抑制作用的主要机制与 MPA 选择性、可逆性地抑制 IMPDH,从而抑制经典途径中嘌呤的合成,导致鸟嘌呤减少有关。该药口服迅速吸收,生物利用度较高,血浆药物浓度在 1 h 左右达峰值,有明显的肝肠循环,$t_{1/2}$ 为 $16\sim17$ h。主要用于肾和其他器官移植的排斥反应。不良反应为腹泻,减量或对症治疗可消除,无明显的肝、肾毒性。

八、来氟米特

来氟米特(leflunomide)是一个具有抗增生活性的异噁唑类免疫抑制药,口服吸收后在肠道和肝脏内迅速转化为活性代谢产物 A_{771726},通过 A_{771726} 抑制二氢乳清酸脱氢酶(DHODH)的活性,阻断嘧啶的从头合成途径,影响 DNA 和 RNA 的合成,使活化的淋巴细胞处于 G_1/S 交界处或 S 期休眠。还可以阻断活化的 B 细胞增殖,减少抗体生成。不仅有免疫抑制作用,还有明显的抗炎作用,半衰期较长,约 9 天,血药浓度较稳定,生物利用度较高。不良反应少,主要有腹泻、可逆性转氨酶升高、皮疹。临床主要用于治疗类风湿性关节炎、抗移植排斥反应及其他自身免疫性疾病。

九、单克隆抗体

巴利昔单抗(basiliximab)是一种鼠/人嵌合的单克隆抗体,能特异地与激活的 T 淋巴细胞上的 CD25 抗原高亲和力地结合,阻断 IL-2 与 IL-2 受体的结合,用于预防肾移植术后的早期急性排斥反应。本品不引起骨髓抑制,不良反应主要有寒战、发热、呕吐和呼吸困难等。偶见严重的超敏反应。

第三节　免疫增强剂

免疫增强剂(immunostimulants)是一类能增强机体特异性免疫功能的药物,主要用于免疫缺陷病和慢性感染性疾病,也常作为肿瘤的辅助治疗药物。

一、免疫佐剂

卡介苗(bacillus calmette-guerin-vaccine, BCG)是牛型结核杆菌的减毒活菌苗,为非特异性免疫增强剂。

【药理作用】　具有免疫佐剂作用,即增强与其合用的各种抗原的免疫原性,加速诱导免疫应答,提高细胞和体液免疫水平。能增强巨噬细胞的吞噬功能,促进 IL-1 产生,促进 T 细胞增殖,增强抗体反应和抗体依赖性淋巴细胞介导的细胞毒性,增强天然杀伤细胞的活性。给动物预先或早期应用 BCG,可阻止自发、诱发或移植肿瘤的生长,致部分肿瘤消退,其抗癌作用机制尚未阐明。

【临床应用】　除用于预防结核病外,主要用于肿瘤的辅助治疗,如白血病、黑色素瘤和肺癌。近年来,也用于膀胱癌术后灌洗,可预防肿瘤的复发。

【不良反应】　接种部位红肿、溃疡形成、过敏反应。瘤内注射偶见过敏性休克,甚至死亡。剂量过大可降低免疫功能,甚至可促进肿瘤生长。

二、干扰素

干扰素(interferon, INF)是一族可诱导的分泌糖蛋白,主要分为 INF-α、INF-β、INF-γ,是免疫系统产生的细胞因子。现已可采用 DNA 重组技术生产重组人干扰素。

【体内过程】　口服均不吸收。肌肉或皮下注射,α 干扰素吸收率在 80% 以上,而 β 及 γ 干扰素的吸收率较低。一般在注射后 4~8 h 达血药浓度峰值。INF-γ 吸收不稳定,全身给药后可再分布至呼吸道分泌物、脑脊液、眼和脑;INF-α、INF-β 和 INF-γ 血浆消除 $t_{1/2}$ 分别为 2 h、1 h 和 0.5 h,主要在肝和肾发生生物转化。

【药理作用】　干扰素具有抗病毒、抗肿瘤和免疫调节作用。INF-α 和 INF-β 的抗病毒作用强于 INF-γ。INF-γ 具有免疫调节作用,能活化巨噬细胞,表达组织相容性抗原,介导局部炎症反应。

【临床应用】　INF 对感冒、乙型肝炎、带状疱疹和腺病毒性角膜炎等感染有预防作用。已试用于人肿瘤的治疗,对成骨肉瘤病人的疗效较好,对其他肿瘤(如多发性骨髓瘤、乳癌、肝癌、肺癌、各种白血病)也具有一定的临床辅助疗效,可改善患者的血象和全身症状。

【不良反应】　主要有发热、流感样症状及神经系统症状(嗜睡、精神紊乱)、皮疹、肝功能损害。大剂量可致可逆性白细胞和血小板减少等。5% 患者用后产生抗 INF 抗体,原因不明。

三、白细胞介素-2

白细胞介素-2(interleukin-2, IL-2)也称 T 细胞生长因子,系 T 辅助细胞(T_H)产生的细胞因子,现已能应用基因工程生产,称人重组白细胞介素-2。

【药理作用】 IL-2与反应细胞的IL-2受体结合后,可诱导T_H、T_C细胞增殖;激活B细胞产生抗体,活化巨噬细胞;增强NK细胞和淋巴因子活化的杀伤(LAK)细胞的活性,诱导干扰素的产生。

【临床应用】 临床主要用于治疗恶性黑色素瘤、肾细胞癌、霍奇金淋巴瘤等,可控制肿瘤发展,缩小肿瘤体积及延长生存时间。IL-2尚可与抗艾滋病药物合用治疗艾滋病,使患者的卡氏肉瘤缩小,并暂时增加T_H细胞的绝对数,使部分病例的迟发型过敏反应增至正常水平。

【不良反应】 较为常见。全身性不良反应如发热、寒战,胃肠道不良反应如厌食、恶心、呕吐等,皮肤反应出现弥漫性红斑,此外尚有心肺反应、肾脏反应、血液系统反应及神经系统症状等。

四、左旋咪唑

左旋咪唑(levamisole,LMS)系一种口服有效的免疫调节药物。

【体内过程】 易从消化道吸收,主要在肝内代谢,经肾排泄的原形不到5%口服量。本品及其代谢物的消除$t_{1/2}$分别为4 h和16 h。但单剂的免疫药理作用往往可持续5～7 d,故目前常用每周一日的治疗方案。

【药理作用】 对正常人和动物几乎不影响抗体的产生,但对免疫功能低下者可促进抗体生成。可使低下的细胞免疫功能恢复正常,如增强或恢复免疫功能低下或缺陷者的迟发型皮肤过敏反应,促进植物血凝素(PHA)诱导的淋巴细胞增殖反应等;还能增强巨噬细胞的趋化和吞噬功能。其机制可能与提高淋巴细胞内环鸟苷酸(cGMP)水平,降低环腺苷酸(cAMP)水平有关。

【临床应用】 主要用于免疫功能低下者恢复免疫功能,可增强机体抗病能力。与抗癌药合用治疗肿瘤可巩固疗效,减少复发或转移,延长缓解期。可改善多种自身免疫性疾病如类风湿性关节炎、系统性红斑狼疮等免疫功能异常症状。

【不良反应】 主要有恶心、呕吐、腹痛等,少数有发热、头痛、乏力等现象,偶见有肝功能异常、白细胞及血小板减少等。

五、转移因子

转移因子(transfer factor,TF)是从健康人白细胞提取的一种多核苷酸和低相对分子质量多肽,无抗原性。可以将供体的细胞免疫信息转移给未致敏受体,使之获得供体样的特异性和非特异的细胞免疫功能,其作用可持续六个月,本品可起佐剂作用。但不转移体液免疫,不起抗体作用。临床用于先天性和获得性免疫缺陷病的治疗,也试用于难以控制的病毒和霉菌感染及肿瘤辅助治疗。

六、胸腺素

胸腺素(thymosin)是从胸腺分离的一组活性多肽,少数已提纯,现已成功采用基因工程生物合成。可诱导T细胞分化成熟,还可调节成熟T细胞的多种功能,从而调节胸腺依赖性免疫应答反应。用于治疗胸腺依赖性免疫缺陷疾病（包括艾滋病）、肿瘤及某些自身免疫性疾病和病毒感染。少数出现过敏反应。

七、异丙肌苷

异丙肌苷（isoprinosine）为肌苷与乙酰基苯甲酸和二甲胺基异丙醇酯以 1∶3 组成的复合物。具有免疫增强作用，可诱导 T 细胞分化成熟，并增强其功能；增强单核巨噬细胞和 NK 细胞的活性，促进 IL-1、IL-2 和干扰素的产生，恢复低下的免疫功能；对 B 细胞无直接作用，但可增加 T 细胞依赖性抗原的抗体产生。此外，兼有抗病毒作用。临床用于急性病毒性脑炎和带状疱疹等病毒性感染及某些自身免疫性疾病，还可用于肿瘤的辅助治疗，改善艾滋病患者的免疫功能。不良反应少，安全范围较大。

复习思考题

1. 环孢素的药理作用、临床应用和不良反应是什么？
2. 左旋咪唑的药理作用、临床应用和不良反应是什么？
3. 免疫抑制剂的临床用途有哪些？
4. 免疫增强剂的临床用途有哪些？

（季　晖　孙继红）